D1732289

Praktische
Elektromyographie

Hans-Peter Ludin

Praktische Elektromyographie

98 Abbildungen, 28 Tabellen

5., überarbeitete Auflage

Ferdinand Enke Verlag Stuttgart 1997

Prof. Dr. med. Hans-Peter Ludin
Chefarzt der Klinik für Neurologie
Kantonsspital
CH-9007 St. Gallen

Die Deutsche Bibliothek – CIP-Einheitsaufnahme

Ludin, Hans-Peter:
Praktische Elektromyographie / Hans-Peter Ludin. –
5. überarb. Aufl. – Stuttgart : Enke 1997
   ISBN 3-432-88735-3 Gb.

1. Auflage 1976
2. Auflage 1981
3. Auflage 1988
4. Auflage 1993

© 1997, 1976 Ferdinand Enke Verlag, P. O. Box 30 03 66, D-70443 Stuttgart –
Printed in Germany

Satz und Druck: C. Maurer Druck, D-Geislingen (Steige)
Fotosatz: 9/11 p Times, System 4, Linotronic 202   5 4 3 2 1

Vorwort zur 5. Auflage

Ich habe mich bemüht, den Text gegenüber der 4. Auflage gründlich zu überarbeiten. Grundsätzlich neue Aspekte haben sich in den vergangenen Jahren zwar nicht ergeben, in zahlreichen Gebieten haben aber neuere Publikationen interessante Aspekte ergeben, die in den Text eingeflossen sind. Wie schon früher stand bei der Auswahl die Frage nach der praktischen Relevanz im Vordergrund. Als Neuerung habe ich ein Kapitel zur Geschichte der Elektromyographie vorangestellt. Es schien mir wichtig, daß sich auch jüngere Kolleginnen und Kollegen, welche die Pioniere der klinischen Elektromyographie nicht mehr persönlich erlebt haben, über die Anfänge und die Entwicklung der Methode orientieren können.

Das Schwergewicht dieses Buches soll weiterhin auf der elektrophysiologischen Diagnostik neuromuskulärer Erkrankungen liegen. Ich habe deshalb weiterhin der Versuchung widerstanden, den zerebralen und spinalen evozierten Potentialen einerseits und der Untersuchung der motorischen Bahnen durch Magnet- und Hoch-voltstimulation anderseits breiteren Raum zu geben. Diese Methoden, welche vor allem für die Diagnostik zentral-nervöser Störungen große Bedeutung gewonnen haben, werden nur dort erwähnt, wo sie auch bei peripheren Affektionen eingesetzt werden. Da diese Untersuchungen meistens im EMG-Labor durchgeführt werden, mag die Abgrenzung etwas künstlich und willkürlich erscheinen. Wie schon erwähnt, sollte aber eine Vergrößerung des Umfangs möglichst vermieden werden.

Allen Kolleginnen und Kollegen, welche mich auf Fehler und Lücken in der dritten Auflage aufmerksam gemacht haben, gilt mein Dank. Meine Sekretärin Frau M. Schmid und meine Frau waren mir bei der Fertigstellung des Manuskripts und der Durchsicht der Fahnen eine große Hilfe. Ihnen und auch Frau Dr. M. Kuhlmann und den Mitarbeitern des Ferdinand Enke Verlages möchte ich ganz besonders danken.

St. Gallen, Sommer 1997   *Hans-Peter Ludin*

Vorwort zur 1. Auflage

Die Elektromyographie genießt als diagnostische Hilfsmethode nicht überall den besten Ruf. Die manchmal technisch mangelhaften Untersuchungen und die unkritische Beurteilung von Befunden sind sicher nicht unschuldig daran. Ich möchte in diesem Buch zeigen, daß eine klinisch orientierte Elektromyographie nicht identisch mit einer oberflächlichen Elektromyographie sein muß. Es soll nicht bestritten werden, daß für eine korrekte Untersuchung ein gewisser zeitlicher und appparativer Aufwand unumgänglich ist.

Aus praktischen Überlegungen habe ich dieses Buch nicht gleich konzipiert wie andere Monographien über das gleiche Gebiet. Grundlagen und Methodik, die Befunde bei verschiedenen Krankheitsbildern und die Normalwerte werden jeweils geschlossen behandelt. Bei der täglichen Arbeit werden die verschiedenen Informationen nicht gleichzeitig gebraucht. Man möchte sich manchmal z. B. über eine bestimmte Methode orientieren, ohne durch Befunde bei verschiedenen Krankheitsbildern abgelenkt zu werden. Andererseits interessieren beim Auswerten meist lediglich die Normgrenzen. Schließlich soll durch die gesonderte Darstellung der Befunde, die alle von den einzelnen Krankheitsbildern aus betrachtet werden, auch der nicht elektromyographisch tätige Arzt über die Untersuchungsergebnisse bei verschiedenen neuromuskulären Leiden orientiert werden, ohne sich mit methodischen Fragen und Aufzählungen von Normwerten auseinandersetzen zu müssen. Überall wurde versucht, die Grenzen und die Möglichkeiten der Methode möglichst sachlich zu schildern. Unsichere Befunde und widersprüchliche Interpretationen sind soweit wie möglich als solche dargestellt worden. Ich habe mich aber bemüht, auch hier eine eigene Stellung zu beziehen und eine gewisse Wertung vorzunehmen.

Durch die Darstellung einzelner Untersuchungsmethoden sollte nicht der Eindruck erweckt werden, die Elektromyographie könne autodidaktisch erlernt werden. Die gründliche Einführung durch einen erfahrenen Kollegen erscheint mir unerläßlich. Deshalb konnte ich auch mit dem Bildmaterial relativ sparsam sein. Wegen der starken Variabilität der Befunde ist es hier ohnehin nicht möglich, vollständig zu sein.

Herr Professor M. Mumenthaler hat mir in großzügiger Weise die Möglichkeit gegeben, dieses Buch zu schreiben. Die Herren Professor F. Buchthal, Kopenhagen, Dr. E. Stålberg, Uppsala, und Dr. W. Tackmann, Kiel, haben durch die uneigennützige Überlassung von unveröffentlichtem Material wesentlich zur Bereicherung des Buches beigetragen. Fräulein Dr. F. Beyeler, die Herren Dr. U. Kaspar, Dr. J. Lütschg und Dr. B. Mamoli haben das Manuskript sorgfältig studiert und wertvolle Anregungen gemacht. Die Abbildungen wurden durch die Herren W. Hess und P. Schneider mit viel Sorgfalt und Einfühlungsvermögen angefertigt. Fräulein B. Stucki und meine Frau haben das Manuskript mit Geduld und großem Einsatz niedergeschrieben. Ihnen allen sei hier herzlich gedankt. Besonderer Dank gilt Frau Dr. M. Kuhlmann und ihren Mitarbeitern vom Verlag Ferdinand Enke für die angenehme Zusammenarbeit und die großzügige Ausstattung des Buches.

Bern, Frühjahr 1976   *Hans-Peter Ludin*

Inhalt

1. Grundlagen

1.1. Die Geschichte der Elektromyographie und der Elektroneurographie

Die Geschichte der Elektromyographie und Elektroneurographie ist zugleich auch eine Geschichte des technischen Fortschritts. Dabei ist die technische Entwicklung keineswegs einfach als Schrittmacherin der klinischen Neurophysiologie zu verstehen. Im Gegenteil: Die physiologischen Kenntnisse oder zumindest die Hypothesen waren den technischen Möglichkeiten oft weit voraus. Schon *Galvani* (1791) schrieb von der tierischen oder animalischen Elektrizität, die in Nerven und Muskeln entsteht. *Du Bois-Reymond* (1849) hat als erster gezeigt, daß bei der Aktivität menschlicher Muskeln elektrische Ströme fließen. Er hat je einen Finger beider Hände mit einem Nadel-Galvanometer verbunden und bei der Beugung der Arme einen Ausschlag des Galvanometers beobachtet, der mit zunehmender Kraftentwicklung zunahm.

Die Leitung in den Nervenfasern hat schon seit langem sowohl den Forschergeist als auch die Fantasie immer wieder beflügelt. Hier können nur einzelne Beispiele zitiert werden: *Von Haller* (1762) hat eine ziemlich fantastische „Berechnung" der Nervenleitgeschwindigkeit vorgenommen. Obwohl jede einzelne seiner Annahmen falsch war, kam er auf den korrekten Wert von 50 m/s. Er hat beim lauten Lesen der Aenaeis während einer Minute 1500 Buchstaben aussprechen können. Er nahm für den Buchstaben „r" 10 Kontraktionen des M. styloglossus an. Daraus schloß er, daß dieser Muskel pro Minute 15.000mal sich kontrahieren und erschlaffen könne. Daraus berechnete er eine Kontraktionsdauer von 2 ms unter der Annahme, daß Kontraktions- und Erschlaffungsphase gleich lang sind. Das „nervöse Agens" brauchte also 2 ms für die geschätzten 10 cm vom Gehirn zum Muskel, woraus die oben genannte Geschwindigkeit leicht berechnet werden konnte. Vielfach wurde vermutet, daß die nervöse Aktivität mit unendlicher Geschwindigkeit fortgeleitet werde. So hat noch *Müller* (1834) in seinem berühmten „Handbuch der Physiologie des Menschen" die Messung der Nervenleitgeschwindigkeit für unmöglich gehalten. Die ersten verläßlichen Messungen der motorischen Leitgeschwindigkeit beim Menschen, die aus technischen Gründen allerdings noch recht ungenau waren, stammen von *v. Helmholtz* und *Baxt* (1867, 1870), welche die Nerven an zwei Stellen gereizt und aus den Differenzen der mechanischen Latenzen die Geschwindigkeiten berechnet haben.

1.1.1. Die vorklinische Ära der Elektromyographie und der Elektroneurographie

Gleich zu Beginn des 20. Jahrhunderts hat *Piper* in Berlin mit seinen Arbeiten, die er 1912 in der *ersten Monographie über Elektromyographie* „Elektrophysiologie menschlicher Muskeln" zusammengefaßt hat, ein neues Zeitalter der angewandten Elektrophysiologie eröffnet. Er konnte sich dabei die Vorteile des Saitengalvanometers, das 1901 durch *Einthoven* beschrieben worden war, zunutze machen. Damit konnten bedeutend schnellere Abläufe (bis 2 kHz) im Millivoltbereich, als dies vorher möglich war, verzerrungsfrei wiedergegeben werden. *Piper* hat zur Registrierung fotografische Aufnahmen benützt, was auch gegenüber den meist gebräuchlichen mechanischen Kymografen einen Fortschritt bedeutete. Die Apparaturen waren aber so unhandlich, daß an einen klinischen Einsatz kaum zu denken war.

Er hat die Willküraktivität mit Oberflächenelektroden von verschiedenen Muskeln abgeleitet. Dabei beobachtete er einen Rhythmus um 50 Hz, den er als „*Eigenrhythmus*" bezeichnete. Er vermutete, daß dieser Rhythmus Ausdruck der Reizfrequenz des Zentralnervensystems sei.

Für die Messung der motorischen Leitgeschwindigkeit hat er die auch noch gebräuchliche Technik angewandt: Er hat den Nerven an zwei verschiedenen Stellen gereizt und die Muskelsummenpotentiale mit Oberflächenelektroden abgeleitet. Bei Ableitung von den Flexoren am Unterarm hat er dabei für die Armnerven (es ist nicht ganz klar, ob vom N. medianus, vom N. ulnaris oder von beiden) im proximalen Segment Geschwindigkeiten um 120 m/s gemessen.

Diese unrealistisch hohe Geschwindigkeit ist wahrscheinlich auf die Ungenauigkeit der Distanzmessung bei relativ kleinen Abständen zwischen den Reizorten zurückzuführen.

Sherrington (1925, 1929) hat das Konzept der *motorischen Einheit* entworfen („the term motor unit includes, together with the muscle fibres innervated by the unit, the whole axon of the motoneurone from its hillock in the perikaryon down to its terminals in the muscle"), das für die klinische Neurophysiologie von entscheidender Bedeutung geworden ist. Auf dieses Konzept hat sich später die Differenzierung von Neuropathien und Myopathien gestützt. *Denny-Brown* (1929) hat die Potentiale motorischer Einheiten in der Muskelaktivität identifiziert, die er durch Dehnung der Sehne ausgelöst hat.

Im gleichen Jahr haben *Adrian* und *Bronk* (1929) Potentiale motorischer Einheiten bei Willkürinnervation abgeleitet und festgestellt, daß auch bei hoher Verstärkung im entspannten Muskel keine elektrische Aktivität nachweisbar ist. Für ihre Untersuchungen haben sie erstmals *konzentrische oder koaxiale Nadelelektroden* verwendet, die bis heute für die meisten nadelmyographischen Untersuchungen gebräuchlich sind.

In den 20er Jahren unseres Jahrhunderts sind in den physiologischen Laboratorien *Röhrenverstärker und Kathodenstrahloszillographen* langsam heimisch geworden. Die Braunsche Röhre ist zwar bereits 1897 beschrieben worden und die Elektronenröhre wurde im ersten Jahrzehnt unseres Jahrhunderts entwickelt. Es hat aber längere Zeit gebraucht, bis die Geräte für physiologische Zwecke anwendbar und wahrscheinlich auch bezahlbar wurden. Die Einführung des Differentialverstärkers durch *Matthews* (1934) erlaubte es, äußere störende Interferenzen stark zu reduzieren, da damit Signale, welche mit beiden Elektroden aufgefangen werden, nicht verstärkt werden.

1.1.2. Der Beginn der klinischen Elektromyographie

Die erste klinisch relevante Publikation „Fibrillation ans fasciculation in voluntary muscle" wurde von *Denny-Brown* und *Pennybacker* (1938) veröffentlicht. Die Autoren waren am National Hospital, Queen Square in London tätig, das bis heute eines der wichtigsten Zentren der klinischen Neurophysiologie geblieben ist. In denervierten Muskeln wurden spontane *Fi-brillationspotentiale* abgeleitet, die als wahrscheinlich von einzelnen Muskelfasern stammend erkannt wurden. Die viel größeren, ebenfalls spontan auftretenden *Faszikulationen*, die besonders bei Patienten mit chronischen Vorderhornprozessen auftreten, konnten von den Fibrillationspotentialen unterschieden werden. Es wurde vermutet, daß es sich bei den Faszikulationen um um Potentiale motorischer Einheiten handelt. Vor der Verwechslung mit „contraction fasciculations", die bei völliger Entspannung verschwinden, wurde gewarnt.

Es muß hier allerdings angemerkt werden, daß *Proebster* bereits 1928 bei seinen Untersuchungen an Poliomyelitispatienten über „elektrophysiologische Erregungen bei scheinbarer Muskelruhe" berichtet hat. Aufgrund seiner Beschreibungen und der Abbildungen kann nicht mehr sicher unterschieden werden, ob er Fibrillationen und/oder Faszikulationen abgeleitet hat. In dieser umfangreichen Publikation wird auch auf den Ausfall motorischer Einheiten bei diesen Patienten (siehe unten) hingewiesen. Er spricht von „Einzelschwankungen", was heute als Einzeloszillationen bezeichnet würde.

Es ist wohl nicht erstaunlich, daß sich auch weitere bedeutende Arbeiten mit Spontanaktivität, die bei der elektromyographischen Untersuchung immer wieder hervorstechend ist, befassen. *Eichler* und *v. Hattingberg* (1938) haben bei Patienten mit Myotonie „Oszillationsschwärme" beobachtet. Im Jahre 1941 haben dann sowohl *Denny-Brown* und *Nevin* als auch *Buchthal* und *Clemmesen* die charakteristischen *myotonen Entladungen* bei Patienten mit kongenitaler Myotonie und mit dystrophischer Myotonie beschrieben. In beiden Publikationen wird korrekterweise der myogene Ursprung dieser Spontanaktivität postuliert.

Ebenfalls 1941 publizierten *Buchthal* und *Clemmesen* „On the differentiation of muscle atrophy by electromyography". Mit der Unterscheidung zwischen neurogenen und myogenen Atrophien, bei welchen sich bei *maximaler Willkürinnervation* lediglich Einzeloszillationen bzw. ein volles Interferenzbild ableiten lassen, wurden der Elektromyographie neue, klinisch sehr wichtige Möglichkeiten eröffnet. Die Autoren haben auch gezeigt, daß bei schwerer arthrogener oder Inaktivitätsatrophie immer noch ein normales Aktivitätsmuster abgeleitet wird und daß die Potentiale motorischer Einheiten bei chronisch neurogenen Prozessen eine verlängerte Dauer aufweisen. Unter F. Buchthal hatte sich Kopenhagen damit zu einem der wichtigsten Zentren der klinischen Neurophysiologie entwickelt, das diese Stellung bis zur Emeritierung Buchthals Mitte der 70er Jahre behalten hat.

In einer klinischen bedeutenden Arbeit haben *Weddell* und Mitarb. (1944) die Einstichaktivität im normalen Muskel beschrieben. Sie haben auch beobachtet, daß die Fibrillationspotentiale 10 bis 18 Tage nach einer Nervenläsion auftreten. Bei der Neurapraxie konnten sie keine Fibrillationspotentiale ableiten. Bei der Regeneration beobachteten sie zuerst kleine und kurze Potentiale motorischer Einheiten, später kamen zunehmend polyphasische dazu. Die Potentiale ermüdeten bei Willkürinnervation rasch, sie gingen der klinischen Erholung deutlich voraus.

Die Bedeutung der Analyse der *Parameter der Potentiale motorischer Einheiten* für die Diagnostik der neuromuskulären Krankheiten wurde auch von *Kugelberg* (1947, 1949) in Stockholm erkannt. Die wichtigsten Beiträge auf diesem Gebiet aus den folgenden Jahren stammen aber aus der Kopenhagener Schule. Die Physiologie der motorischen Einheit beim Gesunden, bei Neuropathien und Myopathien wurde systematisch erforscht und in zahlreichen Publikationen, die hier nicht einzeln aufgezählt werden können, dokumentiert. Für die Forschung erwies sich die Entwicklung der Multielektrode (*Buchthal* u. Mitarb. 1957 b), mit der insbesondere das Territorium der motorischen Einheiten bestimmt werden konnte, als sehr fruchtbar. Zusammenfassend wurde ein *Konzept der motorischen Einheit* entwickelt, das auf S. 5 näher erläutert wird.

1.1.3. Die Anfänge der klinischen Elektroneurographie

Zwar hatte *Lindsley* bereits 1935 Amplitudenschwankungen der Potentiale motorischer Einheiten bei einem Patienten mit Myasthenia gravis beobachtet. Klinisch brauchbar war aber erst die von *Harvey* und *Masland* (1941) entwickelte repetitive Reizung eines peripheren Nerven bei gleichzeitiger Ableitung der Summenpotentiale von einem dazugehörigen Muskel. Bei der Myasthenie kann dabei schon bei niedrigen Reizfrequenzen ein Dekrement (Abfall der Potentialamplituden) registriert werden.

Die erste klinische Anwendung *elektroneurographischer Methoden* erfolgte durch *Hodes* und

Mitarb. (1948) bei Patienten mit peripheren Nervenverletzungen. Sie fanden in der Regenerationsphase eine verlangsamte motorische Leitgeschwindigkeit und eine Amplitudenminderung der Muskelsummenpotentiale, die sich mit fortschreitender Regeneration den normalen Werten näherten. Im Gegensatz dazu waren die Befunde bei hysterischen Lähmungen normal. Die motorische Neurographie fand rasch ein weitere Verbreitung. Besondere Verdienste um die Perfektionierung der Methode hat sich *E. H. Lambert* an der Mayo-Klinik in Rochester (Minn.) erworben.

Aus technischen Gründen hat sich die *sensible Neurographie* viel langsamer entwickelt. Die sensiblen Nervenaktionspotentiale sind ungefähr 1000mal kleiner als die Muskelsummenpotentiale. Besonders bei pathologischen Verhältnissen verschwinden sie deshalb im Rauschen. *Dawson* (1956) hat die ersten rein sensiblen Nervenaktionspotentiale vom Menschen abgeleitet. Er hat bei Reizung an einem Finger mit Oberflächenelektroden vom N. medianus und vom N. ulnaris am Handgelenk und am Ellenbogen abgeleitet. Zur Verbesserung des Signal-Rausch-Verhältnisses hat er sich die Technik der fotografischen Superposition zunutze gemacht. *Gilliatt* und *Sears* (1958) haben die gleiche Methode bei Patienten mit peripheren Nervenläsion angewandt. In einigen Fällen konnten sie eine verlangsamte Leitgeschwindigkeit messen, recht häufig gelang es aber nicht, ein erkennbares Nervenaktionspotential abzuleiten. *Buchthal* und *Rosenfalck* (1966) haben durch die Verwendung von Nadelelektroden zur nervennahen Ableitung und eines Eingangstransformers zwar bedeutend bessere Resultate erzielen können, die sensible Neurographie kam aber erst mit der breiten Verfügbarkeit von elektronischen Mittelwertbildnern (Averager) zum Durchbruch.

1.1.4. Die Etablierung als klinische Methode und die Einführung neuer Untersuchungstechniken

In den 50er und 60er Jahren kam es zu einer weiten Verbreitung der elektrophysiologischen Methoden als klinisch-diagnostische Methode. Die bisher übliche Reizdiagnostik mit „galvanischen" und „faradischen" Strömen bzw. mit der

Bestimmung der Reizzeit-Spannungskurven wurde damit rasch obsolet.

Nach einer ersten europäischen Zusammenkunft 1960 in Strasbourg (F. Thiébaut), wurde 1961 durch P. Pinelli in Pavia der erste internationale Elektromyographie-Kongreß organisiert. Die nächsten dieser Treffen fanden dann 1963 in Kopenhagen (F. Buchthal) und 1967 in Glasgow (J. A. Simpson) statt.

Ekstedt (1964) hat in seiner Doktorarbeit die Einzelfaser-Elektromyographie vorgestellt. Mit einer Multielektrode mit sehr kleinen Ableiteflächen (Durchmesser 30 µm) konnten die Aktionspotentiale einzelner Muskelfasern extrazellulär abgeleitet werden. Die Methode wurde durch Ekstedts Kollegen E. *Stålberg* in Uppsala weiterentwickelt (*Stålberg* und *Trontelij*, 1979). Sie hat insbesondere für die Diagnostik der Störungen der neuromuskulären Übertragung und auch als Forschungsinstrument große Bedeutung erhalten. Weitere Techniken, wie das Makro-EMG (*Stålberg*, 1980) und das Scanning-EMG (*Stålberg* und *Antoni*, 1980), die von Stålberg entwickelt wurden, haben bisher nur eine beschränkte Bedeutung.

Ebenfalls aus Uppsala stammt die Mikroneurographie, welche von *Vallbo* und *Hagbarth* (1967) entwickelt worden ist. Mit Metall-Mikroelektroden können intraneural von einzelnen Nervenfasern die extrazellulären Aktionspotentiale abgeleitet werden. Da sich die Technik für die Anwendung am Patienten nicht gut eignet, ist sie bis heute vorwiegend für wissenschaftliche Zwecke eingesetzt worden.

Schon lange wird versucht, die elektromyographischen Registrierungen *automatisch zu analysieren*. Durch die zunehmende Verbreitung von Personal Computern sind diese Bestrebungen in den letzten Jahren realistischer geworden. Bisher hat sich aber keine der zahlreichen vorgeschlagenen Methoden durchsetzen können. Die besten Aussichten haben unseres Erachtens automatisierte Versionen der von *Willison* (1964) beschriebenen Methode.

Mit der Verbreitung der Averager wurden in den EMG-Laboratorien auch die Untersuchungen der kortikalen und spinalen evozierten Potentiale zur diagnostischen Routine. Zusammen mit der kortikalen elektrischen und magnetischen Stimulation der motorischen Bahnen kam es es zu einer Ausweitung des diagnostischen Spektrums, das sich während langer Zeit auf die eigentlichen neuromuskulären Erkrankungen beschränkt hatte.

1.2. Anatomische und physiologische Grundlagen

1.2.1. Aufbau des Skelettmuskels

Die Aufgabe des Skelettmuskels ist es, Halte- und Bewegungsfunktionen auszuführen. Um dies zu ermöglichen, sind die meisten Muskeln beidseits eines Gelenkes mittels Sehnen am Knochen fixiert. Da der Muskel bei seiner Verkürzung nur Zugkräfte ausüben kann und die jeweilige Verlängerung rein passiv erfolgt, ist für einen geordneten Bewegungsablauf meist wenigstens ein Gegenspieler (Antagonist) erforderlich.

In funktioneller Hinsicht ist der Skelettmuskel in *motorische Einheiten* unterteilt, deren Aufbau weiter unten besprochen wird. Die motorischen Einheiten ihrerseits bestehen aus einer Anzahl von *Muskelfasern*, die beim Erwachsenen einen Durchmesser von durchschnittlich 50 µm haben. Ungefähr in der Mitte der einzelnen Fasern finden sich jeweils die *motorische Endplatte*, die Synapse zwischen motorischem Nerv und Muskel. In kürzeren Muskeln durchlaufen einzelne Fasern die ganze Länge, bei längeren Muskeln dagegen sind häufig zwei oder mehr Fasern in Serie geschaltet (*Schwarzacher*, 1957). Schon seit langem sind die quergestreiften Muskelfasern aufgrund morphologischer oder funktioneller Kriterien immer wieder in *verschiedene Typen* eingeteilt worden. Am besten bekannt ist die Unterteilung in die raschen weißen und die langsamen roten Fasern. Durch die Einführung histochemischer Methoden sind auf diesem Gebiet große Fortschritte erzielt worden. Eine einheitliche Methode oder Einteilung existiert aber noch nicht (*Dubowitz* und *Brooke*, 1973). Bei den meisten gebräuchlichen Methoden wird die Einteilung aufgrund des Verteilungsmusters von oxydativen oder phosphorylierenden Enzymen vorgenommen.

Die einzelnen Muskelfasern sind von einer erregbaren Membran, dem *Sarkolemm*, umgeben. Im Sarkoplasma liegen zahlreiche *Myofibrillen*, die einen durchschnittlichen Durchmesser von 1 µm haben. Als weiteres funktionell wichtiges Element findet sich zwischen den Myofibrillen das *sarkoplasmatische Retikulum*.

Zusammen mit den *T-Kanälen*, die Einstülpungen der Oberflächenmembran darstellen, bildet es die sog. *Triaden*. Die Bedeutung dieser Elemente für die elektromechanische Kopplung wird auf S. 11 besprochen.

Die Myofibrillen ihrerseits sind aus den *Myofilamenten* aufgebaut. Diese dicken und dünnen Filamente, das *Myosin* und das *Aktin*, stellen die eigentlichen Bausteine der Kontraktilität des Muskels dar. Durch ihre besondere Anordnung kommt die charakteristische *Querstreifung* der Myofibrillen und der Muskelfasern zustande. Das anisotrope *A-Band* besteht aus Myosin, das isotrope *I-Band* aus Aktin. Das I-Band wird in der Mitte durch die *Z-Linie* unterbrochen. Der Abschnitt zwischen zwei Linien wird als *Sarkomer* (Abb. 1) bezeichnet. Ein Sarkomer ist durchschnittlich 2 µm lang und stellt die kleinste kontraktile Einheit des Skelettmuskels dar. Eine Myofibrille ist demnach aus Tausenden von hintereinander geschalteten Sarkomeren aufgebaut.

1.2.2. Die motorische Einheit

Die *motorische Einheit (Sherrington*, 1929) besteht aus einer Vorderhornganglienzelle, ihrem Neuriten und allen von ihr innervierten Muskelfasern. Sie stellt die kleinste funktionelle Einheit des Muskels, die willkürlich aktiviert werden kann, dar. Die Zahl der Muskelfasern pro motorische Einheit *(Innervationsrate)* ist von Muskel zu Muskel stark verschieden. Als Faustregel

darf angenommen werden, daß Muskeln, die feine Bewegungen ausführen, kleinere Einheiten haben als solche, die lediglich eine möglichst große Kraft entwickeln müssen. In den äußeren Augenmuskeln fand *Torre* (1953) 5 bis 7 Fasern pro motorische Einheit. *Feinstein* und Mitarb. (1955) zählten im Platysma 25, in kleinen Handmuskeln ca. 100, im M. tibialis anterior 562 und im M. gastrocnemius rund 2000 Muskelfasern pro motorische Einheit. Die Zahl der motorischen Einheiten beträgt im Platysma etwa 1000, in kleinen Handmuskeln etwa 100 und im M. tibialis anterior 445. Untersuchungen mit Multielektroden ergaben, daß die Fasern der einzelnen Einheiten in meist kreisförmigen Territorien von 5–11 mm Durchmesser liegen *(Buchthal* und Mitarb., 1957b).

Die Anordnung der Muskelfasern innerhalb dieser Territorien war während längerer Zeit umstritten. Aufgrund der erwähnten Innervationsraten ist es klar, daß viel mehr Muskelfasern, als nur die einer einzelnen Einheit, in einem solchen Gebiet Platz haben. Wegen der histologischen Befunde bei neurogenen Atrophien, die Gruppen von 10–50 atrophischen Fasern enthalten *(Wohlfart*, 1949), und der Befunde, die mit einer besonderen Multielektrode zur Bestimmung der räumlichen Ausbreitung von Spitzenpotentialen durchgeführt wurden (siehe S. 19) *(Buchthal* und Mitarb., 1957a), nahm man während längerer Zeit an, daß die Fasern der einzelnen Einheiten in den beschriebenen Territorien in Gruppen von 10–30 beisammenliegenden Fasern, den sog. *Subunits* (Untereinheit), aufgeteilt sind.

Das Konzept der Subunit wurde schon von *Krnjević* und *Miledi* (1958), die im isolierten Phrenikus-Zwerchfellpräparat der Ratte mit elektrophysiologischen Methoden keine Hinweise für eine Gruppierung von Fasern einzelner Einheiten fanden, und von *Ekstedt* (1964), der mit ähnlichen Multielektroden wie *Bruchthal* und Mitarb. (1957a) ableitete, angezweifelt. Vor allem aus dem Fehlen des Jitter-Phänomens (siehe S. 32) bei der Ableitung von einzelnen Spitzenpotentialen schloß *Ekstedt* (1964), daß es sich dabei um Potentiale einzelner Fasern und nicht kleiner Gruppen handeln müsse.

Mit histochemischen Methoden konnte gezeigt werden, daß im gesunden Skelettmuskel tatsächlich keine Gruppierung der Fasern einzelner Einheiten vorhanden ist. Die Muskelfasern zeigen nach Kontraktionen deutliche Veränderungen des Glykogengehaltes und der

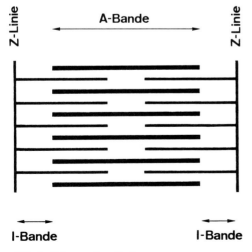

Z-Linie   **A-Bande**   **Z-Linie**

I-Bande   **I-Bande**

Abb. 1 Schema eines Sarkomers.

Phosphorylaseaktivität *(Kugelberg* und *Edström,* 1968). Durch selektive repetitive Reizung einzelner motorischer Nervenfasern konnte so bei Versuchstieren die Verteilung der Fasern einzelner Einheiten studiert werden. Dabei wurde nie eine systematische Gruppierung beobachtet *(Brandstater* und *Lambert,* 1973; *Edström* und *Kugelberg,* 1968; *Mayer* und *Doyle,* 1970). Mit einer besonderen Multielektrode mit kleinen Ableiteflächen konnten *Stålberg* und Mitarb. (1976 b) das Fehlen einer Gruppierung auch elektromyographisch nachweisen.

Aufgrund dieser Befunde mußte das Konzept der Subunit fallengelassen werden. Die erwähnten Gruppen atrophischer Fasern bei neurogenen Paresen entsprechen keinem anatomischen Substrat im normalen Muskel. Sie sind wohl auf das kollaterale Aussprossen überlebender Nervenfasern zurückzuführen *(Wohlfahrt,* 1957). *Brandstater* und *Lambert* (1973) und *Kugelberg* (1973) konnten zeigen, daß sich in partiell denervierten Muskeln Gruppierungen der Fasern einzelner Einheiten finden. In gleicher Richtung weisen auch elektromyographische Befunde, die zeigen, daß es bei Patienten mit myatrophischer Lateralsklerose viel schwieriger als bei Normalen ist, isolierte Spitzenpotentiale zu registrieren *(Ludin,* 1973 a). *Schwartz* und Mitarb. (1976) haben nun bei Vorderhornzellaffektionen und bei Polyneuropathien mittels Einzelfaserelektromyographie eine Fasergruppierung nachweisen können.

Zusammenfassend kann gesagt werden, daß man sich heute vorstellt, daß die Fasern einzelner motorischer Einheiten in kreisförmigen Territorien von 5–11 mm Durchmesser wahllos verteilt sind. In einem solchen Territorium sind Fasern von 5–30 Einheiten vermischt.

1.2.3. Physiologie der erregbaren Membranen

Die nachfolgenden Ausführungen stellen lediglich eine knappe Zusammenfassung dar. Für weitere Einzelheiten sei auf die Übersichtsarbeiten von *Hodgkin* (1964), *Katz* (1966), *Lüttgau* (1962, 1965), *Ruch* und Mitabr. (1965) und *Stämpfli* (1971) verwiesen.

Das Faserinnere der Muskel- und Nervenfasern ist reich an Kaliumionen und an verschiedenen zum Teil noch unbekannten großen Anionen. Die extrazelluläre Flüssigkeit dagegen enthält viele Natrium- und Chloridionen. Zwischen dem Innern einer Faser und der Außenlösung besteht eine Potentialdifferenz von 60–90 mV, wobei innen negativ gegenüber außen ist. Diese Potentialdifferenz wird als *Ruhe-* oder *Membranpotential* bezeichnet. Für die verschiedenen Ionen kann das Gleichheitspotential nach der *Nernstschen Formel* berechnet werden:

$$E = \frac{R\,T}{F}\ \ln\ \frac{C_a}{C_i}$$

R ist die allgemeine Gaskonstante, T die absolute Temperatur, F die Faradaysche Konstante, C_a die Außen- und C_i die Innenkonzentration des betreffenden Ions. Im Falle der Muskel- und Nervenfasern zeigen die gemessenen Potentiale eine gute Übereinstimmung mit dem berechneten K-Gleichgewichtspotential. Vom Na-Gleichgewichtspotential dagegen liegen sie weit entfernt. Durch Veränderungen der K-Konzentration in der Außenlösung kann gezeigt werden, daß das Ruhepotential vor allem vom Verhältnis der K-Konzentration inner- und außerhalb der Faser abhängig ist. Auch Untersuchungen mit radioaktiv markierten Ionen ergeben eine gute Permeabilität der ruhenden Membran für K-Ionen, für Na-Ionen dagegen ist sie weitgehend undurchlässig.

Dem besseren Verständnis des Membranpotentials mag das nachfolgende Modell dienen. Die beschriebene Ionenverteilung und die selektive Permeabilität der ruhenden Membran für K-Ionen werden als gegeben angenommen. Vorerst soll keine Potentialdifferenz zwischen dem Faserinneren und der Außenlösung bestehen. Unter diesen Voraussetzungen kommt es zu einem Ausstrom von positiv geladenen Kaliumionen entlang ihrem *osmotischen* Gradienten. Dabei werden im Faserinnern Anionen zurückgelassen, für die die Membran nicht durchlässig ist. So wird eine Potentialdifferenz zwischen innen und außen aufgebaut, wobei das Innere negativ gegenüber außen wird. Durch diese Potentialdifferenz entsteht aber für die K-Ionen ein gegen innen gerichteter *elektrischer* Potentialgradient. Der Netto-Ausstrom der K-Ionen hält so lange an, bis sich die beiden gegensinnig gerichteten osmotischen und elektrischen Potentialgradienten die Waage halten. Wenn dies der Fall ist, ist das Ruhepotential aufgebaut. Der Nettoausstrom an K-Ionen, der zur Herstellung dieses Gleichgewichtszustandes benötigt wird, ist sehr gering. Er beträgt nur wenige Picomol pro cm^2 Membranoberfläche, so daß die ursprünglichen Ionenkonzentratio-

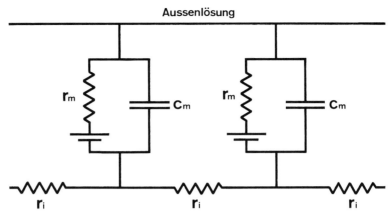

Aussenlösung

Inneres der Faser

Abb. 2 Schematische Darstellung der elektrischen Membraneigenschaften nach *Katz* (1966).

nen praktisch unverändert bleiben und auch die Elektroneutralität im Faserinnern und in der Außenlösung weitgehend gewahrt bleibt.

Die bisher gemachte Annahme, daß die Membran nur für K-Ionen durchlässig ist, stimmt nicht ganz. Auch Na-Ionen können durch die Membran dringen, wenn ihre Permeabilität auch etwa hundertmal kleiner ist als die für Kalium. Da sowohl der elektrische wie der osmotische Gradient für Na-Ionen von außen nach innen gerichtet sind, gelangen dauernd Na-Ionen ins Faserinnere. Um einen langsamen Ausgleich der Na-Konzentrationen zu verhindern, wird ein aktiver Prozeß benötigt, der die Na-Ionen entgegen ihren osmotischen und elektrischen Gradienten nach außen transportiert. Dies geschieht durch die sog. *Na-Pumpe,* für deren Betrieb ATP benötigt wird und die durch Stoffwechselgifte reversibel gehemmt werden kann.

Die *elektrischen Eigenschaften der Membran* werden durch Abb. 2 veranschaulicht. Die Membran wird dabei als Kapazität (c_m = Membrankapazität), die prallel zu einem Widerstand (r_m = Membranwiderstand) geschaltet ist, angenommen. Obwohl das Axo- und Myoplasma recht gute elektrische Leiter sind, kann der Innenwiderstand (r_I) nicht vernachlässigt werden, da der Faserdurchmesser im Verhältnis zur Länge sehr klein ist. Als Folge dieser Membraneigenschaften bewirken unterschwellige depolarisierende oder hyperpolarisierende rechteckförmige Ströme Änderungen des Membranpotentials, die exponentiell ansteigen und abfallen. Mit zunehmendem Abstand von der stromführenden Elektrode nimmt zudem die Größe dieser Potentialänderung ebenfalls exponentiell ab (Abb. 3).

Wenn ein auswärtsgerichteter Strom durch die Membran fließt, kommt es zu einer lokalen

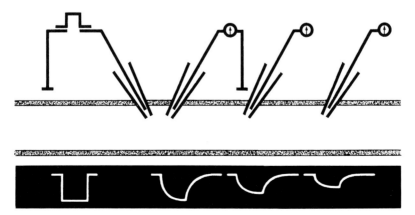

Abb. 3 Versuchsanordnung zur Bestimmung der Membraneigenschaften. Mit zunehmendem Abstand von der stromführenden Elektrode nimmt die Amplitude der aufgezwungenen Potentialänderung ab.

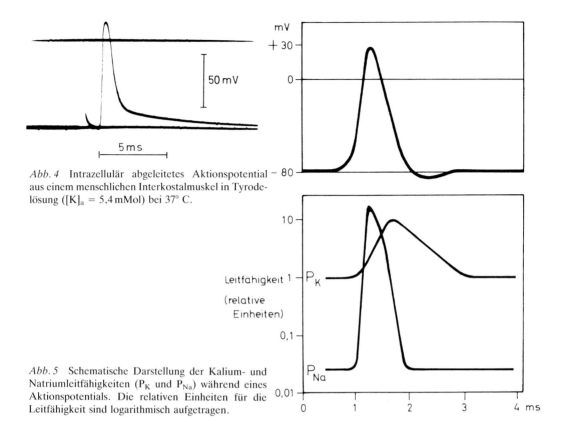

Abb. 4 Intrazellulär abgeleitetes Aktionspotential aus einem menschlichen Interkostalmuskel in Tyrodelösung ([K]$_a$ = 5,4 mMol) bei 37° C.

Abb. 5 Schematische Darstellung der Kalium- und Natriumleitfähigkeiten (P$_K$ und P$_{Na}$) während eines Aktionspotentials. Die relativen Einheiten für die Leitfähigkeit sind logarithmisch aufgetragen.

Depolarisation. Bei einem Membranpotential zwischen −50 und −60 mV kann eine Instabilität der Membran beobachtet werden. Nach Beendigung des Stromflusses kehrt das Potential nicht sofort auf den Ausgangswert zurück, sondern es tritt eine *lokale Antwort* auf. Das Membranpotential kann dann nach kurzer Zeit wieder auf den Ausgangswert zurückkehren, es kann aber auch ein *Aktionspotential* (Abb. 4) ausgelöst werden. Dabei kommt es zu einer raschen Depolarisation und Umpolarisierung der Membran auf +20 bis 50 mV. Nach kurzer Zeit kehrt das Potential wieder auf den Ruhewert zurück, ohne Nachpotentiale dauert ein Aktionspotential 1–3 ms. Die Spitze des Aktionspotentials liegt nahe dem Na-Gleichgewichtspotential, das nach der Nernstschen Formel berechnet wird. Untersuchungen mit der sog. Voltage-Clamp-Technik haben gezeigt, daß es beim Auslösen eines Aktionspotentials zu einer selektiven, starken Erhöhung der Na-Permeabilität (Abb. 5) kommt, die zu einem Einstrom von Na-Ionen durch die Na-Kanäle in die Faser führt. Dadurch kommt es zur beschriebenen Änderung des Membranpotentials bis in die Nähe des Na-Gleichgewichtspotentials. Schon nach kurzer Zeit kehrt die Na-Permeabilität wieder auf ihren ursprünglichen Wert zurück. Mit einer gewissen Verzögerung zur Änderung der Na-Permeabilität kommt es auch zu einem langsameren Anstieg der K-Permeabilität (Abb. 5). Dies führt zu einem verstärkten K-Ausstrom, der den vorhergehenden Na-Einstrom kompensiert, und zur Repolarisation der Membran. Am Ende eines Aktionspotentials ist die Faser deshalb etwas reicher an Na- und etwas ärmer an K-Ionen. Die auftretenden Konzentrationsänderungen sind aber sehr klein, da während eines Aktionspotentials nur wenige Picomol Na- bzw. K-Ionen pro cm^2 Oberfläche fließen. Diese kleinen Konzentrationsverschiebungen werden nach Ablauf des Aktionspotentials durch die Natriumpumpe korrigiert.

Während und kurze Zeit nach Ablauf eines Aktionspotentials ist die Faser zuerst überhaupt nicht, später nur schwer durch einen erneuten Reiz erregbar *(absolute und relative Refraktärperiode)*. In dieser Phase können die Na-Kanäle durch eine Depolarisierung nicht geöffnet werden. Auch bei einem langdauernden Stromfluß tritt eine Verminderung der Erregbarkeit ein. Diese sog. *Akkommodation* erklärt, weshalb leicht überschwellige Gleichstromreize nur bei Schließung des Stromkreises ein Aktionspotential auslösen. Auch bei langsam ansteigendem Stromfluß tritt eine Akkommodation auf. Es ist deshalb möglich, mit der Stromstärke einzuschleichen und über die Reizschwelle zu gelangen, ohne eine Erregung auszulösen.

1.2.4. Physiologie der Erregungsleitung

Muskel- und Nervenfasern stellen ziemlich schlechte Kabel dar. Bei rein elektronischer Fortleitung wäre von einem Aktionspotential innerhalb weniger Millimeter nur noch ein Bruchteil seiner ursprünglichen Amplitude vorhanden. Es kann aber leicht gezeigt werden, daß ein Aktionspotential mit unverminderter Amplitude über die ganze Länge einer Faser fortgeleitet wird. Diese Fortleitung wird durch die sog. *Strömchentheorie* (Abb. 6) erklärt, nach der jeder Faserabschnitt neu erregt wird. Von einem erregten Faserteil fließen lokale Ströme in den noch nicht erregten nächsten Anteil der Faser wegen der Potentialdifferenz zwischen erregten

und ruhenden Faserabschnitten. Durch den auswärtsgerichteten Strom durch die Membran im noch unerregten Teil kommt es hier zu einer teilweisen Entladung der Membrankapazität. Dies führt zu einer Reduktion des Membranpotentials, was wiederum eine Erhöhung der Na-Permeabilität nach sich zieht. Dadurch kommt es zu einem Na-Einstrom und zu einer weiteren Depolarisation. Sobald die Reizschwelle überschritten wird, tritt auch hier ein Aktionspotential auf.

Im Gegensatz zu den Muskel- und den markarmen Nervenfasern wird in den *markhaltigen Nervenfasern* nicht mehr jede Stelle der Membran erregt. Die Myelinschicht führt zu einer starken Erhöhung des Widerstandes und zu einer Verminderung der Kapazität in den myelinisierten Abschnitten. Hier wird deshalb die Membran nur noch an den *Ranvierschen Schnürringen,* wo die Myelinscheide unterbrochen ist, erregt. Bei dieser *saltatorischen Erregungsleitung* (Abb. 6) springt die Erregung also von Schnürring zu Schnürring, wobei die Membran in den dazwischenliegenden Faseranteilen unerregt bleibt. Diese Form der Erregungsleitung führt zu einer erheblich größeren Leitgeschwindigkeit, und es kommt auch zu einer Energieeinsparung, da die Natriumpumpe nur

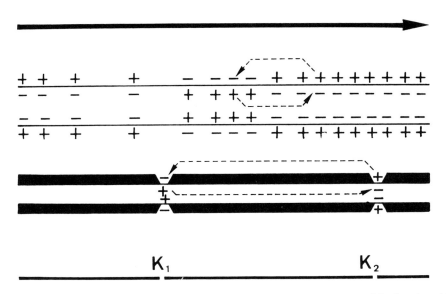

Abb. 6   Darstellung der Erregungsfortleitung nach der Strömchentheorie in marklosen (oben) und markhaltigen (Mitte) Fasern. Der Pfeil gibt die Richtung der Erregungsleitung an. Bei der markhaltigen Faser ist die Länge im Verhältnis zum Faserdurchmesser zu kurz gezeichnet. Unten ist deshalb noch eine Faser in den richtigen Proportionen bezüglich Internodienlänge und Durchmesser dargestellt (K = Ranvierknoten) (nach *Hodgkin* [1964] und *v. Muralt* [1958]).

noch an einzelnen Punkten der Membran aktiv sein muß.

Die *Leitgeschwindigkeit* wird durch *verschiedene Faktoren* beeinflußt. Sie ist einmal von der Größe des Na-Einstroms abhängig. Eine Depolarisation der Membran, die zu einem verminderten Na-Einstrom führt, hat eine Verlangsamung zur Folge. Auch die Temperatur hat einen starken Einfluß auf die Leitgeschwindigkeit. Bei niedrigen Temperaturen wird die Na-Permeabilität bei der Erregung weniger stark erhöht, was zu einem langsameren Na-Einstrom und einer langsameren Geschwindigkeit führt. Je steiler der Anstieg der elektrotonischen Potentiale ist und je weniger sie mit der Entfernung abfallen, desto rascher wird die Fortleitung der Erregung. Die Anstiegssteilheit dieser Potentiale wird um so größer, je größer der Membranwiderstand und je kleiner die Membrankapazität ist. Auch der Faserdurchmesser hat einen großen Einfluß auf die Leitgeschwindigkeit. Durch die Verminderung des Innenwiderstandes kommt es bei dickeren Fasern zu einem größeren Stromfluß vom erregten zum benachbarten Membranabschnitt, und dieser wird deshalb rascher depolarisiert. Die Vergrößerung des Faserdurchmessers führt zwar auch zu einer größeren Membranoberfläche und damit zu einer größeren Kapazität. Der Längswiderstand fällt aber mit dem Quadrat des Faserdurchmessers ab, so daß sich dessen Vergrößerung trotzdem noch günstig auf die Geschwindigkeit auswirkt. Auch der Internodalabstand beeinflußt die Leitgeschwindigkeit. Sie ist am größten bei einem Verhältnis Internodaldistanz zu Axondurchmesser von 100–200 *(Waxmann,* 1980). Sowohl bei kürzeren wie auch längeren Internodalabständen wird die Leitgeschwindigkeit langsamer.

Je nach Myelinisierungsgrad und Faserdurchmesser leiten die Nervenfasern von Säugetieren mit einer Geschwindigkeit von 1–100 m/s. Obwohl sie vergleichsweise viel dicker sind, leiten die Muskelfasern mit 2–5 m/s *(Buchthal* und Mitarb., 1955 a; *Stålberg,* 1966) erstaunlich langsam. Diese langsame Leitgeschwindigkeit ist auf die vergleichsweise viel größere Membrankapazität zurückzuführen, die durch die Oberflächenvergrößerung durch die T-Kanäle bedingt ist.

1.2.5. Physiologie der neuromuskulären Überleitung

Die *motorische Endplatte* ist eine typisch chemische Synapse. Die Endigung des Axons, der sog.

synaptische Endkopf, wird durch einen schmalen Spalt von 10–20 nm Breite, der als synaptischer Spalt bezeichnet wird, von der postsynaptischen Membran getrennt. In der präsynaptischen Endigung finden sich zahlreiche kugelförmige Strukturen, die sog. *synaptischen Bläschen* oder *Vesikel,* die einen Durchmesser um 50 nm aufweisen. Man darf annehmen, daß sie die Überträgersubstanz Azetylcholin (ACh) enthalten. Der Inhalt eines Vesikels wird als *Quant* bezeichnet. Für die Ausschüttung des Azetylcholins ist das Vorhandensein von Ca-Ionen, die bei der Ankunft eines Aktionspotentials in die Nervenendigung einströmen, nötig.

Auch in Ruhe werden dauernd einzelne ACh-Quanten in den synaptischen Spalt ausgeschüttet. An der postsynaptischen Membran führt ACh zu einer Permeabilitätserhöhung für kleine Kationen, besonders Kalium und Natrium. Da die K-Permeabilität ohnehin schon hoch ist, wirkt sich besonders die Erhöhung der Na-Permeabilität aus. Es kommt zu einem Na-Einstrom und zu einer Depolarisation der postsynaptischen Membran. Diese spontanen Ausschüttungen von einzelnen Quanten führen nur zu unterschwelligen Depolarisationen, die mit Mikroelektroden als *Miniaturendplattenpotentiale* (MEPP) abgeleitet werden können.

Ein Aktionspotential in einer motorischen Nervenfaser, das an der präsynaptischen Endigung ankommt, führt zu einem Einstrom von Ca-Ionen, die ihrerseits die Ausschüttung von etwa 100 ACh-Quanten in den synaptischen Spalt bewirken, was zu einer größeren Depolarisierung der postsynaptischen Membran *(Endplattenpotential)* führt. Beim Überschreiten der Reizschwelle wird ein fortgeleitetes Aktionspotential ausgelöst.

Da das Azetylcholin sehr rasch durch die *Cholinesterase* in Cholin und Essigsäure, die keine Wirkung auf die postsynaptische Membran haben, gespalten wird, hält seine Wirkung nur 1–2 ms an. Die erwähnten Spaltprodukte werden zum größten Teil zur Resynthese des ACh wieder von der präsynaptischen Endigung aufgenommen.

Die Funktion der motorischen Endplatte kann durch verschiedene Substanzen und Pharmaka beeinflußt werden. Hier seien nur einige klinisch wichtige Möglichkeiten erwähnt. *Cholinesterasehemmer* haben einen verlangsamten Abbau des Azetylcholins und damit eine verlängerte und verstärkte Wirkung zur Folge. *Kurare* bewirkt eine kompetitive Hemmung des

ACh an den Rezeptoren der postsynaptischen Membran und führt dadurch zu einer Verunmöglichung der Erregungsübertragung. Auch *Dekamethonium* und *Succinylcholin* besetzen die Rezeptoren, wie das ACh führen sie aber zu einer Depolarisierung der postsynaptischen Membran. Da sie nur langsam abgebaut werden, haben sie ebenfalls einen neuromuskulären Block zur Folge. Der Muskel bleibt dabei trotz der Depolarisation nicht kontrahiert, da nur die Endplattenregion depolarisiert bleibt. Die übrige Muskelmembran wird nach dem Durchgang eines Aktionspotentials wieder normal repolarisiert. *Botulinustoxin* (siehe S. 139) hat eine verminderte Freisetzung von Azetylcholin aus der präsynaptischen Endigung zur Folge. Den gleichen Effekt haben eine Erhöhung der extrazellulären Magnesium- und eine Erniedrigung der Calcium- oder der Kaliumkonzentrationen. Der umgekehrte Effekt kann bei gegenteiliger Veränderung der entsprechenden Elektrolytkonzentration beobachtet werden.

1.2.6. Muskelkontraktion und elektromechanische Kopplung

Die Anordnung der Myofilamente in den Sarkomeren ist auf S. 4 schon gestreift worden. Die Aktin- und Myosinfilamente überlappen sich teilweise. Querschnitte durch die Überlappungszone zeigen eine hexagonale Anordnung der Filamente, wobei jedes dicke Myosinfilament von sechs dünnen Aktinfilamenten umgeben ist. Nach der *Sliding-filament-Theorie (Huxley*, 1957) gleiten die Filamente bei der Kontraktion aneinander vorbei, ohne ihre eigene Länge zu verändern. Dabei werden die I-Banden kürzer, bis sie fast ganz verschwinden. Beim Ineinandergleiten entstehen Bindungen zwischen entsprechenden Punkten an den Myosin- und Aktinfilamenten, die jeweils aber nur für kurze Zeit bestehen und dann von neuen Bindungen an anderen Stellen abgelöst werden. Da dieser Prozeß gerichtet verläuft, schieben sich die Filamente dabei ineinander. Im ruhenden Muskel wird durch das Vorhandensein von ATP die Reaktion zwischen Aktin und Myosin verhindert *(Weichmacherwirkung* des ATP). Zur Auslösung der Kontraktion wird das ATP durch eine Aktomyosin-ATPase gespalten. Diese wird durch Ca-Ionen aktiviert; zur vollen Aktivierung sind 1–2 Ca-Ionen pro Myosinmolekül erforderlich. Bei der Erschlaffung hingegen wird die ATPase durch die Abnahme der Ca-Konzentration wieder inaktiviert, es wird wieder ATP gebildet, das seine Weichmacherwirkung ausüben kann.

Die Kontraktion im Skelettmuskel wird durch das fortgeleitete Aktionspotential ausgelöst. Das Aktionspotential (Dauer 1–3 ms) ist viel kürzer als die Einzelzuckung, die ungefähr 100 ms dauert. Die maximale Kontraktionshöhe wird dabei erst lange nach Beendigung des Aktionspotentials erreicht. Das Aktionspotential löst im Skelettmuskel die Kontraktion aus, es hat aber praktisch keinen Einfluß auf die Dauer und Amplitude der Einzelzuckung. Durch diesen großen Unterschied in der Dauer des Aktionspotentials und der Einzelzuckung erhält der Skelettmuskel die Möglichkeit zur *Summation* zweier oder mehrerer Zuckungen. Bei hohen Frequenzen des Aktionspotentials kann so ein glatter *Tetanus* erreicht werden, dessen maximale Kontraktionshöhe diejenige der Einzelzuckung um ein Mehrfaches übersteigt.

Damit der Muskel seine maximale kontraktile Leistung erreichen kann, ist es nötig, daß alle Sarkomere sich gleichzeitig kontrahieren. Wenn dies nicht der Fall ist, können inaktive Sarkomere gedehnt werden, wodurch die Verkürzung des Muskels kleiner wird. Durch die im Verhältnis zur Kontraktionsdauer relativ rasche Fortleitung der Erregung wird diese Forderung bei der Einzelzuckung einigermaßen erfüllt. Noch günstiger sind die Verhältnisse aber beim Tetanus, wo sämtliche Sarkomere dauernd verkürzt bleiben.

Das Wesen der *elektromechanischen Kopplung* ist noch nicht in allen Einzelheiten bekannt. Das Aktionspotential wirkt nicht einfach als Auslösemechanismus für die Kontraktion, es ist auch nicht der Strom, der während der Erregung durch das Zellinnere fließt, der das kontraktile System aktiviert. Die zur Verfügung stehende Zeit ist aber bei der Skelettmuskelfaser auch zu kurz, als daß eine aktivierende Substanz von der Zelloberfläche ins Innere einer Faser mit einem Durchmesser von rund 50 µm diffundieren könnte. *Huxley* und *Taylor* (1958) haben gezeigt, daß lokale Depolarisationen, die mittels stromführender Mikroelektroden erzeugt werden, nur lokale Kontraktionen bei Applikation an bestimmten Stellen der Muskelfasern hervorrufen. In den untersuchten Froschmuskeln sind diese Stellen immer auf Höhe der Z-Linie lokalisiert. Wenn die Elektrode in diesem Bereiche um die Faser herumgeführt wird, finden sich in Abständen von ca. 5 μm sog. „sensible Stellen". Diese Befunde werden mit den T-Kanälen, die in diesem Bereich lokalisiert sind, in Zusammenhang gebracht. Während früher eine elektrotonische Fortleitung der Erregung in das Faserinnere angenommen wurde, sprechen neuere Befunde dafür, daß es auch in den T-Kanälen bei der Depolarisierung zu einem Na-Einstrom kommt *(Lüttgau* und *Stephenson,* 1986).

Zum besseren Verständnis der weiteren Vorgänge bei der elektromechanischen Kopplung muß vorerst der Aufbau des *sarkoplasmatischen*

Retikulums (Abb. 7) kurz geschildert werden. Es besteht aus zwei voneinander unabhängigen Teilen, dem transversalen und dem longitudinalen System. Das *transversale System* besteht aus Kanälen, die senkrecht zur Verlaufsrichtung der Muskelfaser laufen und um die einzelnen Myofibrillen herumführen. Die Kanäle, die an der Oberfläche offen enden, stellen praktisch Einstülpungen der Oberflächenmembran dar. An diese T-Kanäle schließt sich das *longitudinale System* mit den sog. Terminalzisternen an. Ein transversaler Kanal mit den beidseits anschließenden Terminalzisternen wird als *Triade* bezeichnet. Die Zisternen sind dabei durch einen

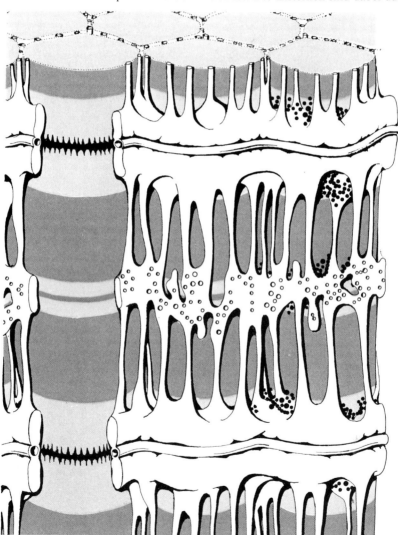

Abb. 7 Dreidimensionale Rekonstruktion des sarkoplasmatischen Retikulums mit einigen Myofibrillen nach *Peachey* (1965).

Zwischenraum von 15 nm deutlich vom transversalen System getrennt. In den Terminalzisternen finden sich Granula, die einen Durchmesser von 5–10 nm haben. An die Terminalzisternen schließen sich die wahrscheinlich leeren Zwischenzisternen und nachher die longitudinalen Kanäle an. In den erwähnten Granula sind Ca-Ionen gespeichert. Angereicherte Teile des sarkoplasmatischen Retikulums (sog. Grana) sind in *vitro* in der Lage, die Ca-Konzentrationen in der Suspensionslösung unter den Schwellenwert für die Aktivierung der Aktomyosin-ATPase zu senken. Es wird deshalb angenommen, daß die Grana durch eine aktive Ca-Pumpe in der Lage sind, Ca-Ionen aufzunehmen.

Vereinfacht kann man sich den *Ablauf der elektromechanischen Kopplung* folgendermaßen vorstellen: Die in die T-Kanäle fortgeleitete Erregung führt zu einer Ausschüttung von Ca-Ionen aus den Terminalzisternen, wo sie gespeichert sind, ins Sarkoplasma. Hier wird durch die erhöhte Ca-Konzentration die Aktomyosin-ATPase aktiviert, was eine Spaltung von ATP zur Folge hat. Nun können das Aktin und das Myosin miteinander reagieren, wobei die entsprechenden Filamente aneinander vorbeigeleiten. Zur Erschlaffung werden die Ca-Ionen wieder durch die Ca-Pumpe in die Terminalzisternen zurücktransportiert. Als Folge der verminderten Ca-Konzentration wird die Aktomyosin-ATPase inaktiviert und es wird wieder ATP aufgebaut, das seine Weichmacherwirkung ausüben kann.

1.2.7. Physiologie der Eigenreflexe

Das einfachste Bauelement der Motorik ist der sog. *Eigenreflex* (Abb. 8). Seine Funktion soll hier in groben Zügen skizziert werden *(Ruch und Mitarb., 1965)*.

Bei einer Längenzunahme des Muskels werden die Dehnungsrezeptoren der *Muskelspindeln* erregt. Diese Rezeptoren sind durch dickbemarkte Nervenfasern mit dem Rückenmark verbunden. Je stärker die Dehnung ist, mit desto höherer Frequenz werden afferente Impulse gesandt. Diese afferenten Fasern sind monosynaptisch mit den Vorderhornganglienzellen verbunden. Sie können also zu einer Erregung der entsprechenden Vorderhornganglienzelle füh-

ren, was zu einem efferenten Impuls und zur Kontraktion des entsprechenden Muskels führt. Dadurch wird der Muskel verkürzt, die Muskelspindeln werden entdehnt und ihre Impulsfrequenz wird kleiner.

Durch die *dünnen intrafusalen Muskelfasern* wird die Empfindlichkeit der Muskelspindeln reguliert. Wenn diese intrafusalen Fasern sich kontrahieren, ist die Spindel empfindlicher für Dehnungsreize. Diese intrafusalen Muskelfasern werden durch dünne Gammafasern motorisch innerviert. Beim *Jendrassikschen Handgriff* werden die Eigenreflexe sehr wahrscheinlich über eine Erhöhung des Gammatonus verstärkt.

Der Eigenreflex kann nicht nur durch eine Dehnung des Muskels mit Aktivierung der Muskelspindelrezeptoren ausgelöst werden, sondern auch durch elektrische Reizung der entsprechenden afferenten Nervenfasern. Dieser nach dem Erstbeschreiber *Hoffmann* (1910) benannte *H-Reflex* (siehe S. 51) ist in der Wadenmuskulatur meist auslösbar. Bei der sog. *F-Welle* dagegen, die vor allem in den kleinen Hand- und Fußmuskeln ausgelöst werden kann, handelt es sich nicht um einen Eigenreflex. Wenigstens teilweise handelt es sich dabei sicher um rekurrente Antworten der Vorderhornganglienzellen *(Gassel* und *Wiesendanger*, 1965).

1.3. Volumleitung

Bei allen elektromyographischen Untersuchungen werden die Aktionspotentiale der Muskeln und Nerven *extrazellulär* abgeleitet. Intrazelluläre Ableitungen können bisher in der klini-

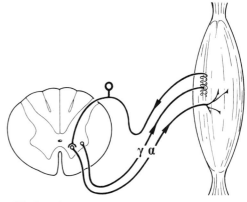

Abb. 8 Schematische Darstellung des Reflexbogens.

schen Elektromyographie aus technischen Gründen nicht durchgeführt werden.

Die extrazelluläre Ableitung von Muskel- und Nervenaktivität ist möglich, weil die elektrische Aktivität der aktiven Fasern durch das umgebende Gewebe geleitet wird. Diese passive Volumenleitung darf nicht mit der aktiven Fortleitung der Aktionspotentiale verwechselt werden. Das Muskel- und Nervengewebe leitet aber etwa zehnmal schlechter als eine Kochsalzlösung. Inaktive Muskel- oder Nervenfasern wirken isolierend, so daß der Widerstand in Längsrichtung der Faser viel kleiner ist als senkrecht dazu (*Geddes* und *Baker*, 1967). *Rosenfalck* (1969) hat die mathematischen Probleme der Volumleitung in einer Monographie ausführlich dargelegt. Hier sollen lediglich die wichtigsten Punkte geschildert werden, ohne auf mathematische Fragen einzugehen.

Aus der Tatsache, daß immer extrazellulär abgeleitet wird, ist ohne weiteres einzusehen, daß bei der elektromyographischen Untersuchung das Ruhepotential nicht gemessen werden kann. Da sich beide Elektroden außerhalb der untersuchten Faser befinden, ist es nicht möglich, eine Potentialdifferenz zwischen Faserinnerem und -äußerem zu messen. Im Gegensatz zum monophasischen Aktionspotential, wie es mit intrazellulären Elektroden abgeleitet wird, ist das extrazellulär abgeleitete Potential *triphasisch* (Abb. 9). Es konnte gezeigt werden,

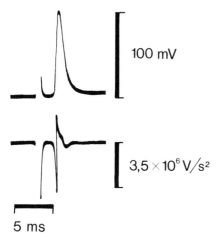

100 mV

$3,5 \times 10^6$ V/s²

5 ms

Abb. 9 Oben: intrazellulär abgeleitetes Aktionspotential aus einem menschlichen Interkostalmuskel. Unten: das gleiche Potential als künstliches extrazelluläres Aktionspotential nach zweimaliger elektrischer Differenzierung mit 2 RC-Gliedern (Zeitkonstante je 20 µs).

daß das extrazelluläre Potential dem zweifach differenzierten intrazellulären Potential entspricht. In Abb. 9 wurde das obere Aktionspotential intrazellulär abgeleitet, das untere entstand durch zweimaliges elektrisches Differenzieren. Zum Verständnis dieser Potentialform nehmen wir an, daß die differente Elektrode nahe der aktiven Faser liegt, die indifferente sei weit davon entfernt. Solange die untersuchte Faser inaktiv ist, besteht keine Potentialdifferenz zwischen den beiden Elektroden. Wenn ein Aktionspotential über die Faser geleitet wird, kommt es aufgrund der Strömchentheorie zu einem Stromfluß vom Bereich, der eben noch nicht erregt ist, zum erregten Bezirk. Dadurch wird das Gebiet, das sich unmittelbar vor dem Aktionspotential befindet, positiv gegenüber der Nachbarschaft. Kurz vor dem Eintreffen des Aktionspotentials bei der differenten Elektrode kommt es so zur Auslenkung des Kathodenstrahls nach unten. (In der Elektromyographie geht eine *positive Potentialänderung vereinbarungsgemäß nach unten.*) Wenn das Aktionspotential die differente Elektrode erreicht, kommt es zu einer raschen Umpolarisierung von positiv nach negativ, weil es an dieser Stelle, die dadurch negativ gegenüber der Umgebung wird, zu einem einwärtsgerichteten Strom von Na-Ionen kommt. Diese positiv-negative Deflektion des extrazellulären Potentials entspricht der schnellsten Phase des Anstiegs des intrazellulären Potentials. Während der Repolarisationsphase kommt es zu einem auswärtsgerichteten K-Strom, der im extrazellulären Potential als dritte (positive) Phase zum Ausdruck kommt. Bei einer Leitgeschwindigkeit von 4 m/s und einer Dauer des intrazellulär abgeleiteten Spitzenpotentials von 2,5 ms beträgt die räumliche Ausdehnung der Erregung einer Muskelfaser 10 mm. Es ist also Aktivität über einem Zentimeter erforderlich, um das beschriebene triphasische Potential zu erzeugen.

Die Form des extrazellulären Potentials ist aber auch von der Lage der differenten Elektrode in bezug auf die aktive Faser abhängig. Ein triphasisches Potential kann abgeleitet werden, wenn die Erregung zur Elektrode hin und von dort weitergeleitet wird. Falls die Erregung unter der ableitenden Elektrode entsteht, z. B. in der Endplattenregion, fehlt dem Potential die initiale positive Phase, da hier der der Erregung vorauslaufende Auswärtsstrom fehlt. Ein Potential, das in der Endplattengegend entsteht und dort abgeleitet wird, hat typischerweise einen negativen Abgang von der Grundlinie. Umgekehrt ist es, wenn die Erregung nur bis knapp vor die differente Elektrode geleitet wird, z. B. am Übergang zwischen Muskelfaser und Sehne. In diesem Falle erscheint nur die initiale positive Phase.

Die Amplitude des extrazellulären Potentials ist viel kleiner als die des intrazellulären. Ein festes Verhältnis dieser Größen kann nicht angegeben werden, da das extrazelluläre Potential außer von physiologischen Faktoren, die wir in der Regel nicht beeinflussen können, stark von der Größe der Ableiteelektrode und von deren Abstand von der Faseroberfläche abhängig ist. Elektroden, die kleinere Oberflächen haben, leiten höhere Potentiale mit einer kürzeren Dauer der positiv-negativen Deflektion ab als größere. *Buchthal* und Mitarb. (1957 a) und *Ekstedt* (1964) haben die räumliche Ausbreitung einzelner Spitzenpotentiale mit Multielektroden, die kleine Ableiteflächen besaßen, untersucht. Sie fanden dabei, daß in einem Abstand von 0,5 mm von der Faseroberfläche die Amplitude höchstens noch ein Zehntel des höchsten Wertes beträgt. Da die hohen Frequenzen stärker gedämpft werden als die langsamen *(Gath* und *Stålberg*, 1977; *Rosenfalck*, 1969), haben die Potentiale in einiger Entfernung von der Faseroberfläche keine raschen Phasen mehr.

1.4. Methodik

1.4.1. Apparatur

Ein einfacher Elektromyograph ist grundsätzlich aus einem Verstärker, einer optischen (Oszillograph) und einer akustischen (Lautsprecher) Wiedergabeeinheit, einem Registriersystem und aus einem Reizgerät zusammengesetzt (Abb. 10). Dazu kommen je nach Verwendung noch Zusatzgeräte, die zum Teil später noch behandelt werden sollen. Die Größe des Elektromyographen ist stark von den jeweiligen Bedürfnissen abhängig. Für klinische Verhältnisse stellen zwei Kanäle wohl ein Minimum dar, da die Möglichkeiten sonst zu stark eingeschränkt sind. Im allgemeinen dürften zwei bis vier Kanäle durchaus angepaßt sein. Für kinesiologische Untersuchungen sind dagegen manchmal auch größere Einheiten erforderlich. Grundsätzlich muß ein EMG-Apparat so gebaut sein, daß die registrierten biologischen Signale möglichst verzerrungsfrei wiedergegeben werden. Hier sollte immer ein möglichst hoher Standard der Geräte angestrebt werden. Es ist auf der anderen Seite aber sinnlos, technische Verfeinerungen, die zu keiner Verbesserung des Ergebnisses führen und zudem häufig störungsanfällig sind, einzubauen. Im Gegensatz zu früher erfüllen heute, soweit wir den Markt überblicken, die handelsüblichen Geräte die Anforderungen, welche weiter unten zusammengefaßt werden. Bei allen modernen Geräten werden die Signale digitali-

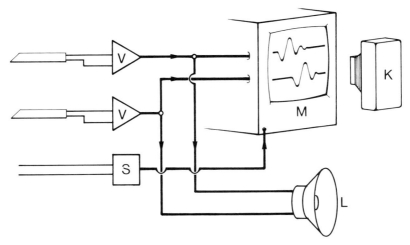

Abb. 10 Schematische Darstellung einer einfachen EMG-Apparatur. V = Verstärker, S = Reizgerät. M = Bildschirm, L = Lautsprecher, K = Kamera oder andere Registriereinrichtung.

siert und in digitaler Form verarbeitet. Dadurch wird die Forderung nach einer möglichst verzerrungsfreien Potentialwiedergabe viel sicherer erfüllt als bei der analogen Signalverarbeitung.

Die meisten Geräte sind heute programmierbar, so daß die Parameter (Verstärkung, Kippgeschwindigkeit, Frequenzgang usw.) für bestimmte Untersuchungen durch einen einzigen Knopfdruck eingestellt werden können. Leider bringt diese an sich begrüßenswerte Vereinfachung der Untersuchung nicht nur Vorteile. So beobachtet man immer wieder, daß sich gerade technisch weniger interessierte Untersucher über die Ableitebedingungen überhaupt keine Rechenschaft mehr ablegen. Außerdem sollten die Untersuchungsparameter, wie z. B. die Verstärkung oder die Kippgeschwindigkeit, während der Ableitung leicht geändert werden können, was nicht immer möglich ist. Gerade der geübte Untersucher fühlt sich durch die Programme häufig in seinen Möglichkeiten eingeschränkt. Dies trifft besonders bei denjenigen Geräten zu, wo der Programmablauf durch die Vorstellungen der Konstrukteure und nicht durch die Bedürfnisse der Klinik bestimmt werden.

Im folgenden sind die *Anforderungen,* die an eine EMG-Apparatur zur verzerrungsfreien Registrierung gestellt werden müssen, zusammengefaßt *(Buchthal* und Mitarb., 1954; *Guld* und Mitarb., 1983; *Rosenfalck,* 1968). Die wichtigsten Daten für den Verstärker lauten:

- *Empfindlichkeit:* 5 µV/cm − 25 mV/cm in ca. 12 geeichten Stufen. (Entscheidend ist, daß Signale mit Amplituden zwischen 1 µV und 80 mV gut erkennbar wiedergegeben werden können.)
- *Rauschpegel:* Kleiner als 5 µV$_{ss}$ bei kurzgeschlossenem Eingang.
- *Eingang:* Symmetrisch (Differentialverstärker).
- *Eingangsimpedanz:* Mindestens 100 MΩ, parallel mit höchstens 50 pF (einschließlich Eingangskabel).
- *Gleichtaktunterdrückung:* Mindestens 50 dB innerhalb des ganzen verwendeten Frequenzbereichs, gemessen mit angeschlossenen Elektroden.
- *Frequenzbereich:* 2 Hz bis 10 kHz bei 3 dB Abfall (inkl. Elektrode).
- *Erholungszeit nach Übersteuerung:* Weniger als eine Sekunde.

Interferenzen zwischen den Verstärkerkanälen („cross-talk") bei gleichzeitiger Ableitung von 2 oder mehr Stellen müssen bis zu Signalen von 10 mV ausgeschlossen sein. Am Verstärkereingang sollten möglichst keine Bauteile mit nicht linearen Kennlinien verwendet werden. Nicht linear arbeitende Bauteile können als Gleichrichter für Hochfrequenzsignale funktionieren und dadurch zu Störungen, z. B. durch Rundfunkwellen, führen.

Der Frequenzgang und die Eingangsimpedanz beeinflussen vor allem Form, Dauer und Amplitude der abgeleiteten Aktionspotentiale. Wie schon erwähnt, soll das *Frequenzverhalten* der Apparatur mit angeschlossener Elektrode gemessen werden. Wünschbar ist eine Bandbreite von 2 Hz bis 10 kHz (bei 3 dB Abfall) für die konventionelle Elektromyographie. Selbstverständlich müssen außer dem Verstärker auch die anderen Bauteile, die der Wiedergabe und Registrierung dienen (Oszilloskop, Registriereinrichtung und eventuell Magnetbandgerät), mindestens die gleiche Bandbreite haben. Ein größerer Frequenzbereich ist im allgemeinen nicht erwünscht, da sonst die Gefahr besteht, daß vermehrt Störsignale eingeführt werden. Falls der gleiche Verstärker aber zum Beispiel auch für Einzelfaserelektromyographie (siehe S. 32) oder für die Ableitung von zerebralen evozierten Potentialen verwendet werden soll, ist eine Ausweitung des Frequenzbereichs nach oben oder nach unten erforderlich. Die Verwendung von Verstärkern mit definiert einstellbaren *Filtern,* die eine Einstellung der unteren und oberen Grenzfrequenzen je nach besonderen Bedürfnissen erlauben, ist deshalb in der Praxis sehr vorteilhaft. So ist es auch für kinesiologische Untersuchungen günstig, wenn die untere Grenzfrequenz höher gewählt werden kann als bei der konventionellen Elektromyographie.

Da die Amplituden der abgeleiteten Potentiale sehr verschieden sein können, ist es wichtig, daß die *Empfindlichkeit* des Verstärkers über einen großen Bereich eingestellt werden kann. Die Einstellung des Verstärkers muß dabei in festen, kalibrierten Stufen erfolgen. Eine stufenlose Einstellung ist für den Routinebetrieb unzweckmäßig.

Eine hohe *Eingangsimpedanz* des Verstärkers ist aus zwei Gründen erforderlich. Erstens kann bei einer hohen Eingangsimpedanz auch mit relativ hochohmigen Elektroden gearbeitet werden, ohne daß es zu einem nennenswerten Spannungsabfall über die Elektroden und damit zu einer Verzerrung der registrierten Potentiale kommt. Zweitens hat die Eingangsimpedanz einen großen Einfluß auf die *Gleichtaktunterdrückung*. In der Elektromyographie werden nur *symmetrische* oder *Differentialverstärker* verwendet. Am Ausgang erscheint also im Prinzip nur die Differenz zwischen den Signalen an beiden Eingängen. Wenn das gleiche Signal auf beide Eingänge kommt, sollte am Ausgang kein Signal auftreten. Dadurch werden äußere Störeinflüsse wirksam unterdrückt. In der Praxis sind bei angeschlossenen Elektroden ideal symmetrische Eingänge praktisch nicht zu verwirklichen. Zu einer Verbesserung der Gleichtaktunterdrückung führt eine im Verhältnis zur Elektrodenimpedanz möglichst große *Eingangsimpedanz* des Verstärkers. Da die Elektrodenimpedanz nicht beliebig vermindert und während des Betriebs nicht beliebig stabil gehalten werden kann, muß eine hohe Eingangsimpedanz gewählt werden. Da die üblicherweise gebräuchlichen konzentrischen Nadelelektroden in bezug auf Gleichtaktunterdrückung wegen der stark unterschiedlichen Impendanzen der differenten und indifferenten Elektrode recht ungünstig sind, ist auch von dieser Seite her eine hohe Eingangsimpedanz erforderlich. Der angegebene Mindestwert von $100\,M\Omega$ sollte daher nicht unterschritten, sondern wenn immer möglich überboten werden. Eingangsimpedanzen von $200\,M\Omega$ und mehr stellen sicher keinen Luxus dar.

Es ist auch zu beachten, daß die Gleichtaktunterdrückung frequenzabhängig ist. Der beste Wert wird meist zwischen 50 und 100 Hz gemessen, bei niedrigeren und höheren Werten dagegen wird das Balancierungsverhältnis wieder schlechter. Es ist deshalb erforderlich, daß Angaben über den ganzen Frequenzbereich mit angeschlossenen konzentrischen Elektroden gemacht werden. Aussagen ohne Elektroden und nur für einzelne Frequenzen sind praktisch wertlos.

Auf die Kabelkapazität, die die Gleichtaktunterdrückung ebenfalls beeinflußt, wird später (S. 20) eingegangen.

Falls die sehr kleinen späten Potentialkomponenten sensibler Nervenaktionspotentiale analysiert werden sollen, genügen die beschriebenen Verstärkereigenschaften nicht mehr. Es werden dann besonders hoch empfindliche und rauscharme Verstärker benötigt (*Anderson* und *Buchthal*, 1970).

Für die Wiedergabe und die Registrierung der abgeleiteten Signale sollten verschiedene *Zeitablenkungen* zur Verfügung stehen. Auch die Ablenkungsgeschwindigkeiten sollten in geeichten Stufen wählbar sein, die zwischen $50\,\mu s/cm$ und $200\,ms/cm$ liegen. Die Zeitablenkung muß durch den Apparat und auch durch den verwendeten Stimulator getriggert werden können. Es müssen aber auch Eingänge vorhanden sein, die ein externes Auslösen des Kippvorgangs erlauben.

Zur *Registrierung* wurden früher meist fotographische Aufnahmen von Kathodenstrahloszillographen verwendet, da die meisten Direktschreiber den Frequenzanforderungen nicht genügten. Heute können problemlos auch langsamere Schreiber eingesetzt werden, da die digitalen Signale aus einem Zwischenspeicher zeitversetzt ausgedruckt werden können. Dadurch kann gegenüber früher auch Registrierpapier eingespart werden, weil die relevanten Kurvenausschnitte am Bildschirm ausgewählt und nur noch diese ausgeschrieben werden. Es sollte aber möglich sein, auch während des Ausdruckens weiter zu arbeiten, um den Zeitaufwand für die Untersuchung nicht unnötig zu verlängern.

Das *Reizgerät* soll Rechteckimpulse abgeben, deren Dauer zwischen 0,1 und 1 ms einstellbar ist. Der maximale Reizstrom sollte ca. $100\,mA$ betragen. In der Praxis bewähren sich sowohl Geräte mit niedriger Ausgangsimpedanz („*constant voltage*") als auch solche mit hoher Ausgangsimpedanz („*constant current*"). Bei letzteren ist allerdings die Bestimmung des effektiven Reizstroms einfacher. Im weiteren bleibt die effektive Reizintensität auch bei Änderungen des Gewebewiderstandes konstant und Defekte an den Reizelektroden werden sofort erkannt, was bei „constant voltage"-Geräten nicht immer der Fall ist. Die Reizfrequenz sollte zwischen etwa 0,1/s und 50/s variabel sein. Hier kann die Verstellung sowohl stufenlos als auch in festen Schritten erfolgen. Bei den verschiedenen Reizfrequenzen soll es auch möglich sein, Impulszüge verschiedener Länge (bis mindestens 5000 ms) abzugeben.

Zum *Schutz des Patienten* vor Kontakt mit Netzstrom bei defektem Gerät dienen doppelt abgeschirmte Ausgangs- und Netztransformatoren oder Hochfrequenzisolationseinheiten. Dadurch wird auch der Reizartefakt wenigstens teilweise unterdrückt. Besonders bei der elektronischen Mittlung sehr kleiner Signale wird aber häufig zusätzlich noch eine Artefaktkompensation (*Andersen* und *Buchthal*, 1970) erforderlich.

An zusätzlichen Apparaten sollen hier lediglich der elektronische Mittler („Averager"), die Verzögerungsleitung („Delay line") und die Magnetbandgeräte erwähnt werden. Speziellere Einrichtungen werden, soweit es erforderlich ist, bei den jeweiligen Untersuchungsmethoden beschrieben.

Auch die *Averager* arbeiten auf digitaler Basis. Die Anzahl der Punkte (Adressen) pro Kanal ist von den jeweiligen Bedürfnissen abhängig. Eine gute zeitliche Auflösung ergeben in praktisch jedem Fall 512 oder 1024 Punkte. Schwierig kann die Amplitudeneichung des gemittelten Signals sein. Eine praktische Lösung ist die Beimischung des bekannten Eichsignals zum abgeleiteten Signal kurz vor Ende des Kipps. Das Averaging dient zur Verbesserung des Signal-Rausch-Verhältnisses bei sehr kleinen Signalen, es wird vorwiegend zur Ableitung von sensiblen Nervenaktionspotentialen und von zerebralen evozierten Potentialen verwendet. In der Regel wird das Signal-Rausch-Verhältnis um den Faktor $\sqrt{n}$ verbessert, wobei n

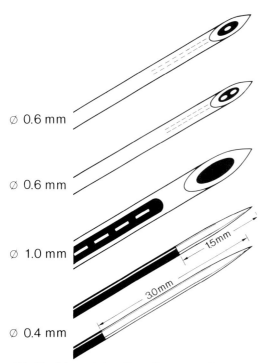

∅ 0.6 mm

∅ 0.6 mm

∅ 1.0 mm

1.5mm

3.0mm

∅ 0.4 mm

Abb. 11 Schematische Darstellung verschiedener Typen von Nadelelektroden: konzentrische Elektrode, bipolare Elektrode, Teil einer Multielektrode und unipolare Elektrode (oben differente, unten indifferente Elektrode).

die Zahl der summierten Reizantworten darstellt. Große Artefakte (z. B. Muskelpotentiale) können das Averaging aber empfindlich stören. Averager mit einem Zwischenspeicher, der die automatische oder manuelle Rückweisung von gestörten Reizantworten erlaubt, sind deshalb sehr empfehlenswert.

Die meisten gebräuchlichen *Verzögerungsleitungen* erlauben variable zeitliche Verzögerungen. Bei diesen Geräten ist besonders darauf zu achten, daß das Frequenzverhalten des ganzen Systems nicht ungünstig beeinflußt wird.

Ebenfalls wegen der erforderlichen Bandbreite sind in der Elektromyographie eigentlich nur frequenzmodulierte *Magnetbandgeräte* mit einem Frequenzgang von 0–10 000 Hz brauchbar. Zu achten ist, besonders wenn das Gerät auch für Einzelfaserelektromyographie angewendet werden soll, auf einen möglichst guten Gleichlauf, damit nicht durch das Bandgerät ein störender Jitter (siehe S. 32) eingeführt wird.

Das Problem der *Abschirmung* hängt stark von den örtlichen Verhältnissen ab. Moderne Geräte erlauben es im allgemeinen, ohne Faradayschen Käfig zu arbeiten. Neben der Netzspannung können u. a. auch Rundfunk und Fernsehen, drahtlose Rufanlagen, Diathermieapparate störende Einflüsse haben. Wichtig ist, daß der Patient und die Apparatur an der gleichen Stelle geerdet werden, wobei darauf geachtet wird, daß keine „Erdschleifen" entstehen. Die große Erdelektrode soll immer nahe am Ableiteort befestigt werden, das Erdkabel an einer Erdverbindung nahe am Verstärkereingang. Störende Einflüsse der Netzspannung können manchmal durch die Verwendung von abgeschirmten Netzkabeln unterdrückt werden.

1.4.2. Elektroden

Je nach Untersuchung werden viele verschiedene Elektrodentypen verwendet, die hier nur zum Teil erwähnt werden können (Abb. 11). Grundsätzlich muß zwischen Oberflächen- und Nadelelektroden unterschieden werden.

Die *Oberflächenelektroden* werden besonders zur Untersuchung der Leitgeschwindigkeit, bei Reflexstudien und auch bei kinesiologischen Untersuchungen gebraucht. Sie eignen sich nicht zur Untersuchung der Aktivität einzelner motorischer Einheiten, für die Ableitung von tiefgelegenen Muskeln können sie nicht gebraucht werden und sie erlauben auch keine selektive Ableitung ohne Interferenzen aus benachbarten Muskeln. Bei der Ableitung mit Oberflächenelektroden gehen außerdem die hohen Frequenzen verloren. Diese Elektroden bestehen meist aus zwei kleinen runden oder rechteckigen Silber- oder Zinnplättchen.

Die am meisten gebrauchte *Nadelelektrode* ist die *konzentrische* oder *koaxiale Elektrode*. Sie besteht aus einem feinen Platindraht, dessen Spitze als differente Elektrode dient, der in einer Kanüle, die die indifferente Elektrode darstellt, liegt. Dieser feine Draht und die Kanüle sind durch eine isolierende Schicht voneinander getrennt. Der Außendurchmesser dieser Elektroden liegt zwischen 0,3 und ca. 1 mm. Die gebräuchlichsten Typen zur Ableitung von Potentialen motorischer Einheiten aus Skelettmuskeln haben einen Durchmesser um 0,5–0,6 mm mit einer Oberfläche der differenten Elektrode von 0,07 mm^2. Zur Ableitung von einzelnen Muskelfasern werden viel kleinere differente Elektroden benötigt mit einer Oberfläche von 0,0005–0,001 mm^2.

Bei den *bipolaren Elektroden* liegen zwei gleiche Drähte innerhalb einer Kanüle, die als Erde dient. Die Ableitung mit diesen Elektroden ist selektiver, da sie ein durch ihre Konstruktion bedingtes kleineres Einzugsgebiet haben. Da beide Elektroden identisch sind, kann mit bipolaren Elektroden auch eine bessere Gleichtaktunterdrückung erreicht werden. Die Potentialdauer, gemessen mit bipolaren Elektroden, ist kürzer als mit konzentrischen. Bei einem Elektrodenabstand unter 0,5 mm ist die Potentialamplitude kleiner, bei größeren Abständen höher als mit konzentrischen Elektroden (*Buchthal* und Mitarb., 1954; *Petersén* und *Kugelberg*, 1949).

Als sog. *unipolare Elektroden* werden meist Stahlnadeln gebraucht, die fast bis zur Spitze mit einem isolierenden Überzug versehen sind. Als indifferente Elektrode kann eine zweite Nadel verwendet werden, die in einiger Entfernung meist subkutan angebracht wird, oder auch eine Oberflächenelektrode.

Bei den *Multielektroden* sind in einer Kanüle zahlreiche (bis 14) gegeneinander isolierte Elektroden untergebracht, die seitlich am Schaft der Kanüle in regelmäßigen Abständen austreten. Je nach dem, ob die Elektrode zur Ableitung von motorischen Einheiten oder von einzelnen Muskelfasern gebraucht wird, werden größere oder sehr kleine Elektrodenoberflächen verwendet (*Buchthal* und Mitarb., 1957 a und b;

Ekstedt, 1964). Zum Anschluß der Multielektroden an den EMG-Apparat werden besonders Schaltkästen gebraucht, die ein rasches Umschalten auf die verschiedenen Elektroden gestatten.

Im Interesse einer guten Gleichtaktunterdrückung sollte die *Elektrodenimpedanz* möglichst klein sein, und die Impedanzen der beiden Elektroden sollten nicht zu stark differieren. Elektroden mit kleinen Ableitflächen haben eine größere Impedanz als großflächige Elektroden. Die Elektrodenimpedanz ist auch abhängig von der Frequenz des gemessenen Signals. Mit steigender Frequenz nimmt die Impedanz ab. Durch den Gebrauch und auch durch die Sterilisation kann die Impedanz der Nadelelektroden viel höher werden. Durch mechanische Reinigung allein kann meist nur unvollständig Abhilfe geschaffen werden. Durch eine elektrolytische Behandlung der Elektroden kann die Impedanz um ein Mehrfaches vermindert werden (*Buchthal* und *Rosenfalck*, 1966 a). Neben der besseren Gleichtaktunterdrückung wird dadurch der Frequenzgang der Elektrode bedeutend verbessert und das Rauschen viel kleiner. Bei dieser elektrolytischen Behandlung wird die Elektrode in physiologische Kochsalzlösung getaucht und man läßt einen Strom fließen, bis die ersten Bläschen aufsteigen (Abb. 12). Es werden Stromstärken bis max. 10 mA/mm^2 Ableitfläche verwendet. Es ist wichtig, daß der Strom nicht zu lange fließt, da die Elektroden sonst irreversibel geschädigt werden können. Da auch zwischen fabrikneuen Elektroden große Unterschiede der elektrischen Eigenschaften bestehen, schlagen *Dorfman* und Mitarb. (1985) eine elektrolytische Behandlung schon vor dem ersten Gebrauch vor.

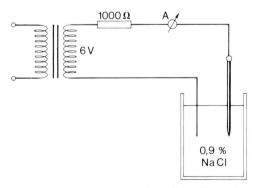

Abb. 12 Schaltschema zur Strombehandlung der Elektroden nach *Buchthal* und *Rosenfalck* (1966a).

Auch die *Elektrodenkabel* bieten Probleme. Um die Empfindlichkeit für Störeinflüsse klein zu halten und um Interferenzen zwischen einzelnen Leitungen zu vermeiden, werden meist abgeschirmte Kabel verwendet. Diese Vorsichtsmaßnahmen sind besonders bei Elektroden mit hohen Impedanzen wichtig. Durch die Abschirmung wird aber die Kapazität parallel zum Verstärkereingang erheblich vergrößert. Dadurch wird die Gleichtaktunterdrückung, besonders für die höheren Frequenzen, bedeutend schlechter. Um diese Kapazität möglichst klein zu halten, sollten kurze Kabel verwendet werden, und die Kabelkapazität muß durch die Eingangsstufe des Verstärkers kompensiert werden (z. B. Äquipotentialabschirmung, „driven shield").

Neben den beschriebenen Ableiteelektroden wird in den meisten Fällen eine besondere *Erdelektrode* benötigt. Es werden dazu großflächige Oberflächenelektroden verwendet, die an das geerdete Elektromyographiegerät angeschlossen werden. Um Artefakte, die durch die Erdelektrode eingeführt werden, zu vermeiden, muß diese die folgenden Bedingungen erfüllen: sie muß möglichst rauscharm sein, es muß eine gute elektrische Verbindung zur Hautoberfläche bestehen und die Elektrode muß sich elektrisch inert verhalten.

Als *Reizelektroden* zur Untersuchung der Nervenleitgeschwindigkeit werden meist Oberflächenelektroden gebraucht. Praktisch sind Filzelektroden, die in einer Halterung mit festem Interelektrodenabstand montiert sind. Zur Reizung der sensiblen Nerven an Fingern und Zehen sind Ringelektroden am besten geeignet. Falls mit Nadelelektroden gereizt werden muß, können gut unipolare Elektroden, die auch zum Ableiten gebraucht werden, verwendet werden.

Da die verwendeten Reizstärken bis zu 100 mA für den Patienten potentiell gefährlich sind, ist es wichtig, daß immer mit kleinem Elektrodenabstand gereizt wird und die Erdelektrode sich immer in der Nähe der Reizelektrode an der gleichen Extremität befindet. Keinesfalls dürfen die Reizelektroden so konstruiert sein, daß beispielsweise eine Elektrode an einem Arm und die zweite am andern Arm oder am Rumpf angebracht werden kann.

1.4.2.1. Sterilisation der Elektroden

Der Sterilisation der Nadelelektroden wird besonders wegen der Gefahr, daß AIDS, eine Hepatitis B oder Creutzfeld-Jakobsche Erkrankung übertragen werden können, in den letzten Jahren viel größere Bedeutung geschenkt als früher. Die Nadelelektroden sollten nach jedem Gebrauch grundsätzlich mit Dampf oder mit Gas sterilisiert werden. Die Desinfektion der Elektroden durch Alkohol, nachdem sie mechanisch gereinigt worden sind und die Lagerung in Formalindämpfen ist für verschiedene Viren nicht ausreichend *(Heuser* und *Eberle*, 1986). Das gleiche gilt natürlich auch für das früher praktizierte Auskochen. Die erwähnten Autoren empfehlen deshalb grundsätzlich die Gassterilisation mit Hilfe von Aethylenalkohol. Damit wird eine optimale Prävention erreicht, ohne daß die oft sehr empfindlichen Elektroden geschädigt werden.

Die *American Association of Electromyography and Electrodiagnosis* (1986) empfiehlt, Nadelelektroden, die bei AIDS-Patienten verwendet wurden, in jedem Fall zu vernichten. *Murray* und Mitarb. (1986) begnügen sich bei Patienten, die AIDS oder eine Hepatitis B haben, mit der Sterilisation durch eine desinfizierende Flüssigkeit und den Autoklaven. Wenn ein Patient untersucht wird, der an der Creutzfeldt-Jakobschen Erkrankung leidet, wird auch von diesen Autoren das Vernichten der Nadelelektroden empfohlen. In unserem Labor werden bei Patienten mit den erwähnten Krankheiten nur noch Einwegelektroden verwendet.

In diesem Zusammenhang muß auch auf den *Schutz des Untersuchers* hingewiesen werden. Nach der Untersuchung von Patienten mit den oben erwähnten Krankheiten sollen Nadelelektroden nie in ihre Schutzhüllen zurückgeschoben werden, da Stichverletzungen dabei nicht selten vorkommen. *Murray* und Mitarb. (1986) empfehlen außerdem das Tragen von Handschuhen und allenfalls von Schutzkleidern. Wichtig ist auch, daß die Untersucher im EMG-Labor über das Vorliegen einer dieser Krankheiten angemessen orientiert werden.

1.4.3. Die elektromyographische Untersuchung

In der Elektromyographie gibt es kein festes *Untersuchungsprogramm*. Dieses richtet sich bei jedem Patienten nach der jeweiligen Fragestellung. Eine gründliche neurologische Untersuchung *vor* der Elektromyographie ist deshalb unerläßlich. Vom Arzt, der elektromyographiert, müssen gute Kenntnisse in peripherer Neurologie gefordert werden. Aufgrund der klinischen Befunde und Beurteilung kann eine klare Fragestellung für die elektromyographische Untersuchung formuliert werden und es kann ein Untersuchungsplan aufgestellt werden. Über die zu untersuchenden Muskeln und Nerven gibt es keine allgemein gültigen Regeln, da die Verhältnisse von Fall zu Fall verschieden sind. Wenn nach der Art und dem Ort einer Läsion gefragt ist, sollen die klinisch betroffenen Muskeln und Nerven untersucht werden. Stellt sich aber die Frage nach der Ausdehnung eines Prozesses, wird man sich vor allem an klinisch nicht befallene Muskeln und Nerven halten. Es ist besser, nur wenige Muskeln und Nerven gut zu untersuchen, als viele oberflächlich. Man darf auch nie vergessen, daß die meisten Untersuchungen für den Patienten schmerzhaft sind. Die beste elektromyographische Untersuchung ist die, die mit einem Minimum an Untersuchungen möglichst umfassende und gültige Informationen bringt. Falls anschließend eine Muskelbiopsie gemacht wird, sollte der zu biopsierende Muskel nicht mit Nadelelektroden untersucht werden. Diese führen zur sog. „Nadel-Myopathie" (Paakkari und Mumenthaler, 1974): Einzelfasernekrosen, Faserphagozytosen, polymorphkernige und lymphozytäre Infiltrate, Faserregeneration und reaktive Kernveränderungen, die bis zu 19 Tagen nach der elektromyographischen Untersuchung nachweisbar sind und die eine korrekte histologische Beurteilung erschweren oder verunmöglichen.

Während der Untersuchung muß immer beurteilt werden, ob die Befunde den Erwartungen entsprechen oder ob eventuell der Untersuchungsgang unerwarteter Befunde wegen abgeändert werden muß. Diese Beurteilung während der Untersuchung hat in den meisten Fällen nur vorläufigen Charakter, die endgültige Beurteilung kann in der Regel erst nach Auswertung der Registrierung abgegeben werden. Diese endgültige Beurteilung soll nicht nur in einer Zusammenfassung der elektrophysiologischen Befunde bestehen, sondern es muß auch auf deren Bedeutung eingegangen werden. Es soll festgehalten werden, mit welchem Grad von Sicherheit oder Wahrscheinlichkeit Schlüsse gezogen werden können.

Nach diesen Ausführungen dürfte es klar sein, daß eine elektromyographische Untersuchung nur vom Arzt selbst durchgeführt werden kann. Sie zeigen auch, daß die immer wieder geltend gemachte Forderung nach „blinder" Beurteilung des Elektromyogramms ohne Kenntnisse der klinischen Daten und Beurteilung, so wünschbar sie an sich wäre, von wenig Sachkenntnis zeugt und eine möglichst zweckmäßige und ökonomische Untersuchung verunmöglicht.

Zu jeder elektromyographischen Untersuchung gehört das Führen eines Protokolls. Darin sollen neben den untersuchten Muskeln und Nerven auch die jeweiligen Einstellungen des Apparates genau festgehalten werden. Es lohnt sich auch, besondere elektromyographische und klinische Beobachtungen sowie Besonderheiten des Verhaltens des Patienten niederzulegen. Bei den modernen Geräten können die Patientendaten und die Ableiteparameter auf den Registrierungen ausgedruckt werden, so daß sich das Führen eines gesonderten Protokolls heute in den meisten Fällen erübrigt.

1.4.3.1. Die Nadelmyographie

Bei der elektromyographischen Untersuchung im engeren Sinn, der sog. Nadelmyographie, wird die elektrische Aktivität eines Muskels mit Nadelelektroden, in der Regel mit konzentrischen, abgeleitet. Je nach Apparat werden eine bis vier Elektroden in Abständen von mindestens 5–10 mm quer zum Faserverlauf in den Muskel eingestochen. Dabei soll darauf geachtet werden, daß die Elektroden nicht in der Längsrichtung des Faserverlaufs hintereinander liegen, da sonst möglicherweise auf mehreren Kanälen von den gleichen Fasergruppen abgeleitet wird. Durch mehrmaliges Verschieben der Elektroden um jeweils mindestens 5 mm und durch wiederholte Einstiche wird an etwa 25 verschiedenen Stellen im Muskel untersucht.

Bei der Nadelmyographie interessieren immer drei Punkte:

1. *Die Spontanaktivität,*
2. *die Potentiale motorischer Einheiten bei leichter Willkürinnervation* und
3. *das Aktivitätsmuster bei maximaler Willkürinnervation.*

An allen untersuchten Stellen muß nach *Spontanaktivität* gefahndet werden. Dafür eignet sich erfahrungsgemäß die akustische Kontrolle besser als die optische. Der Geübte erkennt die Spontanaktivität viel rascher und sicherer mit dem Ohr als mit dem Auge. Es ist zeitsparend, wenn die Aktivität aller verwendeten Kanäle gleichzeitig über den Lautsprecher abgespielt werden kann. Der Entscheid, ob die beobachtete Aktivität spontan ist oder nicht, muß im Moment der Untersuchung gefällt werden. Anhand der Registrierung ist dies meist nicht sicher möglich. Die Unterscheidung zwischen spontaner und willkürlicher Aktivität stützt sich auf die beobachteten Potentialformen, ihren Entladungsrhythmus und auch auf die Beobachtung des Patienten. Meist bietet diese Unterscheidung dem Anfänger Mühe, und zur Erlangung einer gewissen Sicherheit braucht es einige Übung und Erfahrung.

Obwohl der Entscheid „spontan – nicht spontan" während der Untersuchung gefällt wird, soll nur solche Spontanaktivität, die registriert worden ist, in die endgültige Beurteilung einbezogen werden. Dies hat vor allem zwei Gründe: Erstens soll damit verhindert werden, daß nur kurzfristig vorhandene Aktivität, z. B. Einstichaktivität, in die Beurteilung als pathologische Spontanaktivität eingeht, da das Registrieren im allgemeinen doch etwas Zeit erfordert. Zweitens ist die Unterscheidung zwischen Fibrillations- und Endplattenpotentialen (siehe S. 55) am Bildschirm häufig nicht sicher möglich. Im weiteren ist es wünschenswert, ein Dokument der erhobenen Befunde zu haben.

Zur Ableitung der *Potentiale motorischer Einheiten* läßt man den untersuchten Muskel ganz schwach innervieren, so daß die einzelnen Potentiale möglichst wenig interferieren. Jedes Potential wird mindestens dreimal registriert, damit es nachher korrekt ausgewertet werden kann. Von einer Beurteilung der Potentiale motorischer Einheiten am Bildschirm ist grundsätzlich abzuraten. Feinere Veränderungen können so sicher nicht erkannt werden, und auch dem erfahrenen Untersucher unterlaufen immer wieder Fehlbeurteilungen. Bei der Registrierung sollen alle abgeleiteten Potentiale berücksichtigt werden und nicht nur solche, die den Erwartungen des Untersuchers entsprechen. Selbstverständlich muß darauf geachtet werden, daß sich die Elektroden in unmittelbarer Nähe der aktiven Faser befinden, damit nicht nur volumgeleitete Aktivität (siehe S. 13) registriert wird.

Die Registrierung zur Auswertung der mittleren Potentialdauer muß mit einer *standardisierten Verstärkung und Kippgeschwindigkeit* erfolgen. Bei höheren Verstärkungen wird die Potentialdauer länger gemessen als mit kleineren, da hier die initialen und terminalen langsamen Potentialschwankungen, die von entfernteren Anteilen der untersuchten Einheit stammen, nicht so gut erkennbar sind. Dem Vorschlag von *Buchthal* (1958) entsprechend sollte eine Verstärkung von 100 µV/cm und eine Kippgeschwindigkeit von 1 mm/ms verwendet werden. Es wurde früher schon erwähnt, daß die Bandbreite der gesamten Apparatur für diese Untersuchung 2 Hz bis 10 kHz betragen muß.

Vielen Patienten bereitet es Schwierigkeiten, den untersuchten Muskel so schwach zu innervieren, daß einzelne Potentiale motorischer Einheiten gesammelt werden können. In vielen Fällen bedeutet es eine Hilfe, wenn man dem Patienten erklärt, daß er die Aktivität am Lautsprecher selber kontrollieren kann. Der Untersucher kann durch passives Dehnen oder Entdehnen die Zahl der rekrutierten Einheiten ebenfalls recht gut beeinflussen. Dieses Verfahren eignet sich auch für die Untersuchung von Patienten, die schlecht mitarbeiten oder mit denen eine Verständigung unmöglich ist (z. B. Kleinkinder). Hier kann die Aktivität eventuell auch durch Auslösen von Fluchtreflexen hervorgerufen werden.

Auch bei der Untersuchung des *Musters bei maximaler Willkürinnervation* sollte mit genormten Verstärkungen und Schreibgeschwindigkeiten gearbeitet werden. Normalerweise eignen sich eine Verstärkung von 1000 µV/cm und eine Geschwindigkeit von 5 cm/s. Bei sehr hohen oder niedrigen Amplituden kann die Verstärkung anschließend angepaßt werden. Es muß immer geschätzt werden, ob die erreichte Kraftentwicklung dem Alter und dem Geschlecht des Patienten entsprechend normal oder zu klein ist. Bei diesem Untersuchungsgang hängt das Resultat stark von der Mitarbeit durch den Patienten ab. Wenn ein gelichtetes Aktivitätsmuster abgeleitet wird, muß man sich deshalb fragen, ob dies nicht durch eine Mangelinnervation bedingt ist. Diese kann auf Schmerzhemmung, auf mangelnde Mitarbeit oder eventuell auch auf eine bewußte Täuschung zurückzuführen sein. In diesem Falle kann versucht werden, den Patienten z. B. durch Ausschalten des Lautsprechers oder durch Anwenden von Trickbewegungen zu überlisten.

Bei der *Auswertung* der Registrierungen wird die Zahl der Stellen, wo Spontanaktivität der verschiedenen Formen abgeleitet werden konnten, gezählt. – Um signifikante Werte zu erhalten, müssen mindestens 20 Potentiale motorischer Einheiten ausgemessen werden (Abb. 13).

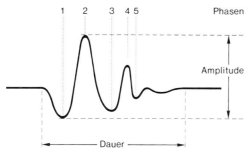

Abb. 13 Ausmessen der Dauer und Amplitude der Potentiale motorischer Einheiten sowie Bestimmung der Phasen. Die letzte Auslenkung wird nicht als Phase gezählt, da die Grundlinie nicht sicher durchquert wird.

Besonders interessiert die **mittlere Potentialdauer**, die von der ersten Auslenkung aus der Grundlinie bis zur endgültigen Rückkehr des Potentials in dieselbe gemessen wird. Es ist wichtig, daß diese initialen und terminalen Potentialschwankungen berücksichtigt werden (*Buchthal* und *Rosenfalck*, 1963). Zur sicheren Beurteilung, wo ein Potential beginnt und wo es endet, werden mindestens zwei bis drei identische Aufnahmen benötigt. Da die Potentialamplituden einer starken Streuung unterliegen, wird in den meisten Fällen auf eine systematische Ausmessung verzichtet, dafür eignen sich Ableitungen mit Multielektroden oder das Makro-EMG (siehe S. 29) besser. Wenn die **Amplitude** gemessen wird, wird sie von Spitze zu Spitze, d. h. vom höchsten positiven bis zum höchsten negativen Punkt des Potentials, gemessen. Wichtig dagegen ist die Beurteilung der Potentialform. Potentiale, die die Grundlinie mindestens **viermal** durchqueren, werden als *polyphasisch* bezeichnet. Die Zahl der polyphasischen Potentiale im untersuchten Muskel wird gezählt. Dabei dürfen nur solche Potentiale berücksichtigt werden, die für die Bestimmung der mittleren Potentialdauer ausgemessen worden sind. In der Regel sollte darauf verzichtet werden, einzelne Potentiale näher zu beschreiben. Falls dies dennoch nötig erscheint, sollten rein deskriptive Ausdrücke verwendet werden. Solche, die eine diagnostische Deutung implizieren, wie z. B. „Reinnervationspotentiale" oder „Riesenpotentiale", müssen vermieden werden. – Das Muster bei maximaler Willkürinnervation wird in die Kategorien *Einzeloszillationen*, *Übergangsmuster* oder *Interferenzmuster* eingeteilt und die maximalen Amplituden werden ausgemessen.

Neben dieser ausführlichen Untersuchung können in bestimmten Fällen auch *einfachere Untersuchungsmethoden* (sog. *Kurz-EMG*) angewendet werden. So genügt bei der Beurteilung von traumatischen Plexus- oder Nervenläsionen manchmal lediglich die Untersuchung der Spontanaktivität und des Musters bei maximaler Willkürinnervation. Auch bei der Höhenlokalisation von radikulären Läsionen, wo in der Regel zahlreiche Muskeln untersucht werden müssen, kann nicht überall die beschriebene Methode angewandt werden. Man sollte bei derartigen Untersuchungen dann aber konsequenterweise auch auf die Beurteilung der Potentiale motorischer Einheiten verzichten.

1.4.3.1.1. Die Untersuchung „schwieriger" Muskeln

Es kann hier nicht für alle Muskeln beschrieben werden, wie sie elektromyographisch untersucht werden. Es sollen lediglich einige Muskeln, die entweder nicht leicht zu finden sind oder die bei der Untersuchung erfahrungsgemäß Schwierigkeiten bieten können, erwähnt werden. Auch die erforderliche Bewegung wird nur dort beschrieben, wo es wichtig erscheint. Für andere Muskeln konsultiere man einen anatomischen Atlas oder die empfehlenswerten Zusammenstellungen von *Delagi* und Mitarb. (1975), von *Goodgold* (1974) und von *Stöhr* und *Bluthardt* (1983). – *Scholz* u. Mitarb. (1988) haben gezeigt, daß die Elektroden in Muskeln, welche nicht sichtbar oder palpabel sind (z. B. verschiedene kleine mimische Muskeln), unter sonographischer Kontrolle exakt positioniert werden können.

Äußere Augenmuskeln: Siehe S. 26.

Zungenmuskulatur: Die gezielte Untersuchung einzelner Zungenmuskeln ist praktisch nicht möglich. Man begnügt sich in der Regel damit, die linke und die rechte Zungenhälfte zu untersuchen. Dabei kann die Nadelelektrode von oben oder von unten eingeführt werden. Es empfiehlt sich dabei, die Zunge mit etwas Gaze festzuhalten, damit sie beim Einstich nicht zurückgezogen werden kann. Zur Untersuchung der Spontanaktivität wird die Zunge losgelassen und in den Mund zurückgezogen. Viele Patienten haben Mühe, vollständig zu entspannen.

M. sternocleidomastoideus: Einstich in den mittleren Anteil, wo der Muskel am dicksten ist. Der Muskelbauch wird mit Daumen und Zeigefinger einer Hand gehalten, damit er nicht wegrutschen kann. Zur Prüfung der Willküraktivität wird der Kopf zur Gegenseite gedreht.

M. trapezius: Am besten eignet sich der obere (absteigende) und der mittlere (horizontale) Abschnitt dieses großen Muskels. Die Nadel sollte jeweils nicht zu tief eingeführt werden, damit nicht von den darunterliegenden Muskeln abgeleitet wird. Der untere (ansteigende) Teil des Muskels ist sehr dünn und wird deshalb leicht durchstochen.

M. levator scapulae: Dieser Muskel zieht von den oberen Halswirbeln zum oberen Skapularand. Er ist hinten vom M. trapezius bedeckt, der zur Untersuchung durchstochen werden muß.

Zervikale paraspinale Muskeln: Eine genaue Abgrenzung der einzelnen Muskeln ist recht schwierig und nicht immer sicher möglich. Häufig wird der *M. multifidus* untersucht, der im Winkel zwischen Wirbelbogen und Dornfortsatz liegt. Der Einstich erfolgt etwas lateral (1–2 cm) des Dornfortsatzes in medialer Richtung, bis man mit der Elektrode auf einen knöchernen Widerstand stößt. Dann wird die Elektrode ein wenig zurückgezogen. Besonders wenn man mit der Nadel auf eine Wurzel kommt, ist die Untersuchung ziemlich schmerzhaft. Nach *Steudemann* (1968) können auch die monosegmental versorgten *Mm. interspinales cervicis* (C3–C8) elektromyographisch untersucht werden. Diese kleinen Muskeln sind lateral der Ligamenta interspinalia zwischen den Dornfortsatzenden ausgespannt. Hier wird 2–4 mm lateral der Mittellinie eingegangen mit Stichrichtung auf den Spinalkanal. Die Muskeln sind unmittelbar unter der Haut und dem subkutanen Gewebe zu finden. Bei der Untersuchung all dieser Muskeln besteht eine Schwierigkeit darin, daß die Patienten meist Mühe haben, ganz zu entspannen.

Mm. rhomboidei: Diese Muskeln werden praktisch vollständig vom M. trapezius bedeckt. Am besten sucht man die Muskeln unter dem M. trapezius 3–4 cm medial vom vertebralen Skapularand.

M. supraspinam: Einstich oberhalb der Spina scapulae in die Fossa supraspinam bis auf den Knochen, dann wird die Elektrode leicht zurückgezogen. Diese darf nicht zu oberflächlich liegen, damit sicher nicht aus dem M. trapezius abgeleitet wird, der den Muskel überdeckt. Bewegung: Abduktion im Schultergelenk ohne gleichzeitiges Anheben der Schulter.

M. infraspinam: Auch bei diesem Muskel wird die Spina scapulae als Orientierungshilfe gebraucht. Einstich unterhalb der Spina bis auf die Skapula, dann leichtes Zurückziehen der Elektrode. Der Muskel liegt zum Teil direkt unter der Haut, der mediale Anteil wird vom M. trapezius, die obere äußere Portion vom M. deltoideus bedeckt. Bewegung: Außenrotation des passiv adduziert gehaltenen Oberarms.

M. teres maior: Der Muskel kann im Dreieck zwischen lateralem Skapularand und kranialer Begrenzung des M. latissimus dorsi oberflächlich gefunden werden. Bewegung: Adduktion und Innenrotation des Oberarmes.

M. teres minor und M. subscapularis: Eine zuverlässige Technik zum Auffinden dieser Muskeln ist nicht bekannt.

M. serratus anterior: Einstich über der 5. oder 6. Rippe etwa in der Mitte zwischen Mammilarlinie und mittlerer Axillarlinie. Die Elektrode soll in einem sehr spitzen Winkel (fast parallel) zur darunterliegenden Rippe von ventral nach dorsal eingeführt werden, dabei sollen zwei Finger im darüber- und im darunterliegenden Interkostalraum als Sicherung dienen.

M. latissimus dorsi: Am besten findet man den Muskel im unteren Thorakalbereich (ab ca. Th 10) etwas dorsal von der hinteren Axillarlinie. Einstich nicht zu tief, da es sich um eine ziemlich flache Muskelplatte handelt. Bewegung: Innenrotation und Adduktion des Armes.

Interkostalmuskeln: Die Elektrode wird am besten in der mittleren Axillarlinie kranialwärts über den Vorderrand einer Rippe vorgeschoben bis etwas oberhalb des oberen Randes. Die Untersuchung muß mit Vorsicht durchgeführt werden, da leicht ein Pneumothorax erzeugt werden kann.

M. coracobrachialis: Bei abduziertem und außenrotiertem Arm kann der Muskel gerade hinter dem lateralsten Anteil des M. pectoralis maior, der die vordere Begrenzung der Achselhöhle bildet, gesehen und palpiert werden. Zum Einstechen der Elektrode wird der Muskelbauch mit Daumen und Zeigefinger einer Hand festgehalten. Bewegung: Vorheben und Adduktion des Oberarmes.

M. brachialis: In seinem untersten Anteil ist dieser Muskel nur noch wenig vom M. biceps brachii bedeckt. Man geht deshalb am besten etwas oberhalb des Epicondylus lateralis lateral am M. biceps brachii vorbei ein. Bewegung: Flexion im Ellenbogengelenk.

M. anconaeus: Einstich ca. 1,5–2 cm distal der Mitte einer Verbindungslinie zwischen Epicondylus lateralis und Olekranon. Bewegung: Streckung im Ellenbogengelenk.

M. pronator teres: Im obersten Drittel des Unterarms verläuft dieser Muskel oberflächlich von medial nach lateral zwischen M. flexor carpi radialis und M. brachioradialis. Zwischen diesen beiden Muskeln hat der Einstich zu erfolgen. Bewegung: Pronation des Vorderarmes.

Bei den meisten der folgenden *langen Beuger und Strecker am Vorderarm* lohnt es sich, nach Einstich der Elektrode mit der Hand oder dem betreffenden Finger passiv die Bewegung, die der untersuchte Muskel normalerweise ausführt, nachzumachen. Bei korrekter Elektrodenlage beobachtet man dabei, unter der Voraussetzung, daß die Sehne intakt ist, deutliche Hin- und Herbewegungen der Nadel synchron mit den passiven Bewegungen.

M. flexor carpi radialis: In der Mitte des Unterarmes liegt der Muskel oberflächlich direkt medial vom M. brachioradialis.

M. flexor carpi ulnaris: Bei der Untersuchung dieses Muskels auf der ulnaren Seite im mittleren Vorderarm muß darauf geachtet werden, daß der dünne Muskel nicht durchstochen wird.

M. flexor digitorum superficialis: Radial vom M. flexor carpi ulnaris kann der Muskel ohne Schwierigkeiten gefunden werden.

M. flexor digitorum profundus: Zur Untersuchung dieses Muskels, der seitlich vom M. flexor carpi ulnaris und vorne vom M. flexor digitorum superficialis bedeckt ist, gibt es drei Möglichkeiten: Erstens direkter Einstich von postero-medial, wobei die Elektrode knapp neben die mediale Ulnakante geführt wird; zweitens durch den M. flexor carpi ulnaris hindurch, dabei wird die Elektrode auf die Ulna gerichtet; drittens durch den M. flexor digitorum superficialis, auch hier wird mit der Elektrodenspitze gegen die Ulna gezielt.

M. flexor pollicis longus: Der Muskel wird am besten ca. 10 cm proximal des Processus styloides radii gesucht. Der Einstich kann von radial her knapp vor dem Radius oder von volar mit Stichrichtung auf den Radius erfolgen.

M. pronator quadratus: Der Muskel liegt proximal vom Handgelenk auf der Volarseite zwischen Ulna und Radius. Unter Schonung der großen Nerven und Arterien wird etwas proximal der Processi styloidei von volar her eingegangen.

Man kann den Muskel auch von dorsal erreichen, indem die Elektrode ungefähr 5 cm proximal einer Verbindungslinie über die Processi styloidei durch die Membrana interossea eingestochen wird. Es muß darauf geachtet werden, daß Willküraktivität bei der Pronation der Hand und nicht bei der Fingerflexion auftritt.

M. extensor carpi radialis longus: Im mittleren Abschnitt des Vorderarmes ist die Differenzierung der Mm. extensores carpi radialis longus und brevis vom M. extensor digitorum communis recht schwierig und unsicher. Auf der Höhe des Epicondylus lateralis kann der M. extensor carpi radialis longus isoliert gefunden werden. Er befindet sich hier unmittelbar medial vom M. brachioradialis.

M. extensor carpi ulnaris: Im oberen Drittel des Vorderarmes wird dieser Muskel medial vom M. extensor digitorum communis gefunden. Der Einstich soll nicht zu weit medial erfolgen, da sonst der M. flexor carpi ulnaris getroffen werden kann.

M. extensor digitorum communis: In der Mitte des Vorderarmes ist dieser Muskel leicht zu finden. Er nimmt hier einen großen Teil der Dorsalseite ein.

M. abductor pollicis longus, Mm. extensores pollicis brevis und longus, M. extensor indicis proprius: Diese vier Muskeln liegen im untersten Drittel des Unterarms in der angegebenen Reihenfolge von radial her nebeneinander. Eine sichere Differenzierung der einzelnen Muskeln ist schwierig, manchmal gelingt sie mit der oben beschriebenen Methode.

M. supinator: Dieser Muskel umgibt den Radius von dorsal her im oberen Drittel des Unterarms. Die Elektrode wird durch die Extensoren bis auf den Radius eingestochen und dann leicht zurückgezogen.

Zwerchfell: Eine Methode zur Untersuchung dieses Muskels mit Nadelelektroden ist uns nicht bekannt. Mit Schluckelektroden, die im Magen liegen, kann man sich eine Übersicht über die Aktivität in diesem Muskel verschaffen. Die Ableitungen werden häufig durch große EKG-Artefakte gestört.

Lumbale paravertebrale Muskeln: Für die Untersuchung des *M. multifidus* und der *Mm. interspinales lumborum* (Th 12–L5) (*Krott*, 1968; *Steudemann*, 1968) wird analog vorgegangen wie bei der Untersuchung der entsprechenden zervikalen Muskeln (siehe S. 20). *Krott* (1968) schlägt noch die Ableitung aus den vom Ramus ventralis monosegmental versorgten *Mm. intercostales lumborum* vor. Diese Muskeln sind jeweils zwischen 2 Querfortsätzen ausgespannt. Der S1-innervierte M. intercostalis lumborum zwischen dem Querfortsatz L5 und dem Periost gerade unterhalb des Beckenkamms. Eingegangen wird ca. 1 cm lateral eines Wirbelkörpers. Um sicher zu wissen, wie tief man gehen muß, ist es vorteilhaft, die Elektrode zuerst auf den entsprechenden Querfortsatz vorzuschieben. In dieser Tiefe sind kranial- und kaudalwärts die gesuchten Muskeln zu finden. Für adipöse Patienten werden lange Elektroden (bis 10 cm) gebraucht.

Bauchmuskeln: Diese Muskeln sind leicht zu finden. Da sie zum größten Teil ziemlich flach sind, empfiehlt sich ein schräger Einstich der Elektrode.

Beckenboden-, Blasen- und Mastdarmmuskulatur: Siehe S. 27.

M. ileopsoas: Unterhalb des Leistenbandes kann dieser Muskel gut untersucht werden. Die Elektrode wird ca. 1,5–2 cm lateral von der A. femoralis, deren Puls leicht palpiert werden kann, senkrecht eingestochen. Bewegung: Flexion im Hüftgelenk.

M. glutaeus medius: Oberhalb des Trochanter maius ist der Muskel nicht vom M. glutaeus maximus bedeckt. Die Elektrode wird 5–10 cm oberhalb des Trochanters eingestochen. Bewegung: Abduktion im Hüftgelenk.

Mm. semitendinosus und semimembranosus: Diese Muskeln liegen auf der Rückseite des Oberschenkels medial vom M. biceps femoris.

Bei der Untersuchung besonders des M. semimembranosus muß darauf geachtet werden, daß nicht zu weit medial in die Adduktorengruppe eingegangen wird.

Wie für die Muskeln am Unterarm kann auch bei einigen Muskeln am Unterschenkel das auf S. 22 erwähnte Bewegen nach Einstechen der Elektrode nützlich sein.

M. extensor digitorum longus und M. extensor hallucis longus: Für die Unterscheidung dieser Muskeln und zur Bestätigung, daß die Elektrode nicht im M. tibialis anterior oder in den Mm. peronaei sitzt, eignet sich die oben erwähnte Methode gut. Der M. extensor hallucis longus kann im distalen Drittel des Unterschenkels gut gefunden werden.

M. tibialis posterior: Zur Untersuchung dieses tiefliegenden Muskels wird im mittleren Drittel des Unterschenkels von medial her am hinteren Rand der Tibia entlang eingegangen. Die Elektrodenspitze wird bis etwa in die Mitte des Unterschenkels vorgeschoben. Bewegung: Supination des Fußes.

1.4.3.1.2. Elektromyographie der Augenmuskeln

Die äußeren Augenmuskeln weisen einige anatomische, physiologische und pharmakologische Besonderheiten auf, die von *Esslen* (1974) zusammengefaßt worden sind. Morphologisch können Muskelfasern mit Fibrillenstruktur, die von dicken Nervenfasern versorgt werden, und solche mit Felderstruktur mit den dazugehörigen dünneren Nervenfasern beobachtet werden (*Krüger*, 1952). In allen Muskelfasern, die durchwegs dünner sind als in den Skelettmuskeln, können bei intrazellulärer Ableitung fortgeleitete Aktionspotentiale abgeleitet werden. Die kleinen motorischen Einheiten (siehe S. 5) zeigen eine starke Differenzierung in solche mit phasischem und solche mit tonischem Verhalten. Im Gegensatz zum gesunden Skelettmuskel sind die Augenmuskeln nicht nur in der Endplattenregion auf Azetylcholin empfindlich. Durch Kurare dagegen werden sie weniger stark blockiert.

Wegen ihrer Kleinheit und ihrer besonderen Lage drängt sich für die äußeren Augenmuskeln eine besondere *Untersuchungstechnik* auf. Da es wichtig ist, mit den anatomischen Verhältnissen gut vertraut zu sein und da sich eine Perforation des Bulbus katastrophal auswirken kann, ist die in den meisten Laboratorien geübte Praxis, die Untersuchung in Zusammenarbeit mit dem Ophthalmologen durchzuführen, sicher gerechtfertigt. In der Regel werden dünne konzentrische Nadelelektroden mit einem Durchmesser von 0,25–0,5 mm gebraucht. *Faurschou Jensen* (1971) hat den kleinen motorischen Einheiten angepaßte konzentrische Elektroden mit einer Oberfläche der differenten Elektrode von nur 0,015 mm^2 verwendet. Vor dem Einstich der Elektrode wird die Konjunktiva mit Novesin anästhesiert und ein Lidsperrer eingelegt. Bei der Untersuchung muß deshalb die Kornea regelmäßig mit physiologischer Kochsalzlösung beträufelt werden, um das Austrocknen zu verhindern. Die Sehne des zu untersuchenden Muskels wird mit einer Pinzette gefaßt und die Elektrode wird praktisch parallel zum Verlauf der Muskelfasern eingeführt. Dabei soll die Elektrode am Verstärker angeschlossen sein, so daß ihre Lage dauernd am Elektromyographen optisch und besonders akustisch kontrolliert werden kann. Die Ableitung vom M. obliquus superior ist besonders schwierig und erfordert längere Elektroden als für die anderen Muskeln. Um den M. levator palpebrae zu untersuchen, muß das Oberlid evertiert werden und die Elektrode dort in den Konjunktivalsack eingeführt werden. Für den M. obliquus inferior ist ein perkutaner Zugang beschrieben worden (*Heuser,* 1971). Die Elektrode wird dabei unmittelbar oberhalb des Os zygomaticum in der Mitte des Unterlides eingeführt. Dabei erübrigt sich eine Anästhesie. Da die Elektroden während der Untersuchung beim Bewegen des Bulbus leicht verrutschen, empfiehlt sich die Fixation des Kabels an der Haut. Als manchmal unvermeidliche Komplikation der Untersuchung kann es zu einer subkonjunktivalen Blutung kommen, die aber keine weiteren Konsequenzen hat.

Die *Spontanaktivität* kann nur bei Innervation des Antagonisten untersucht werden, da die Muskeln auch in Ruhestellung des Auges normalerweise ein ziemlich dichtes Aktivitätsmuster aufweisen. Die Beurteilung der *Potentiale motorischer Einheiten* erfolgt meist nicht nach streng quantitativen Kriterien, wie sie für die Skelettmuskeln geschildert worden sind (siehe S. 22), da das Sammeln einer genügenden Anzahl verschiedener Einheiten aus mehreren Portionen des Muskels ziemlich mühsam ist. *Faurschou Jensen* (1971) hat aber gezeigt, daß dies

durchaus möglich ist. Bei der Untersuchung des *Musters bei maximaler Willkürinnervation* muß bedacht werden, daß wegen der großen Zahl kleiner Einheiten, die zudem hohe Entladungsfrequenzen aufweisen, schon bei geringer Willkürinnervation ein Interferenzbild zustande kommt. Eine Rarefizierung des Aktivitätsmusters kann daher nur bei schweren Paresen sicher beurteilt werden. Mit dieser Fragestellung sollen daher nur klinisch plegische oder zumindest hochgradig paretische Muskeln untersucht werden. Es muß auch bedacht werden, daß bei einer mechanischen Behinderung der Bulbusbeweglichkeit ein volles Interferenzbild trotz fehlendem oder geringem Bewegungseffekt abgeleitet werden kann. Man darf in diesem Falle daher nicht ohne weiteres auf das Vorliegen einer Myopathie schließen. Mit dem sogen. „Pinzettentest" („forced duction-Test"), bei dem der Bulbus passiv bewegt wird, kann eine mechanische Motilitätsbehinderung einfach nachgewiesen werden.

Da die Elektromyographie der äußeren Augenmuskeln später nicht mehr im Zusammenhang behandelt wird, soll hier auf zwei wichtige Monographien von *Breinin* (1962) und von *Esslen* und *Papst* (1961) hingewiesen werden.

1.4.3.1.3. Elektromyographie der Kehlkopfmuskulatur

Die Kehlkopfmuskeln werden nur selten elektromyographisch untersucht. *Faaborg-Andersen* (1957) hat eine detaillierte Übersicht über die Methodik und die Resultate verfaßt. Neuere systematische Arbeiten sind uns nicht bekannt.

Für die meisten Untersuchungen müssen Pharynx, Hypopharynx und die Kehlkopfschleimhaut anaesthesiert werden. Der M. cricothyroideus kann durch die Haut auf der Höhe des Schildknorpels 1 cm lateral von der Mittellinie erreicht werden. Die übrigen Muskeln müssen durch den offenen Mund mit Hilfe der indirekten Laryngoskopie aufgesucht werden.

1.4.3.1.4. Elektromyographie der Blasen- und Analmuskulatur

Die elektromyographische Untersuchung der Blasen- und Analmuskulatur beschränkt sich in der Regel auf die Ableitung von den quergestreiften Mm. sphincter ani und sphincter vesicae externus. Von der glatten Muskulatur kann die elektrische Aktivität nicht zuverlässig abgeleitet werden. So hat sich auch die elektromyographische Untersuchung der Corpora cavernosa (*Stief* und Mitarb. 1992) bisher keinen festen Platz in der klinischen Diagnostik sichern können. Die Funktion des M. sphincter vesicae externus ist zudem noch etwas umstritten. Es wird zum Teil angenommen, daß dieser Muskel nicht für den normalen Schluß des Blasenausgangs verantwortlich ist, sondern daß er nur unter besonderen Bedingungen (z. B. zum willkürlichen Unterbrechen der Miktion, bei plötzlicher Erhöhung des intraabdominellen Druckes) von funktioneller Bedeutung ist (*Allert* und *Jelasic,* 1974). Bei urologischen Fragestellungen, die auf eine möglichst umfassende Auskunft über den Miktionsvorgang zielen, sind daher gleichzeitige Bestimmungen des intraabdominellen und des Blasendrucks sowie die Messung des Harnflusses erforderlich (*Frimodt-Møller* und *Hald,* 1972). Wir füllen die Blase während der Untersuchung mit Kochsalzlösung, der ein Kontrastmittel beigemischt wird. Dies erlaubt uns eine zusätzliche radiologische Kontrolle des Miktionsvorgangs.

Die Untersuchung des *M. sphincter ani externus* erfolgt mit Oberflächenelektroden, besser aber mit konzentrischen Nadelelektroden, die 1–1,5 cm vom Zentrum des Orificium ani (*Jesel* und Mitarb., 1973) etwa am Übergang von der Haut zur Analschleimhaut eingeführt werden. Die korrekte Nadellage wird anhand der abgeleiteten Aktionspotentiale geprüft. *Goodgold* (1974) empfiehlt die digitale Kontrolle des Einstichs und der Elektrodenlage durch einen Finger im Rektum, wodurch auch dessen Penetration verhindert werden kann. Nach *Ziemann* und *Reimers* (1996) ist das Analsphinkter-EMG die sensitivste Methode zum Nachweis einer chronischen Schädigung des N. pudendus.

Für die Untersuchung des *M. sphincter vesicae externus* werden von *Chantraine* (1973) eine endoskopische und eine perineale Technik empfohlen. Hier soll lediglich letztere beschrieben werden. Beim Mann müssen dazu ca. 6 cm lange konzentrische Elektroden gebraucht werden. Die Prostata wird vom Rektum her palpiert. Die Elektrode wird 2–3 cm vor dem Anus etwas seitlich der Mittellinie ins Perineum eingestochen und in Richtung auf die Prostata vorgeschoben, vor der sich der Muskel befindet. Beim Eindringen in den Sphinkter muß ein leichter Widerstand überwunden werden, bevor die typische elektromyographische Aktivität auftritt. Bei der Frau liegt dieser Muskel viel weniger

tief, es können deshalb kürzere Elektroden verwendet werden. Die Elektrode wird der Urethra entlang eingeführt und in der Tiefe von ca. 1 cm stößt man auf den Muskel.

Da die beiden beschriebenen Muskeln bei Willkürinnervation und auch reflektorisch immer synchron aktiviert werden, kann man sich in vielen Fällen auf die einfachere Untersuchung des M. sphincter ani externus allein beschränken (*Bors* und *Comarr,* 1971).

In bezug auf die normale Aktivität in Ruhe gehen die Meinungen auseinander. *Chantraine* (1973) findet auch bei langer Ableitung immer Aktivität einzelner motorischer Einheiten in diesen Muskeln, die nur bei der Miktion oder Defäkation ganz verschwindet. *Allert* und *Jelasic* (1974) dagegen berichten, daß sie bei verschiedenen Individuen nach einiger Zeit in diesen Muskeln keine Aktivität motorischer Einheiten mehr ableiten können. Eine Analyse der Potentiale motorischer Einheiten wird im M. sphincter externus und im M. sphincter ani externus nur selten vorgenommen, obwohl es durchaus möglich ist (*Bartolo* und Mitarb., 1983; *Chantraine,* 1973; *Fowler* und Mitarb., 1984). Es sind sogar auch Einzelfaser-elektromoyographische Studien beschrieben worden (*Snooks* und Mitarb., 1984). Zur Beurteilung des Aktivitätsmusters wird der Patient aufgefordert, die Miktion oder Defäkation willkürlich zu verhindern. Daneben soll auch die reflektorisch auslösbare Aktivität durch Husten, Auslösen des Analreflexes (siehe S. 53) und des Bulbokavernosusreflexes (mechanisch oder elektrisch) (*Allert* und *Jelasic,* 1974; *Pedersen* und Mitarb., 1978) geprüft werden. Besonders zur Beurteilung von supranukleären Blasenstörungen ist zudem die gleichzeitige Beobachtung der Drücke in der Blase und im Abdomen sowie der elektrischen Aktivität im M. sphincter vesicae externus während der langsamen Füllung der Blase mit einer Kochsalzlösung erforderlich (Abb. 14). Für die Beurteilung von peripheren Nervenläsionen wird von *Kiff* und *Swash* (1984) sowie *Snooks* und Mitarb. (1984) die Messung der Leitgeschwindigkeit im N. pudendus herangezogen. Sie reizen den Nerven dabei einerseits transkutan auf der Höhe von L 1, anderseits transrektal mit Hilfe einer besonderen Elektrode, die an einem Fingerling angebracht ist. Zur Überprüfung der efferenten und afferenten sakralen Segmente S 2 bis S 4 beim Mann eignet sich auch der Bulbokavernosusreflex (*Tackmann* und *Porst,* 1986). Dabei wird mit Ring-

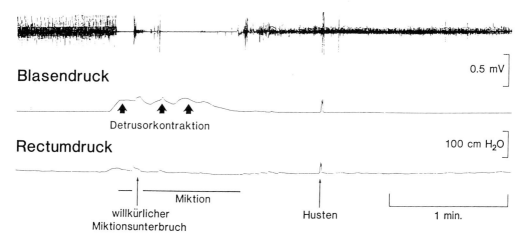

EMG Sphinct.vesicae ext.

Blasendruck

0.5 mV

Detrusorkontraktion

Rectumdruck

100 cm H$_2$O

Miktion

willkürlicher
Miktionsunterbruch

Husten

1 min.

Abb. 14 Kombinierte elektromyographisch-urodynamische Untersuchung. Die elektrische Aktivität im M. sphincter vesicae externus sistiert beim Beginn der willkürlich eingeleiteten Miktion. Sie nimmt sowohl beim willkürlichen Miktionsunterbruch, wie auch beim plötzlichen Ansteigen des intraabdominellen und -vesikalen Druckes beim Husten zu (aus *Venetz* und Mitarb., 1989).

elektroden, die um den Penisschaft gelegt werden, gereizt, und mit Nadelelektroden vom M. bulbocavernosus beidseits abgeleitet. Größere lokalisatorische Möglichkeiten bietet allerdings die seitengetrennte Reizung und Ableitung, wo mit Knopfelektroden lateral am Penisschaft gereizt wird (*Krane* und *Siroky,* 1980).

1.4.3.1.5. Untersuchungen mit Multielektroden, Scanning-EMG und Makro-EMG

Die *Multielektroden* (siehe S. 19) wurden entwickelt zur Bestimmung des Territoriums der motorischen Einheiten (*Buchthal* und Mitarb., 1957b) und zur Messung der räumlichen Ausbreitung von einzelnen Spitzenpotentialen (*Buchthal* und Mitarb., 1957a; *Ekstedt*, 1964). Die Untersuchungen mit Multielektroden waren bei der Erforschung der Struktur, insbesondere der Ausbreitung der motorischen Einheiten sehr wichtig und sie haben unsere diesbezüglichen Anschauungen wesentlich mitgeprägt. In der klinischen Praxis haben diese zeitaufwendigen Methoden aber nie eine größere Verbreitung gefunden und heute werden sie kaum mehr angewandt. Wir verzichten deshalb auf die detaillierte Schilderung der Methodik.

Auch beim *Scanning-EMG* (*Stålberg* und *Antoni*, 1980) wird die Ausbreitung der motori-

schen Einheiten bestimmt. Hier wird aber eine konzentrische Elektrode mittels eines Motors in Schritten von 50 μm durch die Einheit gezogen. Gleichzeitig wird mit einer zweiten Elektrode, wie sie für die Einzelfaser-Elektromyographie verwendet wird, aus der gleichen Einheit ein Aktionspotential, das das Oszilloskop anstößt, abgeleitet.

Das *Makro-EMG* (*Stålberg*, 1980, 1983; *Stålberg* und *Fawcett*, 1982) ist eine weitere Methode, mit welcher Einblicke in den Bau der motorischen Einheiten gewonnen werden können. Es wird hier eine spezielle Elektrode verwendet, die aus einer Stahlkanüle besteht, welche bis auf die vordersten 15 mm mit Teflon isoliert ist und die seitlich am Schaft 7,5 mm hinter der Spitze eine Einzelfaserelektrode aufweist. Auf einem Kanal werden Einzelfaserpotentiale, die den Kathodenstrahl triggern, zwischen dieser kleinen Elektrode und der Kanüle abgeleitet. Gleichzeitig wird auf einem zweiten Kanal zwischen der Kanüle (als differenter Elektrode) und einer entfernten subkutanen oder Oberflächenelektrode abgeleitet. Das Einzelfaserpotential wird um 20–40 ms verzögert, insgesamt wird ein Zeitfenster von 50–100 ms analysiert. Der Frequenzgang beträgt auf dem Einzelfaserkanal 500 Hz – 10 kHz, auf dem Makro-EMG-Kanal 5 Hz – 10 kHz. Die Potentiale von diesem Kanal werden mit einem Averager aufsummiert. Ausgewertet werden die Potentialamplitude und, falls ein Personal Computer zur Verfügung steht, die Fläche unter dem Potential.

1.4.3.1.6. Quantitative Elektromyographie und automatische Analyse

Es sind schon seit längerer Zeit immer wieder Versuche unternommen worden, die bei der elektromyographischen Untersuchung abgeleiteten Signale instrumentell auszuwerten. Damit sollte die recht mühsame Auswertung der Ableitung einerseits rascher und andererseits zuverlässiger und frei von subjektiven Faktoren ermöglicht werden. Eine brauchbare instrumentelle Methode sollte wenigstens ebenso gute diagnostische Resultate ergeben wie die konventionelle Auswertung. Zudem wäre es sicher wünschbar, noch zusätzliche Informationen zu erhalten. Ein weiterer wichtiger Punkt ist, daß der apparative Aufwand nicht so groß wird, daß sich die Methode nur für große Zentren eignet.

Verschiedene Methoden konnten sich nicht durchsetzen, weil ihre diagnostische Ergiebigkeit den konventionellen Techniken unterlegen ist. Dies trifft beispielsweise für die Frequenzanalyse (*Richardson,* 1951) und auch für die Korrelation zwischen mittlerer elektrischer Aktivität und isometrischer Kraftentwicklung (*Lenman,* 1959b) zu.

In den letzten Jahren sind immer mehr elektronische Rechner zur automatischen Analyse des Elektromyogramms verwendet worden. Eine Methode, die eine recht große Verbreitung gefunden hat, wurde von *Willison* (1964) und *Rose* und *Willison* (1967) beschrieben. Sie wird deshalb in der Folge als *Willison-Analyse* bezeichnet. Bei dieser Technik wird die elektrische Aktivität eines Muskels mit Nadelelektroden bei einer bestimmten isometrischen Belastung abgeleitet. Wie in Abb. 15 dargestellt ist, wird die abgeleitete Kurve in *definierte Amplitudenschritte* (in der Regel 100 μV) aufgeteilt. Zudem werden die *Polaritätsumkehrungen* (Maxima und Minima) gezählt. Wenn an einer genügenden Zahl von Punkten über eine bestimmte Zeit abgeleitet wird, ergibt die Zahl der Amplitudenschritte ein Maß für die Spannung der elektrischen Aktivität. Aus dem Verhältnis zwischen Amplitudenschritten und Potentialumkehrungen kann gesehen werden, ob sich die Gesamtspannung aus hohen Amplituden mit wenigen Umkehrungen oder niedrigen Einzelpotentialen

mit zahlreichen Minima und Maxima zusammensetzt. Durch das Ermitteln von Intervallhistogrammen der einzelnen Komponenten oder durch die Darstellung der Potentialumkehrungen als Funktion der dazwischenliegenden Amplitudenschritte können noch feinere Informationen über die abgeleitete Kurve erhalten werden. *Fuglsang-Frederiksen* und Mitarb. (1976; 1977) haben bei Myopathien und Neuropathien diagnostisch eine recht gute Übereinstimmung mit der konventionellen Auswertung erzielt. Erstaunlicherweise haben *Hayward* und *Willison* (1973) keine Amplitudenunterschiede zwischen peripheren Neuropathien und Vorderhornprozessen gefunden mit dieser Technik (siehe S. 81).

Fuglsang-Frederiksen und *Månsson* (1975) haben gezeigt, daß an Stelle einer festen isometrischen Belastung von 2 oder 5 kg besser ein bestimmter Prozentsatz der maximal möglichen Kraftentwicklung zur Untersuchung gewählt wird. Bei Ableitung mit 10–30 % der maximalen Kraft erhielten sie konstantere Resultate bei der Untersuchung von stärkeren und schwächeren gesunden Muskeln und die Abgrenzung gegen pathologische Werte konnte viel sicherer getroffen werden. Die so ermittelten Werte zeigten keine Alters- oder Geschlechtsabhängigkeit. Bei der Ableitung über je 5 Sekunden von 10 verschiedenen Punkten aus den verschiedenen Anteilen des untersuchten Muskels können repräsentative Resultate erhalten werden. Bei jeder Elektrodenposition soll bei 10 % der maximalen Kraft geprüft werden, ob elektrodennahe Aktivität (steile Ablenkungen der Aktionspo-

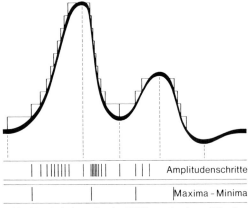

Abb. 15 Arbeitsweise der Willison-Analyse. Die abgeleitete Kurve wird in Signale für die Amplitudenschritte und solche für die Maxima und Minima umgewandelt.

tentiale) abgeleitet wird. – Für die klinische Anwendung wäre es wünschbar, wenn die Methode ohne gleichzeitige Kraftmessung, die vielfach recht umständlich und nicht immer sehr zuverlässig ist, angewandt werden könnte. *Stålberg* u. Mitarb. (1983) sowie *Fuglsang-Frederiksen* u. Mitarb. (1985) haben entsprechende Modifikationen der Untersuchungstechnik vorgeschlagen, die aber auch nur unter genau standardisierten Bedingungen zuverlässige Resultate ergeben (*Finsterer* und *Mamoli*, 1991, 1995). Zudem ist die Zahl der Muskeln, für die verläßliche Normwerte existieren, bisher recht klein. *Nirkko* und Mitarb. (1995) fanden zwar, daß die Sensitivität dieser Methode zur Erkennung neurogener und myopathischer Veränderungen deutlich größer sei (bei gleich großer Spezifität) als die konventionelle Ausmessung der Potentiale motorischer Einheiten. Dies steht eindeutig im Widerspruch zu unserer eigenen Erfahrung. In unseren Händen ist die Ausmessung der Potentiale motorischer Einheiten (siehe S. 22) weiterhin zuverlässiger und weniger subjektiven Einflüssen, die bei fehlender Kraftmessung unvermeidlich sind, unterworfen. Dabei soll nicht bestritten werden, daß die konventionelle Methode nur mit einiger Übung zu einem verläßlichen Instrument wird.

Bei der *automatischen Analyse der Potentiale motorischer Einheiten* stellt sich als Hauptproblem die sichere Erkennung der einzelnen Potentiale. Es muß sicher entschieden werden, wo ein bestimmtes Potential beginnt und wo es endet. Es darf zum Beispiel nicht vorkommen, daß ein Potential, das durch Superposition von zwei oder mehr Einzelpotentialen entsteht, vom Computer als Potential einer Einheit akzeptiert und verarbeitet wird. Ebenso muß auch die Mehrfachverwendung eines bestimmten Potentials für die statistische Analyse vermieden werden.

Lee und *White* (1973) überlassen die Entscheidung, ob ein Potential akzeptiert werden soll oder nicht, dem Untersucher, und auch *Bergmans* (1973) hat ein entsprechendes Untersuchungsprogramm entwickelt. Dieser Autor äußert die Ansicht, daß Methoden, bei denen der Untersucher eingreifen kann und muß, effizienter und rascher arbeiten als solche, die vollautomatisiert sind. Der Untersucher kann viel leichter entscheiden als die Maschine, ob zwei leicht verschiedene Potentiale von zwei verschiedenen Einheiten stammen oder ob sie von der gleichen Einheit herrühren, wenn sich z. B. die Elektrode leicht verschoben hat. Wenn der Rechner nur absolut identische Potentiale als von der gleichen Einheit

stammend akzeptieren darf, werden zahlreiche Potentiale aus methodischen Gründen verworfen. Andererseits darf man dem Computer nicht zu große Toleranzen gewähren, da sonst immer wieder Potentiale, die von verschiedenen Einheiten stammen, als identisch angesehen werden.

Es muß aber auch bedacht werden, daß Methoden, welche ein Eingreifen des Untersuchers zur Selektion der einzelnen motorischen Einheiten erfordern, von subjektiven Faktoren, die möglichst eliminiert werden sollten, beeinflußt werden. Es sind denn auch Programme entwickelt worden, die eine zuverlässige automatische Erkennung der einzelnen Einheiten gestatten (*Guiheneuc* und Mitarb., 1983; *Stålberg* und *Antoni*, 1981).

Seit einigen Jahren ist es auch möglich, zur Analyse der motorischen Einheiten kostengünstige Personal-Computer einzusetzen (*Stålberg* und *Antoni*, 1983). Hard- und Software zur Analyse der motorischen Einheiten sind heute kommerziell erhältlich. Es kann aber noch nicht gesagt werden, welche Systeme sich hier durchsetzen werden. Es ist aber unschwer vorauszusehen, daß in Zukunft mehr Parameter der motorischen Einheiten und des Aktivitätsmusters analysiert werden können. Voraussichtlich wird es auch möglich sein, motorische Einheiten, welche erst bei größerer Belastung rekrutiert werden, quantitativ auszuwerten. Mit Hilfe der Diskriminanzanalyse der automatisch ausgewerteten Potentiale kann die Einteilung in die Kategorien „normal", „neuropathisch" und „myopathisch" mit größerer Treffsicherheit und weitgehend frei von subjektiven Faktoren erfolgen (*Pfeiffer*, 1996; *Pfeiffer* und *Kunze*, 1995).

1.4.3.1.7. Kinesiologische Untersuchungen

Bei kinesiologischen Untersuchungen soll die Funktion und die Koordination der Muskeln bei verschiedenen Bewegungen, Stellungen oder Haltefunktionen analysiert werden. Die Zielsetzung ist also ziemlich verschieden von derjenigen der klinischen Elektromyographie. Die Registrierung der elektrischen Muskelaktivität stellt in der Regel auch nur einen Teil der kinesiologischen Untersuchung dar. Häufig werden beispielsweise biomechanische Meßdaten mituntersucht oder es werden kinematographische Aufnahmen zur genaueren Analyse der Bewegungen gemacht. Die besonderen methodischen Probleme können hier deshalb nur gestreift werden.

Da die genaue Form der einzelnen Aktionspotentiale in der Kinesiologie nicht von Bedeutung ist, müssen an den Frequenzgang der Apparatur nicht so hohe Anforderungen gestellt werden. Man kann sich mit einer oberen Grenzfrequenz von 250 Hz begnügen (*McLeod*, 1973). Es können hier deshalb auch einfachere Direktschreiber als in der klinischen Elektromyographie eingesetzt werden. Da meist mit ziemlich hochohmigen Elektroden gearbeitet wird, sollten die Verstärker zur Erreichung einer guten Gleichtaktunterdrückung eine hohe Eingangsimpedanz haben. Die Zahl der benötigten Kanäle hängt von der Fragestellung ab, in der Regel wird aber eine größere Anzahl benötigt als bei der konventionellen Elektromyographie. Um die Versuchsperson in ihrer Bewegungsfreiheit möglichst wenig einzuschränken, werden heute zur Übermittlung der bioelektrischen Signale häufig telemetrische Systeme eingesetzt.

Auch in bezug auf die Elektroden werden besondere Anforderungen gestellt (*Basmajian*, 1973). Die früher geschilderten Nadelelektroden (siehe S. 19) eignen sich im allgemeinen schlecht, da sie zu starr sind und deshalb besonders wegen der Schmerzen, die sie verursachen, keine volle Bewegungsfreiheit gestatten. Oberflächenelektroden hingegen leiten zu wenig selektiv ab und sind besonders für tiefer gelegene Muskeln ungeeignet. Am besten bewähren sich feine bi- oder unipolare Drahtelektroden (Durchmesser ca. 25 µm), die bis auf die Spitze durch einen Kunststoffüberzug isoliert sind. Diese Elektroden, die vorne abgebogen sind, damit sie möglichst wenig verrutschen, werden in einer feinen Injektionskanüle eingeführt, die anschließend wieder entfernt werden kann.

1.4.3.2. Einzelfaserelektromyographie

Ekstedt (1964) hat gezeigt, daß es möglich ist, die elektrische Aktivität von einzelnen Muskelfasern bei leichter Willkürinnervation extrazellulär abzuleiten. Es werden dazu am besten Elektroden mit sehr kleinen Ableiteflächen (Durchmesser ca. 25 µm) gebraucht, die möglichst nahe an die aktiven Fasern herangebracht werden müssen. Es können so Aktionspotentiale abgeleitet werden, die Amplituden von meist über 1 mV haben und die bei Ableitung mit einem System mit einem hohen zeitlichen Auflösungsvermögen (mind. 10 µs) in aufeinanderfol-

genden Aufnahmen identisch sind. Die technischen Anforderungen, die an die Apparatur für die Einzelfaserelektromyographie gestellt werden, sind im allgemeinen höher als für die konventionellen Untersuchungen. *Ekstedt* und *Stålberg* (1973) sowie *Stålberg* und *Trontelj* (1979) haben die apparativen Voraussetzungen zusammengestellt. Das hohe zeitliche Auflösungsvermögen von mindestens 10 µs wurde bereits erwähnt. Die Eingangsimpedanz muß wenigstens 100 MΩ betragen. Für den Frequenzgang des ganzen Systems (inkl. Elektroden) werden 2 Hz bis 20 kHz gefordert, wobei allerdings für besondere Verhältnisse Filter erforderlich sein können. Das Oszilloskop muß durch die Aktionspotentiale selbst getriggert werden können, wobei diese Triggerbedingungen sehr stabil sein müssen. Überhaupt werden an das ganze Ableitesystem hohe Anforderungen in bezug auf Stabilität gestellt. Das gilt insbesondere auch für das eventuell zu verwendende Magnetbandgerät und die Verzögerungsleitung. Die Herstellung von Elektroden ist von *Ekstedt* und Mitarb. (1969) beschrieben worden. Es können je nach Fragestellung einfache oder Multielektroden gebraucht werden. Für die Untersuchung ist es in jedem Falle praktischer, wenn die Elektroden am Rücken des Kanülenschaftes und nicht an deren Spitze austreten, da solche Elektroden leichter stabil bei einer aktiven Faser zu plazieren sind.

Gelegentlich gelingt es, entweder mit einer Elektrode oder mit zwei verschiedenen Polen einer Multielektrode gleichzeitig Aktionspotentiale von zwei Muskelfasern einer motorischen Einheit abzuleiten. Dabei kann beobachtet werden, daß der zeitliche Abstand zwischen den beiden Einzelpotentialen nicht ganz konstant bleibt (Abb. 16). Dieser sog. *Jitter* (*Ekstedt*, 1964), der im normalen Muskel im Mittel um

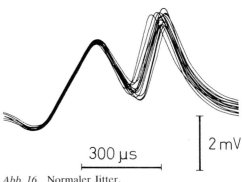

Abb. 16 Normaler Jitter.

20 µs beträgt, ist vor allem auf kleine Unterschiede in der Dauer der Impulsüberleitung an der motorischen Endplatte zurückzuführen. Vor allem wegen der Untersuchung dieses Jitterphänomens hat die Einzelfaserelektromyographie in den letzten Jahren zunehmend klinische Bedeutung, besonders in der Diagnostik der neuromuskulären Überleitungsstörungen, gewonnen.

Praktisch wird so vorgegangen, daß mit der Elektrode bei leichter Willkürinnervation gesucht wird, bis gleichzeitig zwei Einzelfaserpotentiale der gleichen Einheit abgeleitet werden. Mit einem dieser Potentiale, in der Regel mit dem ersten, wird das Oszilloskop getriggert, so daß dieses Potential stets an der gleichen Stelle abgebildet wird. Bei Verwendung einer Verzögerungsleitung gelingt es auch, dieses erste Potential ganz auf dem Bildschirm darzustellen. Das zweite Potential erscheint nun bei hoher Ablenkungsgeschwindigkeit in wechselndem Abstand vom ersten. Man muß sich bewußt sein, daß so nicht eigentlich der Jitter des zweiten Potentials, sondern die Summe beziehungsweise die Differenz der Jitter beider Potentiale beobachtet wird. Das erste Potential wird durch den Untersucher künstlich festgehalten, sein Jitter ist aber für den wechselnden Abstand zwischen den beiden Potentialen genauso verantwortlich wie der des zweiten. Da der Jitter mit abnehmender Temperatur zunimmt, ist es wichtig, die intramuskuläre Temperatur zu kontrollieren und konstant zu halten (35,5–38° C) (*Stålberg* und Mitarb., 1971). Für die Untersuchung ist eine gute Mitarbeit des Patienten nötig. Sie kann deshalb bei Kleinkindern praktisch nicht durchgeführt werden und auch bei älteren Patienten hat man oft erhebliche Schwierigkeiten.

Für die *Auswertung* des Jitters können photographische Aufnahmen verwendet werden. *Ekstedt* und Mitarb. (1970) haben ein *Jittermeter* entwickelt, das die mittlere sukzessive Differenz („mean consecutive difference", MCD) des Intervalls zwischen aufeinanderfolgenden Potentialen ausrechnet und sie numerisch oder graphisch wiedergibt. Es ist besser für den Jitter die MCD zu verwenden als die Standardabweichung der Potentialintervalle, da hier langsame systematische Änderungen zu Fehlern führen können (*Ekstedt* und Mitarb., 1974). Zur Berechnung der MCD-Werte werden 50 oder, falls keine systematischen Änderungen vorkommen, 200 aufeinanderfolgende Potentialpaare benötigt. Um eine signifikante Aussage über den untersuchten Muskel machen zu können, versuchen *Stålberg* und Mitarb. (1974) bei jedem Patienten 20 Potentialpaare zu untersuchen. *Blom* und *Ringqvist* (1971) haben eine Methode mitgeteilt, bei welcher der Jitter durch einen elektronischen Rechner als Intervallhistogramm dargestellt wird.

Die Bestimmung der *Faserdichte („fibre density")* einzelner motorischer Einheiten ist eine andere interessante Untersuchung, die mit dieser Methode durchgeführt werden kann (*Stålberg* und *Ekstedt*, 1973). Auch hier wird das Oszilloskop durch ein bestimmtes Spitzenpotential getriggert. Gezählt werden die Einzelfaserpotentiale, die in einem festen zeitlichen Abstand davon auftreten. Berücksichtigt werden Potentiale, die eine Amplitude von mindestens 200 µV (bei Verwendung einer unteren Grenzfrequenz von 500 Hz), einen steilen positiv-negativen Anstieg und eine konstante Form haben. Potentiale mit einer Amplitude von 200 µV, die eventuell einem größeren Potential vorausgehen, müssen den Strahl triggern können. Die Faserdichte wird aus mindestens 20 Ableitungen mit verschiedenen Lagen und wenigstens fünf Nadeleinstichen berechnet. Sie gibt ein Maß für die durchschnittliche Zahl der aktiven Muskelfasern, die zu den jeweils gleichen Einheiten gehören, innerhalb eines Radius von rund 200 µm um die ableitende Elektrode. Nicht gesichert ist, ob diese Werte mit der Faserdichte, die aus den Potentialamplituden resultiert (siehe S. 57) immer korrespondieren oder ob die verschiedenen Methoden nicht auch zu divergierenden Resultaten führen können.

Außerdem eignet sich die Einzelfaserelektromyographie auch zur Bestimmung der *Erregungsleitungsgeschwindigkeit der Muskelfasern* (*Stålberg*, 1966). Diese Methode hat aber keine größere klinische Verbreitung gefunden.

Stålberg und *Trontelj* (1979) haben eine empfehlenswerte Monographie verfaßt, welche die technischen Probleme und die Möglichkeiten der Einzelfaserelektromyographie ausführlich und kompetent darstellt.

1.4.3.3. Elektroneurographie

Die klinische Anwendung der Bestimmung der Nervenleitgeschwindigkeit geht auf die Arbeit von *Hodes* und Mitarb. (1948) zurück, welche einerseits Normwerte für die motorische Leitgeschwindigkeit in den drei großen Armnerven und im N. peronaeus bestimmt haben und anderseits eine Verlangsamung der Leitgeschwindigkeit nach Nervenverletzungen nachgewiesen haben. Während diese Messungen keine größeren technischen Schwierigkeiten boten, erwies sich die Ableitung der sensiblen Nervenaktionspotentiale als viel heikler. *Dawson* (1956) hat zum ersten Mal gezeigt, daß nach Reizung der digitalen Nerven rein sensible Nervenaktionspotentiale vom Handgelenk abgeleitet werden können. Breitere klinische Anwendung findet die sensible Neurographie allerdings erst, seit elektronische Averager auch die zuverlässige Erkennung von sehr kleinen Potentialen erlauben.

1.4.3.3.1. Die motorische Leitgeschwindigkeit

Das *Prinzip der Methode* ist sehr einfach: Ein Nerv wird elektrisch supramaximal an zwei oder mehr Stellen gereizt und die evozierte Aktivität wird von einem Muskel, der von diesem Nerv innerviert wird, elektromyographisch abgeleitet. Aus den Abständen zwischen den verschiedenen Reizpunkten in Metern (s), und den Differenzen der Latenzen in Sekunden (t) kann nach der Formel:

$$v = \frac{s}{t}$$

ohne weiteres die *Leitgeschwindigkeit* (v) für die schnellsten Fasern in m/s berechnet werden. Es ist nicht statthaft, die Leitgeschwindigkeit lediglich aus einer Latenz und der Distanz zwischen dem entsprechenden Reizpunkt und der Ableiteelektrode zu berechnen. In dieser Latenz ist neben der eigentlichen Leitgeschwindigkeit im Nerven auch die Zeit, die für die relativ langsame Leitung in den terminalen Nervenaufzweigungen, für die neuromuskuläre Überleitung und eventuell auch für die Leitung in den Muskelfasern (falls nicht genau von der Endplattenzone abgeleitet wird) benötigt wird, enthalten. Man würde so deshalb zu langsame Leitgeschwindigkeiten berechnen. Für die Strecke zwischen dem distalsten Reizpunkt und dem Muskel wird daher konventionsgemäß nur die Latenz als sog. *terminale Überleitungszeit* oder *distale Latenz* angegeben. Mit der beschriebenen Technik kann nur die Leitgeschwindigkeit der *raschesten motorischen Nervenfasern* bestimmt werden, eine Methode zur Bestimmung der Streubreite der Leitungsgeschwindigkeiten wird auf S. 41 erläutert.

Zur *Reizung* des Nervs werden in der Regel **Rechteckimpulse** mit einer Dauer von 0,1–0,2 ms gebraucht. Bei längeren Reizen ist es schwierig, den Zeitpunkt des Reizeinbruchs genau zu bestimmen. Es kann aber vorkommen, daß bei pathologischen Verhältnissen ausnahmsweise eine Reizdauer bis zu 1 ms benötigt wird. Die Notwendigkeit, mit supramaximalen Reizstärken zu stimulieren, wurde bereits erwähnt. Bei submaximaler Reizung werden eventuell die raschesten Fasern nicht erregt, so daß zu lange Latenzen gemessen werden (*Simpson*, 1964). Es ist deshalb üblich, die Reizstärke vom Punkt, wo das abgeleitete Aktionspotential bei einer weiteren Erhöhung der Reizstärke nicht mehr wächst, noch um 30–50% zu erhöhen. Für die Praxis ist es wichtig, darauf zu achten, daß die Aktionspotentiale, die von den verschiedenen Reizpunkten aus erzeugt werden, möglichst gleiche Form und Amplituden haben. Für die Reizung mit Oberflächenelektroden empfiehlt sich die routinemäßige Präparation der Haut mit Äther und schonendem Abschmirgeln. Dadurch wird der Hautwiderstand in der Regel erheblich gesenkt und es kann mit niedrigeren Reizstärken gearbeitet werden.

An verschiedenen Reizorten wird manchmal neben dem zu untersuchenden Nerv auch *noch ein zweiter Nerv mitgereizt* (*Gassel*, 1964a). Am häufigsten werden in der Kniekehle der N. peronaeus und der N. tibialis oder am Oberarm der N. ulnaris und der N. medianus zusammen gereizt. Diese Komplikation stellt besonders bei der Untersuchung von krankhaft veränderten Nerven mit hoher Reizschwelle gelegentlich Probleme. Man muß sich daher hüten, in solchen Fällen die Latenz eines volumgeleiteten Potentials aus einem Muskel, der von einem anderen Nerv versorgt wird, zu messen. In derartigen Fällen kann es einmal angezeigt sein, an Stelle der üblicherweise verwendeten Oberflächenelektroden Nadelelektroden zur Stimulation zu gebrauchen. Diese Elektroden erlauben eine sicher supramaximale Reizung bei geringeren Reizstärken und es kommt deshalb zu einer weniger großen Ausbreitung des Reizstroms. Auch bei Bestimmung der Leitgeschwindigkeit über kurze Distanzen sind häufig Nadelelektroden vorzuziehen, da damit der Reizpunkt genauer bestimmt werden kann und zuverlässigere Geschwindigkeiten berechnet werden. Sonst spielt es praktisch keine Rolle, ob mit Oberflächen- oder Nadelelektroden gereizt wird. Die Latenzen sind bei gleicher Reizlokalisation identisch (*Gassel*, 1964a; *Trojaborg*, 1964). Bei beiden Elektrodentypen muß darauf geachtet werden, daß die Reizkathode immer über dem Nerv plaziert ist, bei bipolaren Elektroden soll sie distal liegen.

Wir halten die Magnetstimulation für die Messung der peripheren Leitgeschwindigkeiten in der Regel für weniger geeignet. Die Reize mit dem Magnetstimulator sind für den Patienten zwar angenehmer als die elektrischen, der Reizort kann aber nur sehr ungenau bestimmt werden, so daß die berechneten Werte unzuverlässiger werden. Einzig für tiefliegende Nerven (z. B. N. ischiadicus am Oberschenkel und Gesäß) machen wir wegen der größeren Eindringtiefe der Magnetreize (*Dressler* u. Mitarb., 1988) eine Ausnahme. Für die zervikale und lumbale Wurzelreizung ergibt die elektrische Hochvoltstimulation (*Schmid* u. Mitarb., 1989) zuverlässigere Resultate als die Magnetstimulation.

Bei der *Ableitung* der Muskelaktionspotentiale soll die differente Elektrode von der Endplattenregion ableiten. Dies kann am negativen Abgang des Aktionspotentials von der Grundlinie (siehe S. 14) erkannt werden. Es werden sowohl Oberflächen- als auch Nadelelektroden gebraucht. *Trojaborg* (1964) hat gezeigt, daß mit beiden Elektroden praktisch gleiche Resultate erzielt werden können. Bei der Verwendung von Oberflächenelektroden wird die differente Elektrode über der Endplattenregion befestigt, die indifferente über der distalen Sehne des Muskels. Mit diesen Elektroden erhält man ein besseres Bild über die gesamte evozierte Aktivität im untersuchten Muskel. Bei stark atrophischen Muskeln ist es aber manchmal schwierig, ein gut abgrenzbares Potential abzuleiten. Auch ist die Gefahr, durch ein volumgeleitetes Potential aus einem anderen Muskel getäuscht zu werden, etwas größer als mit konzentrischen Nadelelektroden. Auch diese werden in die Endplattenregion eingestochen. Sie werden durch die reizbedingte Bewegung der untersuchten Extremität leicht verschoben, so daß manchmal eine Fixation des Armes oder des Beines nötig wird.

Auf die Probleme, die volumgeleitete Potentiale aus anderen Muskeln bieten können, wurde schon mehrfach hingewiesen. Solche Potentiale werden besonders bei hoher Verstärkung abgeleitet (*Gassel*, 1964a), sie können sowohl aus Muskeln, die von einem anderen Nerv innerviert werden, als auch aus Muskeln, meist proximaleren, die vom gleichen Nerv versorgt werden, stammen. Neben der bereits erwähnten Verwendung von Nadelelektroden für die Nervenreizung und die Ableitung ist es manchmal nötig, einen Nerv mit einem Lokalanästhetikum zu blockieren oder eventuell den untersuchten Muskel damit zu infiltrieren (*Gassel*, 1964a), um sicher sagen zu können, ob das abgeleitete Potential aus dem untersuchten Muskel stammt oder nicht. Bei Problemen, die durch gemeinsame Reizung des N. ulnaris und des N. medianus am Oberarm entstehen, kann auch die Kollisionstechnik (siehe S. 41) sehr hilfreich sein (*Kimura*, 1976).

Manchmal erschwert besonders bei distaler Reizung ein großer *Reizartefakt* die Beurteilung des abgeleiteten Potentials. Die Erdelektrode sollte deshalb immer zwischen Reiz- und Ableitelektrode angelegt werden. In vielen Fällen führt auch die erneute Präparation der Haut, ein leichtes Verschieben der Ableite- oder Reizelektroden und deren sorgfältige Fixierung oder die Verwendung von Nadelelektroden zum Ableiten oder zum Reizen zum Verschwinden eines störenden Artefaktes. Es muß auch immer darauf geachtet werden, daß kein Kontakt zwischen einem Pol der Reiz- und der Erdelektrode besteht.

Die *Verstärkung* wird so gewählt, daß das ganze Potential auf der Registrierung sichtbar ist. Für die Untersuchung eines Nervs sollte die Verstärkung bei Reizung an allen Reizpunkten gleich belassen werden. Bei höheren Verstärkungen werden im allgemeinen kürzere Latenzen gemessen, bei Ableitung mit verschiedenen Verstärkungen sind deshalb die gemessenen Werte nicht sicher miteinander vergleichbar.

Auch die *Kippgeschwindigkeit* sollte nicht verändert werden. Normalerweise arbeiten wir mit 1 cm/ms, bei sehr langen Latenzen müssen aber gelegentlich langsamere Geschwindigkeiten gewählt werden.

Es ist bekannt, daß die Leitgeschwindigkeit *temperaturabhängig* ist (siehe S. 10). *Buchthal* und *Rosenfalck* (1966a), *Henriksen* (1956), *Lowitzsch* und Mitarb. (1977) sowie *Ludin* und *Beyeler* (1977) haben gezeigt, daß sich die Leitgeschwindigkeit pro Grad Temperaturdifferenz um 1,2–2,4 m/s ändert. Um möglichst vergleichbare Werte mit geringer Streuung zu erhalten, sollte deshalb immer bei der gleichen Temperatur untersucht werden. Wenn die Hauttemperatur unter 34° C liegt, sollte mit einem Wasserbad oder einem Infrarotstrahler erwärmt werden.

Für die *Ausmessung der Distanzen* zwischen den einzelnen Reizpunkten wird meist ein flexibles Meßband verwendet. Gemessen wird über den **Reizkathoden**, dabei darf die Haut nicht verschoben werden und die Extremität muß in der gleichen Stellung verbleiben wie während der Untersuchung. Man muß sich bemühen, die Distanzen auf 0,5 cm genau zu ermitteln. Je kleiner der Abstand zwischen zwei Reizpunkten ist, desto stärker wirken sich Meßfehler der Distanzen oder der Latenzzeiten aus. Man sollte deshalb nicht mit kleineren Abständen als 10 cm arbeiten.

Bei der *Auswertung* (Abb. 18a) interessieren vor allem die **Latenzen**, die vom Beginn des Reizeinbruchs bis zum Beginn des Abgangs des Potentials von der Grundlinie gemessen werden. Es muß schon bei der Untersuchung darauf geachtet werden, daß dieser Abgang möglichst gut definiert und steil ist, dadurch wird die Messung genauer. Nach *Hopf* (1974) gelingt die Messung der Latenz auf 0,2 ms genau. Bei einer Genauigkeit der Meßdistanz auf 0,5 cm muß man so bei einer Leitungsgeschwindigkeit von 50 m/s über 30 cm mit einem **Fehler** von ± 2,5 m/s rechnen. Erfahrungsgemäß stellt aber die Nichtbeachtung des Temperatureinflusses in der Praxis die viel wichtigere Fehlerquelle dar, als Meßfehler der Latenzzeiten und der Distanzen. Die berechneten Werte sollen auf ganze Zahlen gerundet werden, um nicht den Anschein einer nicht bestehenden Genauigkeit zu geben. – Bei der Verwendung von **Oberflächenelektroden** ergibt die Messung der **Amplitude** der Muskelaktionspotentiale von **Spitze** zu **Spitze** oder der negativen Phase ein ungefähres Maß für die Zahl der erregten Muskelfasern.

1.4.3.3.1.1. *F-Wellen-Geschwindigkeit*

Im N. medianus, im N. ulnaris und im N. peronaeus kann die Geschwindigkeit, mit der die F-Welle (Abb. 17) (siehe S. 51) fortgeleitet wird, als Maß für die motorische Leitgeschwindigkeit verwendet werden. Die Methode ist besonders zur Erfassung von **proximalen Leitungsstörungen**, die üblicherweise nicht erfaßt werden können, geeignet (*Eisen* und Mitarb., 1977; *Kimura* und *Butzer*, 1975; *King* und *Ashby*, 1976; *Panayiotopoulos* und Mitarb., 1977, 1978).

Die Untersuchungstechnik ist praktisch gleich wie bei der Untersuchung der motorischen Leitgeschwindigkeit in den betreffenden Nerven.

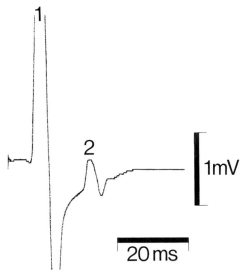

Abb. 17   M-Antwort (1) und F-Welle (2) bei Reizung des N. medianus in der Ellenbeuge und bei Ableitung vom M. abductor pollicis brevis.

Einzig wird die **Reizkathode** hier proximal von der **Anode** plaziert und die **Reizstärken** werden ca. **20% höher** gewählt. Da die Latenzzeiten normalerweise in der Größenordnung von 20–30 ms liegen, muß in der Regel auch eine langsamere Kippgeschwindigkeit verwendet werden, damit die Antwort auf dem Bildschirm sichtbar wird. Da die Latenzen von aufeinanderfolgenden F-Wellen immer etwas variieren, berücksichtigen die meisten Autoren den kürzesten von mindestens 10 Meßwerten. *Fisher* (1982) hat allerdings gezeigt, daß der Mittelwert aus 10 F-Latenzen zuverlässigere und besser reproduzierbare Resultate ergibt. *Panayiotopoulos* (1979) sowie *Panayiotopoulos* und Mitarb. (1977) dagegen messen die Latenzzeitdifferenz von 100 aufeinanderfolgenden F-Wellen (*F-Chronodispersion*).

Aus den Latenzzeiten kann die F-Wellen-Geschwindigkeit wie folgt berechnet werden:

$$\text{F-Wellen-Geschwindigkeit (m/s)} = \frac{\text{Distanz Reizort-Dornfortsatz C7 (mm)}}{\text{F-Leitungszeit (ms)}}$$

wobei die

$$\text{F-Leitungszeit} = \frac{[\text{F-Latenz (ms)} - \text{M-Latenz (ms)}] - 1}{2} \text{ ist.}$$

Es wird dabei eine zentrale Verzögerung von 1 ms angenommen.

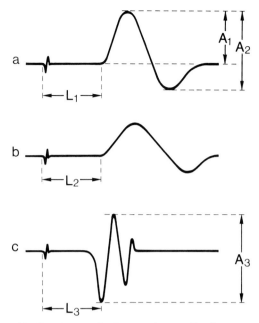

Abb. 18 Messung der Latenzzeiten zur Bestimmung der motorischen (a), antidromen (b) und orthodromen (c) sensiblen Leitgeschwindigkeit. Amplitudenbestimmung der motorischen Summenpotentiale (a) (A 1 = negative Phase, A 2 = peak-to-peak) und der orthodromen Nervenaktionspotentiale (c).

Nach *Eisen* und Mitarb. (1977) gibt das Verhältnis zwischen F- und M-Latenzzeit von einem bestimmten Reizpunkt aus die besten Hinweise auf eine proximale Läsion.

1.4.3.3.2. *Die sensible Leitgeschwindigkeit*

Zur Bestimmung der sensiblen oder sensorischen Leitgeschwindigkeit werden vor allem zwei Methoden verwendet. Bei der *orthodromen* Technik werden die sensiblen Nervenendigungen distal gereizt und es wird proximal vom Nervenstamm abgeleitet. Der Nerv leitet also in der normalen Richtung. Bei der *antidromen* Methode dagegen wird, wie bei der Bestimmung der motorischen Leitgeschwindigkeit, der Nervenstamm gereizt und die evozierte Aktivität distal von einem Finger abgeleitet. Hier leiten demnach die sensiblen Fasern in der falschen Richtung. Weniger gebräuchlich ist die Messung der sensiblen Leitgeschwindigkeit anhand von *Reflexpotentialen* oder von *somatosensorischen evozierten zerebralen Potentialen*. Vorerst soll

lediglich auf die beiden ersten Methoden eingegangen werden.

Für die Untersuchung der sensiblen Leitgeschwindigkeit wird praktisch immer ein Averager benützt. Die abgeleiteten Potentiale sind im allgemeinen sehr klein, so daß mit einer Verbesserung des Signal-Rausch-Verhältnisses die diagnostische Ergiebigkeit erheblich vergrößert werden kann. Man muß sich allerdings bewußt sein, daß sich das Signal-Rausch-Verhältnis nicht linear zur Zahl der gemittelten Durchgänge (= n) verbessert, sondern nur um den Faktor $\sqrt{n}$. Außerdem werden reizgebundene Artefakte (z. B. Reizartefakt) durch das Averaging nicht verkleinert. Es ist deshalb auch bei Verwendung eines Averagers eine möglichst artefaktarme Registrierung anzustreben (siehe auch unten). In bezug auf Aussagekraft ist die orthodrome Methode der antidromen für einzelne Fragestellungen deutlich überlegen (*Ludin* und Mitarb., 1977b). Die **antidrome** Bestimmung ist aber meist weniger zeitaufwendig und sie ist für den Patienten viel weniger belastend, so daß ihre Anwendung in der Routinediagnostik berechtigt ist. Besonders bei Kindern ist diese Methode im allgemeinen vorzuziehen.

Wie bei der motorischen Leitgeschwindigkeit, wird auch die sensorische aus den **Leitungszeiten** und den entsprechenden Distanzen berechnet (siehe S. 34). Hier ist es aber üblich, auch zwischen Reizelektrode und distalem Ableitepunkt bzw. zwischen distalem Reizpunkt und Ableiteelektrode eine Leitgeschwindigkeit zu berechnen, da in den jeweiligen Latenzen nur Leitungszeiten im sensiblen Nerv enthalten sind. Das über die Temperaturkontrolle bei der motorischen Leitgeschwindigkeit auf S. 35 Gesagte gilt auch für die sensorischen Techniken.

1.4.3.3.2.1. *Orthodrome sensible Leitgeschwindigkeit*

Bei dieser Untersuchung werden die Nervenfasern distal gereizt, in der Regel an einem Finger oder an einer Zehe. Für die Reizung werden in diesem Falle Ringelektroden verwendet. Erfolgt die Stimulation proximal, können entweder die gleichen Oberflächenelektroden gebraucht werden wie für die Reizung der motorischen Nervenfasern, oder eventuell auch unipolare Nadelelektroden. Bei Verwendung von Oberflächenelektroden sollte die Haut vorgängig mit Äther und leichtem Abschmirgeln vorbereitet werden. Die Elektroden werden immer so

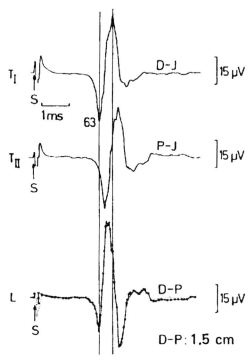

T_I S 1ms 63 D-J 15 µV

T_{II} S P-J 15 µV

L S D-P 15 µV

D-P: 1,5 cm

Abb. 19 Konfiguration der orthodromen Nervenaktionspotentiale bei uni- und bipolarer Ableitung. T I = unipolare Ableitung zwischen einer distalen (D) und einer indifferenten Elektrode, T II = unipolare Ableitung zwischen einer proximalen (P) und einer indifferenten Elektrode, L = bipolare Ableitung zwischen der distalen (D) und der proximalen (P) Elektrode (Abstand = 1,5 cm) (nach *Ludin* u. *Tackmann*, 1978).

angelegt, daß die **Reizkathode** über dem Nerv, bei bipolaren Elektroden **proximal der Anode**, liegt. Bei Ringelektroden werden Abstände von ca. 20 mm eingehalten. Die Dauer der **supramaximalen Reizimpulse** beträgt 0,1–0,2 ms. Nach *Buchthal* und *Rosenfalck* (1966a) kann die vierfache Stromstärke des Wertes für die subjektive Reizschwelle als supramaximal angenommen werden. In der Praxis bewährt sich aber auch eine einfachere Methode: Auf dem Bildschirm wird beobachtet, wann die sensiblen Nervenaktionspotentiale bei steigender Reizstärke nicht mehr anwachsen. Wenn man dann die Reizintensität noch einmal um 30 (−50)% erhöht, ist sie sicher supramaximal.

Zur *Ableitung* der sensiblen Nervenaktionspotentiale werden sowohl Oberflächen- als auch Nadelelektroden gebraucht. Da der Patient nicht viel stärker belastet wird, die diagnostische

Ergiebigkeit aber viel größer ist, ist dem Vorschlag von *Buchthal* und *Rosenfalck* (1966a) entsprechend die Verwendung von unipolaren Nadelelektroden vorzuziehen. Es handelt sich dabei um dünne Stahlnadeln, die fast bis zur Spitze mit Teflon überzogen sind. Die differente Elektrode wird so nahe wie möglich an den untersuchten Nerv herangebracht. Um eine optimale Elektrodenposition zu erzielen, wird diese Elektrode vorerst als Reizelektrode gebraucht und bei gemischten Nerven wird von einem Muskel evozierte Aktivität abgeleitet. Die Elektrode wird so lange verschoben, bis eine möglichst niedrige Reizschwelle (unter 1 mA) gefunden wird. Bei rein sensiblen Nerven ist das Auffinden der besten Elektrodenposition etwas schwieriger. Man kann bei distaler Reizung die Stelle suchen, wo die sensiblen Aktionspotentiale die höchste Amplitude haben. Bei Ableitung vom Nerv an mehr als einer Stelle werden die Elektroden abwechselnd zum Reizen und Ableiten gebraucht und es werden jeweils die Positionen mit der niedrigsten Reizschwelle und der höchsten Reizantwort ermittelt. Die indifferente Elektrode im gleichen Abstand von den Reizelektroden wie die differente Elektrode ca. 3–5 cm neben dieser subkutan angebracht. Wenn die beiden Elektroden in Längsrichtung des Nervs plaziert werden, wird die algebraische Summe der Potentiale an beiden Elektroden abgeleitet (*Guld* und Mitarb., 1970) (Abb. 19). *Andersen* (1985) hat zwar gezeigt, daß beim Gesunden mit standardisierten Elektrodenabständen mit Oberflächenelektroden neben den Latenzen auch gut reproduzierbare Werte für die Amplitude und die Dauer der sensiblen Nervenaktionspotentiale erzielt werden. Bei der vorgeschlagenen longitudinalen Elektrodenanordnung hängt die resultierende Potentialform aber nicht nur von der Elektrodendistanz, sondern auch von den Leitgeschwindigkeiten ab, die bei peripheren Neuropathien häufig verlangsamt sind. Es ist deshalb fraglich, ob in solchen Fällen zuverlässige Informationen über die Potentialform gewonnen werden können.

Da die abgeleiteten Potentiale sehr klein sein können, muß in der Regel mit hohen Verstärkungen (meist 5–10 µV/cm) abgeleitet werden. Trotzdem sollte die obere Grenzfrequenz auf 8–10 kHz belassen werden, die untere Grenzfrequenz kann aber auf 100 Hz erhöht werden. Obere Grenzfrequenzen unter 8 kHz können zu erheblichen Verzerrungen der Potentiale führen

(*Ludin* und *Tackmann,* 1979). Zur zusätzlichen Verbesserung des Signal-Rausch-Verhältnisses ist ein möglichst kleiner Elektrodenwiderstand erforderlich. Die Elektroden müssen deshalb häufig elektrolytisch behandelt werden (siehe S. 19). Meist genügt die **Summation von 20–32 Signalen,** in pathologischen Fällen können aber bis zu 1000 Summationen nötig werden. Gelegentlich bereiten große Reizartefakte erhebliche Schwierigkeiten, besonders wenn ein Averager benützt wird. Neben der Position der Erdelektrode, die zwischen Reiz- und distalster Ableiteelektrode liegen soll, kann manchmal durch die Veränderung der Stellung des Fingers oder der Zehe, die gereizt werden, und das Vermeiden des Berührens mit benachbarten Fingern oder Zehen helfen. Nützlich ist in solchen Situationen ein Reizartefaktunterdrücker (siehe S. 17).

Für die *Auswertung* (Abb. 18c) der **Latenz** wird vom Reizeinbruch zur ersten *positiven* Spitze des Nervenaktionspotentials gemessen. Bei Ableitung mit Oberflächenelektroden ist diese häufig nicht sicher erkennbar, verschiedene Untersucher messen daher zur ersten negativen Spitze. Dabei wird aber nicht mehr die Geschwindigkeit der schnellsten Fasern bestimmt. Die **Amplitude** des Aktionspotentials wird von **Spitze zu Spitze** ermittelt. Bei niedrigen, stark aufgesplitterten Potentialen gibt die *kumulative Amplitude,* d. h. die Summe der Amplituden der einzelnen Komponenten, ein besseres Maß für die Zahl der beteiligten Fasern als die alleinige Messung der Hauptkomponente (*Buchthal* und *Kühl,* 1979). Wir interessieren uns außerdem für die Komponentenzahl und die Dauer der Nervenaktionspotentiale (*Ludin* und Mitarb., 1977a). Als **Komponente** werden alle Phasen gezählt, deren Amplitude mindestens 10 % der höchsten Phase beträgt, ein Durchqueren der Grundlinie wird nicht gefordert. Die **Dauer** wird vom positiven Abgang des Potentials aus der Grundlinie bis zum Ende der letzten gezählten Komponente gemessen. Damit können die Hauptkomponenten der Potentiale unabhängig von der Zahl der summierten Reizantworten ausgewertet werden.

Wenn die Geschwindigkeit der *langsamen Komponenten* bestimmt werden soll, muß einerseits höher verstärkt und zudem immer 500–1000mal summiert werden. Die Verwendung eines besonders rauscharmen Verstärkers (*Andersen* und *Buchthal,* 1970) ist hier unumgänglich. Da die Reizschwellen der Nervenfa-

sern, die in diesen Komponenten repräsentiert sind, erheblich höher liegen als derjenigen, welche die Hauptkomponenten der Nervenaktionspotentiale bilden, müssen schon beim Gesunden bei Stimulation mit Oberflächenelektroden Reizstärken von 30–59 mA, mit Nadelelektroden von 12–18 mA verwendet werden (*Ludin* und *Tackmann,* 1979).

1.4.3.3.2.2. Antidrome sensible Leitgeschwindigkeit

Für diese Untersuchung wird gleich stimuliert wie bei der Bestimmung der motorischen Leitgeschwindigkeit (siehe S. 34) mit dem wichtigen Unterschied, daß bei gemischten Nerven *submaximal* gereizt wird. Es sollte versucht werden, mit der Reizstärke unter der motorischen Reizschwelle zu bleiben. Da die sensiblen Fasern meist eine niedrigere Reizschwelle haben als die motorischen, ist dies in vielen Fällen möglich. Es sollte daher immer von einem **möglichst distalen Muskel,** der vom untersuchten Nerv versorgt wird, gleichzeitig die motorische Antwort bei einer Verstärkung von 100 µV/cm kontrolliert werden. Wenn es nicht gelingt, ein antidromes Nervenaktionspotential bei Reizstärken, die für die motorischen Fasern unterschwellig sind, auszulösen, darf die Untersuchung nur verwertet werden, wenn das sensible Nervenaktionspotential eindeutig vor der motorischen Antwort beginnt. Sonst ist die Unterscheidung von einem volumgeleiteten Muskelaktionspotential nicht sicher möglich.

Für die *Ableitung* der antidromen Potentiale können die gleichen Ringelektroden verwendet werden wie für die Stimulation bei der orthodromen Methode. Da auch hier mit hohen Verstärkungen (in der Regel 10 µV/cm) gearbeitet wird, empfiehlt sich eine Herabsetzung der oberen Grenzfrequenz auf 1–2 kHz.

Die *Latenzzeit* (Abb. 18b) wird vom Reizeinbruch zum negativen Abgang des Nervenaktionspotentials von der Grundlinie gemessen. Wegen der submaximalen Reizung ist die Aussagekraft der Amplitude und der Potentialform nur gering.

1.4.3.3.2.3. Bestimmung der sensiblen Leitgeschwindigkeit anhand von Reflexpotentialen

Diese Methode hat stark an Bedeutung eingebüßt, seitdem die sensible Leitgeschwindigkeit direkt bestimmt werden kann. Mit Hilfe des *H-Reflexes* (siehe S. 51) kann die Leitgeschwindigkeit in den Spindelafferenzen bestimmt werden. Die F-Welle (siehe S. 36) dagegen sollte nicht mehr zur Bestimmung der sensiblen Leitgeschwindigkeit benützt werden, da es sich dabei mindestens zum Teil um eine rückläufige Entladung der motorischen Vorderhornzellen handelt (*Gassel* und *Wiesendanger*, 1965).

Wenn der H-Reflex von zwei verschiedenen Stellen ausgelöst wird, kann aus der Differenz der Latenzen und dem Abstand zwischen den beiden Reizpunkten die Leitgeschwindigkeit für die Spindelafferenzen ohne weiteres berechnet werden.

1.4.3.3.2.4. Bestimmung der sensiblen Leitgeschwindigkeit mit evozierten zerebralen und spinalen Potentialen

Bei Reizung eines peripheren Nerven können kontralateral von der Schädeloberfläche evozierte Potentiale (Abb. 20) abgeleitet werden, die ihre höchste Amplitude im Bereich der postzentralen Region haben (*Giblin*, 1964; *Halliday*, 1975). Zur Ableitung werden die in der Elektroenzephalographie gebräuchlichen Oberflächen- oder Nadelelektroden verwendet. Um diese Potentiale aus der übrigen elektrischen Aktivität herauszumitteln, ist unbedingt ein Averager erforderlich. Bei Reizung des Nervenstamms an zwei verschiedenen Punkten kann aus der Differenz der Latenzzeiten, die zum Beginn der Potentialkomponente N 1 (*Halliday*,

1975) gemessen werden, die Leitungsgeschwindigkeit der schnellsten sensiblen Fasern zwischen den beiden Reizpunkten berechnet werden. Weitere Einzelheiten zur Untersuchungstechnik und der Auswertung anderer Potentialparameter finden sich bei *Desmedt* (1980) und *Stöhr* u. Mitarb. (1989).

Für die Bestimmung der sensiblen Leitgeschwindigkeit ist diese Methode der ortho- oder antidromen Ableitung von Nervenaktionspotentialen in der Regel sicher unterlegen und sie kann für diesen Zweck deshalb auch nicht als Routinemethode empfohlen werden. Da meist gemischte Nervenstämme gereizt werden, kann ohnehin nicht mit Sicherheit gesagt werden, daß tatsächlich die Geschwindigkeit der sensiblen Fasern bestimmt wird. Zur Untersuchung von zentral bedingten Sensibilitätsstörungen ist die Methode aber sehr wertvoll. Im weiteren betonen *Desmedt* und *Nöel* (1973), daß auf diese Art häufig noch sicher verwertbare Antworten abgeleitet werden können, wenn es mit der orthodromen Methode sehr schwierig ist, brauchbare Potentiale abzuleiten. Auch proximale Läsionen, die den konventionellen Untersuchungen entgehen, können damit anhand der verlängerten Latenzzeit erfaßt werden. *Debecker* und Mitarb. (1971) haben darauf hingewiesen, daß die Methode bei Patienten mit sonst schwer objektivierbaren Sensibilitätsausfällen von forensischer Bedeutung sein kann.

Zum Nachweis von proximalen Verzögerungen der Erregungsleitung (Plexus, Wurzeln) können neben der F-Welle (siehe S. 36) auch spinale evozierte Potentiale verwendet werden.

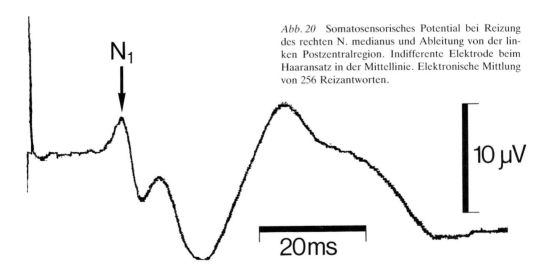

Abb. 20 Somatosensorisches Potential bei Reizung des rechten N. medianus und Ableitung von der linken Postzentralregion. Indifferente Elektrode beim Haaransatz in der Mittellinie. Elektronische Mittlung von 256 Reizantworten.

N_1

10 µV

20ms

Bei Stimulation des N. medianus am Handgelenk können über dem Dornfortsatz C 7 somatosensorische Potentiale abgeleitet werden, deren höchster negativer Gipfel eine Latenzzeit von zirka 11 ms aufweist (*El-Negamy* und *Sedgwick*, 1978). Entsprechende Potentiale können bei Reizung des N. tibialis in der Kniekehle über dem Dornfortsatz Th 9 abgeleitet werden (*Delbeke* und Mitarb., 1978).

1.4.3.3.3. Streubreite der Leitgeschwindigkeiten

Hopf (1962a) hat eine Kollisionstechnik entwickelt, die die Bestimmung der Streubreite der motorischen Leitgeschwindigkeiten in einem peripheren Nerv erlaubt. Ein Nerv wird dabei an zwei verschiedenen Stellen weit supramaximal (150–200 % über dem Maximum) gereizt, der N. ulnaris beispielsweise am Handgelenk und am Oberarm. Apparative Voraussetzung für diese Untersuchung sind entweder zwei Reizgeräte oder ein Reizgerät, das zwei voneinander unabhängige Reize abgeben kann. Wenn beide Stimuli gleichzeitig abgegeben werden, wird vom Muskel nur das Summenpotential, das durch den distalen Reiz ausgelöst wird, abgeleitet. Der proximale Reiz und der zentripetal laufende distale Reiz löschen sich zwischen den beiden Reizpunkten aus, wenn sie aufeinandertreffen. (Bei der Reizung einer Nervenfaser läuft die Erregung sowohl gegen peripher als auch gegen zentral.) Der proximale Reiz wird nun in bezug auf den ersten mit in Schritten von 0,1 ms zunehmendem zeitlichen Intervall abgegeben. Wenn dieses Intervall groß genug ist, daß die antidrom laufende Erregung zum Zeitpunkt des proximalen Reizes schon an diesem Reizpunkt vorbeigelaufen ist, wird ein zweites Aktionspotential, durch den proximalen Reiz ausgelöst, abgeleitet. Mit zunehmendem Intervall zwischen den beiden Reizen wird das zweite Aktionspotential immer größer, da am Anfang nur in den schnellsten Fasern, später in immer langsameren der proximale Reiz nicht ausgelöscht wird. Die Differenz der Intervalle zwischen dem Zeitpunkt, wo eben ein zweites Muskelaktionspotential erscheint, und dem Zeitpunkt, wo dieses eine maximale Amplitude erreicht, ergibt ein Maß für die Streubreite der motorischen Leitgeschwindigkeiten im betreffenden Nerv. Bei der Berechnung der Streubreite muß vom angegebenen Intervall die absolute

Refraktärperiode abgezogen werden. Während dieser Zeit nach Durchlauf des antidrom laufenden Impulses kann der Nerv am proximalen Reizpunkt nicht erregt werden. Aus der Distanz zwischen den beiden Reizpunkten und dem korrigierten Zeitintervall kann die Streubreite in m/s berechnet werden. *Betts* und Mitarb. (1976) haben darauf hingewiesen, daß die Festlegung der Dauer der Refraktärperiode einer der problematischen Punkte der Methode ist. Der ursprünglich angewandte Wert von 0,5 ms ist zu niedrig, sie schlagen 1,3 ms vor. Dadurch werden die berechneten Streubreiten bedeutend größer. Es ist offensichtlich, daß unter pathologischen Bedingungen, wo die Refraktärperiode verändert ist, die Meßresultate mit dieser Methode recht fragwürdig werden.

Kimura (1976) und *Kimura* und Mitarb. (1976) haben gezeigt, daß diese Kollisionstechnik für den Ausschluß von volumgeleiteten Potentialen durch gleichzeitig unbeabsichtigte Reizung zweier Nerven (siehe S. 34) und zum Nachweis einer Martin-Gruberschen Anastomose (siehe S. 64) sehr wertvoll sein kann, wobei die oben erwähnten Schwierigkeiten dabei keine Rolle spielen.

Die großen Fortschritte der Computertechnik haben in den letzten Jahren neue Methoden zur Messung der Streubreite der Geschwindigkeiten in motorischen, sensiblen und gemischten Nerven möglich gemacht. Nach peripherer Stimulation eines gemischten, eines motorischen oder eines sensiblen Nerven können die Nervenaktionspotentiale proximal an 2 verschiedenen Stellen abgeleitet werden. Die Analyse dieser beiden, leicht unterschiedlichen Summenpotentiale erlaubt eine Schätzung der Streuung der Leitgeschwindigkeiten (*Barker* und Mitarb. 1979; *Caddy* und Mitarb., 1981; *Cummins* und Mitarb. 1979). Die Methoden, welche von *Caddy* und Mitarb. (1981) sowie von *Dorfman* und Mitarb. (1982) beschrieben worden sind, erlauben die Schätzung der Streuung in den motorischen Fasern. Die Muskelsummenpotentiale, welche nach Reizung des Nerven an 2 Stellen registriert werden, werden zu diesem Zwecke mit Hilfe des Computers verglichen. Erwähnenswert ist auch, daß die von *Hopf* (1962) beschriebene Kollisionstechnik von *Leifer* und Mitarb. (1977) voll automatisiert worden ist.

1.4.3.3.4. Reiz- und Ableitepunkte der einzelnen Nerven

Es sollen nicht nur Nerven berücksichtigt werden, an denen echte Leitgeschwindigkeiten gemessen werden können, sondern auch solche, bei denen aus anatomischen Gründen nur distale Latenzen bestimmt werden können. Für einige dieser Nerven sind verschiedene Untersuchungsmethoden beschrieben worden. Wir werden uns hier jeweils auf die Beschreibung einer Technik beschränken. Es ist auch nicht das Ziel dieser Zusammenstellung, alle Nerven, die untersucht werden können, anzuführen, dafür sei auf die Monographie von *Smorto* und *Basmajian* (1972) verwiesen.

N. facialis: (*Rösler* u. Mitarb., 1989) *Reizung:* Parieto-okzipital (homolateral) mit dem Magnetstimulator für die transkranielle Reizung. Am Mastoid (elektrisch) ist es vorteilhaft, die Reizkathode direkt auf den Austrittspunkt zu legen und die Anode dahinter zu plazieren. Damit wird der M. masseter weniger gereizt und volumgeleitete Potentiale aus diesem Muskel geben weniger Anlaß zu Interpretationsschwierigkeiten.

Ableitung: Mit Oberflächenelektroden vom M. nasalis. Die indifferente Elektrode wird an der Nasenspitze angebracht. Grundsätzlich kann aber von jedem fazialisinnervierten Gesichtsmuskel abgeleitet werden.

N. hypoglossus: (*Muellbacher* u. Mitarb., 1993) *Reizung:* Mit dem Hochvoltstimulator 2 cm vor und 1 cm medial vom Kieferwinkel. Mit dem Magnetstimulator am Hinterkopf 3 cm lateral von der homolateralen Protuberantia occipitalis (die Reizung gelingt hier auch bei Kontrollpersonen nicht immer). *Ableitung:* Mit einer besonderen Oberflächenelektrode, die auf die Zunge gepreßt wird.

N. accessorius: (*Fahrer* und Mitarb., 1974) *Reizung:* Etwa in der Mitte des hinteren Halsdreiecks (vordere Begrenzung: M. sternocleidomastoideus). Der Nerv liegt hier ziemlich oberflächlich. *Ableitung:* Von den 3 Portionen des M. trapezius.

N. phrenicus: (*Markand* und Mitarb., 1984) *Reizung:* Am Hinterrand des M. sternocleidomastoideus mit Oberflächenelektroden. Die Stimulation führt zu einer Kontraktion des Zwerchfells mit einem „Schluckauf-Gefühl". *Ableitung:* Differente Oberflächenelektrode über dem 7. Interkostalraum am kosto-chondralen Übergang, indifferente Elektrode über dem Schwertfortsatz.

N. thoracicus longus: (*Kaplan*, 1980) *Reizung:* Am Erbschen Punkt (siehe unten). *Ableitung:* M. serratus anterior auf Höhe der 5. Rippe (mittlere Axillarlinie). Die Distanz wird mit dem Beckenzirkel gemessen.

Plexus brachialis: (*Gassel* 1964a) *Reizung:* Am Erbschen Punkt (siehe unten). *Ableitung:* M. supra- und infraspinam, M. deltoideus, M. biceps brachii und M. triceps brachii.

N. musculocutaneus: (*Trojaborg*, 1976) *Motorisch: Reizung:* Mit unipolaren Nadelelektroden am Erbschen Punkt (im vorderen Halsdreieck gerade hinter dem M. sternocleidomastoideus, ca. 6 cm oberhalb der Klavikula) und in der Axilla (zwischen dem N. medianus und der A. axillaris einerseits und dem M. coracobrachialis anderseits, gerade oberhalb der Sehne des M. latissimus dorsi). *Ableitung:* M. biceps brachii mit konzentrischen Nadelelektroden. *Sensibel: Reizung:* N. cutaneus antebrachii lateralis mit unipolaren Nadelelektroden in der Ellenbeuge (zwischen Sehne des M. biceps brachii und dem M. brachioradialis). *Ableitung:* gleicher Punkte wie zur Stimulation bei der motorischen Leitgeschwindigkeit.

N. ulnaris: *Motorisch: Reizung:* Siehe Abb. 21. *Ableitung:* M. abductor digiti minimi und M. interosseus dorsalis I. *Sensibel:* Orthodrom: Siehe Abb. 21. Antidrom: Gleiche *Reiz*punkte wie für motorische Leitgeschwindigkeit, *Ableitung* vom Kleinfinger.

N. medianus: *Motorisch: Reizung:* Siehe Abb. 22. *Ableitung:* M. abductor pollicis brevis. *Sensibel:* Orthodrom: Siehe Abb. 22. Anstelle des Zeigefingers kann auch der Daumen oder der Mittelfinger für die Stimulation gebraucht werden. Antidrom: *Reizung* wie für motorische Leitgeschwindigkeit, *Ableitung* vom Finger I, II, III (oder eventuell IV).

N. radialis: (*Trojaborg* und *Sindrup*, 1969) *Motorisch:* Siehe Abb. 23. *Reizung:* Vorderarm: 8 cm proximal vom Proc. styloideus ulnaris kann der Nerv gerade lateral vom M. extensor carpi ulnaris palpiert werden; Ellenbogen: zwischen den Sehnen des M. brachioradialis und M. biceps brachii 6 cm proximal vom Epicondylus radialis humeri; Axilla: zwischen M. coracobrachialis und medialer Begrenzung des M. triceps brachii, 18 cm proximal vom Epicondylus ulnaris humeri. *Ableitung:* (M. triceps brachii, M. brachioradialis, M. extensor digitorum communis, M. extensor pollicis longus) und M. extensor indicis. *Sensibel:* Orthodrom: Siehe Abb. 23. *Reizung:* Daumen. *Ableitung:* Die beiden proximalen Ableitestellen sind identisch mit den Stellen am Ellenbogen und in der Axilla für die Reizung bei der Bestimmung der motorischen Leitgeschwindigkeit. Distal wird dort abgeleitet, wo der Nerv am distalen Vorderarm auf der lateralen Seite des Radius palpiert werden kann. Wenn dies nicht sicher möglich ist, kann in

dieser Region mit einer Oberflächenelektrode gereizt werden, bis zum Daumen ein antidromes oder von den proximalen Elektroden ein orthodromes Nervenaktionspotential abgeleitet werden kann. Mit dieser Anordnung kann auch die Leitgeschwindigkeit in den proximaleren Segmenten gemessen werden.

7. bis 11. Interkostalnerv: (*Pradhan* und *Taly*, 1989) *Reizung:* Mit Oberflächenelektroden im gleichen Interkostalraum lateral von den paraspinalen Muskeln und 6 cm hinter dem Ende der Rippen. Patienten in Seitenlage mit einem Kissen unter dem Thorax, um die Interkostalräume weit zu machen. *Ableitung:* Vom M. rectus abdominis mit Oberflächenelektroden. Die besten Elektrodenpositionen liegen für den 7. und 8. Interkostalnerven auf Höhe des Xyphoids und

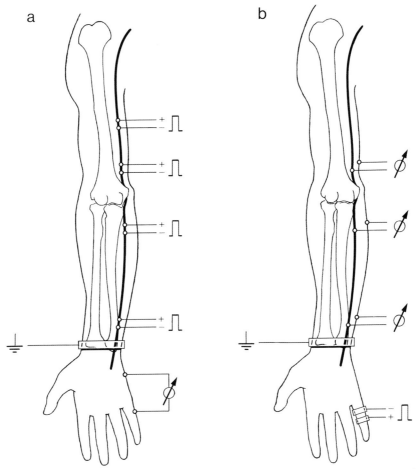

Abb. 21 N. ulnaris. Reiz- und Ableitepunkte für die motorische (a) und die sensible (orthodrome) (b) Leitgeschwindigkeit.

etwas darunter, für den 9. und 10. etwa auf Nabelhöhe und für den 11. zwischen Nabel und Symphyse.

N. femoralis: (*Gassel*, 1963) *Reizung:* Gerade unterhalb des Leistenbandes lateral der A. femoralis. *Ableitung:* Vom M. rectus femoris mit konzentrischen Nadelelektroden, die in Längsrichtung in Abständen von ca. 15, 20 und 25 cm vom Reizort eingestochen werden. Aus den Differenzen dieser Latenzzeiten sollte keine Leitungsgeschwindigkeit berechnet werden, da diese Latenzzeiten jeweils von verschiedenen Nervenfasern stammen.

N. cutaneus femoris lateralis: (*Stevens* und *Rosselle*, 1973) *Reizung:* An der Außenseite des Oberschenkels im Ausbreitungsgebiet des Nerven mit bipolaren Oberflächenelektroden. *Ableitung:* gerade unterhalb des Ligamentum inguinale. Die günstigste Elektrodenposition wird vorgängig bestimmt, indem der Punkt, bei dem mit kleinster Reizintensität Sensationen an der Oberschenkelaußenseite bei Reizung mit den Ableiteelektroden ausgelöst werden können, gesucht wird.

N. saphenus: (*Ertekin*, 1969) *Reizung:* mit Oberflächenelektroden an der Innenseite des Unterschenkels gerade unterhalb des unteren Patellarandes; gelegentlich auch oberhalb des Malleolus internus. *Ableitung:* mit unipolaren Nadelelektroden in der Leiste. Differente Elektrode 0,5 – 1,5 cm lateral der maximalen Pulsation der A. femoralis. Die Elektrodenlage wird verändert, bis die Reizschwelle für die motori-

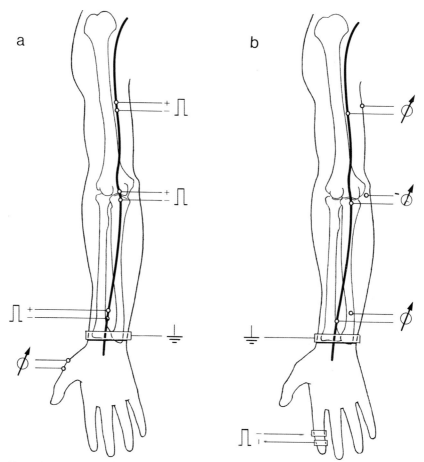

Abb. 22 N. medianus Reiz- und Ableitepunkte für die motorische (a) und die orthodrome sensible (b) Leitgeschwindigkeit.

schen Summenpotentiale aus dem M. rectus femoris bei ca. 1 mA liegt.

Zur Erfassung von intraabdominellen Läsionen des N. saphenus bzw. des N. femoralis haben *Synek* und *Cowan* (1983) die Abteilung von zerebralen evozierten Potentialen nach Stimulation 1,5 cm medial vom unteren Patellarand empfohlen.

N. ischiadicus: *Motorisch:* *(Gassel* und *Trojaborg,* 1964) *Reizung:* Fossa poplitea (siehe N. tibialis) und in der Glutealfalte an einem Punkt mit gleichem Abstand vom Trochanter maior und vom Tuber ossis ischii. An dieser Stelle kann nur bei mageren Individuen mit Oberflächenelektroden gereizt werden (siehe auch S. 34). *Ableitung:* M. tibialis anterior, M. gastrocnemius, M. soleus, M. extensor digitorum brevis, M. abductor hallucis. *Sensibel:* Orthodrom: *(Buchthal* und *Rosenfalck,* 1966 a) *Reizung:* 1. Zehe allein oder 1., 2. und 3. Zehe zusammen. *Ableitung:* Fußgelenk und Fossa poplitea (siehe N. tibialis). Gesäßfalte gleiche Stelle wie Reizung für die motorische Leitgeschwindigkeit (Tiefe ca. 70 mm).

N. tibialis: *Motorisch:* Siehe Abb. 24. *Reizung:* Fossa poplitea und hinter Malleolus internus. *Ableitung:* M. abductor hallucis und M. abductor digiti minimi. *Sensibel:* Orthodrom: *(Behse* und *Buchthal,* 1971) Siehe Abb. 24. *Reizung:* Großzehe. *Ableitung:* Gleich wie Reizpunkte für die motorische Leitgeschwindigkeit.

Methoden für die selektive Beurteilung einzelner Digitalnerven sind von *Falck* und Mitarb. (1984), von *Oh* und Mitarb. (1984) und *Ponsford* (1988) beschrieben worden.

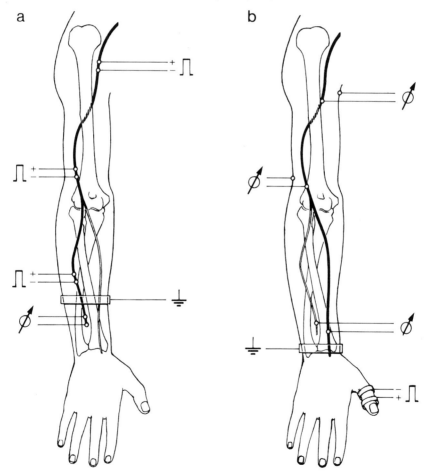

a   b

Abb. 23 N. radialis. Reiz- und Ableitepunkte für die motorische (a) und die sensible orthodrome (b) Leitgeschwindigkeit.

N. peronaeus: *Motorisch:* Siehe Abb. 25. *Reizung:* Proximal kann entweder direkt hinter dem Capitulum fibulae oder in der Fossa poplitea und etwas distal am Capitulum fibulae gereizt werden. Distaler Reizpunkt im untersten Abschnitt des Unterschenkels ca. 5 cm proximal vom Malleolus externus etwas lateral der vorderen Tibiakante. Bei Verdacht auf Vorliegen eines akzessorischen N. peronaeus profundus *(Lambert,* 1969 b) (siehe S. 65) muß zusätzlich noch hinter dem Malleolus externus gereizt werden. *Ableitung:* M. extensor digitorum brevis. *Sensibel:* Orthodrom: *(Singh* und Mitarb., 1974) Siehe Abb. 25. *Reizung:* Mit Nadelelektroden am Fußgelenk beim Retinaculum musculorum extensorum superius (2–3 cm proximal einer Linie zwischen den beiden Malleoli und 1–2 cm lateral der Sehne des M. tibialis anterior). Reiz-

stärke 8–12 mA. Fehlende Aktionspotentiale aus dem M. extensor digitorum brevis beweisen, daß nur der N. peronaeus superficialis gereizt wird. *Ableitung:* 1–2 cm distal vom Capitulum fibulae und in der Fossa poplitea. (Kontrolle der Elektrodenposition mittels Ableitung von Summenpotentialen aus dem M. peronaeus longus.) (Nach *Behse* und *Buchthal* [1971] kann auch eine distale Leitgeschwindigkeit mit Reizung an der Großzehe und Ableitung beim beschriebenen Reizpunkt beim Retinaculum musculorum extensorum superius bestimmt werden.)

N. suralis: Orthodrom: *(Behse* und *Buchthal,* 1971) *Reizung:* Mit Oberflächenelektroden am Dorsum pedis, mindestens 2 cm distal vom Rand des M. extensor digitorum brevis. Die Reizstärke soll 10–20 mA betragen, höhere Reizstärken

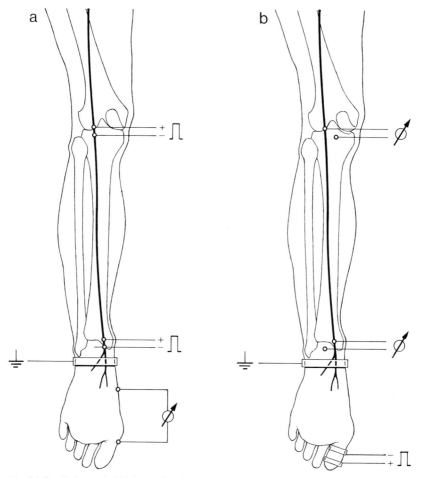

Abb. 24 N. tibialis Reiz- und Ableitepunkte für die motorische (a) und sensible (orthodrome) (b) Leitgeschwindigkeit.

haben die Reizung der kleinen Fußmuskeln zur Folge, die das sensible Nervenaktionspotential stören. Für die meisten Routineuntersuchungen reizen wir mit Oberflächenelektroden hinter dem Malleolus lateralis. Dabei ist die Amplitude der Nervenaktionspotentiale in der Regel höher als bei Reizung mit Nadelelektroden (*Mamoli* und Mitarb., 1980). Offensichtlich werden mit den Nadelelektroden nicht alle Verzweigungen des Nervs erreicht. *Ableitung:* Hinter dem Malleolus lateralis, der Nerv kann hier häufig palpiert werden. Als weitere, bei Reizung am Malleolus als alleinige Ableitestelle dient ein Punkt ca. 15 cm proximal vom Malleolus lateralis lateral von der Achillessehne, auch hier kann der Nerv manchmal palpiert werden. In der Fossa poplitea wird vom gleichen Punkt, der auch für den N. tibialis dient, abgeleitet. Die differente Elektrode wird ca. 4–5 cm proximal der Hautfalte in der Mitte der Kniekehle eingestochen und die optimale Position anhand der niedrigen Reizschwelle für das Muskelaktionspotential im M. gastrocnemius ermittelt. Die Plazierung der distaleren Elektroden kann geprüft werden, indem mit diesen gereizt wird, bis von der proximalen Elektrode das höchstmögliche Nervenaktionspotential abgeleitet werden kann. (Zur Bestimmung der Leitgeschwindigkeit in den proximalen Segmenten kann auch mit der Nadelelektrode hinter dem Malleolus lateralis stimuliert werden.)

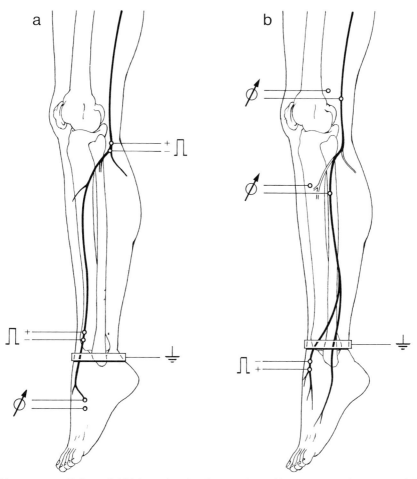

Abb. 25 N. peronaeus. Reiz- und Ableitepunkte für die motorische (a) und sensible (orthodrome) (b) Leitgeschwindigkeit.

1.4.3.3.5. Refraktärperiode und Frequenzverhalten des peripheren Nervs

Neben der Leitgeschwindigkeit kann auch die Bestimmung der absoluten und relativen Refraktärperiode und die Untersuchung der Fortleitung von Impulsserien verschiedener Frequenzen als Indikator für eine Läsion peripherer Nerven dienen. Entsprechende Untersuchungsmethoden sind von *Lowitzsch* und *Hopf* (1972; 1973) sowie von *Tackmann* und Mitarb. (1975) beschrieben worden.

In der Regel wird ein gemischter peripherer Nerv mit Nadelelektroden supramaximal gereizt und die Nervenaktionspotentiale werden proximal davon ebenfalls mit Nadelelektroden abgeleitet. *Hopf* und Mitarb. (1975), *Tackmann* und *Lehmann* (1974a) und *Tackmann* und Mitarb. (1974a) haben Methoden beschrieben, die auch die isolierte Untersuchung sensibler Fasern erlauben. Für die Bestimmung der *Refraktärperiode* werden Impulspaare mit variablem Intervall abgegeben. Da die Dauer der absoluten Refraktärperiode von der Reizstärke abhängig ist, müssen weit supramaximale Impulse verwendet werden. Die Dauer der relativen Refraktärperiode läßt sich anhand der Verlängerung der Latenz für den Testreiz am zuverlässigsten bestimmen. Damit können genauere Resultate als mit der Messung der Potentialamplitude und besonders auch mit der Bestimmung der Normalisierung der Reizschwelle erzielt werden (*Hopf* und *Lowitzsch*, 1974). Wegen der starken Abhängigkeit der Refraktärperiode von der Temperatur muß diese kontrolliert und eventuell korrigiert werden (*Lowitzsch* und Mitarb., 1977).

Das *Frequenzverhalten* des Nervs wird bestimmt, indem Impulszüge von 5–10 Reizen mit Frequenzen von 100 Hz bis 8 kHz (*Lowitzsch* und *Hopf*, 1972) oder 100–500 Hz (*Tackmann* und Mitarb., 1974a, 1975) abgegeben werden. *Lowitzsch* und *Hopf* (1972; 1973) untersuchen, bei welcher Frequenz 5 Reize eben noch ohne Amplitudenabnahme und Latenzverlängerungen geleitet werden (*„untere Grenzfrequenz"*). Bei der *„oberen Grenzfrequenz"* kommen eben noch alle Potentiale, wenn auch mit verlängerten Latenzen, durch. Bei höheren Frequenzen wird die Zahl der nicht fortgeleiteten Reize bestimmt. *Tackmann* und Mitarb. (1974a, 1975) werten die Amplitude und die Latenz des jeweils 10. Nervenaktionspotentials von Reizserien ver-

schiedener Frequenzen aus. Auch für diese Untersuchungen ist die Temperaturkontrolle wichtig.

1.4.3.3.6. Mikroneurographie

Bei der mikroneurographischen Untersuchung (*Vallbo* und *Hagbarth*, 1967, 1968) werden Wolframmikroelektroden durch die Haut in die Nervenstämme eingeführt. Damit können die Aktionspotentiale einzelner Nervenfasern abgeleitet und insbesondere ihr Entladungsmuster analysiert werden. Die Methode ist zwar von großem wissenschaftlichem Wert, in die klinische Routine hat sie bisher aber kaum Eingang gefunden.

1.4.3.4. Repetitive Reizung zur Prüfung der neuromuskulären Überleitung

Bei Störungen der neuromuskulären Übertragung stellt die repetitive Reizung eines peripheren Nervs mit verschiedenen Frequenzen und die Ableitung der Muskelaktionspotentiale von einem dazugehörigen Muskel die gebräuchlichste Untersuchungsmethode dar. Sofern es klinisch verantwortet werden kann, sollte eine cholinesterasehemmende Medikation 12–18 Stunden vor der Untersuchung abgesetzt werden.

In der Regel wird für die Untersuchung der N. ulnaris gereizt und vom M. abductor digiti minimi oder vom M. adductor pollicis abgeleitet. Gereizt sollte, wenn immer möglich, mit Nadelelektroden werden. Oberflächenelektroden verrutschen sehr leicht und können deshalb zu Fehlinterpretationen Anlaß geben. Mit Nadelelektroden können auch viel leichter Reizstärken, die weit supramaximal liegen, gewählt werden, ohne daß es für den Patienten besonders unangenehm wäre. *Slomić* und Mitarb. (1968) brauchen Reizstärken, die 7- bis 14mal den Schwellenwert haben. Am besten wird am Handgelenk mit Impulsen von 0,1–0,2 ms Dauer gereizt.

Zur Ableitung eignen sich subkutane Elektroden sehr gut (*Slomić* und Mitarb., 1968). Mit Oberflächenelektroden, die auch verwendet werden können, entstehen leichter Bewegungsartefakte. Bei beiden Elektrodentypen wird die differente Elektrode in der Endplattenregion angebracht, die indifferente meist über der distalen Sehne des untersuchten Muskels. Intramuskuläre Elektroden sollten nicht gebraucht werden, damit wird erstens nur von einem umschriebenen Muskelareal abgeleitet, und zweitens sind Bewegungsartefakte praktisch unvermeidlich. Eine möglichst straffe Fixierung des untersuchten Armes, wenn immer möglich mit einer besonderen Halterung, ist unerläßlich. Sehr wichtig ist bei dieser Untersuchung auch die *Temperaturkontrolle*. Die Hauttemperatur über dem untersuchten Muskel sollte mindestens 34° C betragen, dies entspricht einer intramuskulären Temperatur von etwa 37° C. Eine zu tiefe Temperatur kann der Grund für falsch negative Resultate sein (*Borenstein* und *Desmedt*, 1975 b; *Ricker* und Mitarb., 1977 b).

Bei der Untersuchung müssen zwischen den einzelnen Impulszügen *Pausen* eingeschaltet werden, damit sicher nicht eine durch die Untersuchung erschöpfte neuromuskuläre Übertragung geprüft wird. Zur Vermeidung einer Ermüdung durch Willkürinnervation kann der Nerv proximal der Reizstelle mit einem Lokalanästhetikum blockiert werden (der N. ulnaris z. B. im Bereiche des Ellenbogens). Damit kann die Untersuchung für den Patienten auch weniger schmerzhaft gestaltet werden, man verliert dabei aber die Möglichkeit, die Ermüdung durch maximale Willkürinnervation zu studieren.

Als Vorschlag für ein *Untersuchungsprogramm* soll das folgende Beispiel dienen:
- Vor Beginn der eigentlichen Untersuchung nach Anbringen der Reiz- und Ableiteelektroden wird 2–3 Minuten gewartet.
- Reizserie 3/s während 3 Sekunden
- 2 Minuten Pause
- Reizserie 10/s während 1 Sekunde
- 2 Minuten Pause
- Reizserie 20/s während 1 Sekunde
- 3 Minuten Pause
- Reizserie 50/s während 1 Sekunde, anschließend Einzelreize nach 8, 15, 30, 45 und 60 Sekunden und dann nach jeder Minute während insgesamt 10 Minuten.
- *Tensilontest:* Bei der Reizfrequenz, die den deutlichsten Amplitudenabfall zeigt, kann der Effekt von 10 mg Tensilon (Edrophoniumchlorid) i. v. geprüft werden. Zuerst werden als Testdosis 2 mg gegeben, nach 1 Minute können die restlichen 8 mg nachgespritzt werden. Gereizt werden sollte 45–60 Sekunden nach der Injektion, nach dieser Zeit ist die

Wirkung der Substanz am stärksten (in den Augenmuskeln schon früher [siehe S. 134]). Häufig ist die diagnostische Ergiebigkeit in proximalen Muskeln besser als in distalen (*Borenstein* und *Desmedt*, 1973; *Özdemir* und *Young*, 1976), so daß diese Muskeln mehr untersucht werden sollten als es bisher üblich war. Auch hier stimulieren wir grundsätzlich mit Nadelelektroden und leiten mit subkutanen Nadelelektroden, seltener mit Oberflächenelektroden, ab. Da die Reizung mit hohen Frequenzen zu schmerzhaft wäre, wird hier nur mit 3/s während 3 s gereizt. Die gleiche Untersuchung kann nach maximaler Willkürinnervation während 20 s oder nach Reizung mit 3/s während 4 Minuten wiederholt werden.

Bei der *Auswertung* der Untersuchungsergebnisse interessiert, ob es innerhalb eines Impulszuges zu einer Veränderung der Amplituden der evozierten Muskelaktionspotentiale kommt. Dabei soll aber nicht der prozentuale Abfall oder Anstieg des letzten Aktionspotentials einer Serie im Vergleich zum ersten angegeben werden. Das Muster der Amplitudenänderung muß genau beschrieben werden (*Özdemir* und *Young*, 1976). Wichtig sind dabei einerseits das Verhalten der ersten 4–5 Reizantworten, anderseits aber müssen auch die späteren Veränderungen beachtet werden. *Desmedt* (1973) schlägt vor, bei Reizung mit 3/s das Verhältnis zwischen 1. und 5. Reizantwort anzugeben.

Es bestehen verschiedene Möglichkeiten, die diagnostische Ergiebigkeit der geschilderten Methoden zu verbessern. So kann gleichzeitig zur Ableitung der elektrischen auch die *mechanische Aktivität* von distalen Muskeln unter isometrischen Bedingungen registriert werden (*Slomić* und Mitarb., 1968). Besonders interessant ist dabei die Untersuchung der Kontraktionen bei längeren Serien mit niedriger Reizfrequenz. Wir reizen dazu mit 2/s während 90 Sekunden. Vor der Fortsetzung des oben geschilderten Untersuchungsprogramms wird dann eine Pause von 8 Minuten eingeschaltet. *Desmedt* (1973) beschreibt auch die gleichzeitige Untersuchung der elektrischen und mechanischen Phänomene bei sehr hohen Reizfrequenzen bis 200/s und mehr. Wegen ihrer Schmerzhaftigkeit wird der praktische Wert dieser Untersuchung aber stark eingeschränkt. Auch die gleichzeitige Ableitung der Summenpotentiale und der Kontraktionen vom Platysma (*Krarup*, 1977 a) dürfte besonders wegen des technischen Aufwandes auf einzelne Laboratorien beschränkt bleiben.

Borenstein und *Desmedt* (1973) verwenden *Ischämieversuche* als zusätzliche Provokationsmethode. Bei unterbrochener Blutzirkulation wird mit 3/s während 4 Minuten stimuliert. Anschließend wird die aktivitätsbedingte Erschöpfung mit kurzen Reizserien von 3/s während mehrerer Minuten studiert.

1.4.3.5. Elektromyogramm und Muskelkontraktion

Im Gegensatz zum elektrischen Geschehen wird den mechanischen Phänomenen bei der elektromyographischen Untersuchung recht wenig Beachtung geschenkt. Einzig bei der Untersuchung des Musters bei maximaler Willkürinnervation wird das Verhältnis zwischen abgeleiteter elektrischer Aktivität und Kraftentwicklung beurteilt (siehe S. 22). Dabei handelt es sich lediglich um eine Schätzung, die keine quantitative Erfassung der Resultate zuläßt.

Zwischen integrierter elektromyographischer Aktivität und isometrischer Spannungsentwicklung in einem bestimmten Muskel besteht eine lineare Korrelation (Abb. 26) (*Lenman*, 1959a und b; *Lippold*, 1952; *Ludin* und *Dubach*, 1971). Mit zunehmender isometrischer Kraft-

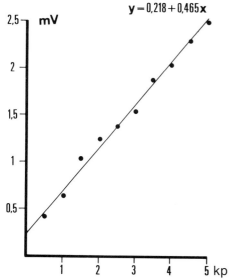

Abb. 26 Beziehung zwischen integrierter elektromyographischer Aktivität und isometrischer Kraftentwicklung bei einer gesunden Versuchsperson. Ableitung mit Oberflächenelektroden vom M. biceps brachii und vom M. brachioradialis.

entwicklung kommt es zu einer entsprechenden Zunahme der elektrischen Aktivität. Dabei sollte möglichst der ganze Muskel erfaßt werden, Ableitungen mit Oberflächenelektroden sind deshalb vorzuziehen. Eine planimetrische Auswertung der abgeleiteten Aktionspotentiale ist ziemlich mühsam, deshalb erfolgt die Integrierung der elektrischen Aktivität meistens elektronisch (*Rosenfalck*, 1960). Auch bei der auf S. 30 beschriebenen Methode von *Willison* (1964) und *Rose* und *Willison* (1967) kann die Analyse der elektrischen Aktivität zur isometrischen Kraftentwicklung in Beziehung gesetzt werden.

Zur Registrierung von Einzelkontraktionen, die auch meist unter isometrischen Bedingungen erfolgt, ist ein entsprechender Kraftgeber, der die Umwandlung der mechanischen Aktivität in elektrische Signale erlaubt, erforderlich. Im Gegensatz zur gewöhnlichen Elektromyographie ist auch ein Gleichspannungsverstärker nötig. Besonders von kleinen Handmuskeln kann bei guter Fixierung der Hand und falls kein Muskel, der vom gleichen Nerv versorgt wird, antagonistisch wirkt bei supramaximaler Reizung des Nervs gleichzeitig elektrische und mechanische Aktivität des ganzen Muskels untersucht werden (*Slomić* und Mitarb., 1968). In vielen Fällen erweist es sich bei dieser Methode als Nachteil, daß der Muskel nur als Ganzes erfaßt werden kann. *Buchthal* und *Schmalbruch* (1970) haben eine Methode entwickelt, mit der auch in großen Muskeln die mechanische Aktivität von kleinen, elektrisch aktivierten Faserbündeln oder von einer einzelnen willkürlich aktivierten motorischen Einheit untersucht werden kann. Ein sehr feiner Kraftgeber wird dabei in die Sehne des untersuchten Muskels eingestochen, wo er die einzelnen Kontraktionen registriert. Zur Verminderung von Interferenzen können die Einzelzuckungen einzelner motorischer Einheiten oder Faserbündel mit einem Averager gemittelt werden. Die elektrische Reizung der Muskelfaserbündel geschieht im allgemeinen mittels Nadelelektroden, die in die Endplattenzone eingestochen werden.

Eine andere Methode, die in der Anwendung eher einfacher ist, haben *Milner-Brown* und Mitarb. (1973) beschrieben. Sie untersuchen damit in verschiedenen Muskeln die Einzelzuckungen von willkürlich aktivierten motorischen Einheiten unter isometrischen Bedingungen. Es können die gleichen Kraftgeber verwendet werden wie für die Registrierung der Zuckungen des ganzen Muskels. Bei einer bestimmten isometrischen Kontraktion wird mit einer Nadelelektrode im untersuchten Muskel das Potential einer motorischen Einheit gesucht, das eine möglichst hohe Amplitude hat. Mit diesem Potential wird nun die Zeitablenkung eines Averagers getriggert, an dessen Eingang der Kraftgeber angeschlossen ist. Der Averager mittelt so die Einzelzuckung der untersuchten motorischen Einheit aus der Gesamtaktivität des Muskels heraus, da sie als einzige immer zum gleichen Zeitpunkt erscheint. Die untersuchte Einheit soll während der Ableitung mit einer Frequenz von 5–10/s feuern. Um auch das Aktionspotential, das den Averager triggert, ganz darzustellen, muß noch eine Verzögerungsleitung verwendet werden.

1.4.3.6. Reflexuntersuchungen

Die elektromyographische Untersuchung der Eigen- und Fremdreflexe ist besonders beim Studium von zentralen Bewegungsstörungen von Interesse. Im Gegensatz zur Elektromyographie bei peripheren neuromuskulären Leiden ist die diagnostische Bedeutung der Reflexuntersuchungen bis heute recht beschränkt geblieben. Es wird hier deshalb nicht möglich sein, alle methodischen Probleme ausführlich zu behandeln.

1.4.3.6.1. Eigenreflexe

1.4.3.6.1.1. Mechanisch ausgelöste Eigenreflexe

Als wichtigstes und häufigstes Beispiel dieser Gruppe ist der *phasische Eigenreflex* (T-Reflex, Tendon-Reflex) zu erwähnen. Für eine rein qualitative Prüfung kann der Reflex mit einem gewöhnlichen Reflexhammer ausgelöst werden. Wenn genauere Resultate benötigt werden, muß der Reflex maschinell ausgelöst werden, so daß die Schläge genau reproduzierbar und dosierbar sind. Es ist wünschenswert, daß die Zeitablenkung des Oszillographen durch den Reflexhammer getriggert wird. Zur Ableitung werden im allgemeinen Oberflächenelektroden gebraucht.

Aufwendiger ist die Untersuchung der *tonischen Dehnungsreflexe* (*Herman*, 1970). Hier muß dem Muskel eine genau definierte Bewegung aufgezwungen werden. Dazu werden besondere Reflexmaschinen benötigt, der Wert

von manuell ausgelösten tonischen Dehnungsreflexen ist gering.

Einfacher dagegen ist die Auslösung des *tonischen Vibrationsreflexes*. Es werden dazu Vibratoren verwendet mit einer Schlagfrequenz von 100 (–200) Hz und einer Schlagamplitude von 1–2 mm senkrecht auf die Sehne (*Hagbarth*, 1973).

Eine *Innervationsstille* („silent-period") kann nach mechanisch und elektrisch ausgelösten Eigenreflexen beobachtet werden. Der Patient muß dazu den untersuchten Muskel leicht willkürlich innervieren. Manchmal ist es ziemlich schwierig, die genaue Dauer der Innervationsstille auf einzelnen Filmaufnahmen zu bestimmen. Wenn die elektromyographische Aktivität gleichgerichtet und dann mit einem Averager gemittelt wird, können zuverlässigere Werte erhalten werden (*McLellan*, 1973). Eine Innervationsstille tritt auch bei Auslösung des *Entlastungsreflexes* auf (*Angel* und Mitarb., 1965). Dabei muß der Patient ein bestimmtes Gewicht unter isometrischen Bedingungen festhalten. Zur Auslösung des Reflexes wird diese Belastung vom Untersucher plötzlich abgebrochen. Neben der elektrischen Aktivität sollte dabei auch die Bewegung der Extremität registriert werden. Vorteilhaft ist es, wenn das Oszilloskop im Augenblick der Entlastung getriggert wird.

1.4.3.6.1.2. Elektrisch ausgelöste Eigenreflexe

Bei der sog. *F-Welle*, die durch supramaximale Reizung besonders in distalen Muskeln ausgelöst werden kann, handelt es sich wenigstens zum Teil um eine rückläufige Entladung der Alpha-Motoneurone (*Gassel* und *Wiesendanger*, 1965). Sie sollte deshalb nicht mehr für Reflexuntersuchungen gebraucht werden.

Eine zentrale Stellung bei den Untersuchungen der Eigenreflexe nimmt dagegen der *H-Reflex* ein. Obwohl gezeigt wurde, daß er auch in Vorderarmflexoren (*Deschuytere* und Mitarb., 1976) und unter bestimmten Voraussetzungen auch in den Mm. peronaei, im M. tibialis anterior und im M. extensor digitorum communis (*Garcia* und Mitarb., 1979) ausgelöst werden kann, werden wir hier nur die Methodik bei Ableitung aus dem M. soleus beschreiben, da fast alle bisherigen Untersuchungen an diesem Muskel gemacht wurden. Zur Auslösung wird der N. tibialis elektrisch gereizt. Typisch ist, daß der H-Reflex seine höchste Amplitude bei Reizstärken erreicht, die für die direkte M-Antwort noch weit submaximal liegen. Bei weiterer Steigerung der Reizstärke nimmt die Amplitude des H-Reflexes dann wieder ab und die M-Antwort wird immer größer. Wenn diese maximal ist, kann nur noch ein kleiner oder gar kein H-Reflex mehr registriert werden (Abb. 27). Eine Zusammenstellung der empfohlenen Untersuchungstechnik stammt von *Hugon* und Mitarb. (1973). Besonders bei längeren Untersuchungen ist es vorteilhaft, wenn der Patient in einem besonderen Sessel (*Delwaide*, 1971) eine halbliegende Stellung einnehmen kann. Kürzere Untersuchungen können aber auch in Bauchlage vorgenommen werden. Es ist wichtig, daß der Patient während der ganzen Untersuchung bequem und entspannt sitzt oder liegt und die Kopfstellung nicht verändert. Es muß auch darauf geachtet werden, daß die Vigilanz während der Untersuchung nicht abnimmt. Das untersuchte Bein muß während der ganzen Untersuchung in der gleichen Stellung festgehalten werden. Das Knie wird am besten leicht gebogen (ca. 120°) gehalten und für das Fußgelenk wird ein Winkel von 100–120° empfohlen. Zur *Reizung* des N. tibialis werden meist Oberflächenelektroden verwendet. Die differente Elektrode liegt über dem Nerv in der Kniekehle und als indifferente Elektrode wird häufig eine größere Plattenelektrode über der Patella gebraucht. Die Dauer der Reizimpulse beträgt 1 ms und

ihre Frequenz soll 0,1/s nicht übersteigen, um eine gegenseitige Beeinflussung der aufeinanderfolgenden Reflexantworten zu vermeiden. Die Hauttemperatur über dem Nerv muß mindestens 34° C betragen. Auch zur *Ableitung* eignen sich Oberflächenelektroden in der Regel besser als Nadelelektroden. Die Elektroden werden entlang der Längsachse der Wade plaziert. Die differente ca. 2 cm unterhalb des unteren Randes der beiden Gastrocnemiusköpfe, die indifferente 3 cm distal davon.

Bei der *Auswertung* interessiert vor allem die Amplitude der Reflexantworten, manchmal auch die Latenz. Um repräsentative Werte zu erhalten, sollten immer mindestens 10 Reflexpotentiale, die unter gleichen Reiz- und Ableitebedingungen registriert worden sind, ausgemessen und die Mittelwerte berechnet werden. An Stelle der absoluten Werte wird häufig die Amplitude des Reflexpotentials mit der maximalen M-Antwort verglichen („*H/M-Ratio*"). Zuverlässiger und besser reproduzierbar sind *Rekrutierungskurven* (*Delwaide*, 1971) (Abb. 27). Dabei werden H-Reflex und M-Antwort bei verschiedenen Reizstärken untersucht, und die jeweiligen Amplituden werden als Funktion des Reizstroms oder der Reizspannung aufgetragen. Aufwendiger und weniger gut reproduzierbar sind *Erholungskurven* (*Delwaide*, 1971) der H-Reflexe. Auf einen Reiz für einen maximalen H-Reflex läßt man mit variablem Intervall einen

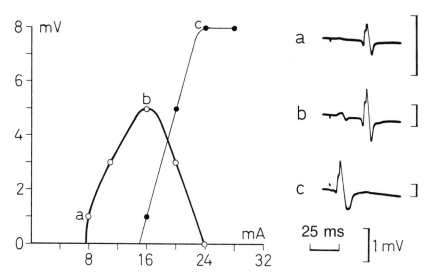

Abb. 27 Rekrutierungskurve des H-Reflexes (dicke Linie) und der M-Antwort (dünne Linie). Rechts sind die Potentiale bei schwacher (a), mittlerer (b) und supramaximaler (c) Reizstärke abgebildet. In a) und b) ist ein H-Reflex, in b) und c) eine M-Antwort erkennbar.

zweiten gleichen Reiz folgen. Das Verhältnis der Amplituden der beiden Reflexantworten wird als Funktion des jeweiligen Intervalls dargestellt.

1.4.3.6.2. *Fremdreflexe*

Durch Hautreize können im Prinzip von allen Körperregionen Fremdreflexe ausgelöst werden. Es ist deshalb nicht möglich, hier eine Übersicht auch nur über die klinisch wichtigeren zu geben. Für eine Zusammenstellung sei auf *Struppler* (1974) verwiesen.

Fremdreflexe können durch mechanische oder elektrische Reize ausgelöst werden. Für elektrophysiologische Untersuchungen ist die letztere Auslösungsart meist geeigneter, da sie besser dosierbar und reproduzierbar ist. Auch hier werden zur Ableitung mehr Oberflächen- als Nadelelektroden verwendet. Für die genaue Analyse von komplexen Reflexantworten sind intramuskuläre Elektroden manchmal aber unerläßlich. Da die Reflexantworten ziemlich variabel sind, ist die Auswertung der Amplitude und der Latenzzeit manchmal recht schwierig. Wir berechnen deshalb in der Regel den Mittelwert der Latenzzeiten und der Amplituden von 8 Reflexantworten.

Eine wichtige Eigenschaft der Fremdreflexe ist die *Habituation*, d. h. die Abnahme der Reflexantwort bei wiederholter Reizung. Zur Prüfung der Habituation wird repetitiv mit Frequenzen von 0,5–1/s gereizt. Wenn eine Habituation vermieden werden soll, muß zwischen den einzelnen Reizen mindestens 10 Sekunden gewartet werden.

Der Fremdreflex, dem heute in der klinischen Neurophysiologie das größte Interesse gilt, ist der *Blinkreflex* oder der *trigemino-faziale Reflex* (*Shahani* und *Young*, 1972). Gereizt wird meist der N. supraorbitalis am Foramen supraorbitale, seltener der N. infraorbitalis am Foramen infraorbitale. Wir reizen den N. supraorbitalis mit Oberflächenelektroden. Die Reizstärke beträgt 9–10 mA, die Dauer der Rechteckimpulse 0,2 ms. Zur Ableitung verwenden wir konzentrische Nadelelektroden, die beidseits am lateralen Augenwinkel eingestochen werden. Störende Reizartefakte lassen sich durch eine ringförmige Erdelektrode um die Reizelektrode vermeiden oder stark vermindern (*Willi*, 1980). Homolateral wird eine erste Reflexantwort mit einer Latenz von 10 ms abgeleitet. Die spätere Reflexantwort tritt dagegen beidseits nach rund 35 ms auf.

Der *Kornealreflex* (*Ongerboer de Visser* und Mitarb., 1977) kann mechanisch durch Berühren der Hornhaut ausgelöst werden, wobei der Strahl des Oszillographen im Moment der Berührung angestoßen wird. Eine andere Methode, bei der elektrisch stimuliert wird, haben *Accornero* und Mitarb. (1980) beschrieben. Abgeleitet wird bei beiden Techniken vom M. orbicularis oculi beidseits mit Oberflächenelektroden über den Unterlidern.

Die klinische Prüfung des *Analreflexes* ist manchmal recht schwierig und nicht sehr zuverlässig. *Pedersen* und Mitarb. (1978) haben gezeigt, daß bei elektrischer perianaler Stimulation beim Gesunden immer eine Reflexantwort aus dem M. sphincter ani externus abgeleitet werden kann. Da durch den geringen Abstand zwischen Reiz- und Ableitelektroden die Verstärker übersteuert werden (meist mehrere 100 ms), schalten sie unmittelbar vor der Reizung den Verstärker während 10–20 ms aus. Als Reize werden 5 Rechteckimpulse von 1 ms im Abstand von je 1 ms verwendet. Bei Reizung des N. tibialis am Malleolus internus kann bei gleicher Reiztechnik im M. sphincter ani externus normalerweise auch immer eine Reflexantwort registriert werden. Bei fehlendem Analreflex bei perianaler Reizung kann damit eventuell entschieden werden, ob die Läsion im afferenten oder im efferenten Schenkel des Reflexbogens liegt.

2. Elektromyographische Befunde

2.1. Befunde im normalen Muskel und Nerv

In diesem Kapitel werden die Befunde bei Untersuchung des Gesunden rein beschreibend dargestellt, die verschiedenen *Normwerte* sind auf den S. 145–177 zusammengestellt. Die Befunde im Muskel beziehen sich zum größten Teil auf Untersuchungen mit konzentrischen Nadelelektroden.

2.1.1. Elektromyographische Befunde im normalen Muskel

2.1.1.1. Einstichaktivität

Beim Einstich und beim Verschieben der Elektrode werden meist Salven von kurzen Potentialen beobachtet (Abb. 28), die eine Dauer von 1–3 ms und Amplituden um 100 μV haben.

Diese *Einstichaktivität* klingt rasch ab, sie dauert durchschnittlich etwa 300 ms. Sie ist wahrscheinlich auf eine mechanische Erregung der Muskelfasern durch die Elektrode zurückzuführen (*Kugelberg* und *Petersén*, 1949).

Die Einstichaktivität darf nicht mit Spontanaktivität verwechselt werden. Ihre diagnostische Bedeutung beim Fehlen von Spontanaktivität ist recht gering, da eine Vermehrung oder Verlängerung schwer exakt zu fassen ist. Bei ischämischen Muskelläsionen (siehe S. 127) ist das Fehlen der Einstichaktivität aber eines der typischen elektromyographischen Zeichen.

Wilbourn (1982) hat eine besondere Form der Einstichaktivität beobachtet, die bei Gesunden der oben beschriebenen folgen kann und bis zu 3 Sekunden andauert. Aufgrund des Geräuschs, das sie macht, nennt er diese Aktivität „Snap, Crackle, Pop". Sie besteht aus unterschiedlich geformten mono- bis multiphasischen Potentialen, wobei sich die einzelnen Potentiale kaum je wiederholen.

2.1.1.2. Spontanaktivität

2.1.1.2.1. Endplattenpotentiale

Bei Ableitung in der Endplattenregion kann auch im gesunden Muskel Spontanaktivität in Form des sog. *Endplattenrauschens* oder der *Endplattenpotentiale* abgeleitet werden (Abb. 29). Das Endplattenrauschen ist durch eine Unruhe der Grundlinie gekennzeichnet, bei sorgfältigem Verschieben der Elektrode können dann meist einzelne Endplattenpotentiale gefunden werden. Diese sind mono- oder diphasisch und sie haben typischerweise einen *negativen Abgang* von der Grundlinie. Dies ist neben dem Entladungsmuster das wichtigste Unterscheidungsmerkmal von den Fibrillationspotentialen (siehe S. 66), mit denen sie nicht verwechselt werden dürfen. Die Endplattenpotentiale haben Amplituden bis zu 250 μV und ihre Dauer beträgt 1–5 ms. Beim Endplattenrauschen handelt es sich um Endplattenpotentiale, die aus einer gewissen Entfernung abgeleitet werden.

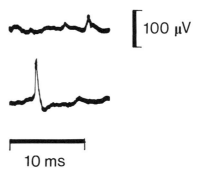

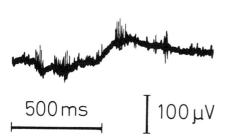

Abb. 28 Einstichaktivität.

Abb. 29 Oben: Endplattenrauschen. Unten: Endplattenpotential. Beachte den *negativen* Abgang von der Grundlinie.

Der Ursprung dieser Spontanaktivität war längere Zeit umstritten. *Jones* und Mitarb. (1955) vermuteten, daß diese Potentiale durch mechanische Reizung der intramuskulären Nervenendigungen entstehen, und sie haben sie daher als „Nervenpotentiale" bezeichnet. *Buchthal* und *Rosenfalck* (1966 b) dagegen nahmen an, daß sie den Miniaturendplattenpotentialen entsprechen (siehe S. 10). Die Befunde von *Wiederholt* (1970) sprechen dafür, daß diese Ansicht zutreffend ist. Durch Eisenmarkierungen im Kaninchenmuskel konnte er zeigen, daß im Gebiet, wo diese Spontanaktivität abgeleitet werden konnte, sich immer 2–19 Endplatten befanden. Durch Kurare erreichte er eine Abnahme der Potentialamplituden, und unter Cholinesterasehemmern wurden die Potentiale länger. *Partanen* und *Nousiainen* (1983) haben die Ansicht vertreten, daß die Endplattenpotentiale den Aktionspotentialen der intrafusalen Muskelfasern entsprechen. Die Befunde, welche sie zur Begründung vorlegen, sind aber nicht sehr überzeugend.

Da es sich bei den Endplattenpotentialen um Spontanaktivität handelt, die in jedem normalen Muskel abgeleitet werden kann, kommt ihnen *keine diagnostische Bedeutung* zu. Fibrillationspotentiale, die am Ort ihrer Entstehung abgeleitet werden, müssen auch einen negativen Abgang von der Grundlinie haben (siehe S. 66). Da eine Unterscheidung zwischen Endplattenpotentialen und am Ort der Ableitung entstehenden Fibrillationspotentialen nicht möglich ist, dürfen solche Potentiale grundsätzlich nicht als pathologisch bewertet werden.

2.1.1.2.2. Fibrillationspotentiale

Gelegentlich können auch beim Gesunden einzelne typische *Fibrillationspotentiale* (siehe S. 66) abgeleitet werden. *Buchthal* und *Rosenfalck* (1966 b) vermuten, daß es sich dabei um Miniaturendplattenpotentiale handelt, die die Reizschwelle überschritten und ein fortgeleitetes Aktionspotential ausgelöst haben. Gemäß dem Vorschlag dieser Autoren dürfen Fibrillationspotentiale nur als signifikant pathologisch bewertet werden, wenn sie in einem Muskel an *mindestens zwei Stellen außerhalb der Endplattenregion* abgeleitet werden können. An einer Stelle werden sie bei Untersuchung an 20–30 Punkten in 10% der gesunden Muskeln, häufiger in distalen als in proximalen, gefunden. Zu der von *Stöhr* (1977) vorgeschlagenen Unterscheidung zwischen „benignen" und „malignen" Fibrillationen siehe S. 63.

2.1.1.2.3. Faszikulationen

Als weitere Form von Spontanaktivität im gesunden Muskel sind die *benignen Faszikulationen* zu erwähnen. Diese Potentiale können formal nicht von den Potentialen motorischer Einheiten unterschieden werden, sie treten aber bei offensichtlich völliger Entspannung durch den Patienten auf und können von diesem willkürlich nicht beeinflußt werden. Die Unterscheidung von den malignen Faszikulationen (siehe S. 68) ist recht schwierig. Entgegen der früher herrschenden Ansicht (*Denny-Brown* und *Foley*, 1948; *Richardson*, 1954) bestehen keine sicheren Unterschiede der einzelnen faszikulierenden Potentiale in bezug auf Anzahl der Phasen, Amplitude und Entladungsform (*Bastron*, 1960; *Trojaborg* und *Buchthal*, 1965). Bei der Untersuchung einer größeren Anzahl von Potentialen fanden *Trojaborg* und *Buchthal* (1965), daß sich die faszikulierenden Potentiale in bezug auf Form, Dauer und Amplitude nicht signifikant von den willkürlich aktivierten Potentialen motorischer Einheiten in den jeweiligen Muskeln unterscheiden. Die Untersuchung dieser Potentiale, das Vorliegen oder das Fehlen von Fibrillationspotentialen und das Aktivitätsmuster bei maximaler Willkürinnervation können deshalb bei der Differenzierung helfen. *Hjorth* und Mitarb. (1973) und *Willison* (1975) fanden die Faszikulationen bei Vorderhornerkrankungen außerdem nie nur in einzelnen oder wenigen Muskeln (siehe S. 68).

2.1.1.3. Potentiale motorischer Einheiten

Bei leichter Willkürinnervation können Potentiale abgeleitet werden, die höher und länger sind als die schon erwähnten Fibrillations- und Endplattenpotentiale. Es handelt sich dabei nicht um Potentiale einzelner Muskelfasern, sondern von ganzen Fasergruppen, den motorischen Einheiten (siehe S. 4). Abb. 30 zeigt, daß in einem einzelnen Muskel Potentiale motorischer Einheiten mit sehr unterschiedlicher Form, Dauer und Amplitude abgeleitet werden können. Diese Unterschiede sind nicht nur durch die Verschiedenheit der einzelnen Einheiten untereinander bedingt, sondern auch durch die jeweilige Lage der ableitenden Elektrode in

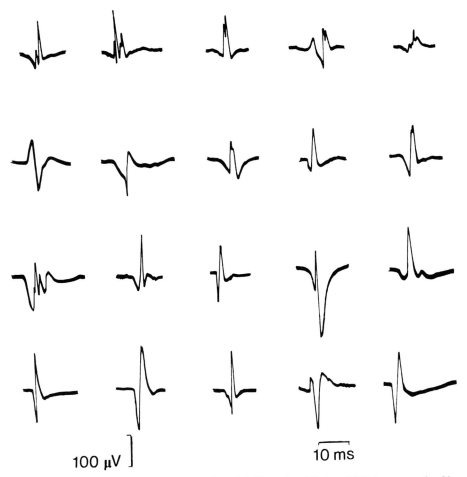

100 μV]   10 ms

Abb. 30   Potentiale motorischer Einheiten aus einem M. biceps brachii einer 30jährigen gesunden Versuchsperson. Ableitung mit konzentrischen Nadelelektroden.

bezug auf die untersuchte Einheit (*Butler* und Mitarb., 1982). Dabei muß festgehalten werden, daß ein bestimmtes Potential bei unveränderter Elektrodenposition und Innervationsstärke immer die gleiche Form behält. Aus diesen großen Unterschieden innerhalb eines einzelnen Muskels wird auch die auf S. 22 erhobene Forderung nach *Auswertung von mindestens 20 Potentialen* in jedem untersuchten Muskel verständlich. Aus einzelnen Potentialen können nie diagnostisch verbindliche Schlüsse gezogen werden.

In unmittelbarer Nähe der differenten Elektrode befinden sich immer nur einige wenige Fasern einer bestimmten motorischen Einheit. Von diesen Fasern stammt der Potentialanteil mit der höchsten Amplitude und den raschen

Phasen. Die *Amplitude* ist dabei außer vom Abstand der aktiven Fasern in unmittelbarer Nähe auch von der Zahl der Fasern, die beteiligt sind, abhängig. Die Amplitude gibt also ein *Maß für die Faserdichte* (*Buchthal* und Mitarb., 1959). Da die mittlere Amplitude bei verschiedenen Untersuchungen stark streut – Abweichungen bis zu 40 % vom Normwert können noch nicht als pathologisch angesehen werden –, ist ihre Bestimmung diagnostisch nicht sehr ergiebig.

Die Fasern, die etwas weiter von der differenten Elektrode entfernt liegen, tragen Anteile zum Potential der motorischen Einheit bei, die mit zunehmender Entfernung rasch an Amplitude verlieren und keine raschen Phasen mehr

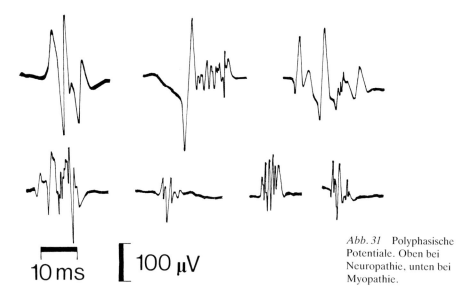

10 ms   100 µV

Abb. 31 Polyphasische Potentiale. Oben bei Neuropathie, unten bei Myopathie.

aufweisen (siehe S. 15). Diese Fasern sind also besonders für die langsamen und niedrigen initialen und terminalen Potentialschwankungen verantwortlich.

Die Potentiale der motorischen Einheiten sind etwa dreimal länger als die Potentiale von einzelnen Muskelfasern. Diese lange Dauer ist vor allem auf die räumliche Verteilung der Endplatten zurückzuführen. Einerseits sind die Nervenendigungen deshalb verschieden lang, und die einzelnen Fasern innerhalb einer Einheit werden nicht ganz synchron erregt, anderseits muß die Erregung in den einzelnen Muskelfasern auch über verschieden große Distanzen bis zur Elektrode laufen (*Buchthal* und Mitarb., 1955b). In verschiedenen Muskeln finden sich erhebliche Unterschiede der Potentialdauer. Von den in den Tab. III–VII angegebenen Normwerten der Kopenhagenerschule, welche von Prof. Buchthal freundlicherweise zur Verfügung gestellt worden sind, müssen *Abweichungen von 20%* nach unten und oben als normal akzeptiert werden. Mit zunehmendem Alter wird die Dauer der Potentiale motorischer Einheiten länger (*Buchthal* und Mitarb., 1954; *Sacco* und Mitarb., 1962). Die Zunahme der Potentialdauer während des Wachstums ist mit dem Größerwerden des Abstandes zwischen den Endplatten gut erklärbar. Für die weitere Verlängerung im Erwachsenenalter postulieren *Sacco* und Mitarb. (1962) eine Abnahme der Muskelmasse mit zunehmendem Lebensalter. Dadurch rücken die einzelnen Fasern näher zusam-

men, die Faserdichte wird also größer und damit nimmt die Amplitude der initialen und terminalen Potentialanteile zu. Diese werden dadurch besser erkennbar und die Potentialdauer wird länger gemessen. Eine andere Erklärungsmöglichkeit bieten die Befunde von *Barker* und *Ip* (1966), die mit histologischen Methoden bei verschiedenen Versuchstieren festgestellt haben, daß die motorischen Endplatten nur eine beschränkte Lebensdauer haben. Untergegangene Endplatten sollen durch kollaterales Aussprossen ersetzt werden. Da die neuausgewachsenen Sprosse relativ dünn sind und deshalb eine niedrige Leitgeschwindigkeit haben, könnte es so zu einer größeren zeitlichen Streuung der Erregungsankunft mit zunehmendem Lebensalter und damit zu einer längeren Potentialdauer kommen. Von *Bischoff* u. Mitarb. (1991) ist die lineare Zunahme der Potentialdauer in Abhängigkeit vom Alter in Frage gestellt worden. Nach ihren Befunden komme es erst nach 55 Jahren zu einer Verlängerung der Potentialdauer, während sie vorher praktisch konstant bleibe.

Im klinischen Alltag wird der Temperaturabhängigkeit der Potentialdauer – zu Unrecht – relativ wenig oder überhaupt keine Beachtung geschenkt. Bei Abkühlung nimmt die mittlere Potentialdauer zwischen 36 und 30° C um durchschnittlich 6%, zwischen 30 und 22° C um 9% pro Grad zu (*Tackmann* und *Vogel*, 1987). *Buchthal* u. Mitarb. (1954) haben sogar eine Zunahme von 10% pro Grad Temperaturabnahme zwischen 37 und 20° C gefunden. Als

Ursachen der verlängerten Potentialdauer kommen vor allem eine zunehmende Dispersion der Erregungsausbreitung in den terminalen Nervenendigungen und eine verlangsamte Erregungsleitung über die Muskelmembran in Frage.

Die meisten Potentiale im gesunden Muskel sind di- oder triphasisch. Potentiale, die *mehr als 4 Phasen* haben, werden als *polyphasisch* (Abb. 31) bezeichnet. Bei der Auswertung eines großen Materials sind 3 % aller Potentiale polyphasisch (*Buchthal* und Mitarb., 1954). Wenn nur ca. 25 Potentiale ausgemessen werden, wie es üblicherweise geschieht, können im Einzelfall auch *beim Gesunden bis zu 12 % polyphasische Potentiale* gefunden werden (*Caruso* und *Buchthal*, 1965). Häufig bestehen Unsicherheiten, welche Potentiale als polyphasisch gezählt werden sollen und welche nicht. Am besten geht man davon aus, daß nur die *Durchgänge durch die Grundlinie als Abgrenzung der Phasen* angesehen werden. Ein polyphasisches Potential muß also mindestens vier eindeutige Durchgänge durch die Grundlinie aufweisen. Außerdem dürfen nur Potentiale, die für die Bestimmung der Potentialdauer gemessen werden, berücksichtigt werden.

2.1.1.4. Das Muster bei maximaler Willkürinnervation

Die Kraftentwicklung des Muskels wird einerseits durch die Entladungsfrequenz und anderseits durch die Zahl der rekrutierten Einheiten abgestuft. Abb. 32 zeigt, daß bei sehr schwacher Willkürinnervation nur wenige motorische Einheiten feuern *(Einzeloszillationen)*, bei etwas größerer Kraftanstrengung werden schon mehr *(Übergangskurve* oder *gemischtes Muster)* und bei maximaler Innervation sehr viele Einheiten rekrutiert *(Interferenzbild)*. Beim Interferenzbild können die einzelnen Potentiale nicht mehr sicher voneinander unterschieden werden, beim Übergangsmuster können die Potentiale in Elektrodennähe noch identifiziert werden, die Grundlinie ist aber wegen der Interferenz entfernterer Einheiten nicht mehr erkennbar. Bei den Einzeloszillationen wird zwischen den ein-

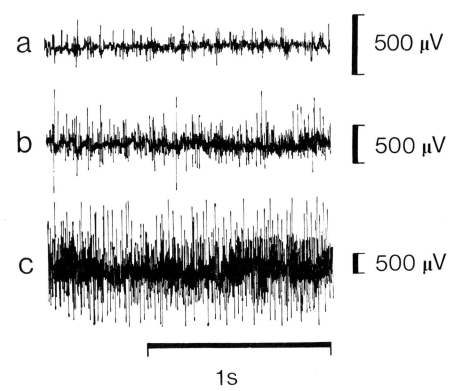

Abb. 32 Aktivitätsmuster im gesunden Muskel bei schwacher (Einzeloszillationen), mittelstarker (gemischtes Muster) und maximaler (Interferenzbild) Willkürinnervation. Beachte die unterschiedlichen Verstärkungen.

zelnen Potentialen die Grundlinie immer wieder sichtbar.

Das Aktivitätsmuster gibt ein *ungefähres Maß für die Zahl der willkürlich verfügbaren motorischen Einheiten*. Es handelt sich dabei aber lediglich um eine Schätzung, zahlenmäßig faßbare Resultate sind von dieser Untersuchung nicht zu erwarten. Bei der Interpretation der Resultate muß man sich auch immer bewußt sein, daß diese stark von der Mitarbeit durch den Patienten abhängen. Dadurch wird der Wert dieser Untersuchung noch weiter eingeschränkt. Die Erfahrung zeigt auch, daß es vielen Gesunden im Liegen trotz guter Mitarbeit nicht möglich ist, im M. gastrocnemius ein volles Interferenzbild zu erzeugen.

Wie die *Amplitude* der einzelnen Potentiale motorischer Einheiten, weisen auch die des Interferenzmusters schon normalerweise eine große Streuung auf. In den meisten Muskeln liegen die höchsten Amplituden zwischen 2 und 5 mV. Besonders in den kleinen Handmuskeln mißt man aber gelegentlich Werte bis zu etwa 12 mV. Aufgrund des „Größenprinzips" von *Henneman* und Mitarb. (1965) werden zuerst die kleinen und erst später die größeren Motoneurone *rekrutiert*. Da nach *Freund* und Mitarb. (1975) die Größe der motorischen Einheiten und die Geschwindigkeit in den Axonen mit dem Durchmesser der Motoneurone korreliert, werden zuerst kleinere und erst später größere motorische Einheiten willkürlich rekrutiert. *Herdmann* und Mitarb. (1986) haben gezeigt, daß das Größenprinzip auch bei der elektromyographischen Untersuchung gültig ist. Die Amplitude der Potentiale motorischer Einheiten nimmt linear mit der Kraftschwelle ihrer Rekrutierung zu. Für die Untersuchungen, welche gewöhnlich in der Klinik gemacht werden, hat dies aber nur geringe Bedeutung, da ohnehin nur motorische Einheiten bei kleiner Kraftentwicklung analysiert werden können. Bei der automatischen Analyse, wo auch bei größerer Kraftentwicklung untersucht werden kann, muß diesem Umstand aber Rechnung getragen werden.

Bei isometrischen Kontraktionen wird die Kraftzunahme zuerst durch die Rekrutierung zusätzlicher Einheiten erreicht, erst bei größerer Kraftentwicklung wird der Beitrag der Frequenzsteigerung der einzelnen Einheiten größer (*Person* und *Kudina*, 1972). In menschlichen Muskeln übersteigt die Entladungsfrequenz der motorischen Einheiten kaum je 30 Hz (*Marsden* und Mitarb., 1971).

2.1.2. Normale elektroneurographische Befunde

Die maximale *Leitgeschwindigkeit* der motorischen und sensiblen Nerven zeigt eine deutliche *Abhängigkeit vom Lebensalter*. Bei der Geburt ist die Leitgeschwindigkeit etwa halb so rasch wie beim Erwachsenen, in den ersten 3–5 Lebensjahren nimmt sie stark, in den folgenden 10 Jahren nur noch leicht zu (*Gamstorp*, 1963; *Gamstorp* und *Shelburne*, 1965; *Thomas* und *Lambert*, 1960; *Wagner* und *Buchthal*, 1972). Nach *Lang* und Mitarb. (1985) nimmt die Geschwindigkeit im Alter zwischen 5 und 20 Jahren nur in den Nerven an den oberen Extremitäten zu, während sie an den Beinen eher abnimmt. Die Zunahme der Leitgeschwindigkeit dürfte auf die Ausreifung der Myelinscheiden und auf die Zunahme der Faserdurchmesser zurückzuführen sein. Mit zunehmendem Alter dagegen nimmt die Leitgeschwindigkeit beim Erwachsenen wieder langsam ab (*Buchthal* und *Rosenfalck*, 1966a; *Buchthal* und Mitarb., 1974; *Cruz Martinez* und Mitarb., 1978; *Downie* und *Nevell*, 1961; *Ludin* und Mitarb., 1977a; *Melvin* und Mitarb., 1966; *Nielsen* 1973a). Dies ist auf Veränderungen an den Markscheiden zurückzuführen. Auch die altersabhängige Amplitudenabnahme, die Verlängerung der Dauer und die Zunahme der Phasen der sensiblen Nervenaktionspotentiale (*Buchthal* und *Rosenfalck*, 1966a; *Buchthal* und Mitarb., 1974; *Cruz Martinez* und Mitarb., 1978; *Ludin* und Mitarb., 1977a; *Nielsen*, 1973a) werden mit Unregelmäßigkeiten der Internodienlänge und segmentaler Demyelinisierung, die bei älteren Individuen gefunden werden (*Lascelles* und *Thomas*, 1966), sowie mit der Abnahme des totalen Fasergehalts und der Dichte der bemarkten Fasern (*Swallow*, 1966) erklärt. Bei der Beurteilung der erhobenen Befunde muß daher das Alter des Patienten berücksichtigt werden.

Im Gegensatz zur maximalen Leitgeschwindigkeit konnten *Tackmann* und *Minkenberg* (1977) keine Altersabhängigkeit der Leitgeschwindigkeit der *langsamen Komponenten* der sensiblen Nervenaktionspotentiale im N. medianus und im N. suralis feststellen. Bei dieser Untersuchung sind Potentialkomponenten mit einer Amplitude von mindestens 0,1 µV berücksichtigt worden.

Es ist auch bekannt, daß die Leitgeschwindigkeiten des Kindes in den letzten *Schwanger-*

*schafts*wochen ziemlich linear zunehmen (im
N. ulnaris ca. 1 m/s pro Woche) (*Schulte*, 1974).
Man kann deshalb aus der Leitgeschwindigkeit
das *Konzeptionsalter* von Neugeborenen ab-
schätzen (*Dubowitz* und Mitarb., 1968; *Schulte*
und Mitarb., 1969). Diese Methode soll zuverlässigere Resultate ergeben als die Bestimmung
aufgrund des Geburtsgewichts, von anderen
Reifezeichen oder des Reflexverhaltens. Man
muß sich allerdings bewußt sein, daß es wegen
der kleinen Distanzen einer sehr sorgfältigen
Untersuchungstechnik bedarf, um verläßliche
Resultate zu erhalten.

In den langen Nerven am Arm und am Bein
findet man eine *proximal raschere* Leitgeschwindigkeit der motorischen und sensiblen Fasern als
distal (*Buchthal* und *Rosenfalck*, 1966a; *Gilliatt*
und *Thomas*, 1960; *Mavor* und *Libman*, 1962;
Mawdsley und *Mayer*, 1965; *Trojaborg*, 1964).
Die distal leicht niedrigere Temperatur ist nicht
die Hauptursache für diese Beobachtung (*Trojaborg*, 1964). Sie dürfte durch die morphologischen Befunde, daß die Nervenfasern gegen
distal dünner werden und daß die Internodienlänge abnimmt, genügend erklärt sein (*Lehmann* 1951, 1959; *Vizoso*, 1950).

Auf die starke Abhängigkeit der Leitgeschwindigkeit von der *Temperatur* wurde schon
auf S. 10 und 35 hingewiesen. Mit abnehmender
Temperatur nimmt die Leitgeschwindigkeit pro
Grad Temperaturabnahme um 1,2–2,4 m/s ab
(*Buchthal* und *Rosenfalck*, 1966a; *Henriksen*,
1956; *Lowitzsch* und Mitarb., 1977; *Ludin* und
Beyeler, 1977). Bei Messung der Hauttemperatur fanden *Todnem* u. Mitarb. (1989) keine
lineare Beziehung zwischen Leitgeschwindigkeit und Temperatur. Die Temperaturabhängigkeit war bei niederen Temperaturen größer als
bei höheren. Bei der Untersuchung von Patienten sollte deshalb nicht mit Korrekturfaktoren
für die Temperatur gearbeitet werden; die
Hauttemperatur muß effektiv mindestens 34° C
betragen.

Ricker und Mitarb. (1977a) haben darauf
aufmerksam gemacht, daß die Amplitude der
motorischen Summenpotentiale mit abnehmender Temperatur zunimmt. Etwas kompliziertere
Verhältnisse fanden *Ludin* und *Beyeler* (1977)
bei den sensiblen Nervenaktionspotentialen, die
zwischen 22 und 36° C Gewebetemperatur zuerst einen Anstieg bis etwa 26° C und dann einen
erneuten Abfall der Amplitude beobachteten.
Bei 36° C sind die Amplituden der Nervenaktionspotentiale immer niedriger als bei 22° C.

Dieser überraschende Befund wird vor allem
mit den kleineren Membranströmen pro Aktionspotential bei höheren Temperaturen erklärt. Die Dauer der sensiblen Nervenaktionspotentiale nimmt mit steigender Temperatur
linear ab.

Neben der Abhängigkeit vom Alter und von
der Temperatur werden immer wieder auch
andere Faktoren, welche die Leitgeschwindigkeit beeinflussen, diskutiert. Hier seien lediglich
das Geschlecht, die Körpergröße, das Körper-
gewicht und auch die Tageszeit erwähnt. *Gutjahr* und *Ferber* (1984), die diese und andere
Faktoren eingehend untersucht haben, betonen
besonders die negative Korrelation zwischen
Leitgeschwindigkeit und Körpergröße. Gleich-
artige Befunde, wenn auch an viel kleineren
Populationen, haben auch *Campbell* und Mitarb. (1981) und *Soudmand* und Mitarb. (1982)
erhoben. Das heißt, daß kleinere Erwachsene
höhere Leitgeschwindigkeiten aufweisen als
größer gewachsene. Die erwähnten Autoren
halten den Einfluß der Körpergröße für nicht
kleiner als denjenigen des Alters. Nach *Stetson*
und Mitarb. (1992) sollten für die Berechnung
der Normwerte nicht nur das Alter, sondern
auch die Körpergröße und der Zeigefingerum-
fang berücksichtigt werden. Im Gegensatz dazu
betonen *Trojaborg* und Mitarb. (1992), daß der
Einfluß der Körpergröße sehr klein ist und
innerhalb des Fehlers der Methode liegt.

Besonders bei Verlaufsuntersuchungen stellt
sich das Problem der *Reproduzierbarkeit* der
Meßwerte. *Hopf* (1968) und *McQuillen* und
Gorin (1969) fanden bei wiederholten Untersuchungen von normalen Versuchspersonen Differenzen zwischen den verschiedenen Bestimmungen bis zu etwa 10 m/s. *Honet* und Mitarb.
(1968) haben die Leitgeschwindigkeit im gleichen Nerv nach verschiedenen Zeitintervallen
zwischen 5 min und 1 Woche gemessen. Mit
zunehmendem zeitlichen Abstand zwischen den
einzelnen Messungen nahmen auch die Unterschiede zu. Gleich große Unterschiede fand
Gassel (1964a) bei gleichzeitiger Ableitung mit
3 Nadelelektroden aus dem gleichen Muskel.
Gretler (1981) beobachtete bei mehrfacher Untersuchung von gesunden Kontrollpersonen innerhalb weniger Wochen Unterschiede der motorischen und orthodrom sensiblen Leitgeschwindigkeiten bis zu 10 m/s auch bei Reizung
bzw. Ableitung vom Nerven mit unipolaren
Nadelelektroden. Die Differenzen sind deshalb
sehr wahrscheinlich methodisch bedingt und

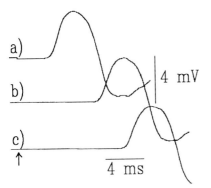

a)

b)

c)

↑

4 mV

4 ms

Abb. 33 Normale motorische Leitgeschwindigkeit im N. medianus. Ableitung mit Oberflächenelektroden vom M. abductor pollicis brevis. Reizung am Handgelenk (a), in der Ellenbeuge (b) und am Oberarm (c). Der Reizeinbruch ist durch einen Pfeil markiert.

nicht auf effektive Änderungen der Leitgeschwindigkeit zurückzuführen. Bei Serienuntersuchungen dürfen deshalb *im Einzelfall Differenzen bis zu 10 m/s nicht als sicher signifikant* bewertet werden.

Die evozierten Muskel- und Nervenaktionspotentiale, die zur Messung der Leitgeschwindigkeit abgeleitet werden, sind *Summenpotentiale*, die sich aus zahlreichen Potentialen verschiedener Muskel- oder Nervenfasern zusammensetzen. Bei geeigneter Ableitetechnik gibt die Amplitude oder besser noch die Fläche des abgeleiteten Potentials ein ungefähres Maß für die Zahl der beteiligten Fasern. Die vom Muskel abgeleiteten Potentiale sind in der Regel viel höher als die Nervenaktionspotentiale. Die Amplitude hängt außer von der Zahl der aktiven

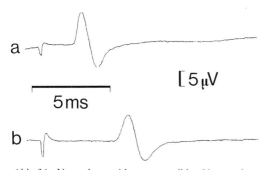

a

5 µV

5ms

b

Abb. 34 Normale antidrome sensible Nervenaktionspotentiale abgeleitet vom Zeigefinger. Submaximale Reizung des N. medianus am Handgelenk (a) und in der Ellenbeuge (b). Die Potentiale wurden jeweils 100mal elektronisch gemittelt.

Fasern auch von deren Durchmesser ab. Sie nimmt ungefähr mit dem Quadrat des Faserdurchmessers ab (*Rosenfalck*, 1969). Außerdem wird die Amplitude der extrazellulären Nervenaktionspotentiale auch durch die Myelinisierung beeinflußt. Wegen der insgesamt geringeren Stromdichte bei der saltatorischen Fortleitung werden niedrigere extrazelluläre Potentiale abgeleitet.

Mit den beschriebenen Ableitetechniken (siehe S. 37) gelingt es heute in den meisten Fällen auch bei relativ schweren Läsionen orthodrome Nervenaktionspotentiale abzuleiten. Ein fehlendes orthodromes Nervenaktionspotential ist bei korrekter Untersuchungstechnik sicher ein signifikant pathologischer Befund. Bei der antidromen Ableitung können vielfach schon bei relativ geringfügigen Schäden keine sicheren Nervenaktionspotentiale mehr identifiziert werden (*Ludin* und Mitarb., 1977a u. b). Besonders bei älteren Personen kann hin und wieder auch bei völlig normalen orthodromen Potentialen kein sicheres antidromes Potential abgeleitet werden. Wir betrachten deshalb ein *fehlendes antidromes Nervenaktionspotential* zwar als suspekten, aber *nicht als sicher pathologischen Befund*.

Bei der Bestimmung der motorischen Leitgeschwindigkeit gelingt es beim Normalen bei distaler und proximaler Reizung, praktisch identische Summenpotentiale abzuleiten (Abb. 33). Bei proximalem Reizpunkt sind die Potentiale nur geringfügig niedriger und breiter als bei distalem. *Tackmann* und *Hoffmeyer* (1978) maßen bei proximaler Reizung durchschnittlich eine um 10–15 % niedrigere Amplitude und eine um 2–7 % längere Dauer der Summenpotentiale als bei distaler Stimulation. Bei den sensiblen Nervenaktionspotentialen dagegen ist mit zunehmendem Abstand von der Reizelektrode eine deutliche Amplitudenabnahme und eine Zunahme der Potentialdauer zu erkennen (Abb. 34 und 35) (*Buchthal* und *Rosenfalck*, 1966a; *Buchthal* und Mitarb., 1974; *Ludin* und Mitarb., 1977a; *Nielsen* 1973a). Da bei der sensiblen Leitgeschwindigkeit von einem breiteren Faserspektrum abgeleitet wird als bei der motorischen, wo nur die relativ homogenen motorischen Fasern, die die quergestreiften Muskelfasern versorgen, untersucht werden, wird bei den sensorischen Methoden die Vergrößerung der zeitlichen Dispersion mit zunehmender Distanz zwischen Reiz- und Ableitelektrode besser erkennbar. Außerdem sind die einzel-

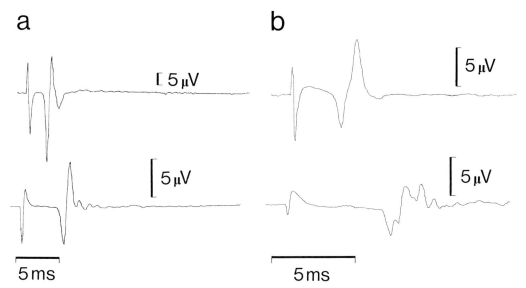

Abb. 35   Sensible (orthodrome) Nervenaktionspotentiale vom N. medianus bei zwei gesunden Versuchspersonen (a und b). Ableitung am Handgelenk (oben) und in der Ellenbeuge (unten) mit unipolaren Nadelelektroden.
Reizung am Zeigefinger. Die Potentiale wurden je 500mal elektronisch gemittelt.

nen Potentiale der motorischen Einheiten, die
zeitlich nur leicht verschoben sind, viel länger als
die einzelnen sensiblen Nervenaktionspotentiale. Da die Phasenverschiebung zudem größer
ist, neigen diese viel eher als die motorischen
Potentiale dazu, sich gegenseitig auszulöschen
(*Kimura* und Mitarb. 1986).

Bei der Messung der motorischen Leitgeschwindigkeit kann bei hoher Verstärkung häufig ein niedriges, negativ abgehendes Potential
beobachtet werden, das dem eigentlichen Muskelaktionspotential vorausgeht. Die Amplitude
dieses *intramuskulären Nervenaktionspotentials*
(*Simpson*, 1964; *Buchthal* und *Rosenfalck*,
1966a) (Abb. 36) beträgt je nach Ableitetechnik
10–50 µV. *Buchthal* und *Rosenfalck* (1966a)
haben angenommen, daß es sich dabei um Aktionspotentiale handelt, die von den motorischen Nervenendigungen abgeleitet werden.
Anhand von Untersuchungen an Patienten mit
isolierter Läsion der motorischen Nervenfasern,
Bestimmungen der Reizschwellen (das intramuskuläre Nervenaktionspotential erscheint
schon bei kleineren Reizstärken als das Muskelaktionspotential [Abb. 36]) und gleichzeitiger
Ableitung von verschiedenen Stellen konnten
Fiaschi (1973) und *Gutmann* (1969) zeigen, daß
es sich dabei größtenteils oder ganz um antidrome sensible Nervenaktionspotentiale handelt.
Nach *Gutmann* u. Mitarb. (1987) werden diese

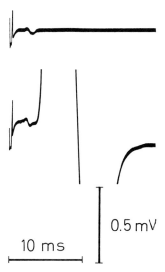

Abb. 36   Intramuskuläres   Nervenaktionspotential.
Es tritt schon unterhalb der motorischen Reizschwelle
auf (oben). Bei supramaximaler Reizung ist seine
Latenz kürzer als die des motorischen Summenpotentials (unten).

durch die indifferente Elektrode von den Digitalnerven abgeleitet. Es ist wichtig, daß man sich
durch ein intramuskuläres Nervenaktionspotential nicht irreführen läßt. Die Latenz darf
nicht zu diesem, sondern muß zum Beginn des

eigentlichen Muskelaktionspotentials gemessen werden. Bei einem vollständigen motorischen Ausfall in einem Muskel darf wegen dieses Potentials nicht auf eine Restinnervation geschlossen werden. Diagnostisch kann das Potential bei der Feststellung eines Wurzelausrisses eine gewisse Bedeutung haben (siehe S. 104).

Eine andere nicht zu vernachlässigende Fehlerquelle bei der motorischen elektroneurographischen und evtl. bei der elektromyographischen Untersuchung stellen die nicht so seltenen *Innervationsanomalien* der kleinen Handmuskeln und auch der Fußmuskeln dar (*Gassel*, 1964a; *Lambert*, 1962). Bei den kleinen Handmuskeln können sie besonders bei der Diagnose des Karpaltunnelsyndroms eine Fehlerquelle sein (siehe S. 101) (*Gutmann*, 1977; *Iyer* und *Fenichel*, 1976) und bei der Beurteilung von traumatischen Nervenläsionen können sie Schwierigkeiten bereiten. Zum sicheren Nachweis eignen sich einerseits Novocainblockaden einzelner Nerven kombiniert mit neurographischen Ableitungen (*Hopf* und *Hense*, 1974) und andererseits auch die Kollisionstechnik mit distaler und proximaler Doppelreizung an einzelnen Nerven (*Kimura* und Mitarb., 1976). Die klinisch wichtigste dieser Innervationsanomalien ist die *Martin-Grubersche Anastomose* zwischen N. ulnaris und N. medianus. Ein Teil der Medianusfasern gelangt über eine Anastomose im Vorderarm zum N. ulnaris. Die mit dem N. ul-

naris laufenden Medianusfasern versorgen an der Hand in wechselndem Ausmaß die Hypothenarmuskeln, den M. interosseus dorsalis I und die Thenarmuskeln (*Gutmann*, 1977; *Hopf* und *Hense,* 1974; *Kimura* und Mitarb., 1976; *Wilbourn* und *Lambert*, 1976). Die Häufigkeit dieser manchmal beidseitigen und wahrscheinlich dominant vererbten Anastomose wird mit 15–28 % angegeben (*Crutchfield* und *Gutmann*, 1980; *Gutmann*, 1977; *Kimura* und Mitarb., 1976; *Wilbourn* und *Lambert*, 1976). Die Zahl von 6 %, die *Hopf* und *Hense* (1974) angeben, dürfte zu tief sein. Viel seltener ist die *Riche-Cannieusche Anastomose* zwischen N. medianus und tiefem Ast des N. ulnaris. Wahrscheinlich handelt es sich um eine Verbindung, die motorische Fasern führt. Ob diese vom N. medianus zum N. ulnaris oder umgekehrt verlaufen, ist bisher ungeklärt (*Mannerfeldt*, 1966). In dem von *Uncini* u. Mitarb. (1988) beschriebenen Fall liefen die Fasern vom N. ulnaris zum N. medianus. *Sachs* und Mitarb. (1995) haben zwei Männer beschrieben, deren kleine Handmuskeln praktisch ausschließlich vom N. ulnaris versorgt werden ("all ulnar motor hand") und bei denen die Verbindung zwischen den beiden Nerven wahrscheinlich über eine Riche-Cannieusche Anastomose verläuft. *Hopf* und *Hense* (1974) haben die Innervation der kleinen Handmuskeln mittels Novocainblockaden bei 50 Versuchspersonen eingehend untersucht. Der Hy-

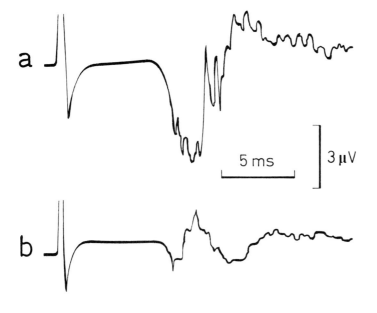

Abb. 37 Sensibles orthodromes Nervenaktionspotential vom N. medianus in der Ellenbeuge bei einem Karpaltunnelsyndrom. In a) ist die Latenzzeit wegen des im Text beschriebenen Artefaktes nicht sicher zu bestimmen. In b) gleiches Potential nach leichtem Zurückziehen der differenten Ableiteelektrode.

pothenar, der M. interosseus dorsalis I (dieser Muskel kann allerdings auch teilweise oder ganz vom N. medianus innerviert werden [*Massey* und *Pleet,* 1978]) und der M. adductor pollicis wurden immer durch den N. ulnaris versorgt. Es wurde also keine ganz durch den N. medianus motorisch versorgte Hand, wie sie *Marinacci* und *v. Hagen* (1965) beschrieben haben, gefunden. Der M. abductor pollicis brevis und der M. flexor pollicis brevis wurden 19mal ausschließlich vom N. medianus versorgt, in 14 Fällen bestand eine Doppelversorgung und 17mal waren sie ausschließlich ulnarisinnerviert. Der M. opponens pollicis wurde bei 42 Versuchspersonen nur vom N. medianus versorgt, 6mal konnten Summenpotentiale sowohl bei Reizung des N. medianus als auch des N. ulnaris ausgelöst werden. Bei zwei Versuchspersonen konnte nur bei Reizung des N. ulnaris eine Antwort in diesem Muskel beobachtet werden. In diesen beiden Fällen konnte auch in anderen Muskeln keine Innervation durch den N. medianus nachgewiesen werden, diese Hände wurden also motorisch ausschließlich vom N. ulnaris versorgt.

Innervationsanomalien, welche die sensiblen Fasern betreffen, haben bisher nur wenig Beachtung gefunden. Bei einer Patientin mit einer Martin-Gruberschen Anastomose konnten *Santoro* und Mitarb. (1983) elektrophysiologisch zeigen, daß auch die sensiblen Fasern mitbeteiligt sind.

An den *unteren Extremitäten* kann die Mitversorgung besonders der lateralen Anteile des M. extensor digitorum brevis durch einen akzessorischen N. peronaeus profundus manchmal diagnostische Schwierigkeiten bereiten (*Gutmann,* 1970; *Lambert,* 1969b). Dieser Nervenast, der bei etwa einem Fünftel der Bevölkerung ein- oder beidseitig gefunden wird, stammt aus dem N. peronaeus superficialis und verläuft hinter dem Malleolus lateralis zum M. extensor digitorum brevis.

Auf die Schwierigkeiten, die durch die Ableitung von *volumgeleiteten Potentialen* aus anderen Muskeln bei der Bestimmung der motorischen Leitgeschwindigkeit entstehen können, ist bereits auf S. 35 hingewiesen worden. So können beispielsweise bei Reizung des N. tibialis praktisch immer volumengeleitete Potentiale über dem M. extensor digitorum brevis oder bei Reizung des N. ulnaris über dem M. abductor pollicis brevis abgeleitet werden (*Gassel,* 1964a). Bei der Bestimmung der antidromen

sensiblen Leitgeschwindigkeit bieten volumgeleitete Muskelpotentiale ebenfalls immer wieder Probleme und verunmöglichen manchmal eine sichere Beurteilung der Kurven (siehe S. 39). Bei der orthodromen sensiblen Leitgeschwindigkeit können manchmal volumgeleitete Potentiale von anderen Nerven störend wirken (*Buchthal* und *Rosenfalck,* 1966a; *Trojaborg* und *Sindrup,* 1969). Probleme bieten sich hier besonders, weil nicht alle Finger nur von einem einzigen Nerv sensibel versorgt werden und deshalb häufig 2 Nerven gleichzeitig gereizt werden.

Bei der Ableitung von Nervenaktionspotentialen beobachten wir gelegentlich einen *Artefakt,* der die Auswertung der Potentiale verunmöglicht. Es handelt sich dabei um vorwiegend positive Potentiale, die eine 2–3mal höhere Amplitude als die echten Nervenaktionspotentiale haben (Abb. 37). Derartige Potentiale werden immer nur abgeleitet, wenn mit der Elektrode bei Reizung schon bei sehr niedrigen Reizstärken Muskelaktionspotentiale ausgelöst werden können (siehe S. 38). Durch leichtes Zurückziehen der Elektrode kann immer ein normalgeformtes Nervenaktionspotential gefunden werden. Die Ursache dieses Artefaktes ist nicht sicher geklärt. Möglicherweise wird durch Druck der Elektrode auf einzelne Nervenfasern die Leitung in diesen reversibel blockiert. Da diese Fasern sehr nahe der Elektrode liegen, wird von diesen ein relativ hohes Potential abgeleitet. Weil das Potential fast monophasisch positiv ist, glauben wir annehmen zu dürfen, daß die Fortleitung in diesen Fasern blockiert ist (siehe S. 14).

2.2. Neuropathien

Die Läsionen der peripheren Nerven können grundsätzlich in zwei Typen eingeteilt werden: die primär *axonalen* und die *demyelinisierenden* Schädigungen. Die elektromyographischen Befunde der beiden Läsionstypen unterscheiden sich in verschiedener Hinsicht. Bei den *axonalen Läsionen* findet man einen Ausfall motorischer Einheiten, pathologische Spontanaktivität, Veränderungen der Potentiale motorischer Einheiten und eine normale Leitgeschwindigkeit. Bei einer *reinen Demyelinisierung* ohne Untergang von Axonen dagegen kann das Aktivitätsmuster zwar auch gelichtet sein, es tritt aber keine Spontanaktivität auf, und die Parameter der

Potentiale motorischer Einheiten bleiben normal. Dafür ist hier die Leitgeschwindigkeit verzögert. Diese Einteilung wird in der Praxis *durch verschiedene Faktoren wesentlich kompliziert:* Häufig findet sich beim gleichen Patienten eine *Kombination* von primär axonaler und demyelinisierender Schädigung. Bei den Schädigungen der Markscheiden sind *sekundäre axonale* Degenerationen nicht selten. Wenn es zur *Regeneration* kommt, wird außerdem auch bei primär axonalen Läsionen eine Verlangsamung der Leitgeschwindigkeit gefunden.

Eine *sichere Zuteilung* zu einem der beiden Läsionstypen ist deshalb elektrophysiologisch *in sehr vielen Fällen nicht möglich.* Wir werden uns deshalb nicht starr an dieses Schema halten. Im allgemeinen Teil werden wir die verschiedenen elektromyographischen und elektroneurographischen Befunde unabhängig von dieser Einteilung schildern und die wichtigsten pathophysiologischen Mechanismen kurz erläutern. Für eine diesbezügliche ausführliche Schilderung sei auf *Ludin* (1977) verwiesen. Im anschließenden speziellen Teil werden die elektrophysiologischen Syndrome bei verschiedenen Erkrankungen erläutert. Hier wird dann anhand der einzelnen Beispiele wieder auf die Läsionstypen eingegangen werden.

2.2.1. Allgemeiner Teil

Bei der konventionellen *Nadelmyographie* findet man bei neurogenen Läsionen verschiedene pathologische Befunde, die aber nicht in jedem Falle sämtliche vorhanden sein müssen.

In Ruhe wird *Spontanaktivität* in Form von Fibrillationspotentialen, positiven scharfen Wellen, pseudomyotonen Ausbrüchen und Faszikulationen beobachtet. Die *Potentiale der motorischen Einheiten* sind vielfach länger als normal und weisen eine hohe Amplitude auf. Zudem kann auch die Zahl der polyphasischen Potentiale vermehrt sein. Das *Aktivitätsmuster bei maximaler Willkürinnervation* ist gelichtet und hat manchmal eine überhöhte Amplitude.

Bei der *elektroneurographischen Untersuchung* kann die *Leitgeschwindigkeit* diffus oder umschrieben verzögert sein. Die *Amplitude* der evozierten Summenpotentiale (Muskelaktionspotentiale bei den motorischen, Nervenaktionspotentiale bei der sensorischen Leitgeschwindigkeit) ist häufig erniedrigt.

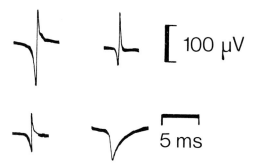

Abb. 38 Fibrillationspotentiale und positive scharfe Welle (unten rechts).

2.2.1.1. Spontanaktivität

2.2.1.1.1. Fibrillationspotentiale und positive scharfe Wellen

Fibrillationspotentiale und *positive scharfe Wellen* (Abb. 38) in neurogen geschädigten Muskeln sind erstmals von *Denny-Brown* und *Pennybakker* (1938) und *Jasper* und *Ballem* (1949) beschrieben worden. Diese Form von Spontanaktivität ist von Auge nicht sichtbar, außer an der Zunge, wo der Muskel nur von einer relativ dünnen Schleimhaut bedeckt ist. Während längerer Zeit wurden diese Potentiale als pathognomonisch für eine neurogene Läsion angesehen, heute wissen wir aber, daß dies nicht der Fall ist. Fibrillationspotentiale und positive scharfe Wellen werden, wenn auch seltener, ebenfalls bei Myopathien abgeleitet (siehe S. 110). Auf die vereinzelten Fibrillationspotentiale in normalen Muskeln wurde auf S. 56 hingewiesen.

Fibrillationspotentiale sind meist *di- oder triphasisch,* ihre Dauer beträgt 1–5 ms und sie haben eine durchschnittliche Amplitude von 100 µV (*Buchthal* und *Rosenfalck,* 1966 b). Außer in der Endplattenregion, wo sie nicht sicher von den Endplattenpotentialen (siehe S. 55) unterschieden werden können, gehen sie *positiv von der Grundlinie ab.* Dies ist der wichtigste Unterschied zu den Endplattenpotentialen, mit denen sie nicht verwechselt werden dürfen. Die *positiven scharfen Wellen* sind meist *monophasisch,* manchmal folgt der positiven Phase aber eine sehr niedrige, lange negative Potentialschwankung. Die Potentiale haben eine mittlere Dauer von 4,2 ms und etwa die gleiche durchschnittliche Amplitude wie die Fibrillationspotentiale (*Buchthal* und *Rosenfalck,* 1966 b). Diese Potentiale werden wahrscheinlich von Punkten der Faseroberfläche abgeleitet, wo die Fortleitung der Erregung blockiert ist. Die positive Welle kommt durch den auswärtsgerichteten Strom durch die noch unerregte Membran in der Nachbarschaft einer erregten Stelle zustande. Wenn die Weiterleitung des Aktionspotentials unmittelbar vor dieser Stelle blockiert ist, wird hier keine steile positiv-negative Phase mehr registriert (siehe S. 14).

Außer den beschriebenen einfachen Potentialformen, können manchmal auch etwas komplexer geformte Fibrillationspotentiale und positive scharfe Wellen abgeleitet werden, die sich immer in der gleichen Konfiguration wiederholen. Hier wird eine funktionelle Kopplung von spontan feuernden Fasern oder eventuell eine repetitive Aktivität einzelner Fasern postuliert (*Buchthal* und *Rosenfalck*, 1966b).

Die Fibrillationspotentiale und die positiven scharfen Wellen treten meist in sehr regelmäßigen Intervallen auf. Bei Ableitung über mehrere Minuten ist dabei aber eine langsame Abnahme der Entladungsfrequenz zu beobachten (*Conrad* und Mitarb., 1972; *Stöhr*, 1977). *Stöhr* (1977) hält die regelmäßige Entladungsfolge sogar für ein typisches Zeichen der „malignen" Fibrillationen bei Denervierung, die er von den „benignen" Fibrillationen, die unregelmäßig feuern und die fortgeleitete Endplattenpotentiale darstellen, unterscheidet. Obwohl die beschriebene Regel in der Mehrzahl der Fälle stimmt, ist doch einige Vorsicht geboten. Auch in vollständig denervierten Muskeln, wo keine eigentliche Endplattenpotentiale mehr auftreten können, fanden wir unregelmäßige Fibrillationen (*Heckmann* und *Ludin*, 1982). Außerdem kann die Unterscheidung zwischen einer regelmäßigen und einer unregelmäßigen Entladungsfolge, besonders wenn mehrere Fibrillationspotentiale gleichzeitig feuern, nur aufgrund des Gehörs oder einer Registrierung auf Papier sehr schwierig sein. Die Entladungsfrequenzen der Fibrillationspotentiale liegen meist zwischen 1 und 10/s, seltener treten aber auch kurze hochfrequente Entladungen mit Frequenzen von 50–100/s auf (*Buchthal* und *Rosenfalck*, 1966b). Die Übergänge zu den pseudomyotonen Entladungen (siehe S. 111) sind hier fließend. Die Entladungsfrequenzen werden mit abnehmender Temperatur kleiner (*Feinstein* und Mitarb., 1945). In unterkühlten Muskeln können deshalb meist keine Fibrillationspotentiale oder positive scharfe Wellen abgeleitet werden.

Die *Häufigkeit* der Fibrillationspotentiale hängt aber auch von der Schwere und der Art der Läsion ab. Bei Vorderhornprozessen sind sie z. B. seltener als bei Polyneuropathien. Noch zahlreicher findet man sie meist nach Durchtrennung eines peripheren Nervs. Diese Unterschiede sind dadurch zu erklären, daß bei der Durchtrennung alle Fasern eines Muskels gleichzeitig denerviert werden, während sich die Denervierung beim Vorderhornprozeß und auch bei vielen Polyneuropathien über längere Zeit erstreckt. Zudem spielen hier reparative Prozesse (kollaterales Aussprossen) eine Rolle. In den äußeren Augenmuskeln sind Fibrillationen bei neurogenen Läsionen seltener als in den Skelettmuskeln. Die Spontanaktivität ist hier schwer von Potentialen motorischer Einheiten zu unterscheiden, da die Potentiale praktisch gleich aussehen (*Faurschou Jensen*, 1972). Die positiven scharfen Wellen werden seltener beobachtet als Fibrillationspotentiale. Häufig werden sie bei hochgradiger oder vollständiger Denervierung getroffen. Sie stellen aber nicht ein an sich schlechtes prognostisches Zeichen dar. Wie schon auf S. 56 erwähnt, muß Spontanaktivität an mindestens zwei Stellen außerhalb der Endplattenregion gefunden werden, um als signifikant pathologisch zu gelten.

Fibrillationspotentiale und positive scharfe Wellen treten *nicht sofort nach der Durchtrennung eines Nervs* auf. *Luco* und *Eyzaguirre* (1955) haben gezeigt, daß diese Zeit mit wachsender Entfernung der Läsionsstelle vom Muskel zunimmt. Beim Menschen treten Fibrillationspotentiale *etwa 2–3 Wochen nach der Läsion* eines peripheren Nervs auf. Vorher kann eine Zunahme und Verlängerung der Einstichaktivität beobachtet werden. Bei nur partieller Denervierung können die spontanen Potentiale eventuell während vieler Jahre abgeleitet werden, wenn es nicht zu einer Restitution kommt. Wenn allerdings der Muskel bindegewebig umgewandelt wird, verschwinden sie. In der Reinnervationsphase nimmt die Spontanaktivität schon einige Wochen bevor Willküraktivität nachgewiesen werden kann ab.

Es ist sehr wahrscheinlich, daß die Fibrillationspotentiale und die positiven scharfen Wellen in der Regel der Aktivität einzelner Muskelfasern entsprechen. Wahrscheinlich haben sie ihren Ursprung meist in der Endplattenregion (*Buchthal* und *Rosenfalck*, 1966b; *Jarcho* und Mitarb., 1954). Obwohl Fibrillationen durch mechanische Reize verstärkt werden können, bildet die Irritation durch die ableitende Elektrode nicht die eigentliche auslösende Ursache der elektromyographisch abgeleiteten Spontanaktivität. Dies konnte durch Ableitungen mittels subkutaner Elektroden, die also nicht im Muskel selber waren, gezeigt werden (*Buchthal* und *Rosenfalck*, 1966b).

Die denervierten Muskelfasern haben ein erniedrigtes Ruhepotential (*Ludin*, 1977; *Lüllmann* und *Pracht*, 1957), das auf eine verminderte K-Permeabilität der Membran (*Klaus* und Mitarb., 1960) zurückgeführt wird. Das Ruhepotential zeigt außerdem rhythmische Oszillationen (*Li* und Mitarb., 1957), deren Ursache nicht sicher geklärt ist. Durch diese Instabilität der Membran kommt es, wenn die Oszillationen die Reizschwelle überschreiten, zur Auslösung der spontanen fortgeleiteten Aktionspotentiale. Ein direkter Zusammenhang ihrer Auslösung mit der erhöhten Empfindlichkeit der Membran auf Azetylcholin (*Axelsson* und *Thesleff*, 1959) erscheint uns eher unwahrscheinlich (*Ludin*, 1977).

2.2.1.1.2. Pseudomyotone Entladungen

Die *pseudomyotonen Entladungen* („*high frequency bizarre discharges*") (Abb. 55 und 56) treten häufiger bei Myopathien als bei Neuropathien auf. Gelegentlich werden sie aber auch hier beobachtet. Diese Form der Spontanaktivität wird auf S. 111 näher beschrieben. Sie läßt keine differentialdiagnostischen Schlüsse zu, immerhin kann gesagt werden, daß man sie in gesunden Muskeln nicht antrifft.

2.2.1.1.3. Faszikulationen

Im Gegensatz zu den Fibrillationen sind die *Faszikulationen* auch von Auge erkennbar. *Hjorth* und Mitarb. (1973) haben aber gezeigt, daß besonders Faszikulationen in tiefer gelegenen Muskeln häufig nur elektromyographisch erfaßt werden können. Diese Form von Spontanaktivität ist nicht wie die Fibrillationen auf einzelne Muskelfasern, sondern auf größere Fasergruppen, sehr wahrscheinlich handelt es sich dabei um motorische Einheiten, zurückzuführen.

Bei der elektromyographischen Untersuchung imponieren die Faszikulationen als Potentiale motorischer Einheiten. Die *faszikulierenden Potentiale unterscheiden sich in formaler Hinsicht nicht von den willkürlich aktivierbaren Potentialen* in einem bestimmten Muskel (*Trojaborg* und *Buchthal*, 1965). Diese Autoren fan-

den insbesondere auch nicht mehr Faszikulationen, die polyphasisch waren, als willkürlich aktivierbare Einheiten. Interessanterweise konnten nur 2 von 188 Faszikulationen bei schwacher oder mäßiger Anstrengung willkürlich beeinflußt werden. Die *Entladungen* der Faszikulationen sind *ganz arrhythmisch* und die Frequenzen unterliegen einer starken Streuung. *Trojaborg* und *Buchthal* (1965) fanden bei den malignen Faszikulationen ein mittleres Intervall von 3,5 s, bei den benignen von 0,8 s. *Hjorth* und Mitarb. (1973) zweifeln aber etwas an der Gültigkeit dieser Werte, da wahrscheinlich Potentiale mit sehr niedriger Entladungsfrequenz (Intervall häufig länger als 1 min) in zu geringer Zahl erfaßt worden sind.

Weil die Faszikulationen formal nicht von Potentialen motorischer Einheiten unterschieden werden können, ist ihre Erkennung und Differenzierung manchmal schwierig. Man soll darauf achten, daß der untersuchte Muskel sonst völlig entspannt ist, es darf also keine dauernde Aktivität entfernter Einheiten vorliegen. Wichtig ist auch, daß man auf die unregelmäßigen Entladungen einzelner Potentiale achtet, während bei willkürlich aktivierten Einheiten die Entladungsfrequenz meist doch ziemlich regelmäßig ist. Falls Gruppen von Potentialen zusammen feuern, handelt es sich auch nicht um typische Faszikulationen.

Faszikulationen werden am *häufigsten bei Vorderhornzellerkrankungen* angetroffen. Seltener sind sie bei anderen neurogenen Affektionen oder auch bei entzündlichen Myopathien (*Lambert* und Mitarb., 1954). Auf die benignen Faszikulationen bei Gesunden ist schon auf S. 56 hingewiesen worden. Hier sei noch einmal ausführlicher auf die *Verteilung* dieser Spontanaktivität eingegangen. *Hjorth* und Mitarb. (1973) haben Faszikulationen auf 8 Kanälen gleichzeitig abgeleitet. An allen vier Extremitäten haben sie proximal und distal untersucht. Sie haben dabei Oberflächenelektroden verwendet, deren beide Pole jeweils ventral und dorsal an einer Extremität fixiert waren, so daß sie einen Überblick über ein relativ großes Gebiet erhielten. Registriert wurde immer über mehrere Minuten, dabei konnten bei allen Patienten mit sicherer Vorderhornzellaffektion an mindestens 6 der 8 Ableitestellen Faszikulationen gefunden werden. Im Gegensatz zu *Norris* (1965) sahen sie dabei nie eine Synchronisation von Faszikulationen in verschiedenen Muskeln. Bei 2 Patienten mit anderen neurogenen Affektionen waren die

Faszikulationen nicht so verbreitet. Die Autoren räumen allerdings ein, daß die spontanen Entladungen bei beginnenden Vorderhornzellaffektionen ebenfalls umschrieben sein können.

Der *Entstehungsort* der Faszikulationen ist noch nicht endgültig geklärt. Sehr wahrscheinlich liegt er aber nicht in der Vorderhornganglienzelle, sondern weiter peripher. Nach Durchtrennung eines Nervs, der zu einem faszikulierenden Muskel führt, persistieren die Faszikulationen während mehrerer Tage (*Forster*

und Mitarb., 1946). Auch Untersuchungen mit einer Kollisionstechnik von *Conradi* und Mitarb. (1982) sowie von *Roth* (1982) sprechen dafür, daß die meisten Faszikulationen ihren Ursprung in der Peripherie haben. Da sie nach Kurarisierung verschwinden (*Conradi* und Mitarb., 1982) kann die Entstehung im Muskel selbst (was aufgrund der komplexen Potentialform ohnehin unwahrscheinlich wäre) ausgeschlossen werden. *Ludin* (1977) hat eine Hypothese über die Entstehung der Faszikulationen

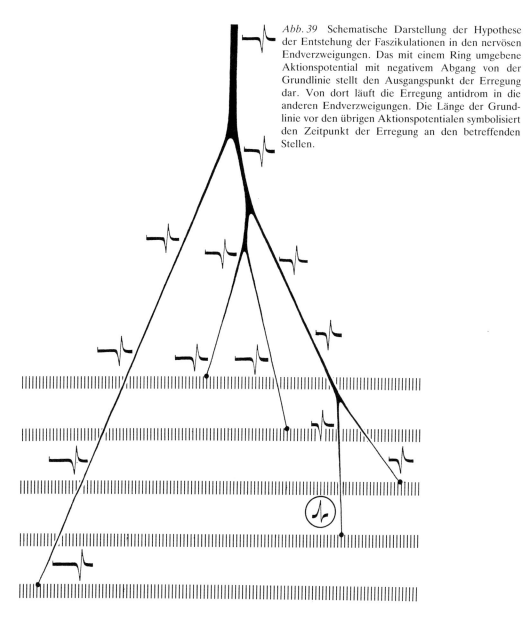

Abb. 39 Schematische Darstellung der Hypothese der Entstehung der Faszikulationen in den nervösen Endverzweigungen. Das mit einem Ring umgebene Aktionspotential mit negativem Abgang von der Grundlinie stellt den Ausgangspunkt der Erregung dar. Von dort läuft die Erregung antidrom in die anderen Endverzweigungen. Die Länge der Grundlinie vor den übrigen Aktionspotentialen symbolisiert den Zeitpunkt der Erregung an den betreffenden Stellen.

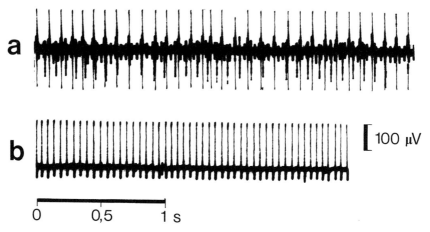

Abb. 40   Entladungen von Potentialen motorischer Einheiten während des Schlafes bei zwei Patienten mit infantiler spinaler Muskelatrophie Werdnig-Hoffmann.

vorgelegt: *Katz* (1969) nimmt an, daß sich auch an der präsynaptischen Membran einzelne Azetylcholinrezeptoren finden, die jedoch normalerweise eine so geringe Dichte haben, daß durch Azetylcholin keine nennenswerte Depolarisation verursacht wird. Hinweise für seltene präsynaptisch lokalisierte ACh-Rezeptoren finden sich auch bei der Darstellung mit Alpha-Bungarotoxin (*Engel* und Mitarb., 1977). Gelegentlich scheint es aber doch an einzelnen Nervenendigungen zu einer überschwelligen Depolarisation zu kommen. Die Erregung wird von hier aus einerseits auf die Muskelfaser, die von der betreffenden Nervenendigung versorgt wird, übergeleitet, andererseits muß es aber auch zu einer rückläufigen Erregung des ganzen Axons mit seinen Verzweigungen kommen (Abb. 39). Möglicherweise sind die neuaussprossenden Nervenendigungen, die bei neurogenen Affektionen denervierte Muskelfasern reinnervieren, auf Azetylcholin empfindlicher, so daß hier häufiger Faszikulationen auftreten. Die Befunde von *Janko* u. Mitarb. (1989), daß faszikulierende motorische Einheiten von Patienten mit chronischer Vorderhornerkrankung immer eine erhöhte Faserdichte, einen vergrößerten Jitter und häufige Blockierungen aufweisen, sind als Ausdruck des kürzlichen kollateralen Aussprossens in diesen Einheiten zu werten. Mit dieser Hypothese könnte auch die Beobachtung von *Conradi* u. Mitarb. (1982), daß faszikulierende Einheiten bei willkürlicher Aktivierung eine andere Form haben, erklärt werden. Bei der rückläufigen Erregung der Verzweigung ei-

nes Axons werden die einzelnen Muskelfasern sicher nicht in der gleichen Reihenfolge aktiviert, wie wenn die Erregung von der Vorderhornzelle aus kommt, und es wird deshalb elektromyographisch eine andere Potentialform abgeleitet werden.

Es ist bekannt, daß Faszikulationen durch Cholinesterasehemmer ausgelöst oder verstärkt werden können (*Weddell* und Mitarb., 1944). Auch diese Beobachtung spricht für einen peripheren Ursprung der Faszikulationen, da Azetylcholin als Überträgersubstanz an der motorischen Endplatte gesichert ist, an den Motoneuronen aber keine Wirkung hat (*Curtis* und Mitarb., 1961). Durch die Gabe von Cholinesterasehemmern wird also nicht die Erregbarkeit der Motoneurone geprüft. Das Auftreten von Faszikulationen ist dabei auch nicht spezifisch für eine Vorderhornzellaffektion, man kann sie häufig auch bei gesunden Versuchspersonen beobachten.

Eine etwas andere Form von *Spontanaktivität* findet man bei Patienten mit *spinaler Muskelatrophie Werdnig-Hoffmann* (*Buchthal* und *Olsen*, 1970; *Ludin*, 1977). Es handelt sich dabei um regelmäßige Aktivität einzelner motorischer Einheiten, die bei offensichtlicher Entspannung oder während des Schlafes mit Frequenzen von 5–15/s feuern (Abb. 40). Im Gegensatz zu den Faszikulationen können diese Potentiale wahrscheinlich willkürlich beeinflußt werden. Näheres über die Pathogenese dieser Spontanaktivität, die man bei etwa drei Viertel der Patienten mit Morbus Werdnig-Hoffmann findet, ist nicht bekannt.

Die echten Faszikulationen müssen von den sog. „contraction fasciculations" (Denny-Brown und Pennybacker, 1938) unterschieden werden. Es handelt sich dabei um rhythmische Kontraktionen, die besonders bei älteren Patienten mit dünnem subkutanem Gewebe oder bei Patienten mit Vorderhornzellerkrankungen mit vergrößerten motorischen Einheiten bei leichter Willkürinnervation beobachtet werden können. Im Gegensatz zu den echten Faszikulationen sieht man elektromyographisch rhythmische Entladungen von Aktionspotentialen, die willkürlich kontrolliert werden können, oder gruppenweises Auftreten von verschiedenen Potentialen motorischer Einheiten.

Keine Schwierigkeiten sollte die Unterscheidung der Faszikulationen von myoklonischen Zuckungen (Hallett und Mitarb., 1979; Halliday, 1967, Jankovic und Pardo, 1986), die spinalen oder zerebralen Ursprungs sind, machen. Beim sogenannten Aktionsmyoklonus werden diese Zuckungen durch Willküraktivität deutlich verstärkt. Im Elektromyogramm kann man Ausbrüche, die aus zahlreichen motorischen Einheiten zusammengesetzt sind und mehrere Muskeln umfassen können, ableiten. Die einzelnen Ausbrüche dauern 10–70 ms. Erwähnenswert sind die sehr hohen Amplituden der zerebralen evozierten Potentiale bei diesen Patienten. Auch die Myorhythmien, die vorwiegend am Kopf beobachtet werden, bestehen aus Ausbrüchen zahlreicher motorischer Einheiten, die im Gegensatz zu den Myoklonien aber mit einem ziemlich konstanten Rhythmus von 1–3/s auftreten.

2.2.1.1.4. Myokymien

Die Myokymien müssen von den Faszikulationen abgegrenzt werden. Klinisch handelt es sich dabei um ziemlich langsame, wellenförmige spontane Muskelkontraktionen. Der Begriff ist pathogenetisch nicht genau definiert und wird in der Literatur bei verschiedenen Affektionen angewendet. Gardner-Medwin und Walton (1969) unterscheiden 4 verschiedene Myokymietypen: 1. Bei den Neuromyotonien, wo man eine dauernde Aktivität von Potentialen, die größer sind als Fibrillationspotentiale, findet. Die meisten dieser Potentiale sehen aus wie Potentiale motorischer Einheiten, hin und wieder können aber gruppierte Entladungen gleichgeformter Wellen beobachtet werden (nähere Beschreibung siehe S. 121). 2. Denny-Brown und Foley (1948) haben eine Form mit stereotyper Wiederholung von Potentialgruppen, die aus 2–200 Potentialen zusammengesetzt waren, beschrieben. Die einzelnen Potentiale treten am häufigsten dreimal kurz nacheinander auf und bilden so eine Potentialgruppe, die in dieser Form in Abständen von 1–120 s feuert. Unter diese Form sind wohl die meisten Extremitätenmyokymien (Albers und Mitarb., 1981; Hess und Ludin, 1986; Spaans, 1982; Trontelij und Stålberg, 1983) einzuordnen. Diese Spontanaktivität tritt vor allem bei chronischen Nervenläsionen, auffallend häufig bei aktinischen Schäden (Stöhr, 1982), aber auch bei chronischen Vorderhornprozessen und gelegentlich sogar bei Myopathien auf. Für Lederman u. Wilbourn (1984) sowie Harper u. Mitarb. (1989) stellen Myokymien das zuverlässigste elektrophysiologische Kriterium dar, um eine Strahlenschädigung von einer Tumorinfiltration zu unterscheiden. Bei Nervenschädigungen, die durch Tumorrezidive bedingt sind, kommen diese Formen von Spontanaktivität viel seltener vor. Bei einer Patientin mit aktinischer Armplexusläsion konnten Roth u. Mitarb. (1988) neben zahlreichen Myokymien auch persistierende Leitungsblocks nachweisen. Sie nehmen an, daß die Myokymien in den blockierten Axonen entstehen. In den ersten sechs Wochen des Guillain-Barré Syndroms sind sie von Mateer und Mitarb. (1983) beschrieben worden. In unserem Krankengut bestanden die Entladungen aus 2–4 kurz aufeinanderfolgenden Einzelpotentialen, aus Salven, die aus bis zu 15 Einzelpotentialen (mit Entladungsfrequenzen bis zu 360 Hz innerhalb der Salve) bestanden oder aus komplexen Einzelpotentialen mit einer Dauer von 7–160 ms und mit bis zu 40 Phasen. Diese Potentiale oder

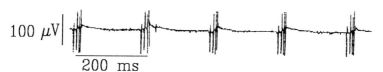

100 μV

200 ms

Abb. 41 Myokymien aus dem M. tibialis anterior bei chronischer Läsion der Cauda equina.

Potentialgruppen zeigten ziemlich rhythmische Entladungsfrequenzen zwischen 0,05 und 10 Hz (Abb. 41). *Mattle* u. Mitarb. (1991) haben zwei Patienten beschrieben, bei denen langdauernde Myokymien zu einer Hypertrophie der neurogen geschädigten Muskeln führten. 3. Die *fazialen Myokymien* treten bei Hirnstammtumoren, multipler Sklerose, viel seltener bei Polyradikulopathien oder peripheren Fazialisparesen, aber auch ohne faßbare Ursache auf (*Daube* und Mitarb., 1979; *Hjorth* und *Willison*, 1973; *Kaeser* und *Skorpil*, 1976; *Kaeser* und Mitarb., 1963; *Matthews*, 1966; *Radü* und Mitarb., 1975; *Tenser* und *Corbett*, 1974; *Wasserstrom* und *Starr*, 1977). Hier wird eine dauernde, rhythmische Aktivität motorischer Einheiten, die in vielen Fällen als Doppelentladungen auftreten, abgeleitet. Meist wird diese Aktivität durch Willkürinnervation nicht beeinflußt. Manchmal tritt die Aktivität gruppiert und in kurzen Ausbrüchen auf. Im Gegensatz zum hemifazialen Spasmus (siehe S. 98) wird aber keine Synchronisierung zwischen den einzelnen Muskelgruppen gesehen. *Kaeser* und *Skorpil* (1976) haben bei einem Patienten mit einem Hirnstammgliom die Ausbreitung der Spontanaktivität auf Muskeln, die durch den 5., 6., 7., 9., 10., 11. und 12. Hirnnerven versorgt werden, beobachtet. 4. Diese Form entspricht den benignen Faszikulationen, die im M. orbicularis oculi oder in der Wadenmuskulatur besonders bei Müdigkeit auftreten.

2.2.1.2. Potentiale motorischer Einheiten

Als typische Befunde bei neurogenen Affektionen gelten *eine Verlängerung der mittleren Potentialdauer*, eine *Überhöhung der Potentialamplitude* und eine *vermehrte Anzahl polyphasischer Potentiale* bei der konventionellen Nadelmyographie (Abb. 42). Diese Befunde sind bei Vorderhornzellerkrankungen viel stärker ausgeprägt als bei weiter peripheren Läsionen (*Buchthal* und *Pinelli*, 1953).

Dementsprechend wird bei der *Willison-Analyse* ebenfalls eine erhöhte mittlere Amplitude gefunden, wobei allerdings keine Unterschiede zwischen Vorderhornzellerkrankungen und weiter peripher lokalisierten Läsionen bestehen (*Hayward* und *Willison*, 1973). *Fuglsang-Frederiksen* und Mitarb. (1977) fanden die Amplitudenerhöhung weniger konstant, dafür war bei ihren Patienten in vielen Fällen die Zahl der

Potentialumkehrungen vermindert. Bei der *Einzelfaserelektromyographie* können häufig ganze Gruppen von einzelnen Spitzenpotentialen, die zur gleichen Einheit gehören, abgeleitet werden als Ausdruck einer vergrößerten Faserdichte (*Stålberg* und Mitarb., 1975, 1976 b). Die einzelnen Komponenten dieser Gruppen zeigen einen vermehrten Jitter und häufige Blockierungen.

Es wurde schon auf S. 5 erwähnt, daß man bei chronischen Neuropathien einen veränderten Aufbau der motorischen Einheiten findet. Im gesunden Muskel sind die Muskelfasern einzelner Einheiten wahllos über ein bestimmtes Territorium verstreut, bei länger dauernden Neuropathien mit nur partieller Denervierung kommt es zu einer Gruppierung der Fasern einzelner Einheiten innerhalb ihres Territoriums (*Brandstater* und *Lambert*, 1973; *Kugelberg*, 1973). Auf diese Veränderungen dürften auch die Gruppen atrophischer Fasern (*Wohlfart*, 1949), die eines der typischen histologischen Kriterien einer Neuropathie sind, zurückzuführen sein. Bei Untersuchungen mit Multielektroden kann überdies einige Zeit nach Verletzung eines peripheren Nervs eine Vergrößerung des Territoriums der motorischen Einheiten nachgewiesen werden (*Erminio* und Mitarb., 1959).

Der wohl wichtigste Grund für die Veränderungen der motorischen Einheiten und damit auch der elektromyographisch abgeleiteten Potentiale ist das *kollaterale Aussprossen* überlebender Nervenfasern (*Coërs* und *Woolf*, 1959; *Wohlfart*, 1957). Dabei werden denervierte Muskelfasern an überlebende Einheiten angeschlossen, die dadurch größer werden. Durch Bestimmung der terminalen Innervationsrate konnten *Coërs* und Mitarb. (1973) zeigen, daß bei den Neuropathien mehr Muskelfasern von einer Nervenfaser versorgt werden als im gesunden Muskel. Durch dieses kollaterale Aussprossen kommt es zu einer größeren räumlichen Verteilung der Endplatten einzelner Einheiten. Außerdem sind die aussprossenden Nervenendigungen besonders am Anfang sehr dünn und schlecht myelinisiert, so daß sie die Impulse verlangsamt leiten. Durch diese beiden Faktoren kommt es zu einer vergrößerten zeitlichen Dispersion der Erregungsankunft an den motorischen Endplatten, was der Hauptgrund für die *verlängerte Potentialdauer* sein dürfte. Die insuffiziente Leitung in den frisch ausgesproßten Nervenendigungen äußert sich auch in häufigen Blockierungen einzelner Spitzenpotentiale (*Ludin*, 1977; *Stålberg* und *Thiele*, 1972). Die Tatsache, daß es immer wieder zu paarweisen Blok-kierungen kommt, spricht für einen Defekt in den Nervenendigungen und nicht (nur) in der neuromuskulären Überleitung. Auch der ver-größerte Jitter bei neurogenen Affektionen (*Stålberg* und Mitarb., 1975) kann ein Hinweis auf die gestörte Erregungsleitung sein (neuroge-ner Jitter) und muß seinen Ursprung nicht in der neuromuskulären Überleitung haben.

Die *Überhöhung der Potentialamplituden* ist zum größten Teil auch auf das kollaterale Aus-sprossen zurückzuführen. Dieses führt zu einer Vergrößerung der Faserdichte, die auch mittels Einzelfaserelektromyographie nachgewiesen werden kann (*Schwartz* und Mitarb., 1976; *Stålberg* und Mitarb., 1975, 1976b). In geringe-rem Maße trägt das Zusammenrücken der ein-zelnen Fasern wegen der Atrophie umgebender

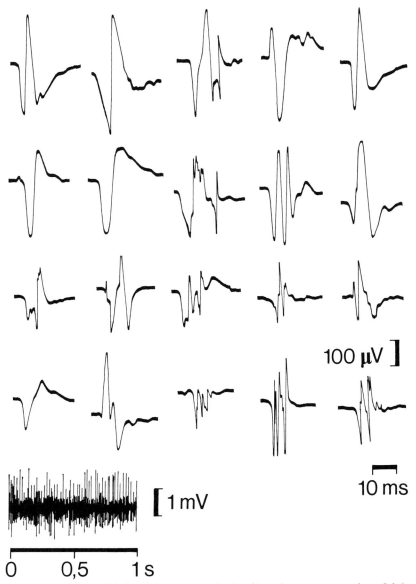

Abb. 42   Potentiale motorischer Einheiten bei neurogener Läsion (Armplexusparese vor einem Jahr) aus dem M. biceps brachii. Unten: Aktivitätsmuster bei maximaler Willkürinnervation.

Einheiten zu einer Vergrößerung der Faserdichte bei.

Die Entstehung der *polyphasischen Potentiale* (Abb. 31) ist mit dem gleichen Mechanismus zu erklären. Durch die verzögerte Leitung in neuausgesproßten Nervenendigungen werden einzelne Spitzenpotentiale, die verspätet auftreten, erkennbar. Gelegentlich sieht man einzelne oder mehrere kleine Potentiale, die in Abständen bis zu 40 ms nach der Hauptkomponente des Aktionspotentials auftreten (*Borenstein* und *Dresmedt*, 1975 a). Falls es zum Untergang einzelner Nervenendigungen innerhalb einer motorischen Einheit kommt („distale Neuronitis" [*Bauwens*, 1956; *Richardson*, 1956] oder „in portio"-Neuropathie [*Engel* und *Warmolts*, 1973] [siehe S. 115]), können so einzelne Spitzenpotentiale innerhalb eines Einheitspotentials erkennbar werden. Es können so also über einen ähnlichen Mechanismus wie bei den Myopathien (siehe S. 114) polyphasische Potentiale entstehen. Bei der Reinnervation kommt es zu polyphasischen Potentialen auch weil die Faserdichte anfänglich innerhalb der Einheiten noch klein ist, so daß die Potentiale der einzelnen Muskelfasern noch nicht verschmelzen. Nach *Buchthal* und *Pinelli* (1953) findet man bei Vorderhornprozessen häufig „gruppierte" polyphasische Potentiale, während sie bei weiter peripheren Affektionen kürzere Spitzen, ähnlich wie bei den Myopathien, aufweisen. Im Einzelfall hat diese Unterscheidung wohl aber keine sichere diagnostische Bedeutung.

Die *Veränderungen* der Potentiale motorischer Einheiten sind nicht bei allen *neurogenen Läsionen gleich stark ausgeprägt*. Bei einer einmaligen, unvollständigen Schädigung eines peripheren Nervs dauert es meist mehrere Monate, bis die überlebenden Einheiten bei der elektromyographischen Untersuchung pathologische Parameter aufweisen (*Erminio* und Mitarb., 1959). Bei peripheren Läsionen sind die Potentiale bei der konventionellen Nadelmyographie auch nicht so stark verändert wie bei Vorderhornprozessen. Eine genaue zahlenmäßige Abgrenzung ist aber für den Einzelfall kaum möglich, da sich besonders bei den Werten, die bei der Nadelmyographie erhoben werden, starke Überschneidungen ergeben. Zur Differenzierung müssen deshalb noch andere Kriterien herangezogen werden, die auf S. 80 erläutert werden. Die Gründe für diese Unterschiede sind noch nicht sicher geklärt. *Buchthal* und *Clemmesen* (1941 a) haben eine *Synchronisation* motori-

scher Einheiten bei Vorderhornzellaffektionen im Sinne einer funktionellen Kopplung von zwei oder mehr Motoneuronen postuliert. *Woolf* (1962) hat dagegen eine feste Verbindung von Nervenfasern durch Aussprossen überlebender Axone proximal der distalen Aufzweigungen angenommen, wodurch es zu einer festen Verbindung mehrerer Einheiten käme. Elektromyographisch lassen sich sog. *Axonreflexe*, die wahrscheinlich auf einem derartigen Aussprossen beruhen, bei Neuropathien nachweisen (*Fullerton* und *Gilliatt*, 1965; *Roth*, 1971). Da Axonreflexe bei peripheren Nervenläsionen viel häufiger angetroffen werden als bei Vorderhornprozessen, scheint es aber fragwürdig, ob die Unterschiede damit erklärt werden können.

2.2.1.3. Das Aktivitätsmuster bei maximaler Willkürinnervation

Als typischer Befund einer Neuropathie gilt die *Lichtung des Aktivitätsmusters* bei maximaler Willkürinnervation als Ausdruck des Verlustes von motorischen Einheiten (Abb. 43 a). Je nach Schwere des Befalls findet man alle Übergänge zwischen völligem Fehlen von Willküraktivität und einer nur leichten Lichtung des Interferenzbildes. Bei Vorderhornzellaffektionen fällt immer wieder auf, daß die Kraft trotz hochgradigen Ausfalls von motorischen Einheiten noch relativ gut ist (*Erminio* und Mitarb., 1959). Diese Beobachtung ist wohl mit der Größe der überlebenden Einheiten zu erklären. Bei diesen Fällen weist das Aktivitätsmuster typischerweise eine hohe Amplitude auf. Bei peripheren Affektionen ist die Amplitude dagegen meist normal (*Buchthal* und *Pinelli*, 1953). Wenn der Ausfall motorischer Einheiten nur gering ist, kann sie zwar auch gelegentlich überhöht sein, bei einem schweren Ausfall ist sie vielfach erniedrigt.

Die Angaben in der Literatur über die *Entladungsfrequenzen* der einzelnen Einheiten bei Neuropathien sind etwas widersprüchlich. *Seyffahrt* (1941) und *Willison* (1962) vertreten die Ansicht, daß die Entladungsfrequenzen häufig erhöht sind. Dies wird als Kompensationsversuch für die verminderte Anzahl motorischer Einheiten, die rekrutiert werden können, interpretiert. Damit kann die Beobachtung erklärt werden, daß trotz eines schweren Ausfalls motorischer Einheiten das Aktivitätsmuster auf den ersten Blick manchmal nur wenig gelichtet erscheint. Erstaunlicherweise fanden aber *Dietz* und *Freund* (1974) bei demyelinisierenden Neuropathien immer kleinere Entladungsfrequenzen als beim Gesunden. Im M. interosseus dorsalis I beobachteten *Mitter* und *Sheratt* (1978) bei Gesunden und bei Patienten mit verschiedenen Neuropathien gleiche mittlere Entladungsfrequenzen, wenn die Kontraktion mit der maximalen Kraft verglichen wurde. Bei maximaler Kontraktion war die maximale Entladungsfrequenz einzig bei schweren Paresen höher als bei Gesunden. Hier wird allerdings darauf aufmerksam gemacht, daß es beim Gesunden schwierig ist, bei maximaler Kontraktion einzelne motorische Einheiten zu identifizieren.

2.2.1.4. Elektroneurographische Befunde

Der wichtigste elektroneurographische Befund, der bei Neuropathien gefunden wird, ist die *Verlangsamung der Leitgeschwindigkeit.* Eine gestörte Erregungsleitung findet man besonders bei Erkrankungen, die zu umschriebenen oder diffusen Läsionen der Markscheiden führen. Eine verlangsamte Leitgeschwindigkeit darf aber nicht unbesehen als Beweis einer solchen Läsion betrachtet werden. Auch bei primär axonalen Störungen können eventuell verlangsamte Leitgeschwindigkeiten gemessen werden. Dies ist möglich, wenn es zu einem Ausfall kommt, der vor allem die rasch leiten-

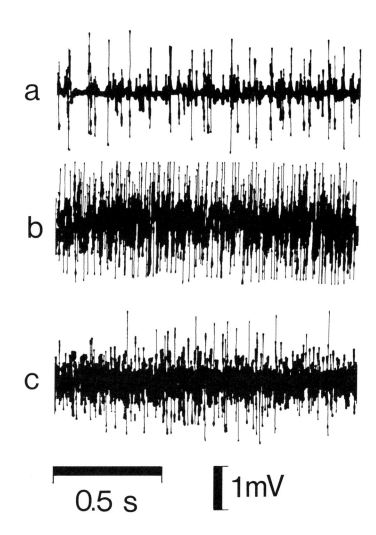

Abb. 43 Muster bei maximaler Willkürinnervation. a) Einzeloszillationen bei Neuropathie. b) Interferenzmuster normaler Amplitude bei Myopathie. c) Fast volles Interferenzmuster mit deutlich verminderter Amplitude bei weit fortgeschrittener Myopathie.

0.5 s   1mV

den Fasern betrifft (*Lambert, 1962*). Von den überlebenden Fasern können dann manchmal maximale Leitgeschwindigkeiten bestimmt werden, die unter der unteren Normgrenze liegen. Starke Verlangsamungen lassen sich so aber nicht erklären. Auch wenn es nach einer axonalen Läsion zur Regeneration kommt, ist die Leitgeschwindigkeit in den regenerierten Fasern, die dünner und schlechter myelinisiert sind als normal, praktisch immer erheblich verlangsamt. Im Verlauf der Zeit wird die Leitgeschwindigkeit dann zwar rascher, *Struppler* und *Huckauf* (1962) fanden aber noch 17 Jahre nach Nervennaht meist eine leichte Verlangsamung der motorischen Leitgeschwindigkeit und immer eine starke Verlängerung der distalen Latenzzeit. Auch *Ballantyne* und *Campbell* (1973) fanden bis zu 53 Monate nach der Nervennaht praktisch immer eine verzögerte motorische und sensible Leitung distal der Läsionsstelle.

Als Zeichen eines Verlustes von leitenden Nervenfasern wird eine *Amplitudenverminderung* der evozierten Muskel- oder Nervenaktionspotentiale angesehen. Ein normal geformtes Summenpotential mit normaler Latenzzeit, aber einer niedrigenAmplitude, spricht demnach für eine axonale Schädigung (*Buchthal* und *Rosenfalck*, 1971a; *Gilliatt*, 1966). Wenn es bei einer Schädigung der Markscheiden zu einer größeren Streubreite der Leitgeschwindigkeiten der einzelnen Fasern kommt, wird das Summenpotential auch niedriger als normal, dazu wird es aber noch verbreitert und meist aufgesplittert. Wegen ihrer recht großen Streuung schon beim Normalen ist die Amplitude der motorischen und der sensiblen Summenpotentiale ein recht unempfindlicher Parameter (*Buchthal*, 1973; *Ludin* und Mitarb., 1977a u. b).

In den letzten Jahren wird den *Leitungsblocks* bei demyelinisierenden Läsionen vermehrt Beachtung geschenkt. Nach *Feasby* u. Mitarb. (1985) wird eine Reduktion der Amplitude (peak-to-peak) des motorischen Summenpotentials bei proximaler Reizung um mehr als 20 % im Vergleich zur distalen Reizung als Ausdruck eines signifikanten Leitungsblocks gewertet, wenn es nicht gleichzeitig zu einer Verbreiterung des Summenpotentials kommt. Die Dauer der ersten negativen Phase darf daher bei proximaler Reizung nicht mehr als 15 % länger sein als bei distaler, sonst muß die Amplitudenreduktion mehr als 30 % betragen. Wenn diese Kriterien erfüllt seien, weise diese auf eine De- oder Remyelinisierung in 50 % oder mehr der

Fasern hin. *Kuntzer* und *Magistris* (1995) haben davon etwas abweichende Kriterien aufgestellt: Sie schlagen die Ausmessung lediglich der negativen Komponente des mit Oberflächenelektroden abgeleiteten motorischen Summenpotentials vor. Die Bestimmung der Fläche dieser negativen Komponente sei zuverlässiger als die Messung der Amplitude. Selbstverständlich muß für die proximale wie für die distale Reizung eine supramaximale Reizstärke verwendet werden und der Abstand zwischen den Reizpunkten muß möglichst klein (< 20 cm) sein. Falls keine Desynchronisation des distal evozierten Potentials besteht, genügt die Verminderung der Fläche von 10 %, um einen Leitungsblock zu diagnostizieren. Beträgt die Desynchronisierung bis zu 15 % wird eine Abnahme der Fläche von mindestens 20 % gefordert. Bei höhergradiger Desynchronisation sei ein Leitungsblock mit dieser Methode wegen der möglichen gegenseitigen Auslöschung der Potentiale einzelner Einheiten nicht mehr zu diagnostizieren.

Weitere Befunde, die bei Läsionen der peripheren Nerven erhoben werden können, sind eine *Verlängerung der Refraktärperiode* und eine *Störung in der Übermittlung frequenter Impulsserien* (*Hopf* und *Lowitzsch*, 1974; *Lehmann* und *Tackmann*, 1974; *Lowitzsch* und *Hopf*, 1973; *Tackmann* und *Lehmann*, 1974b; *Tackmann* und Mitarb., 1974b und c, 1975). Diese Untersuchungen fallen nur bei Schädigungen der Markscheide pathologisch aus, bei axonalen Läsionen sind sie normal (siehe aber S. 91). Bezogen auf die einzelne Nervenfaser sollten damit schon sehr diskrete Markscheidenschäden erfaßt werden, da das Resultat von den schlechtest funktionierenden Schnürringen zwischen Reiz- und Ableiteelektroden bestimmt wird. Wenn in einer Nervenfaser nur an ganz wenigen Schnürringen in der Refraktärperiode nicht weitergeleitet wird, kann kein zweites Aktionspotential abgeleitet werden, auch wenn die ganze übrige Faser völlig normal ist. Bei der Bestimmung der Leitgeschwindigkeit dagegen beziehen wir uns immer auf einen mittleren Wert. Es kann also vorkommen, daß die Leitgeschwindigkeit in einem kurzen Abschnitt verzögert ist, der gemessene Wert im ganzen Nervensegment aber trotzdem normal ausfällt, weil im größeren Teil normal rasch geleitet wird. Da die Refraktärperiode und das Frequenzverhalten nicht an einzelnen Fasern, sondern immer am ganzen Nerv geprüft werden, wird dieser Vorteil wenigstens teilweise wieder hinfällig.

Die *Erregungsleitung bei segmentaler Demye-linisierung* ist von *Rasminsky* und *Sears* (1972, 1973) analysiert worden. Sie haben im Tierversuch von einzelnen Nervenfasern mit sehr feinen Elektroden, die einen Abstand von nur 100 µm hatten, abgeleitet. Dabei haben sie beobachtet, daß die Erregungsleitung in dickeren Fasern auch im demyelinisierten Bereich *immer saltatorisch* bleibt, bis es zur Blockierung der Fortleitung kommt. Die Leitungszeit zwischen 2 Schnürringen war aber immer viel länger und sie wies auch viel größere Schwankungen auf als in normalen Fasern. Die Verlängerung der Leitungszeit dürfte eine Folge der vergrößerten internodalen Kapazität und des verminderten internodalen Widerstandes in den demyelinisierten Bezirken sein. Dadurch wird der Einwärtsstrom an den Schnürringen kleiner, und es dauert länger, bis eine Erregung ausgelöst wird. In dünnen Fasern unter 6 µm Durchmesser kann es allerdings nach der Demyelinisierung auch zu einer kontinuierlichen Fortleitung kommen (*Bostock* und *Sears*, 1976; *Rasminsky* und *Kearney* 1976). *Rasminsky* (1973) hat auch nachgewiesen, daß der Sicherheitsfaktor der Erregungsfortleitung im demyelinisierten Nerv viel kleiner ist als im gesunden. Damit kann die Verlängerung der Refraktärperiode und das Unvermögen, hochfrequente Reizserien zu übermitteln, erklärt werden. Während der Refraktärperiode sind die Ionenströme ohnehin kleiner als normal. Wenn es nun zu einer zusätzlichen Verkleinerung kommt, reicht es an einzelnen Schnürringen nicht mehr zur Auslösung der Erregung.

2.2.1.5. Elektrophysiologische Befunde bei verschiedenen Läsionstypen und Lokalisationen

Es ist schon mehrfach erwähnt worden, daß die elektrophysiologischen Befunde stark von der Art der Schädigung der peripheren Nerven abhängig sind. Die Lokalisation einer Läsion spielt aber auch eine große Rolle. In Tab. I sind die Befunde bei verschiedenen Läsionsarten und -lokalisationen synoptisch zusammengestellt. Dabei sind gewisse Vereinfachungen, damit die Übersichtlichkeit gewahrt bleibt, unumgänglich.

2.2.1.6. Spezifität der „neurogenen" Elektromyographie-Befunde

In den vorausgehenden Seiten sind die verschiedenen elektromyographischen Befunde, die bei Neuropathien erhoben werden, geschildert worden. Es muß hier die Frage gestellt werden, ob alle oder einzelne dieser Befunde pathognomonisch für eine neurogene Läsion sind und ob sie in jedem Fall vorhanden sein müssen. Das gleiche Problem wird sich auch bei den Myopathien wieder stellen, wo die Verhältnisse aber bedeutend komplexer sind (siehe S. 115).

Bei den *Fibrillationspotentialen* und *positiven scharfen Wellen* ist schon erwähnt worden, daß man gelegentlich einzelne Fibrillationspotentiale außerhalb der Endplattenzone in gesunden Muskeln ableiten kann. Bei verschiedenen Myopathien, besonders bei der Polymyositis, aber auch bei Muskeldystrophien, findet man immer wieder derartige Spontanaktivität. In diesen Fällen kommt sie jeweils bedeutend häufiger als beim Gesunden vor. Die Frage, ob dadurch auf einen (zusätzlichen) neurogenen Prozeß geschlossen werden darf, wird auf S. 110 behandelt. Jedenfalls dürfen Fibrillationspotentiale und positive scharfe Wellen nicht einfach als Beweis einer neurogenen Affektion angesehen werden. Der häufig verwendete Begriff „Denervierungspotentiale" ist deshalb zumindest ungenau. Auf der anderen Seite ist die Häufigkeit, mit der Fibrillationspotentiale und positive scharfe Wellen bei sicheren neurogenen Prozessen registriert werden, sehr stark wechselnd. Besonders bei chronischen Vorderhornprozessen sind sie im allgemeinen recht spärlich anzutreffen. Bei etwa 30 % der neurogenen Erkrankungen können keine sicheren Fibrillationspotentiale oder positive scharfe Wellen gefunden werden. Eine Neuropathie darf deshalb auch diagnostiziert werden, wenn sie nicht vorhanden sind.

Auf die *pseudomyotonen Entladungen* soll hier nicht eingegangen werden. Es wurde schon auf S. 68 gesagt, daß sie sowohl bei Neuro- als auch bei Myopathien gefunden werden. Mit den echten Myotonien (siehe S. 112) haben sie nichts zu tun.

Die *Faszikulationen* wurden schon auf S. 56 und S. 68 besprochen. Da sie sowohl bei neurogenen Leiden, besonders bei Vorderhornprozessen, als auch beim Gesunden und gelegentlich bei Myopathien beobachtet werden, sind sie

Tabelle 1　Synoptische Darstellung der elektrophysiologischen Befunde bei verschiedenen Läsionstypen und

Läsionstyp	Läsionsort	Spontanaktivität	Aktivitätsmuster	Potentiale motorischer Einheiten
Neurapraxie	Wurzel	—	gelichtet	normal
	peripherer Nerv	—	gelichtet	normal
Axonale Läsion	Vorderhornzelle	Fibrillationen Faszikulationen	gelichtet	stark verlängert, hohe Amplitude
	Wurzel	Fibrillationen	gelichtet	(verlängert)
	peripherer Nerv	Fibrillationen	gelichtet	(verlängert)
Segmentale Demyelinisierung	Wurzel (umschrieben)	—	normal bis gelichtet	normal
	peripherer Nerv (umschrieben)	—	normal bis gelichtet	normal
	peripherer Nerv (diffus)	—	normal bis gelichtet	normal
Axonale Läsion und *segmentale Demyelinisierung*	Wurzel	Fibrillationen	gelichtet	(verlängert)
	peripherer Nerv	Fibrillationen	gelichtet	(verlängert)

sicher auch nicht pathognomonisch für eine Neuropathie. Sie werden aber auch lange nicht bei allen Patienten, die an einer neurogenen Läsion leiden, gefunden. Zur Diagnose einer chronischen Vorderhornzellerkrankung werden aber von *Hjorth* und Mitarb. (1973) und *Lambert* (1969a) weitverbreitete Faszikulationen gefordert.

Bei den Parametern der *Potentiale motorischer Einheiten* wurden die Verlängerung der mittleren Potentialdauer, die überhöhten Potentialamplituden und eine vermehrte Polyphasie als Befunde, die man bei neurogenen Affektionen findet, erwähnt. In seltenen Fällen kann auch einmal bei einer Myopathie die Potentialdauer leicht verlängert und die Amplitude höher als normal sein (siehe S. 113). Dies sind zwar jeweils Veränderungen, die nicht sehr ausgeprägt sind, immerhin dürfen solche Befunde nicht als beweisend für eine Läsion am peripheren Nerv gewertet werden. Eine starke Verlängerung der mittleren Potentialdauer und sehr hohe Potentialamplituden sind dagegen nur bei Neuropathien beschrieben worden. Was die polyphasischen Potentiale betrifft, so werden diese bei den meisten Myopathien (siehe S. 114) angetroffen. Sie sind also sicher nicht pathognomonisch für eine Neuropathie. Die erwähnten Veränderungen der Potentiale motorischer Einheiten werden aber auch nicht bei allen neurogenen Affektionen gefunden. Besonders im Anfangsstadium nach einer peripheren Nervenverletzung oder bei rein demyelinisierenden Neuropathien ohne Untergang von Achsenzylindern sind die Potentiale der überlebenden motorischen Einheiten normal.

Bei der Untersuchung des *Aktivitätsmusters bei maximaler Willkürinnervation* sind wir stark auf die Mitarbeit durch den Patienten angewiesen. Wenn die Kooperation aus irgendwelchen

Lokalisationen

Leitgeschwindigkeit	Motorische Summenpotentiale	Sensible Nervenaktionspotentiale (orthodrom)	Besonderheiten
normal	normal	normal	Amplitude der somatosensorischen evozierten Potentiale (SSEP) vermindert
normal	Reiz proximal Block: Amplitude reduziert Reiz distal Block: normal	Ableitung proximal Block: Amplitude reduziert Ableitung distal Block: normal	
normal	reduzierte Amplitude	normal	
normal	reduzierte Amplitude	normal (Wurzelausriß!)	
normal	reduzierte Amplitude	reduzierte Amplitude	
normal	normal	normal	F-Welle und SSEP mit verlängerter Latenzzeit
umschrieben verlangsamt	Reiz proximal Läsion: aufgesplittert, Amplitude reduziert Reiz distal Läsion: normal	Ableitung proximal Läsion: aufgesplittert, Amplitude reduziert Ableitung distal Läsion: normal	
diffus verlangsamt	aufgesplittert, Amplitude reduziert	aufgesplittert, Amplitude reduziert	
normal	reduzierte Amplitude	normal	F-Welle und SSEP mit verlängerter Latenzzeit
verlangsamt (umschrieben oder diffus)	reduzierte Amplitude, aufgesplittert	reduzierte Amplitude, aufgesplittert	

Gründen ungenügend ist, wird das Aktivitätsmuster wie bei den Neuropathien gelichtet sein. Auch bei zentralen Paresen kann nur eine verminderte Zahl von motorischen Einheiten willkürlich rekrutiert werden. Gelegentlich ist auch bei weit fortgeschrittenen Myopathien nur noch ein gelichtetes Muster zu registrieren (siehe S. 115). Sicher ist also auch die Lichtung des Aktivitätsmusters nicht als sicherer Hinweis auf einen peripher neurogenen Schaden zu werten. Bei nur leichtem oder rein demyelinisierendem Befall kann anderseits auch bei einer sicheren Neuropathie kein Ausfall von motorischen Einheiten vorhanden oder erkennbar sein.

Etwas verschieden ist die Situation bei den *elektroneurographischen Befunden*. Sichere Verlangsamungen der Leitgeschwindigkeit und Erniedrigungen der Amplitude der Nervenaktionspotentiale werden nur bei Läsionen der peripheren Nerven gefunden. Diese Befunde sind deshalb wohl auch beweisend dafür. Dasselbe gilt aber schon nicht mehr für die Summenpotentiale, die vom Muskel abgeleitet werden. Diese können auch bei einem myopathisch bedingten Verlust von Muskelfasern erniedrigt sein. Obligat sind die erwähnten Befunde aber nicht für eine Neuropathie. Gerade bei axonalen Schädigungen bleiben die Leitgeschwindigkeiten normal. Die Amplitude der Nervenaktionspotentiale streut auch beim Normalen schon so stark (siehe S. 76), daß hier besonders bei beginnenden Fällen vielfach noch Werte im Normbereich ermittelt werden.

Auf den ersten Blick mögen die vorangehenden Ausführungen ziemlich ernüchternd aussehen, und man kann sich vielleicht fragen, ob denn die elektromyographische Untersuchung zur Diagnose und Differentialdiagnose der neurogenen Affektionen überhaupt eine brauchbare Information beisteuern kann. Hier sind noch einige Erläuterungen nötig. Grundsätzlich soll die EMG-Diagnose „Neurogene Läsion" nicht aufgrund eines einzelnen pathologischen Elementes gestellt werden. Wenn in einem Muskel z. B. an verschiedenen Stellen Fibrillationspotentiale abgeleitet werden können, alle übrigen elektromyographischen Befunde aber normal sind, kann eine Neuropathie nicht sicher diagnostiziert werden. Elektromyographisch kann lediglich gesagt werden, daß der Muskel pathologisch verändert ist, die Differentialdiagnose Neuropathie-Myopathie muß aber offen bleiben. Außer beim Vorliegen von eindeutig verlangsamten Leitgeschwindigkeiten soll deshalb die elektromyographische Diagnose „Neuropathie" nur gestellt werden, wenn mindestens zwei, besser aber noch mehr Kriterien in diese Richtung weisen. Auch muß man sich dabei bewußt bleiben, daß damit lediglich ein höherer Grad von Wahrscheinlichkeit erreicht wird, absolute Sicherheit wird es nur selten geben. Dies ist aber eine Eigenschaft aller Methoden, die auf statistischen Auswertungen beruhen, und nicht nur der Elektromyographie. Wenn Unsicherheiten in der Zuordnung eines elektromyographischen Befundes bestehen, so muß eventuell auch auf die übrige Klinik im betreffenden Fall Rücksicht genommen werden. Das soll nicht als Aufforderung mißdeutet werden, bei der Elektromyographie einfach das zu finden, was man klinisch erwartet. In unklaren Fällen darf aber auf die Klinik Bezug genommen werden, dabei soll in der Beurteilung aber festgehalten werden, auf welche Elemente sich die jeweilige Schlußfolgerung stützt.

Gelegentlich ist die Unterscheidung neurogen-myopathisch sehr schwierig und nicht sicher zu treffen. Auch treten hier gelegentlich Differenzen zwischen Elektromyographie und Muskelbiopsie auf. Besonders bei chronischen Neuropathien wird der histologische Befund durch die sog. *Begleitmyopathie* (*Mittelbach*, 1966) manchmal recht schwer deutbar. Als Faustregel darf angenommen werden, daß bei einem eindeutig neurogenen EMG und einem myopathischen Biopsiebefund das elektromyographische Ergebnis meist zuverlässiger ist. Für den umgekehrten Fall gilt aber die Regel nicht.

2.2.2. Spezieller Teil

2.2.2.1. Vorderhornzellerkrankungen

Bei den Vorderhornzellaffektionen haben wir es mit verschiedenen Krankheitsbildern zu tun, die sich aber elektromyographisch meist nicht sicher unterscheiden lassen. Sie werden deshalb gemeinsam behandelt, wo abweichende Befunde erhoben werden, wird dies besonders vermerkt. Zahlenmäßig stehen die verschiedenen Formen der *spinalen Muskelatrophien* (M. Werdnig-Hoffmann, M. Kugelberg-Welander, spinale Muskelatrophie Aran-Duchenne, myatrophische Lateralsklerose u. a.) im Vordergrund. Frische Fälle von *Poliomyelitis* sind seit Einführung der Schutzimpfung sehr selten geworden. Gelegentlich bieten Muskelatrophien und -paresen besonders bei zervikalen *Myelopathien* (Druck durch spondylotische Zacken, Tumor, Syringomyelie u. a.) gewisse differentialdiagnostische Probleme.

Fibrillationspotentiale und *positive scharfe Wellen* werden zwar in vielen Fällen mit chronischen Vorderhornläsionen gefunden, ihre Häufigkeit im einzelnen Muskel ist aber in der Regel kleiner als bei weiter peripher lokalisierten Schädigungen. *Lambert* (1969a) fand im M. biceps brachii von Patienten mit *myatrophischer Lateralsklerose* Fibrillationen in 25 % der Muskeln mit klinisch normaler Kraft, in 54 % der Muskeln, die etwa drei Viertel der normalen Kraft entwickelten, und in 97 % der Fälle, wo die Kraft weniger als die Hälfte der Norm betrug. Wahrscheinlich hängt die relative Seltenheit der Fibrillationspotentiale mit der doch recht langsamen Progredienz dieser Erkrankungen zusammen. Bei Poliomyelitisfällen mit Paresen sind nach 2–3 Wochen jedenfalls mehr Fibrillationen und positive scharfe Wellen zu beobachten. *Steinbrecher* (1968) fand 3 Tage bis 2 Wochen nach Krankheitsbeginn in 75 % solcher Fälle Fibrillationen. In diesem Stadium kann die Spontanaktivität auch eine gewisse prognostische Bedeutung haben. Viel Spontanaktivität deutet auf eine ausgedehnte Denervierung hin und ist prognostisch deshalb eher ungünstig zu werten. Bei Patienten, die eine Poliomyelitis durchgemacht haben, können gelegentlich noch nach Jahrzehnten in befallenen, aber nicht vollständig denervierten Muskeln einzelne Fibrillationspotentiale registriert werden. Diese

Beobachtung kann auch bei völlig stationären Fällen gemacht werden.

Es wurde schon mehrfach darauf hingewiesen (siehe S. 68), daß *Faszikulationen* besonders bei chronischen Vorderhornzellaffektionen gehäuft beobachtet werden. Die Differentialdiagnose zu den sogenannten benignen Faszikulationen ist auf S. 56 behandelt worden. *Hjorth* und Mitarb. (1973) und *Lambert* (1969a) fordern zur Sicherung der Diagnose eines Vorderhornprozesses weit verbreitete Faszikulationen. *Hjorth* und Mitarb. (1973), die die Faszikulationen an allen vier Extremitäten gleichzeitig auf 8 Kanälen registrierten (siehe S. 68), fanden sie bei allen Patienten, bei denen der klinische Verlauf die Diagnose eines Vorderhornprozesses bestätigte. Sie räumen immerhin ein, daß bei beginnenden Fällen die Faszikulationen noch selten oder umschrieben sein können. Sie empfehlen in dieser Situation eine Kontrolluntersuchung nach einigen Wochen.

Auf das spontane Feuern von einzelnen Potentialen motorischer Einheiten bei *Morbus Werdnig-Hoffmann*, das sich von den Faszikulationen unterscheidet, ist schon auf S. 70 hingewiesen worden.

Die Veränderungen der *Potentiale motorischer Einheiten* bei Vorderhornzellaffektionen sind auch schon erwähnt worden (siehe S. 72). Als typisch gelten eine *stark verlängerte mittlere Potentialdauer, hohe Potentialamplituden und eine vermehrte Polyphasie*. Besonders die Verlängerung der Potentialdauer und die Überhöhung der Amplitude sind häufig viel stärker ausgeprägt als bei weiter peripher gelegenen Läsionen. Eine scharfe Grenze, die in jedem Fall eine sichere Unterscheidung erlauben würde, gibt es aber nicht. Gerade bei vorwiegend bulbärem Befall sind die Veränderungen in den Extremitäten oft während längerer Zeit recht diskret. Bei Vorderhornprozessen ist die *Potentialdauer in der Regel um mehr als 30 % verlängert*, man trifft aber Fälle, wo die Potentialdauer das Doppelte der Norm beträgt. Mit zunehmender Muskelatrophie nimmt ebenfalls die Potentialdauer zu (*Buchthal* und *Pinelli*, 1953). Zusammen mit anderen Befunden, die in diese Richtung weisen, nehmen wir erst eine Verlängerung der mittleren Potentialdauer von über 50 % als Hinweis (aber nicht als Beweis!) für eine Vorderhornläsion. Die *mittlere Potentialamplitude* fanden *Buchthal* und *Pinelli* (1953) *durchschnittlich verdoppelt*. Bei peripheren Neuropathien dagegen ermittelten sie meist normale Werte. Auch bei der Willison-Analyse werden bei Vorderhornprozessen hohe Potentialamplituden gefunden, die sich aber nicht von peripheren Neuropathien abgrenzen lassen (*Hayward* und *Willison*, 1973). Die polyphasischen Potentiale sind ebenfalls meist vermehrt bei Vorderhornzellaffektionen. *Buchthal* und *Pinelli* (1953) haben auf die häufigen „gruppierten" polyphasischen Potentiale hingewiesen. *Borenstein* und *Desmedt* (1975a) haben gezeigt, daß einzelne Spitzenkomponenten sehr spät (bis 40 ms nach dem Hauptanteil des Potentials) auftreten können. Im Gegensatz dazu werden manchmal auch einzelne kleine Potentiale, wie man sie bei Myopathien sieht, abgeleitet (*Lambert*, 1969a).

Bei Patienten mit *Poliomyelitis* fanden *Pinelli* und *Buchthal* (1951) frühestens nach einem Monat eine Verlängerung der mittleren Potentialdauer, eine Amplitudenerhöhung konnten sie aber schon nach wenigen Tagen beobachten. Die typischen Veränderungen der Potentiale motorischer Einheiten können auch noch nach vielen Jahren gefunden werden. Auch in klinisch nicht oder nicht mehr paretischen Muskeln findet man häufig eine Verlängerung der Potentialdauer und hohe Amplituden (*Hayward* und *Seaton*, 1979; *Lütschg* und *Ludin*, 1981). Bei spinalen Muskelatrophien können derartige Veränderungen der Einheitspotentiale auch in klinisch nicht befallenen Muskeln häufig nachgewiesen werden. Besonders im Anfangsstadium gelingt es manchmal elektromyographisch, eine generalisierte Affektion nachzuweisen. Wir haben schon mehrmals die Beobachtung gemacht, daß die Potentiale bei anderen Vorderhornzelläsionen, die z. B. druckbedingt sind, oder bei Syringomyelie, viel weniger stark ausgeprägt sind als bei den spinalen Muskelatrophien oder bei Poliomyelitis. Der Beitrag der Elektromyographie zur Diagnose des *Postpolio-Syndroms*, bei dem es meist Jahrzehnte nach der akuten Erkrankung zu einer Progredienz der motorischen Ausfälle kommt, ist unseres Erachtens recht gering, da die Potentialdauer bei Patienten, die eine Poliomyelitis durchgemacht haben, verlängert bleibt und hin und wieder auch Fibrillationspotentiale auftreten, ohne daß eine Progredienz vorliegen würde. Wenn die Zahl der Fibrillationspotentiale allerdings groß wird, ist dies verdächtig auf einen fortschreitenden Prozeß. *Lange* u. Mitarb. (1989) fanden im Makro-EMG eine reduzierte Dauer und Amplitude der Potentiale motorischer Einheiten in

Muskeln mit neu aufgetretener Schwäche. Es wird sich noch weisen müssen, ob dieser Befund im Einzelfall ein verläßliches Kriterium darstellt oder nicht. Es darf auch nicht vergessen werden, daß das Postpolio-Syndrom zum Beispiel durch Druckläsionen peripherer Nerven, wo die elektromyographischen und elektroneurographischen Befunde sehr wertvolle Hinweise geben können, vorgetäuscht werden kann.

Untersuchungen mit *Multielektroden* werden heute kaum mehr durchgeführt, obwohl sie der konventionellen Nadelmyographie gerade beim Nachweis von chronischen Vorderhornprozessen in vielen Fällen überlegen waren. *Erminio* und Mitarb. (1959) fanden bei schweren Paresen infolge Vorderhornprozessen das Territorium der motorischen Einheiten mindestens verdoppelt und die mittlere maximale Amplitude mindestens verfünffacht. Bei peripher gelegenen Läsionen sind diese Veränderungen nicht so stark ausgeprägt (Territorium normal bis verdoppelt, Amplitude normal bis höchstens verfünffacht).

Tackmann und *Vogel* (1988) haben mit dem *Makro-EMG* bei 46 nicht oder nur leicht paretischen und atrophischen Muskeln von 51 Patienten mit myatrophischer Lateralsklerose eine überhöhte Amplitude der Potentiale motorischer Einheiten gefunden. Die mittlere Potentialdauer bei der konventionellen Nadelmyographie war dagegen nur in 26 Muskeln verlängert. In dieser Untersuchung korrelierten die Befunde im Makro-EMG gut mit der Messung der Faserdichte (siehe nächster Abschnitt). *De Koning* u. Mitarb. (1988) konnten mit dieser Methode auch den Ausfall motorischer Einheiten quantifizieren.

Die erwähnte Erhöhung der Potentialamplituden ist ein Ausdruck der vergrößerten Faserdichte innerhalb der motorischen Einheit. Mit der *Einzelfaserelektromyographie* kann diese Zunahme der Faserdichte auch direkter nachgewiesen werden (siehe S. 33). *Stålberg* und Mitarb. (1975, 1976b) fanden mit dieser Methode bei chronischen Vorderhornprozessen immer eine deutlich erhöhte Faserdichte. Zu erwähnen sind besonders 2 Patienten mit bulbärer myatrophischer Lateralsklerose, die bei der konventionellen Elektromyographie normale Befunde hatten. Auch der Jitter war bei diesen Fällen vergrößert und es wurden immer wieder einzelne oder paarweise Blockierungen beobachtet. Diese Befunde sind aber nicht pathognomonisch, sie werden wenigstens teilweise auch bei anderen Neuropathien (siehe S. 72), bei Myopathien (siehe S. 113) und bei der Myasthenie (siehe S. 134) angetroffen.

Im Zusammenhang mit diesen Blockierungen ist auch die *progrediente Abnahme der Potentialamplituden* bei repetitivem Feuern einzelner Einheiten, wie es manchmal beobachtet wird, zu erwähnen. *Buchthal* und *Hønke* (1944) haben diese Beobachtungen bei Patienten mit Poliomyelitis gemacht. *Hodes* (1948) fand eine Abnahme der Potentialamplitude auch bei repetitiver Reizung der peripheren Nerven. Durch Cholinesterasehemmer konnte dieser Abfall günstig beeinflußt werden, was auf seinen Ursprung in der neuromuskulären Überleitung hinweist. *Mulder* und Mitarb. (1959) und *Simpson* (1966) haben analoge Beobachtungen auch bei chronischen Vorderhornprozessen gemacht. Bei 55 Patienten mit myatrophischer Lateralsklerose fanden *Denys* und *Norris* (1979) bei Ableitung vom Hypothenar in 67 % der Fälle ein Amplitudendekrement bei repetitiver Reizung mit 2/s. Der Amplitudenabfall blieb in den meisten Fällen zwar unter 10 %, der größte Abfall betrug 28 %. Wie bei der Myasthenie (siehe S. 49) nahm das Dekrement mit sinkender Temperatur ab. Der Amplitudenabfall nahm mit zunehmender Atrophie und Häufigkeit von Faszikulationen zu. Die Kenntnis dieser Befunde ist wichtig, damit nicht eine dieser sog. *symptomatischen Myasthenien* mit einer echten Myasthenia gravis verwechselt wird.

Das *Aktivitätsmuster* bei maximaler Willkürinnervation ist bei den Vorderhornläsionen meist gelichtet. Je nach Grad der Parese kann der Ausfall motorischer Einheiten eventuell vollständig sein, bei leichten oder beginnenden Fällen ist er nicht immer sicher erkennbar. In der Regel ist die *Rarefizierung des Musters deutlicher als bei peripheren Läsionen mit vergleichbarer Muskelschwäche* (*Erminio* und Mitarb., 1959). Man ist manchmal überrascht, in einem Muskel mit normaler oder fast normaler Kraftentwicklung ein sicher gelichtetes Aktivitätsmuster zu finden. Diese Beobachtung ist mit der Größe der überlebenden motorischen Einheiten zu erklären, die auch mehr Kraft entwickeln als normal große Einheiten. Die Amplitude des Aktivitätsmusters ist hoch. Auch in proximalen Muskeln werden Amplituden von über 6 mV gemessen.

Bei den *elektroneurographischen* Befunden sind die motorische und sensible Bestimmung getrennt zu betrachten. *Lambert* (1962) konnte zeigen, daß die *motorische Leitgeschwindigkeit* bei Patienten mit ALS meist im Normbereich liegt. Die Mittelwerte von 322 Patienten lagen aber etwas unter dem Normmittelwert. Bei Betrachtung der einzelnen Patienten wurden leichte bis mäßige Verlangsamungen (nur 2,5 % lagen im N. ulnaris zwischen Ellenbogen und Handgelenk unter 40 m/s, der tiefste Wert betrug 33 m/s) praktisch nur bei den Fällen, die eine deutliche bis schwere Erniedrigung der Amplitude des Summenpotentials aufwiesen, gemessen. *Gassel* (1963, 1964 b) fand auch normale Latenzen zu proximalen Muskeln der oberen und unteren Extremitäten. Die erwähnte Verlangsamung der Leitgeschwindigkeit wird wohl durch einen Verlust der am raschesten leitenden Fasern befriedigend erklärt. Ein Temperatureffekt ist praktisch ausgeschlossen, da die sensible Leitgeschwindigkeit keine entsprechenden Veränderungen zeigt. Bei 126 Patienten maßen *Hausmanowa-Petrusiewicz* und *Kopeć* (1973) praktisch normale maximale Leitgeschwindigkeiten. Beim Vorliegen von mäßigen Atrophien war die Streubreite normal, bei schweren etwas vergrößert und bei sehr schweren praktisch Null, wahrscheinlich weil hier nur noch einzelne motorische Einheiten funktionierten. *Nakanishi* u. Mitarb. (1989) verglichen die motorischen Leitgeschwindigkeiten im N. ulnaris von 15 Patienten mit ALS mit 20 Kontrollpersonen der gleichen Altersgruppe. Bei den Patienten waren die durchschnittlichen maximalen und minimalen Leitgeschwindigkeiten (53,7 und 42,9 m/s) gegenüber der Kontrollgruppe (62,3 und 53,1 m/s) signifikant verlangsamt. Die Streubreite war in beiden Gruppen aber praktisch gleich.

Die motorische Neurographie ist besonders wichtig zur differentialdiagnostischen Abgrenzung von den multifokalen motorischen Neuropathien, die klinisch wie eine Vorderhornerkrankung imponieren. In diesen Fällen ist die motorische Leitgeschwindigkeit deutlich verlangsamt und es lassen sich gehäufte Leitungsblocks nachweisen (*Lange* u. Mitarb., 1992; *Pestronk* u. Mitarb., 1988).

Die *sensible Leitgeschwindigkeit* und die Amplitude der sensiblen Nervenaktionspotentiale werden von den meisten Autoren als normal angegeben (*Drechsler*, 1963; *Ertekin*, 1967; *Fincham* und *van Allen*, 1964; *Lambert*, 1962). *Brown* und *Jaatoul* (1974) haben aber über eine signifikante Erniedrigung der orthodromen Nervenaktionspotentiale des N. medianus bei 14 Patienten mit myatrophischer Lateralsklerose berichtet. Der Mittelwert aller Patienten betrug nur etwa die Hälfte der normalen Amplitude. Die Latenz der sensiblen Nervenaktionspotentiale lag im Normbereich. Da dieser Befund im Widerspruch zu den bisherigen Erfahrungen steht, scheint eine Kontrolle nötig zu sein, bevor er als gültig akzeptiert werden kann. Bei der *Syringomyelie* kann man auch beim Vorliegen von Sensibilitätsstörungen normale sensible Nervenaktionspotentiale ableiten, da die sensiblen Bahnen proximal des Spinalganglions lädiert sind.

Abschließend seien noch die leicht modifizierten *Forderungen* von *Hjorth* und Mitarb. (1973) für die *elektromyographische Diagnose eines Vorderhornprozesses* wiedergegeben: 1. Ausfall motorischer Einheiten bei maximaler Willkürinnervation in Muskeln der oberen *und* unteren Extremitäten mit Spontanaktivität im Sinne von Fibrillationen; 2. Deutliche pathologische Veränderungen der willkürlich aktivierten Potentiale (starke Verlängerung der mittleren Potentialdauer und hohe Potentialamplituden bei der konventionellen Elektromyographie, hohe Potentialamplituden und/oder eine Verminderung der Potentialumkehrungen bei der Willison-Analyse oder deutlich vermehrte Faserdichte bei der Einzelfaserelektromyographie); 3. Weit verbreitete Faszikulationen; 4. Motorische Leitgeschwindigkeit im Normbereich oder nur leicht erniedrigt; 5. Sensible Leitgeschwindigkeit und sensible Nervenaktionspotentiale im Normbereich. – Aus den vorausgehenden Ausführungen geht hervor, daß nicht alle diese Forderungen unbestritten sind und daß sie in beginnenden oder leichten Fällen nicht unbedingt erfüllt sein müssen. In diesen Fällen wird man die Diagnose aber jeweils mit einem mehr oder weniger großen Vorbehalt stellen müssen.

2.2.2.2. Polyneuropathien

Es kann nicht das Ziel dieser Übersicht sein, die Polyneuropathien verschiedener Ätiologien möglichst vollständig aufzuzählen und zu behandeln. Es sollen hier vor allem grundsätzliche Beobachtungen, die meist bei Erkrankungen verschiedener Ätiologien gemacht werden können, erörtert werden. Auf die einzelnen Krankheitsbilder wird nur in einigen Fällen eingegangen werden. Dies erscheint uns gerechtfertigt durch die Tatsache, daß eine Unterscheidung der Ätiologien aufgrund elektrophysiologischer Kriterien nur in wenigen Fällen möglich ist (*Buchthal* und *Behse*, 1978; *Tackmann*, 1980). Um unnötige Wiederholungen zu vermeiden, werden die hereditäre motorische und sensible Neuropathie (HMSN) und die Polyradikulitis Guillain-Barré auch in dieses Kapitel eingeschlossen.

Die elektromyographischen Befunde hängen weitgehend von der *Art der Schädigung der peripheren Nerven* ab. Wir werden deshalb die *axonalen Läsionen* und die *Schädigungen der Markscheiden* nebeneinander behandeln. Es muß aber schon hier festgehalten werden, daß in der Klinik immer wieder *Mischbilder* beobachtet werden und daß die Verhältnisse deshalb häufig komplexer sind als im Tierversuch, wo unter besser definierten Bedingungen gearbeitet wird.

Fibrillationspotentiale und *positive scharfe Wellen* werden bei Polyneuropathien abgeleitet, wenn es zu einem Untergang von Axonen kommt. Diese Form von Spontanaktivität tritt also im Prinzip bei axonalen Degenerationen auf, während sie bei segmentaler Demyelinisierung ohne Untergang von Achsenzylindern nicht beobachtet werden kann. Entsprechend der meist distalen Betonung der Paresen werden auch die Fibrillationen vorwiegend distal gefunden. Ihre Häufigkeit hängt bei axonalen Läsionen stark vom Ausmaß des Befalls und dessen Geschwindigkeit ab. Es ist deshalb nicht möglich, hier allgemeine Richtlinien zu geben. *Thage* und Mitarb. (1963) haben bei 30 Patienten mit klinisch typischer Polyneuropathie immer Fibrillationen gefunden. *Lamontagne* und *Buchthal* (1970) leiteten sie in zwei Dritteln der Fälle mit diabetischer Neuropathie ab. Der Nachweis von Fibrillationspotentialen oder positiven scharfen Wellen kann besonders auch bei partiellen oder subklinischen Polyneuropathien wertvoll sein. *Thage* und Mitarb. (1963) fanden bei 18 solchen Patienten immer Fibrillationen in klinisch nicht befallenen Muskeln. Diese Spontanaktivität war das zuverlässigste elektromyographische Kriterium (sensible Leitgeschwindigkeiten wurden nicht untersucht) zur Entdeckung von subklinischen Polyneuropathien oder zur Entlarvung von vermeintlichen Mononeuropathien als diffuse Erkrankung. Bei der Polyradikulitis Guillain-Barré werden Fibrillationen vor allem bei den Fällen gefunden, die sich langsam und z. T. unvollständig erholen (*Eisen* und *Humphreys*, 1974; *Raman* und *Taori*, 1976). Patienten, bei denen Fibrillationen ge-

funden werden konnten, benötigten die längste Erholungszeit von durchschnittlich 30 Wochen. Bei Patienten, die keine elektrophysiologischen Abnormitäten aufwiesen, betrug sie dagegen nur durchschnittlich 4 Wochen. Das Vorhandensein oder das Fehlen dieser Spontanaktivität erlaubt also, gewisse prognostische Schlüsse zu ziehen.

Faszikulationen gehören nicht zum elektromyographischen Bild der Polyneuropathien. Wenn sie gefunden werden, stellen sie aber kein absolutes Argument gegen diese Diagnose dar.

Die Veränderungen der *Potentiale motorischer Einheiten* sind bei der Polyneuropathie in der Regel nicht so stark ausgeprägt. Auch hier werden pathologische Befunde nur erhoben, wenn es zu einem Untergang von Axonen mit nachfolgendem kollateralem Aussprossen kommt. Eine Verlängerung der mittleren Potentialdauer fanden *Thage* und Mitarb. (1963) nur in einem Drittel ihrer Fälle. *Lamontagne* und *Buchthal* (1970) berichten bei ihren Patienten mit diabetischer Neuropathie über 50 % pathologische Befunde im M. extensor digitorum brevis, über 7 % im M. quadriceps femoris und über 30 % im M. abductor pollicis brevis. Die Amplitude der einzelnen Einheitspotentiale sind normal bis leicht erhöht. Naturgemäß hängen die Veränderungen der Potentiale motorischer Einheiten auch von der Dauer und vom Stadium der Krankheit ab. Bei Patienten mit Polyradikulitis Guillain-Barré sind Potentialdauer und -amplitude nach durchschnittlich 2,8 Jahren signifikant länger und höher als im akuten Stadium (*Martinez-Figueroa* und Mitarb., 1977). Bei der Untersuchung von 4 Patienten mit Multielektroden fanden *Thage* und Mitarb. (1963) nur eine mäßige Vergrößerung des Territoriums der motorischen Einheiten in 3 Fällen, einmal war der Wert im Normbereich. Die mittlere maximale Amplitude war dreimal erhöht und einmal war sie normal. Die Erhöhung war nicht so stark ausgeprägt wie bei den Vorderhornzellaffektionen. Bei der *Willison-Analyse* dagegen fanden *Haywards* und *Willison* (1973) eine Amplitudenerhöhung, die sich nicht von der bei Vorderhornzellläsionen unterschied.

Eine Sonderstellung nimmt in bezug auf Dauer und Amplitude der Einheitspotentiale die hereditäre motorische und sensible Neuropathie (HMSN), welche früher als neurale Muskelatrophie Charcot-Marie-Tooth bezeichnet wurde, ein. Hier werden Befunde erhoben, wie wir sie bei den Vorderhornzellaffektionen beschrieben haben. Auch die Multielektrodenbefunde sind praktisch die gleichen wie bei der myatrophischen Lateralsklerose (*Buchthal* und *Behse*, 1977; *Erminio* und Mitarb., 1959). Die hypertrophische und neuronale Form zeigen dabei keine Unterschiede.

Eine Vermehrung der polyphasischen Potentiale findet man bei Polyneuropathien in rund der Hälfte der untersuchten Muskeln (*Lamontagne* und *Buchthal*, 1970; *Thage* und Mitarb., 1963). Für die Entstehung dieser Potentiale kann einmal das kollaterale Aussprossen überlebender Axone verantwortlich gemacht werden, dann können sie auch entstehen, wenn nur einzelne Endigungen einer motorischen Nervenfaser untergehen oder wenn es zur Regeneration von untergegangenen Axonen kommt. Es ist sicher nicht notwendig, aus dem Vorhandensein von polyphasischen Potentialen auf eine myopathische Komponente zu schließen (*Hopf* und *Ludin*, 1971) (siehe S. 117).

Nach *Thiele* und *Stålberg* (1975) kann die *Einzelfaserelektromyographie* mithelfen, zwischen axonalen und demyelinisierenden Läsionen zu unterscheiden. Bei jener (am Beispiel der *äthylischen* Polyneuropathie) fanden sie eine deutlich erhöhte Faserdichte, vermehrt komplexe Potentiale, einen vergrößerten Jitter und Blockierungen. Bei Patienten mit *diabetischer* und *urämischer* Polyneuropathie lagen die entsprechenden Werte meist im Normbereich. Immerhin muß angenommen werden, daß es einiger Zeit bedarf, bis die Veränderungen gefunden werden können. Es wurden daher nur Patienten untersucht, bei denen die Erkrankung seit mindestens sechs Monaten bestand. Im Einzelfall dürfte die Differenzierung manchmal etwas unsicher bleiben, da zwischen den beiden Gruppen eine Überschneidung besteht.

Bei einer anderen Gruppe von Patienten mit Polyneuropathie (eine äthylische, eine diabetische, zwei unbekannter Ätiologie, drei neurale Muskelatrophien Charcot-Marie-Tooth) fanden *Schwartz* und Mitarb. (1976) interessanterweise erhöhte Faserdichten, die sich nicht von denen bei Vorderhornzellaffektionen unterscheiden.

Die Lichtung des *Aktivitätsmusters* hängt einerseits von der Schwere des Befalls ab, andererseits auch vom Läsionstyp. Bei primär axonalem Befall kommt es zu einem Ausfall motorischer Einheiten, während es bei einer Markscheidenläsion ohne Blockierung der Impulsfortleitung und ohne Degeneration von Achsenzylindern zu keiner Verminderung der willkürlich aktivierbaren Einheiten kommt. Bei einer Markscheidenläsion mit Blockierung der Erregungsleitung, aber ohne Degeneration von Axonen, kann es dagegen eventuell zu einem schweren Aktivierungsdefizit kommen, ohne daß gleichzeitig Fibrillationen oder Veränderungen der Potentiale motorischer Einheiten bestehen. Die Amplitude des Aktivitätsmusters bei fehlendem oder nur leichtem Ausfall motorischer Einheiten ist im allgemeinen normal, bei einem schwereren Verlust von motorischen Einheiten dagegen ist sie meist vermindert.

Bei der *Mononeuropathia multiplex* und bei der *Schwerpunktneuropathie*, die klinisch als Läsion eines einzelnen oder weniger peripherer Nerven imponieren, ist der elektrophysiologische Nachweis des Mitbefalls von klinisch unauffälligen Nerven besonders wichtig.

Den *elektroneurographischen Befunden* wird bei der Diagnostik der Polyneuropathien meist die größere Bedeutung beigemessen als den üblichen elektromyographischen Untersuchungen, da positive Befunde in der Regel eine spezifische Bedeutung haben. Auch bei diesen Untersuchungen hängen, wie schon auf S. 77 erläutert wurde, die Befunde vom Läsionstyp ab. Als Beispiele für eine *axonale Läsion* gelten nach *Gilliatt* (1973) die *äthylische*, die *Vitamin-B₁-Mangel-*, die *meisten exogen-toxischen* (Ausnahme: Blei), die *porphyrische*, die *urämische* und die *ischämische* Neuropathie. Bei der *diabetischen*, *diphtherischen* und *paraneoplastischen* Neuropathie und der *Polyradikulitis Guillain-Barré* dagegen stehen *Markscheidenläsionen* im Vordergrund. Die *hereditären motorischen und sensiblen Neuropathien (HMSN)* werden nach *Dyck* und *Lambert* (1968) und *Dyck* (1975) in mehrere Gruppen unterteilt, wobei der hypertrophische Typ HMSN I und der neuronale Typ HMSN II die wichtigsten sind. Während die Leitgeschwindigkeiten beim Typ I meist stark verlangsamt sind, sind sie beim Typ II in der Regel normal oder nur leicht verzögert (*Berciano* und Mitarb., 1986; *Buchthal* und *Behse*, 1977; *Harding* und *Thomas*, 1980). Die Amplitude der motorischen und der sensiblen Summenpotentiale ist hier allerdings häufig reduziert.

Die Leitgeschwindigkeit der überlebenden Fasern ist bei *axonalen Degenerationen* in der Regel normal (*Hopkins* und *Gilliatt*, 1971; *Hern*, 1973; *Kaeser*, 1963). Eine leichte Abnahme der maximalen Leitgeschwindigkeit kann meist mit einem Verlust der schnellsten Fasern erklärt werden. Im Tierversuch findet man bei Akryl-amid-Neuropathien ganz erhebliche Verlangsa-mungen, obwohl es sich um eine praktisch reine axonale Degeneration handelt, die aber bevor-zugt die dickbemarkten Fasern befällt (*Hopkins* und *Gilliatt*, 1971). Eine verlangsamte Leitge-schwindigkeit findet man auch nach der Regene-ration von axonalen Schäden, dabei werden meist auch nach langer Zeit nicht mehr normale Werte erreicht (siehe S. 108). Die Amplitude der Summenpotentiale ist beim Untergang von Axonen erniedrigt. *Buchthal* und *Rosenfalck* (1971a) fanden bei der Untersuchung von 85 Patienten mit Polyneuropathie 20mal eine Am-plitudenverminderung bei normalen Leitge-schwindigkeiten. Bei der äthylischen Neuropa-thie sind derartige Befunde auch recht typisch (*Behse* und *Buchthal*, 1977; *Tackmann* und Mit-arb., 1977; *Walsh* und *McLeod*, 1970). Immer-hin haben *Tackmann* und Mitarb. (1977) bei der Untersuchung der langsamen Komponenten der sensiblen Nervenaktionspotentiale Verlangsa-mungen festgestellt, die auf eine (auch histolo-gisch nachgewiesene) zusätzliche Markschei-denläsion zurückzuführen sind. Bei Äthylikern, die meist keine oder nur leichte Zeichen einer Polyneuropathie zeigten, fanden *Blackstock* und Mitarb. (1972) und *Casey* und *le Quesne* (1972) distal betont verminderte Amplituden der sensiblen Nervenaktionspotentiale bei prak-tisch normalen Leitgeschwindigkeiten. Weniger gut ist die Übereinstimmung zwischen physiolo-gischen und histologischen Befunden bei der urämischen Neuropathie. Die histologischen Veränderungen im Sinne eines axonalen Unter-gangs und z. T. auch von segmentaler Demyeli-nisierung finden sich besonders distal an den unteren Extremitäten. Bei diesen Patienten, manchmal auch bei solchen ohne klinische Zei-chen einer Neuropathie, finden sich meist mäßi-ge Verlangsamungen der motorischen und sensi-blen Leitgeschwindigkeiten, die an allen Nerven und auch proximal nachweisbar sind (*Cadilhac* und Mitarb., 1973; *Caruso* und Mitarb., 1970; *Nielsen*, 1973b; *Thomas* und Mitarb., 1971; *van der Most van Spijk*, 1973). *Hansen* und *Ballan-tyne* (1978) sind der Meinung, daß die Verlang-samung der Leitgeschwindigkeit durch den Ver-lust der am raschesten leitenden Axone befrie-digt erklärt werden kann. *Nielsen* (1973b) maß aber auch am histologisch weitgehend unauffäl-ligen N. medianus verzögerte Leitgeschwindig-keiten und die sensiblen Nervenaktionspo-tentiale waren pathologisch geformt. Das Aus-maß der elektrophysiologischen Veränderungen ist von der Dauer und der Schwere der Erkran-kung abhängig, so besteht eine eindeutige Kor-relation zwischen Nierenfunktion (gemessen an der Kreatininclearance) und der Leitgeschwin-digkeit (*Nielsen*, 1973c; 1974a). Wenn die Nie-renfunktion nur noch 10% der Norm beträgt, hat etwa die Hälfte der Patienten verlangsamte Leitgeschwindigkeiten. Bei terminaler Nieren-insuffizienz werden praktisch nie normale Werte gemessen. Der Einfluß der Hämodialyse auf die Leitgeschwindigkeit ist etwas umstritten. *Cadil-hac* und Mitarb. (1973) finden im Längsschnitt bei den meisten Patienten eine Normalisierung der Werte, wobei vorübergehende Verschlech-terungen vorkommen können. *Nielsen* (1974a) konnte lediglich ein Aufhalten der progredien-ten Verschlechterung, aber keine Besserung be-obachten. In einer kontrollierten Studie konn-ten *Dyck* und Mitarb. (1979) nachweisen, daß beim einzelnen Patienten mit der elektroneuro-graphischen Untersuchung keine verläßlichen Aussagen über die Wirkung der Hämodialyse gemacht werden können. Es ist deshalb mit Hilfe der Leitgeschwindigkeit auch nicht mög-lich zu sagen, wann ein Patient wieder dialysiert werden sollte. Nach erfolgreicher, komplika-tionsloser Nierentransplantation kommt es zu einer raschen Besserung der elektrophysiologi-schen Befunde (*Bolton*, 1976; *Mamoli* und Mit-arb., 1974; *Nielsen*, 1974b; *Oh* und Mitarb., 1977). Da auch diese Beobachtung mit einer strukturellen Schädigung allein nur schwer er-klärbar ist, nimmt *Nielsen* (1974b) eine Beein-trächtigung der Funktion der peripheren Nerven durch humorale Faktoren an. Die Wiederher-stellung der Nierenfunktion führt demnach wahrscheinlich zu einer Elimination von neuro-toxischen Substanzen, die bei der Hämodialyse nicht oder nur teilweise erfaßt werden. Dieses Beispiel zeigt, daß Rückschlüsse von der Funk-tionsstörung auf die morphologischen Verände-rungen und auch umgekehrt immer mit einer gewissen Reserve betrachtet werden müssen.

Als besondere Formen der axonalen Neuro-pathien sind die *hereditären sensorischen Neuro-pathien* (*Mamoli* und *Pateisky*, 1972; *Ohta* und Mitarb., 1973; *Whitaker* und Mitarb., 1974) zu erwähnen. Bei diesen Patienten gelingt es in der Regel nicht, sensorische Nervenaktionspoten-tiale abzuleiten. In einem eigenen Fall ließen sich trotzdem bei Reizung des Zeigefingers si-chere somatosensorische evozierte Potentiale registrieren, obwohl sich im N. medianus keine sensiblen Nervenaktionspotentiale fanden (*Ludin* und Mitarb., 1977 b). Die motorischen Leitgeschwindigkeiten sind meist im unteren Normbereich oder leicht verzögert. Gelegentlich erniedrigte Amplituden der motorischen Summenpotentiale und pathologische nadelmyographische Befunde (seltene Fibrillationen und Faszikulationen, verlängerte Potentialdauer und Ausfall motorischer Einheiten) sind als weitere Hinweise auf eine Mitbeteiligung der motorischen Nervenfasern zu werten. Von diesen Krankheitsbildern, bei denen histologisch die dickbemarkten Fasern in sensiblen Nerven weitgehend fehlen, ist die *kongenitale Schmerzunempfindlichkeit* abzugrenzen. Hier können normale sensible Leitgeschwindigkeiten gemessen werden (*Thrush*, 1973). *Chatrian* und Mitarb. (1975) konnten auch normale zerebrale evozierte Potentiale bei Reizung des N. medianus ableiten, bei Reizung der Zahnpulpa dagegen, die nur von A-delta- und C-Fasern versorgt wird, konnten keine Potentiale ermittelt werden.

Bei den Polyneuropathien mit vorwiegender *Markscheidenschädigung* erwartet man im allgemeinen eine *Verlangsamung der Leitgeschwindigkeit* (Abb. 44). Die Schwere des Befundes hängt sowohl von der Zahl der befallenen Fasern als auch vom Ausmaß der Schädigung der einzelnen Fasern ab. Wenn nur einige Fasern befallen sind, werden eventuell noch normale Werte ermittelt. Bei einer weit proximalen Läsion, die zu einem Block der Erregungsleitung führt, können distal davon manchmal völlig normale elektroneurographische Befunde erhoben werden, obschon eine hochgradige Parese vorliegt. Anderseits kann bei nur subklinischem Befall gelegentlich schon ein pathologischer Befund erhoben werden. Auch die Lokalisation der Verlangsamung ist von Fall zu Fall verschieden. Sie kann generalisiert sein mit proximaler oder distaler Betonung, sie kann an den unteren oder oberen Extremitäten ausgeprägter sein, sie kann auch einmal auf einen umschriebenen Bezirk beschränkt bleiben. Die Potentialamplituden sind auch meist erniedrigt, aber nicht nur wegen des Ausfalls von Fasern, sondern besonders wegen der vergrößerten Streubreite der Leitgeschwindigkeiten (*Buchthal* und *Rosenfalck*, 1971 a; *Hopf*, 1962 b). Dadurch kommt es auch zu einer Verlängerung der Summenpotentiale, die zudem häufig auch aufgesplittert sind. Diese pathologischen Potentialformen kommen mit zunehmendem Abstand zwischen Reiz- und Ableiteort stärker zum Ausdruck (Abb. 44 und 45). Die häufigste Polyneuropathieform mit vorwiegend segmentaler Demyelinisierung dürfte die *diabetische* sein. *Lamontagne* und *Buchthal* (1970) fanden bei 30 solchen Patienten, daß die orthodrome sensible Leitgeschwindigkeit und die sensiblen Nervenaktionspotentiale im

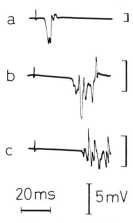

Abb. 44 Motorische Leitgeschwindigkeit im N. medianus bei einer Polyneuropathie. Je weiter proximal gereizt wird, desto stärker sind die Summenpotentiale aufgesplittert und ihre Amplitude nimmt ab. Ableitung mit Oberflächenelektroden vom M. abductor pollicis brevis, Reizung am Handgelenk (a), in der Ellenbeuge (b) und am Oberarm (c).

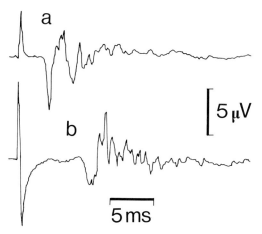

Abb. 45 Pathologisch aufgesplitterte sensible (orthodrome) Nervenaktionspotentiale vom N. medianus bei einem Patienten mit leichter Polyneuropathie. Die maximalen Leitgeschwindigkeiten und die Potentialamplituden sind im Normbereich. Supramaximale Reizung am Zeigefinger, Ableitung mit unipolaren Nadelelektroden am Handgelenk (a) und in der Ellenbeuge (b). Die Potentiale wurden je 500mal elektronisch gemittelt.

N. medianus den empfindlichsten elektrophysiologischen Parameter darstellen, auch wenn klinisch keine sensiblen Störungen faßbar sind. Beim Vergleich einer ganzen Testbatterie fanden auch *Claus* und Mitarb. (1993), daß die Messung der Nervenleitgeschwindigkeit den empfindlichsten diagnostischen Parameter darstellt. Die Verlangsamung der Leitgeschwindigkeiten ist distal betont, meist aber nicht sehr massiv. Im distalen Segment fanden sie eine durchschnittliche Verlangsamung um 18%, im proximalen um 7%. Viele Einzelwerte liegen deshalb noch im unteren Normbereich, während an den sensiblen Nervenpotentialen schon pathologische Veränderungen (erniedrigte Amplitude, verlängerte Dauer, aufgesplitterte Form) festgestellt werden können. *Nöel* (1973) hat bei diabetischen Patienten mit Zeichen einer Neuropathie etwas stärkere Verlangsamungen der sensiblen Leitgeschwindigkeit im N. medianus gefunden. Auch bei 11 von 26 Diabetikern ohne klinische Zeichen einer Neuropathie fand er pathologische Werte. Die motorische Leitgeschwindigkeit im N. peronaeus ist zwar ein weniger empfindlicher Indikator einer Neuropathie, sie zeigt aber im Gegensatz zu der sensiblen Bestimmung im N. medianus eine bessere Korrelation zum klinischen Bild (*Lamontagne* und *Buchthal*, 1970). *Kaeser* (1970) hat bei 115 Diabetikern mit und ohne Neuropathien oft Verlangsamungen der Leitgeschwindigkeit gefunden, die auf Stellen, an denen es häufig zu Kompressionssyndromen kommt (distaler N. medianus und N. tibialis, seltener N. peronaeus am Fibulaköpfchen und N. ulnaris am Ellenbogen), beschränkt waren. Es ist schon mehrfach darauf hingewiesen worden, daß reine Myelinschädigungen ohne gleichzeitigen Untergang von Achsenzylindern in der Klinik selten sind. Bei einem Vergleich histologischer und elektroneurographischer Befunde bei Patienten mit diabetischer Neuropathie kamen *Behse* und Mitarb. (1977) zum Schluß, daß die Verlangsamung der Leitgeschwindigkeit sowohl durch den Untergang der dicksten Fasern als auch durch Läsionen der Markscheide und eventuell auch durch andere, morphologisch nicht faßbare Schädigungen bedingt sein müsse.

Bei der *Polyradikulitis Guillain-Barré* werden sehr unterschiedliche Befunde erhoben. Während früher fast ausschließlich demyelinisierende Läsionen diskutiert wurden, wird heute auch axonalen Schädigungen (siehe weiter unten) und Faktoren, welche die Nervenleitung blok-

kieren (*Brinkmeier* und Mitarb., 1992), größere Bedeutung beigemessen. Früher standen deshalb die Leitungsgeschwindigkeiten im Mittelpunkt des Interesses, heute dagegen werden Leitungsblocks viel stärker beachtet. Manchmal können extrem langsame Leitungsgeschwindigkeiten, besonders bei Kindern, gemessen werden (*Lambert*, 1962). Daneben gibt es Fälle mit eindeutigen Paresen und Sensibilitätsstörungen, bei denen im Anfang alle neurophysiologischen Befunde (außer dem Aktivitätsmuster bei Willkürinnervation) normal sind (*Eisen* und *Humphreys*, 1974; *Lambert* und *Mulder*, 1964). *Gassel* (1964b) hat bei Patienten mit normalen Leitgeschwindigkeiten in den distaleren Abschnitten der Nerven manchmal verlängerte Latenzen zu proximalen Muskeln nachweisen können. Auch mit Hilfe der F-Wellen-Leitgeschwindigkeit, durch proximale Hochvolt- und Magnetstimulation oder durch Ableitung von somatosensorischen evozierten Potentialen kann eine proximale Leitungsstörung in derartigen Fällen nachgewiesen werden (*Kimura* u. *Butzer*, 1975; *King* u. *Ashby*, 1976; *Ludolph* u. Mitarb., 1988; *Mills* u. *Murray*, 1985; *Olney* u. *Aminoff*, 1990). Am häufigsten wird aber doch eine diffuse Verlangsamung der Leitgeschwindigkeit beobachtet, die vielfach distal betont ist (*Eisen* und *Humphreys*, 1974; *Lambert* und *Mulder*, 1964). Gelegentlich ist die Leitungsstörung auf Stellen beschränkt, die sonst eine Prädisposition für Druckläsionen zeigen (*Kaeser*, 1965b; *Lambert* und *Mulder*, 1964).

Brown u. *Feasby* (1984) sowie *Ropper* u. Mitarb. (1990) haben darauf hingewiesen, daß die umschriebenen Leitungsblocks, denen früher meist wenig Beachtung geschenkt wurde, für die Frühdiagnose sehr wichtig sind. Häufig sind diese Leitungsblocks am Anfang nur in den proximalen Segmenten nachweisbar (Abb. 46). Vielfach sind die übrigen elektrophysiologischen Befunde in diesem Krankheitsstadium noch normal. Die Leitgeschwindigkeiten werden in der Regel erst nach der zweiten Woche eindeutig verlangsamt (Abb. 47). Falls die Leitungsblocks ganz distal liegen, wird die Unterscheidung von der primär axonalen Form des Guillain-Barré-Syndroms (*Feasby* und Mitarb., 1986) in den Anfangsstadien praktisch unmöglich (*Triggs* und Mitarb., 1992). (Eine epidemische Form dieser Erkrankung ist in Nordchina beschrieben worden [*McKhann* und Mitarb., 1991]). Auch das (spätere) Auftreten von Fibrillationspotentialen und von positiven scharfen

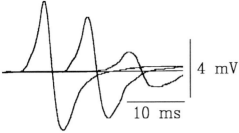

Abb. 46 Proximaler Leitungsblock bei Guillain-Barré-Syndrom. Reizung am Handgelenk, in der Axilla und zervikal; Ableitung vom M. abductor digiti minimi.

muß mit Vorsicht interpretiert werden, da auch bei den primär demyelinisierenden Formen eine (allerdings meist beschränkte) axonale Mitbeteiligung nicht selten ist. In den frühen Stadien der Erkrankung können aufgrund elektrophysiologischer Untersuchungen nur beschränkte Aussagen zur Prognose gemacht werden. *Meulstee* und Mitarb. (1995) haben gezeigt, daß die Amplitude des motorischen Summenpotentials vom M. abductor digiti quinti bei distaler Reizung des N. ulnaris und das Aktivitätsmuster des gleichen Muskels, untersucht auf dem Höhepunkt der Krankheit (ca. 2 – 3 Wochen nach Beginn), die zuverlässigsten prognostischen

Aussagen erlauben. Falls die Amplitude des Summenpotentials (peak-to-peak) weniger als 4 mV beträgt und bei maximaler Willkürinnervation weniger als ein gemischtes Muster auftritt, beträgt die Wahrscheinlichkeit, daß der Patient 8 Wochen nach Spitaleintritt ohne fremde Hilfe gehfähig ist, lediglich 20 %. Bei einer Amplitude über 4 mV und einem zumindest gemischten Aktivitätsmuster dagegen beträgt die Wahrscheinlichkeit 78 %.

Bei elektroneurographischen Nachuntersuchungen fanden *Hopf* und Mitarb. (1973) praktisch immer eine Normalisierung der Leitgeschwindigkeiten. Bei *McLeod* und Mitarb. (1976) war die motorische Leitgeschwindigkeit im N. medianus lediglich in 11 von 18 Fällen normalisiert. Auch *Ludin* und Mitarb. (1977b) fanden bei 8 von 19 nachuntersuchten jungen Patienten Verlängerungen der distalen Latenz oder eine Verlangsamung der sensiblen Leitgeschwindigkeit im distalen Segment des N. medianus. *Hausmanowa-Petrusewicz* und Mitarb. (1977) haben bei 30 klinisch geheilten Patienten, die vor mehr als 10 Jahren krank waren, sogar immer Störungen der motorischen und sensiblen Leitgeschwindigkeiten gefunden.

Erfahrungsgemäß bietet die Abgrenzung einer klinisch rein motorischen Polyradikulitis von einer Poliomyelitis manchmal erhebliche Schwierigkeiten. In solchen Fällen können pa-

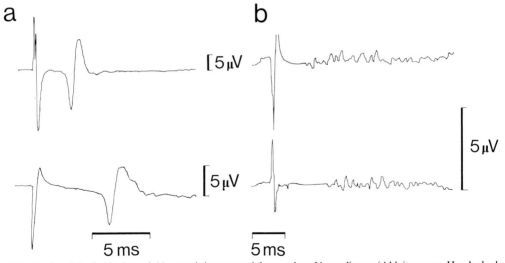

Abb. 47 Sensible (orthodrome) Nervenaktionspotentiale aus dem N. medianus (Ableitung am Handgelenk [oben] und in der Ellenbeuge [unten], Reizung am Zeigefinger) bei einem Fall von Polyradikulitis Guillain-Barré. a) 1 Woche, b) 3 Wochen nach Krankheitsbeginn. Beachte die langsamere Schreibgeschwindigkeit und die höhere Verstärkung in b).

thologische sensible Nervenaktionspotentiale oder Leitgeschwindigkeiten die Diagnose einer Polyradikulitis bestätigen.

Die *multifokale demyelinisierende Neuropathie* (*Lewis* und Mitarb., 1982) stellt wahrscheinlich eine Sonderform der Polyradikulitis dar. Die Diagnose kann nur aufgrund der elektrophysiologischen Befunde gestellt werden. Typisch sind multifokale vollständige oder partielle Leitungsblocks der peripheren Nerven bei sonst weitgehend normalen neurographischen Befunden. Diese Blocks können während Jahren persistieren. Die Blocks sind viel häufiger an den oberen Extremitäten zu finden. In ihrem Bereich kann die Leitgeschwindigkeit verlangsamt sein, sonst ist sie meist normal. Die sensible Neurographie ergibt auch in den Nerven, deren motorische Fasern betroffen sind, in der Regel normale Befunde (*Pouget* und Mitarb., 1996). Eine weitere Sonderform ist die *chronisch entzündliche demyelinisierende Polyradikuloneuropathie*, bei welcher die Leitgeschwindigkeiten meist stark verlangsamt sind (*McCombe* u. Mitarb. 1987). Innerhalb dieser Patientengruppe können diejenigen mit und diejenigen ohne monoklonale Gammopathie mit elektrophysiologischen Mitteln nicht unterschieden werden (*Blomberg* u. Mitarb. 1992).

Bei der hypertrophischen Form der *hereditären motorischen und sensorischen Neuropathie (HMSN Typ I)* findet man immer eine deutlich verlangsamte Leitgeschwindigkeit (unter 60% der Norm) und stark erniedrigte Amplituden der sensiblen Nervenaktionspotentiale (*Buchthal* und *Behse*, 1977). Sehr langsame Geschwindigkeiten sind bei diesen Patienten nicht selten (*Gilliatt* und *Thomas*, 1957). Maximale Leitgeschwindigkeiten unter 6 m/s werden aber praktisch nur bei der hypertrophischen Neuritis Dejerine-Sottas (HMSN Typ III) regelmäßig gefunden (*Benstead* und Mitarb., 1990; *Dyck* und *Lambert*, 1968) und nicht bei der HMSN Typ I. *Dyck* und Mitarb. (1963) maßen bei sämtlichen 16 Patienten aus einer Familie mit eindeutigen klinischen Zeichen eine verlangsamte Leitgeschwindigkeit. Bei 7 weiteren Patienten dieser Sippe mit klinisch nicht sicherem Befall fanden sie ebenfalls tiefe Werte. Der Durchschnittswert der motorischen Leitgeschwindigkeit im N. ulnaris bei diesen 23 Patienten betrug lediglich 25 m/s. In dieser Gruppe bestand keine sichere Korrelation zwischen Schwere des klinischen Befalls und Verlangsamung der Leitgeschwindigkeit. Diese war häufig auch bei noch recht

guter Muskelfunktion erheblich verlangsamt. Interessanterweise wurde die motorische Leitgeschwindigkeit in aufeinanderfolgenden Generationen durchschnittlich immer langsamer. Bei einer späteren Untersuchung fanden *Dyck* u. Mitarb. (1989), daß die Leitgeschwindigkeiten und die klinischen Ausfälle im Längsschnitt gut korrelieren. Das Ausmaß der neurographischen Veränderungen soll bei Kindern und Jugendlichen einen Hinweis auf die zu erwartenden neurologischen Defizite geben.

Bei der neuronalen Form dagegen sind die motorischen und die sensiblen Leitgeschwindigkeiten normal oder nur leicht verzögert und die Amplituden besonders der sensorischen Summenpotentiale sind häufig vermindert (*Buchthal* und *Behse*, 1977; *Dyck* und *Lambert*, 1968; *Kaeser*, 1965 b). *Thomas* und *Calne* (1974) haben in einzelnen Sippen durchwegs langsame Leitgeschwindigkeiten gemessen, in anderen waren die Werte immer im Normbereich oder nur knapp darunter. Sie schließen daraus auf eine genetische Heterogenität des Krankheitsbildes. Als Rarität ist auch über einen Fall mit normaler sensibler Leitgeschwindigkeit und Nervenaktionspotentialen und verlangsamter motorischer Leitgeschwindigkeit berichtet worden (*Buchthal* und *Rosenfalck*, 1971 a).

Interessant sind die Beobachtungen, die für eine erhöhte Resistenz der peripheren Nerven gegen *Ischämie* bei Patienten mit diabetischer und urämischer Neuropathie sprechen (*Horowitz* und *Ginsberg-Fellner*, 1978, 1979; *Nielsen*, 1978). Wenn beim Gesunden durch Anlegen einer Blutdruckmanschette am Oberarm eine Ischämie erzeugt wird, kommt es zu einem progredienten Abfall der Amplitude der sensiblen Nervenaktionspotentiale und der sensiblen Leitgeschwindigkeit. Dieser Abfall ist in den distalen Segmenten des Armes größer als in den proximalen, außerdem sind ältere Versuchspersonen weniger ischämieempfindlich als jüngere (*Caruso* und Mitarb., 1973; *Ludin* und *Tackmann*, 1979; *Lütschg* und *Ludin*, 1982). Bei diabetischen und urämischen Polyneuropathien ist der Abfall der Amplituden der Nervenaktionspotentiale und der sensiblen Leitgeschwindigkeit viel langsamer und weniger ausgeprägt als normal. Dieser Befund kann auch bei Patienten, die sonst normale elektrophysiologische Befunde haben, erhoben werden. Weitere Untersuchungen werden zeigen müssen, wieweit diese Beobachtungen für die erwähnten Polyneuropathieformen spezifisch sind.

Lowitzsch und *Hopf* (1973) haben bei 30 Patienten mit Polyneuropathie häufig eine verlängerte *relative Refraktärperiode* und eine Störung der *Fortleitung frequenter Impulsserien* gefunden, auch wenn die Leitgeschwindigkeit des motorischen oder des gemischten Nervs noch im Normbereich lag. Erwartungsgemäß waren diese Störungen bei demyelinisierenden Prozessen viel stärker ausgeprägt als bei axonaler Degeneration. Auch *Tackmann* und Mitarb. (1975) haben bei Patienten mit diabetischer Neuropathie durchschnittlich ein schlechteres Frequenzverhalten als im gesunden Nerv beobachtet. Erstaunlicherweise sind aber die Werte der Patienten mit äthylischer Neuropathie nicht wesentlich von denjenigen mit diabetischer verschieden (*Tackmann* und Mitarb., 1974b, 1975).

Abschließend soll noch kurz die *Empfindlichkeit der verschiedenen elektrodiagnostischen Methoden* in bezug auf die Polyneuropathien diskutiert werden. *Lamontagne* und *Buchthal* (1970) fanden bei ihrer Untersuchung von Patienten mit diabetischer Neuropathie, daß die Untersuchung der sensiblen Leitgeschwindigkeit und der sensiblen Nervenaktionspotentiale im N. medianus den empfindlichsten Parameter für das Vorliegen einer peripheren Nervenschädigung darstellt. Bei Ableitung mit Nadelelektroden und Mittlung durch einen Averager ist dies sicher eine sehr empfindliche Methode. *Buchthal* und *Rosenfalck* (1971a) konnten damit in 84 von 85 Fällen mit Polyneuropathien sensible Nervenaktionspotentiale ableiten und in allen Fällen, auch bei normaler motorischer Leitgeschwindigkeit, pathologische Befunde ermitteln. Auch *Ludin* und Mitarb. (1977b) konnten bei beginnenden und leichten Polyneuropathien in 28 von 30 Fällen einen pathologischen Befund erheben. Die orthodrome Methode erwies sich dabei insbesondere auch der antidromen Messung weit überlegen. Der von *Ewert* und Mitarb. (1985) vertretenen Ansicht, daß bei orthodromer Technik die diagnostische Wertigkeit der Ableitung mit Nadel- und Oberflächenelektroden vom N. suralis gleich groß sei, können wir uns nicht anschließen, da in dieser Untersuchung lediglich die maximale Leitgeschwindigkeit und die Amplitude berücksichtigt wurden, während die anderen Parameter der sensiblen Nervenaktionspotentiale nicht bewertet wurden. *Burke* und Mitarb. (1974a) sind der Meinung, daß die Bestimmung der sensiblen Leitgeschwindigkeit im N. suralis die wertvollste elektrodiagnostische Methode darstellt. Diese Au-

toren haben sensible Nervenaktionspotentiale mit Oberflächenelektroden vom N. suralis und vom N. medianus verglichen.

Wie sich die Wertigkeit der Bestimmung der Refraktärperiode und des Verhaltens bei raschen Reizfrequenzen verglichen mit der orthodromen Ableitung von sensiblen Nervenaktionspotentialen verhält, ist nicht bekannt. Unseres Wissens sind die Methoden bisher noch nicht direkt verglichen worden.

Lamontagne und *Buchthal* (1970) kommen zum Schluß, daß Fibrillationspotentiale der zweitempfindlichste Indikator einer Polyneuropathie sind. Damit stimmen sie mit *Thage* und Mitarb. (1963) überein, die ohne Bestimmung der sensiblen Nervenaktionspotentiale diese Spontanaktivität als zuverlässigstes Indiz bezeichneten.

Bei 71 Patienten mit diabetischer Neuropathie haben *Rendell* u. Mitarb. (1989) die Nervenleitgeschwindigkeit einerseits und die Empfindungsschwellen für Wechselstrom und Vibrationen anderseits mit der klinischen Schwere der Neuropathie verglichen. Sie kamen dabei zum Schluß, daß die Empfindungsschwellen besser mit der Schwere korrelieren, als die Leitgeschwindigkeiten.

2.2.2.3. Nichttraumatische Läsionen der Wurzeln, Plexus und peripheren Nerven

Die getrennte Behandlung der nichttraumatischen und der traumatischen Läsionen mag vielleicht etwas willkürlich erscheinen, haben doch beide viele Gemeinsamkeiten. Traumatische Nervenschädigungen zeigen aber verschiedene Besonderheiten, die eine gesonderte Behandlung rechtfertigen.

Die elektromyographischen Befunde bei Schädigungen der Wurzeln, Plexus und peripheren Nerven hängen einerseits vom Ort und vom Ausmaß der Läsion, anderseits von deren Art ab. Wie bei den Polyneuropathien sind verschiedene Bilder zu erwarten bei axonalen und bei demyelinisierenden Noxen. Die Kombination von Markscheidenläsionen mit Untergang von Axonen ist aber hier wohl noch häufiger als bei den Polyneuropathien und stellt praktisch die Regel dar. Da die Läsionen an den Markscheiden meist umschrieben sind, gelingt es, besonders wenn sie proximal lokalisiert sind, nicht immer die Leitungsverzögerung mit den konventionellen Methoden zu erfassen. In der Peripherie imponieren sie dann wie rein axonale Läsionen. Gelegentlich kann in solchen Fällen die Untersuchung der F-Welle, die zervikale oder lumbale Magnet- oder Hochvoltstimulation und die Ableitung somatosensorischer evozierter Potentiale weiterhelfen.

Es soll hier nicht auf die einzelnen Befunde eingegangen werden. Sie unterscheiden sich wenig von denjenigen, die bei den Polyneuropathien (siehe S. 85) geschildert worden sind. Als wichtigster Unterschied ist lediglich zu vermerken, daß die Verlangsamung der Leitgeschwindigkeit hier im allgemeinen umschrieben ist. Auf abweichende Befunde wird bei der Besprechung der einzelnen Formen eingegangen.

2.2.2.3.1. Radikuläre Läsionen

Wurzelschädigungen gehören zu den häufigsten peripheren Nervenläsionen überhaupt. In den meisten Fällen sind sie auf *Wurzelkompressionen durch Diskushernien*, meist lumbal, seltener zervikal, zurückzuführen. Der Wert der elektromyographischen Untersuchung bei der Diagnostik dieser Läsionen wird von den verschiedenen Neurologen und Neurochirurgen sehr unterschiedlich eingeschätzt. Während die einen der Elektromyographie einen gleichberechtigten Platz neben der Myelographie einräumen, messen ihr andere bestenfalls eine Statistenrolle zu. Es wird dabei immer wieder darauf hingewiesen, daß man mit den neuroradiologischen Methoden die Wurzelkompression direkt sieht, während bei der elektromyographischen Untersuchung lediglich eine Funktionsstörung nachgewiesen werden kann. Falls es aber gelingt, auch mit diesen Methoden zuverlässige Aussagen über den Läsionsort zu machen, verliert dieses Argument seine Berechtigung. Die bestehende Unsicherheit ist auch darauf zurückzuführen, daß es kein absolut sicheres Kriterium gibt, an dem die Untersuchungsergebnisse der verschiedenen Methoden gemessen werden können. Es sei schon hier darauf hingewiesen, daß die vergleichenden Untersuchungen bei den lumbalen Wurzelsyndromen eine der Myelographie mindestens ebenbürtige Treffsicherheit der Elektromyographie ergeben haben (*Kaeser*, 1963a, 1965a; *Knuttson*, 1961; *Krott*, 1968; *Krott* und Mitarb., 1969). Bei der Auswertung von 80 Patienten durch *Kathri* und Mitarb. (1984) war sie auch verglichen mit der Computertomographie keineswegs unterlegen. Eine

Beschäftigung mit dieser Materie scheint daher nicht von vornherein nutzlos zu sein.

Wegen der anatomischen Besonderheiten, die noch näher besprochen werden, ist meist die *Untersuchung einer größeren Zahl von Muskeln* nötig. Um die Untersuchung nicht allzu lang werden zu lassen, ist deshalb in den meisten Fällen nur eine *vereinfachte nadelmyographische Untersuchung* (Kurz-EMG) möglich (siehe S. 23). Das Hauptaugenmerk wird auf den Nachweis von Fibrillationspotentialen gerichtet, daneben wird noch das Aktivitätsmuster bei maximaler Willkürinnervation untersucht. Auf eine Analyse der Potentiale motorischer Einheiten wird dagegen in der Regel verzichtet. Da es sich meist um relativ kurzdauernde Erkrankungen handelt, wären hier auch keine gröberen Veränderungen zu erwarten. Sobald sich aber differentialdiagnostische Probleme gegenüber anderen neuromuskulären Leiden stellen, ist die Durchführung einer vollständigen elektromyographischen Untersuchung mindestens in einzelnen Muskeln unumgänglich. Die elektromyographische Untersuchung ist bei ganz frischen Fällen nicht angezeigt. Da Fibrillationen erst 2–3 Wochen nach der Läsion der Nervenfasern auftreten, ist vorher kein sicherer Befund zu erwarten. Lediglich auf eine vermehrte und verlängerte Einstichaktivität oder auf Faszikulationen (*Goodgold* und *Eberstein*, 1972) möchten wir uns nicht verlassen. Auch die Beurteilung eines Rezidivs während des ersten Jahres nach einer Operation ist nicht sicher möglich, da in dieser Zeitspanne noch Folgen des vorhergehenden Schubes vorliegen können (*Knuttson*, 1961). Besonders auch in der paraspinalen Muskulatur können als direkte Folgen des operativen Eingriffs noch nach ungefähr einem Jahr Fibrillationspotentiale und positive scharfe Wellen gefunden werden (*Blom* und *Lemperg*, 1967; *Mack*, 1951). Wenn nach mehr als einem Jahr sichere Fibrillationen an mehreren Stellen gefunden werden, darf dagegen eine erneute Wurzelbeeinträchtigung angenommen werden.

Die Schwierigkeit in der *topischen Diagnostik* der Wurzelläsionen ist durch die Tatsache bedingt, daß praktisch jeder Extremitätenmuskel von mehreren Segmenten versorgt wird und daß jedes Segment seinerseits mehrere Muskeln versorgt. Zusätzlich gibt es auch noch recht viele individuelle Varianten im Versorgungsmuster. Aus der Untersuchung eines Muskels kann daher praktisch nicht mit Sicherheit auf die Läsion einer bestimmten Wurzel geschlossen werden.

Wenn aber mehrere Muskeln, die vom klinisch vermuteten Segment und noch solche, die von der nächsthöheren und nächsttieferen Wurzel innerviert werden, untersucht werden, kann die Treffsicherheit erheblich erhöht werden. Für die klinisch wichtigsten *zervikalen Wurzeln* fand *Hatt* (1970) die folgende Verteilung:

C5: M. deltoideus, M. infraspinam, M. biceps brachii.

C6: M. biceps brachii, M. brachioradialis (M. infraspinam, M. extensor carpi radialis).

C7: M. extensor carpi radialis, M. extensor digitorum communis, M. triceps brachii, Mm. flexores carpi radialis et ulnaris.

C8: Hypothenar, M. interosseus dorsalis I (M. triceps brachii, Mm. flexores carpi radialis et ulnaris, M. extensor carpi ulnaris).

Kaeser (1965a) gibt für die lumbalen Segmente folgende Muskeln an:

L1: M. ileopsoas.

L2: M. ileopsoas, M. quadriceps femoris, Adduktoren.

L3: M. quadriceps femoris, Adduktoren (M. ileopsoas).

L4: M. quadriceps femoris, Adduktoren, M. tibialis anterior.

L5: M. extensor digitorum longus, M. extensor hallucis longus, Mm. peronaei, M. tibialis posterior, M. flexor digitorum longus, M. extensor digitorum brevis, M. glutaeus medius (M. tibialis anterior, M. semitendinosus, M. semimembranosus).

S1: M. gastrocnemius, M. soleus (M. glutaeus maximus, M. biceps femoris, M. abductor hallucis).

S2: M. abductor digiti minimi, M. abductor hallucis, übrige Plantarmuskeln (M. gastrocnemius).

Da von den einzelnen Segmenten in vielen Fällen Fasern zu verschiedenen peripheren Nerven gehen, kann die elektromyographische Untersuchung bei der klinisch nicht immer einfachen Differentialdiagnose zwischen Wurzelläsionen und peripheren Nervenschäden weiterhelfen. So beweisen Fibrillationspotentiale im M. tibialis anterior oder im M. adductor magnus

bei einer Parese des M. quadriceps femoris, daß diese nicht auf eine Femoralislähmung, sondern auf eine L4-Läsion zurückzuführen ist; analog schließen Fibrillationen im M. tibialis posterior oder im M. glutaeus medius bei einem Fallfuß eine Peronaeusparese aus und weisen auf ein L5-Syndrom hin.

Durch die Untersuchung der *paraspinalen Muskulatur* kann die Diagnose einer radikulären Schädigung noch erhärtet werden. Die meisten dieser Muskeln werden vom *Ramus dorsalis* der entsprechenden Vorderwurzeln versorgt. Ihr gleichzeitiger Befall mit Muskeln an den Extremitäten kann also nur bei einem Wurzelschaden zustande kommen. Die meisten dieser paravertebralen Muskeln, insbesondere auch der viel untersuchte M. multifidus, sind plurisegmental versorgt. Sie lassen also keine genaue Höhenlokalisation zu. *Krott* (1968) und *Steudemann* (1968) haben darauf aufmerksam gemacht, daß es *autochthone kleine Rückenmuskeln gibt, die monosegmental vom Ramus dorsalis der Spinalnerven versorgt werden und die keine anatomische Varianten* aufweisen. Die Untersuchungstechnik der wichtigsten dieser Muskeln, der Mm. interspinales cervicis und der Mm. interspinales lumborum, wurde auf S. 24 erläutert. Beim lumbalen Wurzelsyndromen hat *Krott* (1968) noch zuverlässigere Resultate von den ebenfalls *monosegmental, aber vom Ramus ventralis versorgten* Mm. intercostales lumborum (Untersuchungstechnik siehe S. 26) erhalten. Diese Muskeln sind zwischen den entsprechenden Querfortsätzen ausgespannt, der S1-innervierte zwischen Querfortsatz L5 und dem Periost unterhalb des Beckenkamms. Eine Schwierigkeit, die bei der Untersuchung dieser paraspinalen Muskeln nicht übersehen werden darf, besteht darin, daß viele Patienten, besonders wenn sie wegen der Schmerzen verspannt sind, diese Muskeln kaum entspannen können. Da sie zudem zum Teil sehr kleine Potentiale motorischer Einheiten aufweisen, ist die Unterscheidung zwischen echter Spontanaktivität und Einheitspotentialen recht schwierig. Durch eine gute Lagerung kann manchmal einiges erreicht werden. Die zervikalen paraspinalen Muskeln können in sitzender Stellung mit nach vorne flektiertem Kopf oder in Seitenlage untersucht werden, die lumbalen dagegen in Bauchlage.

Bei 32 Patienten mit *zervikalen Diskushernien* fand *Hatt* (1970) eine gute Übereinstimmung zwischen elektromyographischem Befund (ohne Untersuchung der paraspinalen Muskulatur) und Myelographie bei Läsionen der Wurzel C7. Aber auch bei Diskushernien C5/6 mit Schädigung der Wurzel C6 wiesen die elektrophysiologischen Befunde meist auf eine C7-Läsion hin. Der Autor vermutet deshalb, daß die elektromyographischen Veränderungen häufiger durch eine spinale Schädigung als durch Kompression der Vorderwurzel zustande kommen. Als Hinweis darauf werden auch die teilweise sehr großen Einheitspotentiale, ähnlich wie bei Vorderhornläsionen, gewertet. Bei den *lumbalen Diskushernien* ist die *Treffsicherheit* der Elektromyographie in der Regel besser. *Kaeser* (1963a) kommt aufgrund von 400 Fällen zum Schluß, daß Elektromyographie und Myelographie in der Diagnostik der radikulären Syndrome etwa gleichwertig sind. Auch *Knuttson* (1961) kommt zum praktisch gleichen Ergebnis (78 % richtige Diagnosen für die Elektromyographie, 75 % für die Myelographie bei 182 Patienten, die vorher nicht wegen einer Diskushernie operiert worden waren). Auch *Despland* und Mitarb. (1974) konnten in über 80 % der Fälle elektromyographisch eine durch den Operationsbefund bestätigte, topographisch richtige Diagnose stellen. Die Angaben von *Krott* und Mitarb. (1969) mit 69 % bzw. 31 % richtigen Angaben über Höhenlokalisation und Ausmaß der Schädigung scheinen für die Myelographie doch etwas zu pessimistisch zu sein. Einzig bei Diskushernien am thorakolumbalen Übergang war das Elektromyogramm der Myelographie unterlegen, weil für L1 kein sog. Kennmuskel bekannt ist.

Bei der elektroneurographischen Untersuchung werden bei radikulären Schädigungen wie bei axonalen Degenerationen meist normale Leitgeschwindigkeiten gemessen. Die Summenpotentiale bei der motorischen Leitgeschwindigkeit können dagegen erheblich erniedrigt sein. Im Bereich der Läsion ist natürlich eine Verlangsamung der Erregungsleitung zu erwarten, die sich in vielen Fällen von zervikalen radikulären Läsionen in einer verlängerten Latenz der F-Welle äußert (*Eisen* und Mitarb., 1977). Sowohl bei lumbalen als auch bei zervikalen Läsionen dürfte man verlängerte Latenzen und allenfalls auch eine Amplitudenminderung der spinalen und zerebralen evozierten Potentiale erwarten. Bei Dermatomreizung fanden *Katifi* und *Sedgwick* (1987) bei lumbosakralen radikulären Läsionen eine ebenso gute diagnostische Ausbeute der evozierten Potentiale wie der Myelographie. Auch bei Reizung der Nervenstämme können in vielen Fällen pathologische somato-

sensorische evozierte Potentiale abgeleitet werden (*Perlik* und Mitarb., 1986, *Walk* u. Mitarb., 1992). Dies widerspricht aber den Befunden von *Aminoff* und Mitarb. (1985), die nach Reizung des N. peronaeus immer normale Resultate erhoben haben, während sie nach Dermatomreizung manchmal pathologisch waren. Diese Autoren sind auch der Ansicht, daß die Nadelmyographie den somatosensorischen Potentialen überlegen sei bei der Diagnostik von lumbalen radikulären Läsionen. *Jörg* (1976) hat auch über verlängerte Latenzen bei direkter Ableitung von der Cauda equina nach Reizung der peripheren Beinnerven berichtet. Bei zervikalen Radikulopathien sind die evozierten Potentiale diagnostisch nicht sehr zuverlässig (*Schmid* und Mitarb., 1988; *Yiannikas* und Mitarb., 1986). Bei einem schweren Sensibilitätsausfall kann auch die Ableitung der sensiblen Nervenaktionspotentiale differentialdiagnostisch nützlich sein. Da die Läsion bei der Wurzelkompression proximal vom Spinalganglion liegt, degenerieren die sensiblen Fasern in der Peripherie auch beim Vorliegen einer deutlichen Sensibilitätsstörung nicht. Im Gegensatz zu einer peripher bedingten Sensibilitätsstörung darf man also trotz eventuell fehlender Sensibilität normale Nervenaktionspotentiale erwarten. Bei einer Schädigung der Wurzel S1 erlischt der H-Reflex meist. Als sicher pathologisch darf nur eine fehlende Reflexantwort gewertet werden, eine Abschwächung im Vergleich zur Gegenseite kann nicht verwertet werden. Das Fehlen des H-Reflexes sagt nichts über das Alter der Schädigung und deren Lokalisation.

Aus den vorangehenden Ausführungen kann *zusammenfassend* gesagt werden, daß *radikuläre Schädigungen, besonders im Lumbalbereich, elektromyographisch recht sicher erfaßt und auch lokalisiert werden* können. Im Vergleich zur Myelographie ist die lokalisatorische Treffsicherheit ungefähr gleich gut. Über die Artdiagnose kann nach den elektrophysiologischen Befunden selbstverständlich nichts Verbindliches ausgesagt werden. Innerhalb der ersten Wochen nach der Wurzelläsion, bis zum Auftreten von Fibrillationspotentialen, sind außerdem von der Nadelmyographie keine sicheren Befunde zu erwarten. Eine Mitschädigung der Vorderwurzeln, klinisch eventuell ohne manifeste Paresen, ist natürlich auch eine Voraussetzung dafür, daß es zu Fibrillationen kommen kann.

2.2.2.3.2. Plexusläsionen

Nichttraumatische Plexusläsionen sind recht selten. Sie kommen am Armplexus u. a. bei Halsrippen, beim Skalenussyndrom, beim kostoklavikulären Syndrom, beim Hyperabduktionssyndrom, nach Röntgenbestrahlung und durch direkte Druckwirkung zum Beispiel bei Tumoren vor. Als besonderes Krankheitsbild ist noch die neuralgische Schulteramyotrophie („Armplexusneuritis") zu erwähnen. Bei den Beinplexusläsionen stehen direkte Druckwirkungen (Tumor, Schwangerschaft) im Vordergrund, im weiteren sieht man sie auch bei direkter Tumorinfiltration. Der Beitrag der Elektromyographie zur Diagnose dieser Krankheitsbilder ist recht gering. Er besteht vor allem darin, eine neurogene Affektion zu bestätigen oder auszuschließen und das Ausmaß einer Läsion abzugrenzen. Gerade in der Differentialdiagnose zu anderen Schulteraffektionen, die die peripheren Nerven nicht befallen, aber mit einer Schmerzhemmung einhergehen, kann der Nachweis eines neurogenen Elektromyogramms gelegentlich nützlich sein. *Kaeser* (1973) beschreibt auch eine verlangsamte Erregungsleitung im proximalen Bereich bei Reizung des Plexus oberhalb der Klavikula. *Gilliatt* und Mitarb. (1970) fanden bei 9 Patienten mit *Halsrippe* distal immer normale Leitgeschwindigkeiten, einzig die Amplitude der sensiblen Nervenaktionspotentiale war bei Reizung des Kleinfingers vermindert. Bei 10 Patienten mit einem Syndrom der oberen Thoraxapertur („thoracic outlet syndrome"), die alle Atrophien der kleinen Handmuskeln und Sensibilitätsstörungen auf der ulnaren Seite der Hand aufwiesen, konnten auch *Smith* und *Trojaborg* (1987) neben Zeichen einer chronischen Denervierung eine reduzierte Amplitude des sensiblen Nervenaktionspotentials bei Reizung am Kleinfinger ableiten. Nach *Eisen* u. Mitarb. (1977) kann hier auch die Verlängerung der Latenz der F-Welle diagnostisch nützlich sein, was allerdings von *Aminoff* u. Mitarb. (1988) bezweifelt wird. Bei Patienten, die klinisch keine neurologische Ausfälle aufweisen, sollte die Diagnose „thoracic outlet syndrome" nur mit Zurückhaltung gestellt werden. Sie wird unseres Erachtens zu häufig und mit vielfach wenig überzeugenden Argumenten gestellt (*Wilbourn* 1990).

Bei 5 von 7 Patienten mit *neuralgischer Schulteramyotrophie* fanden *Weikers* und *Mattson* (1969) verzögerte Leitgeschwindigkeiten (z. T.

auch in den unteren Extremitäten). Dieser Befund konnte aber durch *Tsairis* und Mitarb. (1972) an einem größeren Krankengut nicht bestätigt werden, und auch bei familiären Fällen ermittelten *Geiger* und Mitarb. (1974) praktisch immer normale Werte. Wegen der divergierenden Befunde, die bei verschiedenen Patienten gefunden werden, haben *Bradley* und Mitarb. (1975), die auch bei 3 Patienten mit rezidivierender Neuropathie des Plexus brachialis verzögerte Leitgeschwindigkeiten oder distale Latenzen fanden, vorgeschlagen, daß der Begriff neuralgische Schulteramyotrophie („neuralgic amyotrophy") nur noch für nichtfamiliäre Fälle ohne Hinweise auf eine Nervenschädigung außerhalb des Plexus brachialis verwendet werden sollte.

2.2.2.3.3. Läsionen peripherer Nerven

Eine der klinisch wichtigsten Aufgaben der Elektromyographie ist der Nachweis und die Lokalisation von Läsionen peripherer Nerven. Der Nachweis einer Schädigung eines peripheren Nervs stützt sich in der Regel auf *neurogene Veränderungen bei der Nadelmyographie und auf (meist umschriebene) Verlangsamungen der Leitgeschwindigkeit.* Die Lokalisation einer Schädigung im Verlauf eines Nervenstamms bzw. die Abgrenzung von anderen neurogenen Affektionen, die die Plexus oder die Wurzel betreffen oder mit diffusem Befall (z. B. Polyneuropathien, Vorderhornzellaffektionen), erfolgt aufgrund des Verteilungsmusters der neurogenen Befunde bei der Elektromyographie. Oft gelingt dabei der Nachweis, daß auch Muskeln, die klinisch normal erscheinen, mitbefallen sind. *Thage* und Mitarb. (1963) konnten bei Patienten, die klinisch eine Mononeuropathie aufwiesen, eine latente Polyneuropathie elektromyographisch nachweisen. Eine umschriebene Verzögerung der Leitgeschwindigkeit ist natürlich auch ein wichtiger lokalisatorischer Hinweis.

Die elektromyographischen Befunde hängen vom *Ausmaß der Schädigung* ab. Solange nur eine Neurapraxie (siehe S. 104) vorliegt, sind die elektromyographischen Befunde, außer einem mehr oder weniger schweren Ausfall motorischer Einheiten, normal. Insbesondere findet sich keine pathologische Spontanaktivität, da die blockierten Nervenfasern nicht degenerieren. Die noch willkürlich aktivierbaren Einheitspotentiale, falls nicht alle Fasern blockiert sind, bleiben ebenfalls normal. Elektroneurographisch sind die Befunde distal des Blocks alle normal. Wenn proximal des Blocks gereizt und von einem Muskel distal davon abgeleitet wird bzw. bei Reizung eines Fingers oder einer Zehe und Registrierung der sensiblen Nervenaktionspotentiale proximal vom Block, kann man eine mehr oder weniger starke Amplitudenabnahme der Summenpotentiale beobachten. Wenn nicht alle Nervenfasern blockiert sind, kann im Läsionsbereich manchmal eine verlangsamte Leitgeschwindigkeit nachgewiesen werden. Fibrillationen können erst gefunden werden, wenn es zum Untergang von Axonen kommt. Ihre Häufigkeit hängt davon ab, wie viele Fasern untergehen und wie rasch es dazu kommt. Nach einigen Monaten läßt sich dann auch eine Verlängerung der Potentiale motorischer Einheiten feststellen, die aber nie sehr ausgeprägt ist (meist weniger als 30 [bis 40]% oberhalb des Normmittels).

Auch die *Befunde nach der Heilung* hängen vom Läsionstyp ab. Nach einer Neurapraxie darf eine vollständige Restitution erwartet werden. Nach einer umschriebenen Markscheidenschädigung sollte es zu einer weitgehenden Normalisierung der Leitgeschwindigkeit kommen. Bei der Nachuntersuchung von 12 Patienten mit Ulnarisparesen am Ellenbogen fand *Payan* (1970) aber bis zu 34 Monate nach der Volarverlagerung des Nervs noch verlangsamte Leitgeschwindigkeiten. Wenn es zur Regeneration nach einem axonalen Untergang kommt, sind auch hier verlangsamte Leitgeschwindigkeiten zu erwarten.

Eine allgemeingültige Regel, welche Untersuchungsmethoden bei peripheren Läsionen die zuverlässigsten Resultate ergeben, kann nicht gegeben werden. Neben der Schwere der Schädigung hängt dies auch stark von der Lokalisation ab. Während z. B. bei der Diagnose des Karpaltunnelsyndroms die Bestimmung der motorischen und sensorischen Leitgeschwindigkeit die besten Resultate ergeben, hilft bei der Läsion des N. interosseus anterior die Nadelmyographie meist weiter (siehe S. 99). Es sollen hier deshalb einige häufige oder besonders interessante Läsionen an verschiedenen Nerven geschildert werden, wobei aber kein Anspruch auf Vollständigkeit erhoben wird.

2.2.2.3.3.1. Augenmuskelnerven

Bei einer neurogenen Parese der äußeren Augenmuskeln kann die Entscheidung, ob lediglich ein Leitungsblock oder ein Unterbruch der Axone vorliegt, erst nach ca. 2 Wochen gefällt werden, wenn Fibrillationspotentiale auftreten. Da diese Nerven einer Stimulation nicht zugänglich sind, muß man sich auf die Nadelmyographie beschränken. Wie schon auf S. 27 ausgeführt, kann nur bei klinisch stark ausgeprägten oder vollständigen Paresen ein verwertbarer Befund erwartet werden, wenn es um die Differentialdiagnose „neurogen – myopathisch" geht.

Nach Läsionen des N. oculomotorius kann es durch Fehlregeneration (siehe S. 107) zu Motilitätsstörungen kommen (*Esslen* und *Papst*, 1961). Ebenso wie diese Fehlregeneration kann die Innervationsstörung beim Duanesyndrom (Abb. 48) elektromyographisch gut objektiviert werden. Der wichtigste Befund ist hier eine

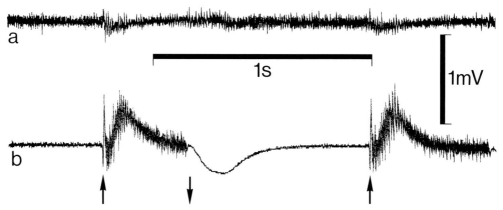

Abb. 48 Duanesyndrom. a) M. rectus externus, b) M. rectus internus. ↓ = Abduktion, ↑ = Adduktion des Auges.

maximale Aktivierung des M. rectus externus bei der Adduktion des Auges. Beim Versuch zur Abduktion wird dieser Muskel in einem Teil der Fälle ebenfalls normal aktiviert, bei anderen aber nur in stark vermindertem Maße (*Esslen*, 1974).

2.2.2.3.3.2. N. trigeminus

Zum Nachweis einer intrakraniellen Trigeminusläsion und zur Unterscheidung zwischen idiopathischen und symptomatischen Trigeminusneuralgien können das Elektromyogramm aus dem M. masseter, der Masseterreflex und der Blinkreflex verwendet werden. Bei Trigeminusläsionen und bei symptomatischen Neuralgien kann das Elektromyogramm neurogen sein und der Masseterreflex kann auf der betroffenen Seite fehlen oder die Latenz kann mehr als 0,5 ms länger als auf der gesunden Seite sein. Auch der Blinkreflex oder einzelne seiner Komponenten können fehlen oder die Seitendifferenzen der Latenz (siehe S. 176) können zu lang sein (*Goor* und *Ongerboer de Visser*, 1976; *Ongerboer de Visser* und *Goor*, 1974).

2.2.2.3.3.3. N. facialis

Bei der *kryptogenetischen Fazialisparese* liegt die Läsionsstelle im Canalis facialis. Bis vor kurzem war deshalb eine elektrophysiologische Beurteilung recht schwierig, da eine Stimulation des Nervs proximal der Läsionsstelle nicht möglich war. Die Situation hat sich geändert, seit es möglich ist, mit der Magnetstimulation den Nerven auch in seinem intrakraniellen Abschnitt zu stimulieren (*Rösler* u. Mitarb., 1989; *Schriefer* u. Mitarb., 1988). Mittels der Nadelmyographie kann festgestellt werden, ob der Ausfall motorischer Einheiten vollständig ist oder nicht. Wie in anderen Muskeln treten auch in der Gesichtsmuskulatur Fibrillationspotentiale erst etwa 2 Wochen nach der Nervenschädigung auf. In diesen Muskeln bereitet aber die Beurteilung der Spontanaktivität besondere Schwierigkeiten. Wegen der normalerweise kleinen motorischen Einheiten sehen die Einheitspotentiale in der Gesichtsmuskulatur vielfach aus wie Fibrillationspotentiale. Außerdem ist es vielen Patienten nicht möglich, diese Muskeln ganz zu entspannen. Ein sicherer Entscheid, ob pathologische Spontanaktivität vorliegt oder nicht, ist deshalb vielfach nicht möglich. Anderseits können bei ausgeprägtem Fibrillieren einzelne noch

willkürlich aktivierbare Einheiten nicht immer erkannt werden. Da immer auch die gesunde Gegenseite mitinnerviert wird, kommt es häufig durch Zug von hier aus auch zu leichten passiven Bewegungen der gelähmten Seite. Dadurch kann die Spontanaktivität im Bereich der Elektroden verstärkt werden, was fälschlicherweise als Willküraktivität interpretiert werden kann.

Abgesehen von diesen methodischen Schwierigkeiten läßt die *Nadelmyographie* bei Fazialisparesen nur sehr beschränkte prognostische Aussage zu. Nach *Olsen* (1975) sagt das Auftreten von Fibrillationspotentialen oder positiven scharfen Wellen nichts über das endgültige Resultat voraus. Auch das Aktivitätsmuster hat nur eine beschränkte Aussagekraft. Das Fehlen von Willküraktivität heißt nicht, daß es nicht zu einer weitgehenden oder vollständigen Besserung kommen kann. Immerhin haben Patienten mit erhaltener Willküraktivität generell ein besseres Ergebnis. Naturgemäß kann die Untersuchung der Parameter der Potentiale motorischer Einheiten in diesem frühen Stadium, wo Aussagen zur Prognose wichtig sind, nicht weiterhelfen, da die Einheitspotentiale erst später die für Neuropathien typischen Veränderungen zeigen.

Wie oben schon angemerkt, wird heute bei der *elektroneurographischen Untersuchung* nicht nur am Foramen stylomastoideum elektrisch, sondern auch mit dem Magnetstimulator intrakraniell gereizt (*Rösler* u. Mitarb., 1989; *Schriefer* u. Mitarb., 1988). Bei homolateraler, parieto-okzipitaler Magnetreizung wird der Nerv im proximalen Anteil des Canalis facialis gereizt (*Rösler* u. Mitarb., 1989). Zur Ableitung mit Oberflächenelektroden bewährt sich neben dem M. orbicularis oris auch der M. nasalis. Bei der kryptogenetischen Fazialislähmung kann mit dieser Methode schon von Anfang an ein Fehlen der Reizantwort bei transossärer Reizung erwartet werden.

Anhand des Abfalls der Amplitude des Summenpotentials bei distaler Reizung im Vergleich zur Gegenseite können ab 4. Tag nach Lähmungsbeginn prognostische Aussagen gemacht werden (*Esslen*, 1977; *Mamoli*, 1976; *Olsen*, 1975), da es bei einem axonalen Untergang zu einer Amplitudenabnahme kommt, während sie bei einer Neurapraxie normal bleibt. Beträgt die Amplitudenreduktion am 4. Tag weniger als 50 %, so ist die Prognose wahrscheinlich gut. Der größte Amplitudenabfall wird meist zwischen dem 8. und 10. Krankheitstag erreicht.

Wenn die Amplitude nicht um mehr als 70 % abfällt, ist die Prognose gut und eine gute Erholung nimmt höchstens einige Monate in Anspruch. Auch bei einer Amplitudenreduktion von 70–90 % kommt es meist zu einem guten Ergebnis, die dafür beanspruchte Zeit beträgt aber bis zu einem Jahr. Auch bei Degeneration von mehr als 90 % der Fasern kann es durchaus noch zu einem befriedigenden bis guten Ergebnis kommen. In dieser Gruppe, besonders, wenn mehr als 98 % der Fasern untergehen, finden sich aber auch die wenigen Patienten, die sich nur unbefriedigend erholen.

Bei der nadelmyographischen Untersuchung von Patienten mit hochgradigen Fazialisparesen kommt es immer wieder vor, daß man im M. orbicularis oris einzelne Potentiale willkürlich aktivierbarer Einheiten ableiten kann, bei Reizung des ipsilateralen Nervs aber kein Summenpotential ausgelöst werden kann. Bei kontralateraler Reizung können dagegen sichere, nicht volumgeleitete Potentiale registriert werden. Bei Blockierung des kontralateralen N. facialis mit einem Lokalanästhetikum verschwindet sowohl die erwähnte Willküraktivität wie auch das durch Reizung auslösbare Summenpotential (*Trojaborg* und *Siemssen*, 1972). Man hat daher meist angenommen, daß es sich dabei um eine Reinnervation von der gesunden Seite her handle. *Trojaborg* (1977) hat aber nachgewiesen, daß dieses Phänomen schon wenige Tage nach Auftreten der Fazialisparese vorhanden sein kann. Aufgrund der Latenzdifferenzen auf der gelähmten und der gesunden Seite bei Reizung des Nervs und bei direkter Muskelreizung muß angenommen werden, daß es sich dabei um normalerweise schon die Mittellinie überschreitende Muskelfasern der Gegenseite und nicht um eine Reinnervation von der gesunden Gesichtshälfte her handelt.

Nach Fazialisparesen, die mit einem Untergang von Nervenfasern einhergegangen sind, kann man häufig schon klinisch *Mitbewegungen* (*„innervation en masse"*) beobachten. Bei der elektromyographischen Analyse findet man dabei Aktivität motorischer Einheiten auch in Muskeln, die bei einer bestimmten Bewegung nicht beteiligt sind, und bei der Auslösung des Blinkreflexes kann anhand einer Ausbreitung der Reflexantwort die aberrierende Regeneration objektiviert werden (*Kimura* und Mitarb., 1975). *Magun* und *Esslen* (1959) haben gezeigt, daß dieses Phänomen auf Fehlleitung einzelner aussprossender Axone zurückgeführt werden muß (eine Faser, die ursprünglich den M. frontalis innerviert hat, geht dann z. B. zum M. orbicularis oris). Von diesen Mitbewegungen, die manchmal sehr ausgeprägt sind und klinisch als sog. Fazialiskontrakturen imponieren können, muß der seltenere *Spasmus hemifacialis* (Abb. 49) unterschieden werden. Auch ihm kann eine Fazialisparese vorausgehen, in den meisten Fällen tritt er aber spontan auf. Die elektromyographischen Befunde sind von *Hjorth* und *Willison* (1973), *Isch* (1963) und *Magun* und *Esslen* (1959) beschrieben worden.

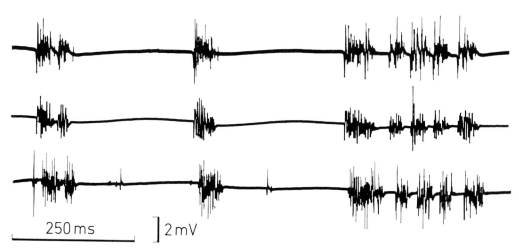

Abb. 49 Gleichzeitige Ableitung aus dem M. frontalis, dem M. orbicularis oculi und dem M. orbicularis oris bei hemifazialem Spasmus.

Die Ableitung wird gleichzeitig auf mehreren Kanälen aus verschiedenen Muskeln einer Gesichtshälfte vorgenommen. In Ruhe treten immer wieder Salven von Einheitspotentialen synchron in den verschiedenen Muskeln einer Gesichtshälfte auf. Die einzelnen Salven sind aus Potentialen, die mit Frequenzen bis zu 400/s feuern, zusammengesetzt. Die Dauer der einzelnen Ausbrüche ist stark wechselnd, häufig treten sie in Serien mit unregelmäßigem Rhythmus von 5–20/s auf. Durch Willküraktivität, auch nur eines einzelnen Muskels, können diese Salven häufig ausgelöst werden. Das gleiche gilt auch für den Kornealreflex oder den Blinkreflex. Auch nach elektrischer Reizung des N. facialis können manchmal repetitive Entladungen beobachtet werden. Bei etwas stärkerer Willkürinnervation werden vielfach auch längere Spasmen beobachtet, die ebenfalls aus zahlreichen Salven zusammengesetzt sind und nicht der regelmäßigen Aktivität bei normaler Willkürbewegung entsprechen. Bei maximaler Willkürinnervation kann manchmal nur ein gelichtetes Aktivitätsmuster beobachtet werden. Eine interessante Beobachtung hat *Auger* (1979) gemacht. Bei 23 Patienten mit hemifazialem Spasmus konnte er bei Auslösung des Blinkreflexes auf der befallenen Seite durch Reizung des N. supraorbitalis immer eine Ausbreitung der Reflexantworten auf die anderen homolateralen Gesichtsmuskeln registrieren, was beim Gesunden nie der Fall ist. Als wichtigste *differentialdiagnostische* Kriterien gegenüber den Mitbewegungen nach Fazialisparese müssen die hohen Entladungsfrequenzen, das spontane Auftreten der Salven und ihr Überdauern nach Willkürbewegungen erwähnt werden.

2.2.2.3.3.4. N. suprascapularis

Henlin u. Mitarb. (1992) und *Liveson* u. Mitarb. (1991) haben darauf hingewiesen, daß dieser Nerv nicht nur in der Incisura scapulae, sondern auch weiter distal beim Übergang in die Fossa infraspinam unter dem Lig. transversum scapulae inf. lädiert werden kann. In diesem Falle können nur im M. infraspinam neurogene Veränderungen gefunden werden und die Latenzen zu diesem Muskel sind verlängert. Im M. supraspinam dagegen können nur bei der weiter proximal gelegenen Schädigung pathologische Befunde erhoben werden.

2.2.2.3.3.5. N. radialis

Auch bei hohen Radialisläsionen am Oberarm ist klinisch manchmal keine sichere Sensibilitätsstörung zu finden. *Trojaborg* (1970) konnte in derartigen Fällen aber trotzdem Störungen der sensiblen Leitgeschwindigkeit und der sensiblen Nervenaktionspotentiale nachweisen.

Beim *Supinatorsyndrom* (Lähmung des Ramus profundus nervi radialis) findet sich ein neurogener Befall in den Muskeln, die distal vom M. supinator versorgt werden (M. extensor digitorum communis, M. extensor indicis proprius, M. extensor digiti minimi, M. extensor carpi ulnaris, Mm. extensores pollicis longus et brevis und M. abductor pollicis longus). Manchmal können verlängerte Latenzen zu diesen Muskeln gemessen werden, während sie z.B. zum M. extensor carpi radialis normal sind (*Stille*, 1974). *Carfi* und *Dong* (1981) sind der Ansicht, daß die Läsion des Nervs bei einem Teil der Patienten auch leicht proximal beim M. supinator lokalisiert ist, so daß auch in diesem Muskel neurogene Veränderungen auftreten. Die sensible Leitgeschwindigkeit und die sensiblen Nervenaktionspotentiale sind beim Supinatorsyndrom normal.

2.2.2.3.3.6. N. medianus

Schädigungen des N. medianus im proximalen Vorderarm werden als sog. *Pronator-teres-Syndrom*, wenn der Stamm des Nervs betroffen ist, oder als *N. interosseus-anterior-Syndrom*, wenn nur dieser rein motorische Ast zum M. flexor pollicis longus, zum M. flexor digitorum profundus des Zeige- und Mittelfingers und zum M. pronator quadratus lädiert ist, beobachtet. Elektromyographisch findet man bei diesen Läsionen neurogene Bilder in den medianusinnervierten Muskeln am Vorderarm oder nur in den vom N. interosseus anterior versorgten Muskeln in Form eines gelichteten Aktivitätsmusters bei maximaler Willkürinnervation und von Fibrillationen (*Buchthal* und Mitarb., 1974; *Gardner-Thorpe*, 1974; *Nakano* und Mitarb., 1974; *O'Brien* und *Upton*, 1972). Durch diesen Befund kann die Abgrenzung vom Karpaltunnelsyndrom, bei dem diese Muskeln nicht befallen sind, sicher vorgenommen werden. Für das N. interosseus-anterior-Syndrom ist der neurogene Befall des M. pronator quadratus bei normalen Befunden im M. abductor pollicis brevis recht charakteristisch. Die elektroneurographischen

Untersuchungsresultate werden etwas widersprüchlich angegeben. *Buchthal* und Mitarb. (1974) fanden bei 7 Patienten mit Läsionen des Medianusstammes lediglich zum Teil verlängerte motorische Latenzen zu den Vorderarmmuskeln und eine verzögerte sensible Leitgeschwindigkeit. *Morris* und *Peters* (1976) dagegen maßen in allen 8 ihrer Fälle eine verzögerte motorische Leitgeschwindigkeit im proximalen Vorderarm. Beim N. interosseus-anterior-Syndrom wurden von mehreren Autoren sowohl zu den Vorderarm- wie auch zu den Handmuskeln normale Latenzen gemessen und auch die sensiblen Nervenaktionspotentiale waren erwartungsgemäß normal (*Buchthal* und Mitarb., 1974; *Gardner* und *Thorpe*, 1974; *O'Brien* und *Upton*, 1972). *Nakano* und Mitarb. (1977) fanden dagegen eine verlängerte motorische Latenz bei Reizung in der Ellenbeuge und Ableitung vom M. pronator quadratus bei 5 von 7 Patienten.

Die mit Abstand häufigste Läsion des N. medianus ist beim *Karpaltunnelsyndrom* am Handgelenk lokalisiert. In etwa der Hälfte der Fälle werden bei der Nadelmyographie des M. opponens pollicis und des M. abductor pollicis brevis neurogene Veränderungen in Form von Fibrillationspotentialen, positiven scharfen Wellen, Faszikulationen, Verlängerung der mittleren Potentialdauer und Lichtung des Aktivitätsmusters gefunden (*Buchthal* und Mitarb., 1974; *Kaeser*, 1963c; *Thomas* und Mitarb.,

1967). Gelegentlich wird auch ein pathologischer Befund bei der Nadelmyographie erhoben, wenn die motorischen und sensiblen Leitgeschwindigkeiten im Normbereich sind. Einem solchen Befund kann diagnostische Bedeutung beigemessen werden, falls in proximaleren Muskeln (besonders im M. pronator quadratus) und in solchen, die von anderen Nerven innerviert werden, normale Verhältnisse vorgefunden werden. Auch in weit fortgeschrittenen Fällen, in denen keine motorische oder sensible Summenpotentiale vom Thenar bzw. von den ersten 3 Fingern mehr abgeleitet werden können, hilft das Verteilungsmuster der neurogenen Störungen meist weiter. Als weiteres Indiz für ein Karpaltunnelsyndrom gilt hier eine normale Latenz zum M. pronator quadratus bei Reizung des N. medianus in der Ellenbeuge (*Mayr* und *Mamoli*, 1982).

Als typische *elektroneurographische Befunde* (Abb. 50) gelten eine verlängerte distale Latenz im N. medianus und eine verzögerte sensible Leitgeschwindigkeit zwischen Finger I, II oder III und Handgelenk bei normalen Befunden proximal davon (*Buchthal* und Mitarb., 1974; *Duensing* und Mitarb., 1974; *Gilliatt* und *Sears*, 1958; *Johnson* und Mitarb., 1962; *Kaeser* 1963c; *Simpson*, 1956; *Thomas* und Mitarb., 1967; *Thomas*, 1960). Die sensible Leitgeschwindigkeit gilt allgemein als empfindlichere Methode. In der Praxis sind die ortho- und die antidromen

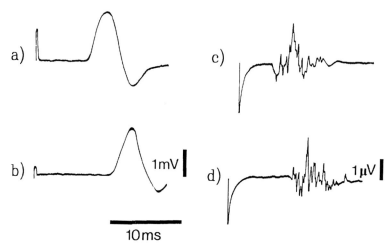

Abb. 50 Motorische (a u. b) und sensibel orthodrome (c u. d) Leitgeschwindigkeit im N. medianus bei Karpaltunnelsyndrom. Beachte die distal verlängerten Latenzen (a u. c) bei normalen Leitgeschwindigkeiten proximal vom Handgelenk. Reizung am Handgelenk (a), in der Ellenbeuge (b) und am Zeigefinger (c u. d). Ableitung mit Oberflächenelektroden vom M. abductor pollicis brevis (a u. b) und mit unipolaren Nadelelektroden am Handgelenk (c) und in der Ellenbeuge (d).

Ableitungen fast gleichwertig (*Ludin* und Mitarb., 1977a, *Tackmann* und Mitarb., 1981). Es kommen immer wieder Fälle vor, die bei normaler motorischer Latenz schon eine sicher verzögerte sensible Leitgeschwindigkeit im distalen Segment aufweisen. Der umgekehrte Fall, normale sensible Leitgeschwindigkeiten bei verlängerter motorischer distaler Latenz, kommt zwar auch gelegentlich vor, ist aber doch weit seltener. Solche atpyischen Befunde sind wenigstens zum Teil durch die Verlaufsvarianten besonders des motorischen Ramus thenaris n. mediani bedingt (*Benini*, 1975). Bei normalen Resultaten mit den üblichen Methoden kann die Messung der Leitgeschwindigkeit im Bereiche des Retinaculum flexorum (Ligamentum carpi transversum) mit Ableitung bzw. Reizung distal und proximal des Retinakulums häufig doch noch eine verlangsamte Erregungsleitung in diesem Bereich nachweisen (*Buchthal* und *Rosenfalck*, 1971b; *Hildenhagen* und Mitarb., 1985; *Kimura*, 1979; *Mills*, 1985; *Tackmann* und Mitarb., 1981). Durch den Vergleich der Latenzzeiten zum Medianus-innervierten M. lumbricalis II und zum Ulnaris-innervierten M. interosseus II (L-I Differenz) kann die diagnostische Ausbeute ebenfalls verbessert werden. Mit dieser Methode soll sowohl eine hohe Sensitivität, was besonders die Diagnostik von milden Fällen erleichtert, als auch eine große Spezifität, insbesondere für die Abgrenzung von Polyneuropathien, erreicht werden (*Preston* und *Logigian*, 1992; *Sheean* und Mitarb., 1995; *Vogt* und Mitarb., 1995). Die sensible Leitgeschwindigkeit ist hin und wieder nur bei Reizung eines bestimmten Fingers (z.B. des Mittelfingers oder des Daumens) verzögert, während sie bei Reizung der anderen medianusversorgten Finger noch normal ist (*Buchthal* und Mitarb., 1974). *Sorer* (1996) hat mit einer ganz distalen Reizung an den einzelnen Fingerbeeren eine weitere Verfeinerung beschrieben, die bei einzelnen Patienten, die sonst durchweg normale Befunde hatten, pathologisch ausgefallen sind. Es wurde schon auf S. 62 gesagt, daß ein fehlendes antidromes Nervenaktionspotential nicht als sicher pathologisch gewertet werden darf. Wenn dagegen kein orthodromes Nervenaktionspotential gefunden wird, ist dies sicher nicht normal. Dem Befund kommt aber keine sichere lokalisatorische Bedeutung zu.

Buchthal und Mitarb. (1974) fanden, daß das Verhältnis der motorischen und sensiblen Leitgeschwindigkeit und der sensiblen Nervenaktionspotentiale im N. medianus und im N. ulnaris in diagnostisch unsicheren Fällen, wo die übrigen Parameter keine sichere Beurteilung erlaubten, auch nicht weiterhelfen kann. Wir halten auch den Seitenvergleich der distalen Latenzen und der sensiblen Leitgeschwindigkeiten in beiden Medianusnerven für diagnostisch unsicher wegen der schon normalerweise vorhandenen, nicht unerheblichen Seitendifferenzen und des nicht seltenen (gelegentlich subklinischen) doppelseitigen Befalls.

Die motorische Leitgeschwindigkeit ist auch proximal des Handgelenkes gelegentlich leicht verzögert (*Buchthal* und *Rosenfalck*, 1971b; *Kaeser*, 1963c; *Thomas* und Mitarb., 1967; *Thomas*, 1960). Es besteht nur eine schwache Korrelation zwischen der Schwere der Kompression des Nerven im Bereich des Ligamentum carpi transversum und der Verlangsamung im Vorderarmbereich (*Fox* und *Bangash*, 1996). Die sensible Leitgeschwindigkeit ist hier dagegen praktisch immer normal (*Buchthal* und *Rosenfalck*, 1971b; *Buchthal* und Mitarb., 1974). Eine etwas verlangsamte motorische Leitungsgeschwindigkeit zwischen Ellenbeuge und Handgelenk schließt daher ein Karpaltunnelsyndrom nicht aus. Die Ursache dieser Verlangsamung ist nicht klar. Einerseits werden ein Leistungsblock der schnellsten motorischen Fasern im Handgelenksbereich (weshalb ist die Leitgeschwindigkeit dann nicht auch am Oberarm verzögert?), andererseits eine retrograde Degeneration motorischer Fasern diskutiert. Wenn eine Martin-Grubersche Anastomose (siehe S. 64) vorliegt, kann man gelegentlich verwirrende elektroneurographische Befunde erheben. *Iyer* und *Fenichel* (1976) haben darauf aufmerksam gemacht, daß die Latenz der motorischen Summenpotentiale bei Reizung des N. medianus am Ellenbogen unter Umständen kürzer sein kann als bei Reizung am Handgelenk, oder daß fälschlicherweise sehr hohe Leitgeschwindigkeiten zwischen Ellenbeuge und Handgelenk berechnet werden, da die Medianusfasern, die in der Anastomose verlaufen, im Karpaltunnel nicht komprimiert werden und daher normal rasch leiten. In solchen Fällen kann auch das Summenpotential bei Reizung am Ellenbogen höher sein als bei Reizung am Handgelenk. *Gutmann* (1977) sowie *Gutmann* und Mitarb. (1986) haben beobachtet, daß ein Summenpotential, das bei Reizung des N. medianus am Handgelenk einen negativen Abgang von der Grundlinie hat, bei Reizung in der Ellenbeuge aber eine kleine initiale positive Deflektion aufweist, auch bei normaler distaler Latenzzeit ein wichtiger Hinweis auf eine Martin-Grubersche Anastomose ist. Die initiale positive Auslenkung ist durch ein volumengeleitetes Potential aus Muskeln, die über die Anastomose versorgt werden, bedingt.

Sedal und Mitarb. (1973) haben bei 40 % ihrer Patienten mit klinisch typischem Karpaltunnelsyndrom pathologische sensible Nervenaktionspotentiale vom N. ulnaris abgeleitet. Sie werten diesen Befund als Hinweis auf eine subklinische Neuropathie. Im Gegensatz dazu fanden *Buchthal* und *Rosenfalck* (1971b) und *Buchthal* und Mitarb. (1974) immer normale Nervenaktionspotentiale im N. ulnaris, wenn dieser auch klinisch nicht betroffen war. Auch *Harrison* (1978) fand bei seinen Patienten keine Hinweise für eine Läsion des N. ulnaris oder des N. radialis.

Nach der Dekompression des N. medianus wird meist innerhalb weniger Monate eine Normalisierung der Leitgeschwindigkeiten beobachtet (*Gilliatt* und *Sears*, 1958; *Hongell* und *Mattsson* (1971); *Kaeser*, 1963c; *Thomas* und Mitarb. (1967). Bei Ableitungen während der Operation haben *Hongell* und *Mattsson* (1971) schon innerhalb von 30 min eine eindeutige Zunahme der Leitgeschwindigkeiten gemessen. *Buchthal* und Mitarb. (1974) haben darauf aufmerksam gemacht, daß nach der Operation die sensiblen Nervenaktionspotentiale späte Komponenten mit höheren Amplituden aufweisen und daß diese mit größeren Latenzen noch erkennbar sind als praeoperativ. Dies dürfte auf die Remyelinisierung und auf die Regeneration zurückzuführen sein.

Zusammenfassend kann gesagt werden, daß bei der Diagnostik des Karpaltunnelsyndroms den elektroneurographischen Befunden meist größeres Gewicht zukommt als den konventionellen elektromyographischen. Mit der Untersuchung der motorischen und der sensiblen Leitgeschwindigkeit und des Elektromyogramms können in ca. 95–98 % der Fälle elektrophysiologische Veränderungen gefunden werden. Karpaltunnelsyndrome mit normalen elektromyographischen Befunden gibt es, da sie aber selten sind, ist bei der Diagnostik Vorsicht geboten (*Aebi-Ochsner* und *Ludin*, 1979).

2.2.2.3.3.7. N. ulnaris

Schädigungen des N. ulnaris kommen am häufigsten am *Ellenbogen* vor. Bei der konventionellen elektromyographischen Untersuchung können neurogene Veränderungen in den ulnarisinnervierten Muskeln am Vorderarm und an der Hand gefunden werden, wenn es zu einem Untergang von Axonen kommt. Gerade bei leichtem Befall sind aber diese Befunde häufig normal (*Eisen*, 1974). Als viel zuverlässigerer Befund gilt die Verlangsamung der motorischen und sensiblen Leitgeschwindigkeit im Bereich des Ellenbogens (*Gilliatt* und *Thomas*, 1960; *Kaeser*, 1963b; *Payan*, 1969; *Simpson*, 1956). In der Praxis stellen sich bei diesen Läsionen einige Probleme. Um zuverlässige Resultate zu erhalten, muß darauf geachtet werden, daß der Abstand zwischen den Elektroden proximal und distal des Ellenbogens mindestens 10 cm beträgt. Zur Messung der Distanzen soll der Arm außerdem in der genau gleichen Stellung belassen werden, wie während der Untersuchung. Von *Kincaid* und Mitarb. (1986) ist darauf hingewiesen worden, daß bei einer Flexion des Ellenbogens um 135° eine geringere Streuung der Leitgeschwindigkeiten als bei gestrecktem Arm gefunden wird. Außerdem sollen sie dann in den verschiedenen Segmenten beim Gesunden praktisch gleich groß sein. Zur Erlangung von besser definierten Verhältnissen können zur Stimulation bei der Messung der motorischen Leitgeschwindigkeit bei unklaren Fällen auch Nadelelektroden benützt werden. Damit kann der effektive Reizpunkt genauer bestimmt werden und auch die Messung der Distanzen wird genauer als bei Oberflächenelektroden. Bei der Beurteilung von relativen Verlangsamungen muß man vorsichtig sein, da die Leitgeschwindigkeit schon normalerweise im Ellenbogenbereich langsamer ist als ober- und unterhalb davon, was möglicherweise auf subklinische Läsionen des Nervs zurückzuführen ist (*Neary* und Mitarb., 1975). Eine um 10 m/s langsamere Leitgeschwindigkeit als in den angrenzenden Segmenten (*Eisen*, 1974) würden wir nicht als sicher pathologisch werten. Neben der verlangsamten Leitgeschwindigkeit kann auch der Nachweis eines Leistungsblocks wichtige diagnostische Hinweise geben.

Vielfach sind die Leitgeschwindigkeiten auch distal des Ellenbogens noch verlangsamt, in den meisten Fällen zwar weniger ausgeprägt (*Gilliatt* und *Thomas*, 1960; *Kaeser*, 1963b; *Payan*, 1969). Auf diese Tatsache mag die Beobachtung von *Eisen* (1974) zurückzuführen sein, daß die Latenz zum M. abductor digiti minimi bei Reizung oberhalb des Ellenbogens den empfindlichsten Parameter bei der Suche nach diskreten

Ulnarisläsionen am Ellenbogen darstellen. Leider ist aber die lokalisatorische Bedeutung dieser einfachen Untersuchung gering. Nach *Benecke* und *Conrad* (1980) dagegen erbringt die Messung der Latenzzeit zum M. flexor carpi ulnaris bei Reizung proximal vom Ellenbogen ebenso zuverlässige Resultate wie die Messung der Leitgeschwindigkeit im Ellenbogenbereich mit Ableitung vom Hypothenar.

Nach *Volarverlagerung* des Nervs wurde von *Payan* (1970) eine Zunahme der Leitungsgeschwindigkeit beobachtet. In einzelnen Fällen war sie aber noch nach vielen Monaten (bis 34 Monate) nicht normalisiert.

Bei der Ulnarisparese am *Handgelenk* hängen die elektrophysiologischen Befunde von der genauen Lokalisation der Schädigung ab. Ist der Nervenstamm betroffen, können neurogene Veränderungen in allen ulnarisinnervierten kleinen Handmuskeln gefunden werden. Bei Läsionen des Ramus profundus nach Abgang des Astes zum Hypothenar ist der Befund im M. abductor digiti minimi normal, im M. interosseus dorsalis I z. B. ist er aber pathologisch. Von der Lokalisation hängen auch die Befunde bei der elektroneurographischen Untersuchung ab. So ist im letzten Beispiel die motorische Latenz zum Hypothenar normal, zum M. interosseus dorsalis I dagegen kann sie verlängert sein (Abb. 51) (*Ebeling* und Mitarb., 1960). Auch die sensible Leitungsgeschwindigkeit und die sensiblen Nervenaktionspotentiale sind in diesen Fällen normal. Wenn der Ramus profundus schon etwas weiter proximal betroffen ist, können die Latenzen zu beiden Muskeln verlängert sein, die sensible Leitungsgeschwindigkeit und die sensiblen Nervenaktionspotentiale sind aber auch hier normal. Diese sind mitbetroffen, wenn der Nervenstamm noch weiter proximal befallen ist.

2.2.2.3.3.8. N. peronaeus

Der N. peronaeus wird am häufigsten im Bereich des *Capitulum fibulae* lädiert. *Singh* und Mitarb. (1974) messen den neurogenen Veränderungen in den peronaeusinnervierten Muskeln eine geringe lokalisatorische Bedeutung bei. Die Verzögerung der Leitgeschwindigkeit ist hier weit überlegen. Ähnlich wie bei Ulnarisläsionen am Ellenbogen wird auch proximal und distal des Fibulaköpfchens gereizt bzw. abgeleitet. Differenzen bis zu 10 m/s verglichen mit den distalen Abschnitten werden schon beim Nor-

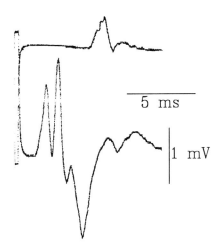

Abb. 51 Läsion des N. ulnaris in der Loge de Guyon. Verlängerte Latenz zum M. interosseus dorsalis I (oben), normale Latenz zum M. abductor digiti minimi (unten) bei Reizung des N. ulnaris am Handgelenk. Beachte auch den Amplitudenunterschied.

malen gefunden. Die Leitung im Bereiche des Fibulaköpfchens wird daher nur als pathologisch betrachtet, wenn die Leitgeschwindigkeit hier unterhalb des Normbereichs liegt oder mehr als 10 m/s langsamer ist als im distalen Anteil des Nervs. Die diagnostische Ergiebigkeit der sensiblen Leitgeschwindigkeit, mit Verlangsamung im Bereiche des Fibulaköpfchens und normalen Werten distal davon, erwies sich mit 64 % pathologischen Befunden bei 47 Patienten als doppelt so groß wie die der motorischen. Die Bestimmung der sensiblen Leitgeschwindigkeit hat bei einer Kontrollgruppe außerdem nie falsch positive Resultate ergeben. Als weiteres Kriterium kann noch eine mindestens viermal höhere Amplitude des motorischen Summenpotentials bei Reizung distal des Capitulum fibulae als bei Reizung proximal davon verwertet werden. *Katirji* u. *Wilbourn* (1988) haben 103 Patienten mit Peronaeuslähmungen elektrophysiologisch untersucht. Sie betonen den Wert der Nadelmyographie zur Unterscheidung zwischen axonaler Läsion und Leitungsblock. Zum Nachweis eines Blocks am Capitulum fibulae ist für diese Autoren die Amplitudenminderung des Muskelsummenpotentials bei proximaler Reizung bei Oberflächenableitung aus dem M. tibialis ant. der zuverlässigste Indikator.

2.2.2.3.3.9. N. tibialis

Die elektrophysiologischen Befunde beim *Tarsaltunnelsyndrom* werden von verschiedenen Autoren recht unterschiedlich dargestellt. *Edwards* und Mitarb. (1969), *Goodgold* und Mitarb. (1965) und *Johnson* und *Oritz* (1966) berichten von je 2–6 Patienten mit verlängerten distalen Latenzen zu den plantaren Fußmuskeln. *Kaeser* (1970) dagegen fand nur in 4 von 10 Fällen eine Verlängerung der distalen Latenz. Diese Beobachtung entspricht auch unserer Erfahrung. Bei 15 klinisch sicheren Fällen konnte in unserem Labor nur einmal eine sicher verlängerte distale Latenz und einmal ein Grenzwert gemessen werden (*Mosimann*, 1975). Dagegen war die sensibel orthodrome Neurographie bei Reizung an den Zehen und Ableitung hinter dem Malleolus internus in 24 von 25 Fällen pathologisch (*Oh* und Mitarb., 1985). Diese Autoren fanden eine Verlangsamung der sensiblen Leitgeschwindigkeit und/oder eine Verlängerung sowie Aufsplitterung der sensiblen Nervenaktionspotentiale. Im Gegensatz zu den erwähnten enttäuschenden Befunden bei der motorischen Neurographie fanden wir in klinisch typischen Fällen meist neurogene Veränderungen bei der Nadelelektromyographie in den plantaren Fußmuskeln bei normalen Befunden in den tibialisinnervierten Muskeln am Unterschenkel. Da die Untersuchung recht schmerzhaft ist, kann einem gelichteten Aktivitätsmuster keine sichere Bedeutung beigemessen werden. Als zuverlässigster Befund erwies sich uns das Vorliegen von Fibrillationen.

2.2.2.4. Traumatische Läsionen der Wurzeln, Plexus und peripheren Nerven

Bei den peripheren Nervenläsionen hat die Elektromyographie nicht nur eine Bedeutung in der *Lokalisation des Schadens*, sondern es sind auch häufig Fragen zu beantworten, die die *Prognose* und das weitere *therapeutische Vorgehen* betreffen. Es ist deshalb wichtig, die diesbezüglichen Möglichkeiten und Grenzen der Methode zu kennen.

Auf lokalisatorische Probleme soll hier nicht im einzelnen eingegangen werden. Sie unterscheiden sich grundsätzlich nicht von denjenigen, die bei den nicht traumatischen Nervenschädigungen erörtert worden sind. Hier sei lediglich der *Wurzelausriß*, der differentialdiagnostisch von Plexusläsionen abgegrenzt werden muß, erwähnt. Falls an der Hand ein Sensibilitätsausfall vorliegt, kann versucht werden, sensible Nervenaktionspotentiale abzuleiten. Sind solche trotz Verlustes der Sensibilität vorhanden, so spricht dies für einen Wurzelausriß. Hier liegt die Läsion proximal des Spinalganglions, die sensiblen Fasern degenerieren in der Peripherie deshalb nicht. Bei einer Plexusläsion liegt der Schaden distal des Spinalganglions. Der periphere Nervenstumpf ist hier von der Ganglienzelle abgetrennt und degeneriert deshalb, so daß keine sensiblen Nervenaktionspotentiale mehr abgeleitet werden können. Die Untersuchung ist erst 7–10 Tage nach dem Trauma, wenn die Fasern degeneriert sein können, aussagekräftig. Ein fehlendes sensibles Nervenaktionspotential schließt einen Wurzelausriß zusätzlich zu einer weiter peripher gelegenen Läsion natürlich nicht aus. Ein intramuskuläres Nervenaktionspotential (siehe S. 63), das sich trotz völliger Denervierung und Sensibilitätsausfall ableiten läßt, weist auch auf einen Wurzelausriß hin. Auch der Nachweis von Fibrillationen in den vom Ramus dorsalis der Vorderwurzel innervierten paraspinalen Muskeln (siehe S. 93) ist typisch für einen Wurzelausriß, da der Ramus dorsalis bei einer Plexusläsion nicht in Mitleidenschaft gezogen wird. Im Gegensatz zu den konventionellen Methoden kann mit Hilfe von spinalen und zerebralen evozierten Potentialen (*Jones*, 1979) ein Wurzelausriß unmittelbar nach dem Trauma nachgewiesen werden.

Nervenverletzungen können durch verschiedene Gewalteinwirkungen (Schnitt, Stich, Druck, Zug usw.) zustande kommen. Nach *Seddon* (1943, 1972) werden die Schädigungen in *3 Typen*, die Neurapraxie, die Axonotmesis und die Neurotmesis, eingeteilt. In Tab. II sind die elektrophysiologischen Befunde bei den verschiedenen Läsionstypen zusammengestellt. Es sei schon hier darauf hingewiesen, daß eine elektrophysiologische Differenzierung in den ersten Tagen nach einer Verletzung nicht möglich ist. Bei der leichtesten Form, der *Neurapraxie*, kommt es nicht zu einer Degeneration der Axone. Durch eine umschriebene Demyelinisierung im Läsionsbereich (*Ochoa* und Mitarb., 1973) kommt es hier zu einem Leitungsblock, während der Nerv distal davon keine Funktionsstörung zeigt (*Fowler* und Mitarb., 1972) (Abb. 52). Diese Autoren konnten im Tierver-

Tabelle II   Elektrophysiologische Befunde bei unvollständigen traumatischen Nervenverletzungen

	Spontanaktivität	Aktivitätsmuster	Potentiale motorischer Einheiten	Nervenleitung	Besonderheiten
Neurapraxie	—	gelichtet	normal	distal der Läsionsstelle normal (lädierte Fasern leiten nicht durch Läsionsstelle)	
Axonotmesis und *Neurotmesis*					
a) Erste Tage nach Verletzung	—	gelichtet	normal	distal der Läsionsstelle normal (lädierte Fasern leiten nicht durch Läsionsstelle)	
b) 10 Tage nach Verletzung	—	gelichtet	normal	lädierte Fasern leiten nicht mehr	
c) 4 Wochen nach Verletzung	Fibrillationen, positive scharfe Wellen	gelichtet	normal	lädierte Fasern leiten nicht	
d) 6–12 Monate nach Verletzung	(Fibrillationen, positive scharfe Wellen)	gelichtet bis normal	verlängert	regenerierte Fasern leiten langsam	Auftreten von Synkinesien bei der Neurotmesis

such auch zeigen, daß ein Leitungsblock nach einmaliger Gewalteinwirkung während längerer Zeit bestehen kann. *Harrison* (1976) hat bei einem Patienten in einem N. ulnaris einen Leitungsblock, der etwa 4 Monate andauerte, beobachtet. Ganz ungewöhnlich ist die Beobachtung von *Miller* und *Olney* (1982), welche bei 6 Patienten mit einer Ulnarisläsion am Ellenbogen einen Block während 1,9 bis 4,8 Jahren verfolgen konnten. In der Erholungsphase ist die Leitgeschwindigkeit im Läsionsbereich verzögert. Bei der *Axonotmesis* kommt es zu einer Unterbrechung des Achsenzylinders bei erhaltenen Hüllstrukturen. Bei der schwersten Form, der *Neurotmesis*, sind diese auch noch unterbrochen. Da sich die beiden Formen anfänglich elektrophysiologisch nicht unterscheiden lassen, werden sie hier gemeinsam besprochen. Nach der Durchtrennung des Achsenzylinders kommt es unweigerlich zur *Wallerschen Degeneration* des distalen Nervenstumpfs. Solange der Nerv noch erregbar ist, bleibt die Leitgeschwindigkeit distal der Läsionsstelle relativ konstant (*Gilliatt* und *Hjorth*, 1972; *Kaeser*, 1962). *Gilliatt* und *Hjorth* (1972) fanden beim Affen spätestens 6 Tage nach der Durchtrennung keine motorische Antwort mehr bei Reizung des distalen Stumpfs. Bei distaler Reizung konnten dagegen bis spätestens zum 9. Tage zentripetale, gemischte Nervenaktionspotentiale registriert werden. Zusammen mit histologischen Befunden, die zuerst Veränderungen an den Endplatten und in den nervösen Endverzweigungen zeigen, sprechen diese Befunde dafür, daß die Leitung zuerst in den distalen Anteilen des Axons ausfällt. Es ist nicht genau bekannt, wie lange es dauert, bis menschliche Nervenfasern, die durchtrennt

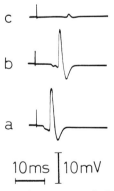

Abb. 52   Unvollständige Neurapraxie im N. ulnaris oberhalb des Ellenbogens. Ableitung mit Oberflächenelektroden vom M. abductor digiti minimi, Reizung am Handgelenk (a), am Ellenbogen (b) und am Oberarm (c).

worden sind, nicht mehr leiten. *Gilliatt* und *Hjorth* (1972) vermuten, daß sie möglicherweise etwas länger erregbar bleiben als in den geschilderten Tierversuchen.

Zur Reparation derartiger Nervenverletzungen ist die *Regeneration* des Achsenzylinders vom proximalen Stumpf aus nötig. Durchschnittlich wachsen die Axone um ungefähr 1 mm pro Tag aus. Regenerierte Fasern leiten in der Regel langsamer als normal (*Ballantyne* und *Campbell*, 1973; *Buchthal* und *Kühl*, 1979; *Struppler* und *Huckauf*, 1962; *Tallis* und Mitarb., 1978). Nach *Buchthal* und *Kühl* (1979) läßt sich das Fortschreiten der Regeneration anhand der „kumulativen Amplitude" der sensiblen Nervenaktionspotentiale gut verfolgen und quantitativ fassen. Bei der „kumulativen Amplitude" handelt es sich um die Summe der Amplitude der einzelnen Komponenten der aufgesplitterten Nervenaktionspotentiale. Bei der Regeneration unterscheiden sich Axonotmesis und Neurotmesis auch elektrophysiologisch. Bei der Axonotmesis kann der Achsenzylinder auf dem normalen Weg auswachsen und es kann zu einer vollständigen Restitution kommen. Bei der Neurotmesis dagegen ist eine Fehlregeneration praktisch unvermeidlich, die sich dann durch Massenbewegungen (siehe S. 107) auch elektromyographisch nachweisen läßt.

Bei Patienten mit *frischen Verletzungen* stellt sich oft die Frage, ob ein Nerv lädiert worden ist oder nicht. Manchmal ist die klinische Prüfung der Motilität und der Sensibilität in diesem Stadium nicht sicher möglich. Auch die elektromyographische Untersuchung des Aktivitätsmusters hat nur einen beschränkten Wert, immerhin beweist das Vorliegen von Willküraktivität, daß ein bestimmter Nerv nicht ganz durchtrennt sein kann. Das Fehlen eines Interferenzmusters ist aber nicht ein sicheres Zeichen einer Nervenläsion. Andere elektromyographische Veränderungen sind in diesem Stadium nicht zu erwarten. Wenn bei Reizung des Nervs proximal der vermuteten Läsionsstelle von Muskeln, die distal davon versorgt werden, Summenpotentiale abgeleitet werden können, so kann gesagt werden, daß wenigstens ein Teil der Nervenfasern noch leitet. Finden sich keine solche Potentiale mehr, so kann es sich um eine Neurapraxie, eine Axonotmesis oder eine Neurotmesis handeln. Eine Differenzierung ist zu diesem Zeitpunkt nicht möglich. Wenn der Nerv distal der Läsionsstelle auch nach 10 Tagen noch erregbar ist und nach 2–3 Wochen keine Fibrillationen

auftreten, so liegt eine reine Neurapraxie vor. Bei einer Axonotmesis oder einer Neurotmesis ist der Nerv nach dieser Zeit nicht mehr erregbar und es können meist Fibrillationspotentiale registriert werden. Es darf natürlich nicht vergessen werden, daß in vielen Fällen eine Kombination der verschiedenen Läsionstypen vorliegt. Falls eine schwerere Nervenverletzung vorliegt, stellt sich die Frage, ob eine Revision des Nervs angezeigt ist. Dieses Problem kann mit rein elektrophysiologischen Mitteln nicht sicher gelöst werden, da es nicht möglich ist, zu bestimmen, ob ein Nerv durchtrennt ist oder nicht. Auf eine Diskussion der Operationsindikationen soll hier deshalb verzichtet werden. Es muß aber darauf hingewiesen werden, daß in jedem Fall, in dem eine Beurteilung des Verlaufs wichtig ist, eine frühe elektromyographische Untersuchung (in den ersten Wochen) angezeigt ist. Wenn später Willküraktivität abgeleitet wird, kann sonst nie sicher gesagt werden, ob es sich dabei um eine Rest- oder eine Reinnervation handelt. Eine Ausnahme bilden hier lediglich die Fälle, bei denen der Chirurg eine vollständige Durchtrennung des Nervs gesehen hat bei der Wundversorgung. Bei der Beurteilung muß natürlich auch immer die Möglichkeit von Innervationsanomalien (siehe S. 64) in Betracht gezogen werden. Falls sich in einem Handmuskel Willküraktivität ableiten läßt, muß immer auch noch der entsprechende Nerv gereizt werden, um sicherzustellen, daß die Aktivität nicht wegen einer Innervationsanomalie von einem unverletzten Nerv herrührt. Falls sich in einem solchen Falle kein Summenpotential vom lädierten Nerven registrieren läßt, muß der gesunde Nerv eventuell blockiert werden mit einem Lokalanästhetikum. Das Verschwinden der Willküraktivität beweist in diesem Falle, daß eine Innervationsanomalie vorliegt.

Manchmal ist es auch möglich, elektromyographisch das *Ausmaß der Nervenläsion* abzuschätzen und von anderen Verletzungen abzugrenzen. *Ludin* und Mitarb. (1975) fanden beispielsweise nach Schulterluxationen in mehreren Fällen neben einer Läsion des N. axillaris oder des Armplexus auch noch eine Ruptur der Rotatorenmanschette. Es können hier in Muskeln, die klinisch gelähmt sind, z. T. normale elektromyographische Befunde erhoben werden, weil die Parese durch eine Sehnenläsion bedingt ist.

Die *Regeneration* kann elektrophysiologisch erst erfaßt werden, wenn das Erfolgsorgan er-

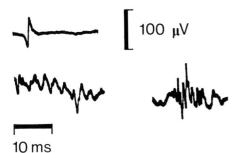

Abb. 53 Willkürpotentiale bei Reinnervation. Oben
ein einfaches Potential, das formal nicht von einem
Fibrillationspotential zu unterscheiden ist, aber nur
bei Willkürinnervation auftritt. Unten zwei polyphasische Potentiale.

reicht ist. Grundsätzlich könnte schon vorher
durch Reizung und Ableitung vom Nerv etwas
ausgesagt werden. Unseres Wissens wird diese
Methode klinisch aber nicht verwendet. Bei der
elektromyographischen Untersuchung können
bei Reinnervation zuerst nur sehr kurze Potentiale, die sich formal häufig nicht von Fibrillationen unterscheiden lassen, willkürlich aktiviert
werden (Abb. 53). Diese Potentiale erschöpfen
sich meist nach kurzer Zeit, und sie können dann
erst nach einer Pause wieder willkürlich aktiviert
werden. Nach einiger Zeit treten dann viele
polyphasische Potentiale (Abb. 53), die im Anfang noch eine sehr kleine Amplitude haben,
auf. Bei Patienten mit Medianus- und Ulnarisläsionen am Vorderarm oder am Handgelenk
haben *Donoso* und Mitarb. (1979) spätestens 7
Monate nach erfolgreicher Nervennaht bezie-

hungsweise 12 Monate nach Einsetzen eines
Nerventransplantates willkürlich aktivierbare
elektrische Aktivität ableiten können. Erst nach
10 beziehungsweise 14 Monaten dagegen konnten sie mit Oberflächenelektroden Summenpotentiale nach Reizung des Nervs registrieren.
Mit der Zeit werden die Einheitspotentiale höher und länger, vielfach wird dann eine verlängerte Potentialdauer gefunden. Entsprechend
der Zunahme der Zahl motorischer Einheiten
wird mit fortschreitender Regeneration auch das
Aktivitätsmuster zunehmend reicher. Bei Nach-
kontrollen nach 6–16 Jahren haben wir, auch bei
klinisch gutem Ergebnis, meist noch eine verlängerte Potentialdauer und ein gelichtetes Aktivitätsmuster gefunden (*Lütschg* und *Ludin*, 1980).

Nach einer Neurotmesis ist es praktisch unmöglich, daß alle aussprossenden Nervenfasern
wieder ihren ursprünglichen Bestimmungsort
erreichen. Durch diese *Fehlregeneration* kommt
es besonders nach Ulnaris- oder Fazialisparesen
zu störenden Mitbewegungen, die die Feinmo-
torik stark behindern. Elektromyographisch
kann dieses Phänomen durch gleichzeitige Ableitung aus mehreren Muskeln, die vom gleichen
Nerv versorgt werden, erfaßt werden. Dabei
kann gezeigt werden, daß der Patient nicht fähig
ist, die einzelnen Muskeln isoliert zu aktivieren
(Abb. 54). Nach proximalen Läsionen der Armnerven geht auch die Rekrutierung der motorischen Einheiten nach dem Größenprinzip (siehe
S. 60) verloren (*Thomas* u. Mitarb. 1987a). Nach
Läsionen des Plexus cervicalis und brachialis
kommt es gelegentlich zum Aussprossen von
motorischen Fasern, welche ursprünglich das

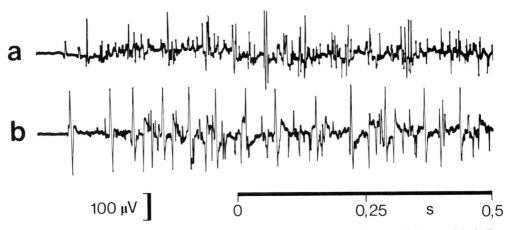

Abb. 54 Fehlregeneration nach Läsion des N. ulnaris. Der M. abductor digiti minimi (a) kann nicht isoliert
innerviert werden, es tritt gleichzeitig immer auch Aktivität im M. adductor pollicis (b) auf.

Diaphragma versorgt haben, besonders in die proximalen Armmuskeln (*Swift* und Mitarb., 1980). In diesen Muskeln kann dann während der Inspiration Aktivität motorischer Einheiten registriert werden, die bei Willkürbewegungen des Armes nicht auftreten. Man muß sich hüten, diese Entladungen als Spontanaktivität zu verkennen. Es wurde schon auf S. 67 erwähnt, daß die Fibrillationen schon vor dem Auftreten von Willküraktivität abnehmen und eventuell verschwinden. Diese Beobachtung ist im Einzelfall aber nicht diagnostisch verwertbar. Mit *Multielektroden* fanden *Erminio* und Mitarb. (1959) einige Monate nach peripheren Nervenverletzungen eine Vergrößerung des Territoriums der motorischen Einheiten und eine überhöhte Potentialamplitude. Die Veränderungen sind aber nicht so stark ausgeprägt wie bei Vorderhornzellerkrankungen. Bei der *Einzelfaserelektromyographie* finden sich zu Beginn der Reinnervation ein stark verbreiterter Jitter, häufige Blockierungen und auch eine vergrößerte Faserdichte. Dieser Befund bleibt auch später nachweisbar, während Jitter und Blockierungen abnehmen (*Stålberg*, 1974). *Elektroneurographisch* können zu Beginn der Reinnervation meist sehr stark verlangsamte Leitgeschwindigkeiten beobachtet werden, die dann mit der Zeit rascher werden. Normale Werte werden aber meist nicht mehr erreicht (*Ballantyne* und *Campbell*, 1973; *Struppler* und *Huckauf*, 1962). Die Summenpotentiale sind anfänglich auch sehr niedrig und z. T., stark aufgesplittert. Die Ableitung von sensiblen Nervenaktionspotentialen kann daher in dieser Phase schwierig sein. Von *Dyck* u. Mitarb. (1988) wird die Amplitude des Muskelsummenpotentials als zuverlässiger und einfach zu untersuchender Indikator für das Ausmaß der Regeneration empfohlen.

Abschließend sei noch kurz die *intraoperative Anwendung* elektrophysiologischer Untersuchungen nach Nervenverletzungen erwähnt. Bei der Naht von durchtrennten Nerven ist es das Bestreben des Chirurgen, im proximalen und distalen Stumpf die entsprechenden Faszikel zu adaptieren, um eine Fehlregeneration möglichst zu vermeiden. Wenn die Patienten innerhalb von 4 Tagen nach der Durchtrennung operiert werden, kann die elektrophysiologische Untersuchung bei der Identifikation der Faszikel behilflich sein (*Hakstian*, 1968; *Terzis* und Mitarb., 1976). Mit feinen Elektroden werden am distalen Stumpf die Faszikel einzeln elektrisch gereizt und festgehalten, bei welchen in den entsprechenden Muskeln stärkere Reizantworten auftreten. Dann werden am proximalen Stumpf die Faszikel einzeln gereizt, hier muß der Patient angeben, wann er eindeutige sensible Sensationen im Ausbreitungsgebiet des betreffenden Nervs wahrnimmt. Wenn die vorwiegend motorischen und die vorwiegend sensiblen Faszikel im distalen bzw. proximalen Stumpf identifiziert sind, wird darauf geachtet, daß diese bei der faszikulären Nervennaht nicht adaptiert werden.

Elektrophysiologische Techniken werden auch bei der Operation von Neuromen in continuitatem eingesetzt. Hier ist es wichtig, funktionierendes Nervengewebe zu schonen. Nach der Präparation der Faszikel werden diese einzeln gereizt und distal vom Neurom werden die Aktionspotentiale direkt vom betreffenden Faszikel wieder abgeleitet. So können Faszikel, die keine oder nur wenige leitende Fasern enthalten, ohne funktionellen Ausfall für den Patienten durchtrennt und readaptiert werden, während die gut leitenden nur neurolysiert werden (*Kline* und *Nulsen*, 1972; *Williams* und *Terzis*, 1976).

2.2.2.5. Anhang: Vorwiegend zentralnervöse Affektionen mit Beteiligung des peripheren Nervensystems

Bei einigen vorwiegend zentralnervösen Läsionen kommt es zu einer Mitbeteiligung der peripheren Nerven, die diagnostisch von Bedeutung sein kann.

Bei der *Friedreichschen Heredoataxie* ist die Leitgeschwindigkeit meist im unteren Normbereich oder leicht verzögert (*Caruso* und Mitarb., 1983; *Dyck* und *Lambert*, 1968; *Harding*, 1981; *Oh* und *Halsey*, 1973; *Salisachs* und Mitarb., 1975). Die sensiblen Nervenaktionspotentiale dagegen sind häufig sehr niedrig oder können, falls nicht mit Nadelelektroden abgeleitet wird, vielfach gar nicht registriert werden (*Caruso* und Mitarb., 1983; *Dyck* und *Lambert*, 1968; *Harding*, 1981; *Oh* und *Halsey*, 1975). Bei einem Patienten mit fehlenden sensiblen Nervenaktionspotentialen konnten *Desmedt* und *Noël* (1973) bei Reizung des N. medianus eindeutige zerebrale evozierte Potentiale ableiten und daraus eine deutlich verlangsamte sensible Leitgeschwindigkeit am Arm berechnen. Bei der Nadelmyographie können ein Ausfall motorischer Einheiten, eine verlängerte mittlere Potentialdauer und eine vermehrte Polyphasie nachgewiesen werden (*Caruso* und Mitarb., 1983). Beim verwandten *Roussy-Lévy-Syndrom* dagegen wird von verschiedenen Autoren (*Dyck* und *Lambert*, 1968; *Kriel* und Mitarb., 1974; *Yudell* und Mitarb., 1965) über stark verlangsamte motorische Leitgeschwindigkeiten berichtet und bei 5 eigenen Fällen waren die sensiblen Leitgeschwindigkeiten verzögert, so daß erwogen wird, ob das Krankheitsbild nicht der hereditären motorischen und sensorischen Neuropathie zugeordnet werden sollte. Nadelmyographische Studien dieser Krankheiten konnten wir in der Literatur nicht finden. Bei der *Ataxia teleangiectatica* sind ebenfalls die Amplituden der Nervenaktionspotentiale reduziert. Die motorischen und sensiblen Leitgeschwindigkeiten sind verzögert oder im unteren Normbereich. In einem von 4 Fällen registrierten *Cruz Martinez* und Mitarb. (1977) zudem ein neurogenes Elektromyogramm mit Fibrillationen, positiven scharfen Wellen, Faszikulationen und typischen Veränderungen der Potentiale motorischer Einheiten. Im Gegensatz zu den erwähnten Krankheitsbildern sind bei der *familiären spastischen Spinalparalyse* die elektroneurographischen Befunde immer normal (*McLeod* und Mitarb., 1977).

Auch bei der *metachromatischen Leukodystrophie* sind starke Verlangsamungen der Leitgeschwindigkeit bekannt (*Cruz Martinez* und Mitarb., 1975; *Fullerton*, 1964). Es werden häufig Werte gefunden, die um rund die Hälfte langsamer als normal sind. Die Bestimmung der Leitgeschwindigkeit kann als *Screeningtest* für dieses Leiden verwendet werden, da andere Krankheiten, die zu einer derart starken Verlangsamung führen, im Alter unter zwei Jahren selten sind und eine pathologische Leitgeschwindigkeit in den meisten Fällen angetroffen wird. *Cruz Martinez* und Mitarb. (1975) fanden bei der Nadelmyographie profuse Fibrillationspotentiale und positive scharfe Wellen, eine verlängerte Potentialdauer mit stark vermehrter Polyphasie und eine reduzierte Amplitude des Interferenzmusters. Bei männlichen Patienten mit *Adrenomyeloneuropathie* und bei heterozygoten Frauen fanden *Chaudhry* und Mitarb. (1996) meistens in einzelnen Nerven verlangsamte Leitgeschwindigkeiten. Verlangsamte Leitgeschwindigkeiten wurden auch bei der *Globoidzellenleukodystrophie* (Typ Krabbe)

mitgeteilt (*Dunn* und Mitarb., 1976; *Hogan* und Mitarb., 1969).

Blatt Lyon (1975) hat 23 Patienten mit *neuronaler Zeroidlipofuszinose* (amaurotische Idiotie Batten-Spielmeyer-Vogt) elektrophysiologisch untersucht. Die nadelmyographischen Befunde waren meist normal. Die motorische Leitgeschwindigkeit war nur in vier Fällen etwas verlangsamt, die sensible dagegen lag praktisch immer unterhalb des Normbereichs. Die Verlangsamung wird als leicht bis mäßig taxiert. Nur selten wurden Abnormitäten der sensiblen Nervenaktionspotentiale beobachtet, insbesondere war die Amplitude meist normal.

Goodgold und *Eberstein* (1972) berichten bei der *familiären Dysautonomie* (Riley-Day-Syndrom) über normale Leitgeschwindigkeiten und normale sensible Nervenaktionspotentiale. Auch *Brown* und *Johns* (1967) maßen in den meisten ihrer neun Fälle motorische und sensible Leitgeschwindigkeiten im Normbereich, das Mittel der Gruppe war aber deutlich unter dem normalen Mittelwert. Bei der Ableitung eines gemischten Nervenaktionspotentials am Ellenbogen bei Reizung des N. ulnaris am Handgelenk wurden in sieben von neun Fällen zweigipflige Potentiale registriert, während sie normalerweise nur eingipflig sind. Die sensiblen Nervenaktionspotentiale waren dabei unauffällig. Der Befund wird als Hinweis auf das Vorliegen von zwei Nervenfaserpopulationen mit unterschiedlichen Leitgeschwindigkeiten gedeutet.

In seltenen Fällen kann bei Patienten mit *Multipler Sklerose* eine demyelinisierende periphere Neuropathie auftreten, die zu einer starken Verlangsamung der Leitgeschwindigkeiten in den peripheren Nerven führt (*Mills* und *Murray*, 1986; *Ro* und Mitarb., 1983). Gelegentlich können in klinisch schwachen Muskeln (vorübergehend) Fibrillationspotentiale und positive scharfe Wellen registriert werden (*Petajan*, 1982). Meistens finden sich bei MS-Patienten aber elektrophysiologisch keine Hinweise für eine periphere Mitbeteiligung. *Fisher* und Mitarb. (1983) haben 9 Patienten mit Atrophien einzelner Handmuskeln beschrieben, bei denen sie elektromyographisch keine Zeichen eines periph-neurogenen Befalls fanden.

Thomas u. Mitarb. (1987b) haben 6 Patienten mit einer chronisch demyelinisierenden Neuropathie kombiniert mit multifokalen Demyelinisierungsherden im Zentralnervensystem, deren klinisches Erscheinungsbild der Multiplen Sklerose glich, beschrieben. Die motorischen und sensiblen Leitgeschwindigkeiten waren bei diesen Patienten meist stark verlangsamt und auch die zentralen Leitungszeiten waren verlängert.

2.3. Myopathien

Die Gruppe von Krankheitsbildern, deren elektromyographische Befunde hier besprochen werden, ist in bezug auf ihre *Pathogenese viel heterogener* als die der Neuropathien. So wird für verschiedene dieser Krankheitsbilder eine neurogene Ursache postuliert (siehe S. 115). Bei den Neuromyotonien ist dies schon praktisch sicher. Sie werden lediglich wegen ihrer klinischen Ähnlichkeit mit den Myotonien in diesem Kapitel besprochen. Obwohl vieles am bisherigen Konzept der Myopathien zur Diskussion steht, ist heute eine befriedigend fundierte Einteilung aller Krankheitsbilder nach pathophysiologischen Kriterien noch nicht möglich. Es erscheint deshalb gerechtfertigt, die bisher übliche Klassierung vorderhand noch zu gebrauchen.

2.3.1. Allgemeiner Teil

Hier soll lediglich besprochen werden, was gemeinhin als *„myopathisches Elektromyogramm"* bezeichnet wird. In speziellen Fällen werden dann die verschiedenen Ausnahmen von diesem Muster erläutert werden. Die zusammenfassende Besprechung scheint angezeigt, weil sonst bei der Schilderung der einzelnen Krankheitsbilder zahlreiche Wiederholungen unvermeidlich wären.

Die elektrophysiologische Diagnostik vieler Myopathien ist vorwiegend eine Domäne der *Nadelmyographie*. Bei vielen Patienten kann *Spontanaktivität* in Form von Fibrillationspotentialen, positiven scharfen Wellen, pseudomyotonen Entladungen und/oder myotonen Ausbrüchen registriert werden. Die *Potentiale motorischer Einheiten* sind häufig verkürzt, ihre Amplitude ist erniedrigt, und die Zahl der polyphasischen Potentiale ist vermehrt. Das *Aktivitätsmuster* bei maximaler Willkürinnervation zeigt trotz verminderter Kraftentwicklung ein Interferenzbild mit häufig reduzierter Amplitude. Diese Befunde, mit Ausnahme der Spontanaktivität, sind von *Kugelberg* (1947, 1949) zuerst

beschrieben worden. Die *elektroneurographischen Untersuchungen* sind bei den Myopathien unergiebig. Die motorische, wie die sensible Leitgeschwindigkeit ist in der Regel normal. Gelegentlich wird eine verminderte Amplitude der motorischen Summenpotentiale beobachtet als Folge des Verlustes erregbarer Muskelfasern.

2.3.1.1. Spontanaktivität

2.3.1.1.1. Fibrillationspotentiale und positive scharfe Wellen

Fibrillationspotentiale und positive scharfe Wellen wurden zuerst bei den Myositiden(*Lambert* und Mitarb., 1950), später auch bei den Muskeldystrophien (*Buchthal* und *Rosenfalck*, 1963) und bei zahlreichen anderen Formen beschrieben. Diese Spontanaktivität kann nicht von der auf S. 66 bei den neurogenen Leiden beschriebenen unterschieden werden. Auf eine erneute Darstellung kann daher verzichtet werden. Die Pathogenese dieser Spontanaktivität ist immer noch etwas umstritten. Ursprünglich wurden zusätzliche Veränderungen an den distalen Nervenendigungen und an den Endplatten („distale Neuronitis") (*Bauwens*, 1956; *Richardson*, 1956), die zur Denervierung von einzelnen Muskelfasern führen, als Ursache der Fibrillationen angesehen. Es gibt aber Befunde, die die Annahme rechtfertigen, daß zum Auftreten von Fibrillationen eine Denervierung nicht unbedingt erforderlich ist. So können nach experimentellen Läsionen von Muskeln in den Teilen, die von der Endplatte abgetrennt wurden, Fibrillationen beobachtet werden (*Adams* und Mitarb., 1962; *Desmedt* und *Borenstein*, 1975). Fragmentierungen von Muskelfasern bei Myopathien (*Denny-Brown*, 1960) könnten den gleichen Effekt haben. Beim Menschen konnten *Partanen* und *Danner* (1982) 6 bis 7 Tage nach Muskelverletzungen (Biopsien, intramuskuläre Injektionen) erstmals Fibrillationspotentiale registrieren, die dann während Monaten anhielten. Auch die Beobachtung, daß Fibrillationspotentiale bei der Adynamia episodica hereditaria bei einzelnen Patienten nur im Anfall auftreten (siehe S. 125), spricht gegen ein Auftreten nur nach Denervierung. *Ludin* (1968, 1970) hat in Interkostalmuskeln von 3 Patienten mit progressiver Muskeldystrophie ein signifikant erniedrigtes Ruhepotential gemessen, das auf eine verminderte intrazelluläre K-Konzentration zu-

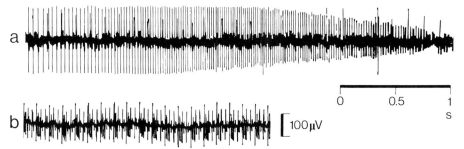

Abb. 55 Myotone Entladung (a). Pseudomyotoner Ausbruch, bestehend aus komplexen Potentialen (b).

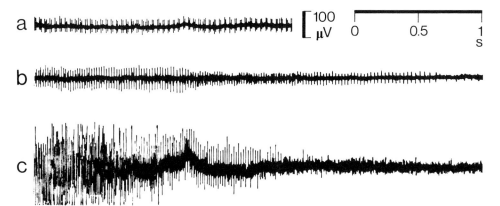

Abb. 56 a) Pseudomyotone Entladung. b) und c) Echte myotone Entladungen nach Bewegen der Nadelelektrode (b) und nach Willküraktivität (c).

rückgeführt wird. Damit könnte eine Instabilität der Membran und das Auftreten von spontanen Entladungen ohne zusätzliche Denervierung erklärt werden.

2.3.1.1.2. Pseudomyotone Entladungen

Der Ausdruck *„Pseudomyotonie"* ist sicher unglücklich, da diese *Abläufe nichts mit einer echten Myotonie zu tun* haben und außerdem die Verwechslungsmöglichkeit mit der Paramyotonie (siehe S. 120) besteht. Trotzdem hat sich das Wort eingebürgert, einerseits, weil es phänomenologisch doch recht zutreffend ist und anderseits in Ermangelung einer befriedigenden Alternative. Der vorgeschlagene Ausdruck „hochfrequente spontane Entladungsserien" („bizarre high frequency discharge") ist ziemlich umständlich und für viele Fälle als Beschreibung nicht zutreffend.

Es handelt sich bei diesen Ausbrüchen um repetitive Entladungen von Potentialen, deren Amplitude und Form während einer Salve prak-

tisch unverändert bleibt (Abb. 55 und 56). Die einzelnen Potentiale sind entweder kurz, so daß sie formal nicht von Fibrillationspotentialen zu unterscheiden sind, oder dann werden auch komplexere Potentialformen registriert. Hier kann man immer wieder das plötzliche Verschwinden von einzelnen Komplexteilen beobachten. Die Entladungsfrequenz während einer Salve bleibt ziemlich konstant, sie liegt meist zwischen 5 und 20/s. Hin und wieder werden aber Frequenzänderungen gesehen, die, im Gegensatz zu den echten myotonen Ausbrüchen, aber nicht fließend, sondern sprunghaft erfolgen. Änderungen der Entladungsfrequenz treten besonders beim Abkoppeln von einzelnen Komplexteilen auf.

Die Entladungen nehmen ihren Ursprung wohl in den einzelnen Muskelfasern. Durch Kurare werden sie jedenfalls nicht beeinflußt (*Ricker* und *Meinck*, 1972b). Nicht geklärt ist dabei das Problem des Kopplungsmechanismus bei den komplexen Serien. Wahrscheinlich erlauben veränderte Membraneigenschaften eine gegenseitige Beeinflussung benachbarter Muskelfasern.

Die *diagnostische Wertigkeit* dieser Form von Spontanaktivität ist recht gering, tritt sie doch gleichermaßen bei verschiedenen Myopathien als auch bei Neuropathien auf. Immerhin wird sie im gesunden Muskel nicht beobachtet. Es sei noch einmal darauf hingewiesen, daß sie nichts mit den echten Myotonien zu tun haben.

2.3.1.1.3. Myotone Entladungen

Echte myotone Entladungen sieht man bei der *Myotonia congenita Thomsen,* der *Myotonia congentia Becker,* der *Dystrophia myotonica Steinert,* der *proximalen myotonischen Myopathie (PROMM),* der *Paramyotonie* und gelegentlich bei der *Adynamia episodica hereditaria.* Sie dürfen für eine Erkrankung aus dieser Gruppe als pathognomonisch betrachtet werden. Von *Venables* und Mitarb. (1978) sowie von *Waldstein* und Mitarb. (1958) wurden bei Patienten mit *hypothyreoter Myopathie* myotone oder myotonieähnliche Entladungen beschrieben. *Lambert* und Mitarb. (1951) fanden dagegen keine Hinweise für eine Myotonie, was auch unserer eigenen Erfahrung entspricht (siehe S. 128). Das *Myoedem* oder der *idiomuskuläre Wulst,* der bei diesen Patienten häufig gesehen wird, ist elektrisch stumm (*Salick* und *Pearson,* 1967). Ein ähnliches Phänomen scheint beim dominant vererbten „ribbling muscle disease" vorzuliegen (*Rikker* u. Mitarb., 1989; *Stephan* und Mitarb., 1994). Bei diesen Patienten laufen Kontraktionswellen über die Muskeln, die an myotone Dellen erinnern. Es kann dabei aber keine elektrische Aktivität abgeleitet werden.

Die myotonen Entladungen (Abb. 55 und 56) bestehen aus kurzen, niedriggespannten Potentialen, die aussehen wie Fibrillationspotentiale. Typisch sind die *Zu- und Abnahme der Potentialamplituden und der Entladungsfrequenzen,* wodurch das charakteristische „Sturzkampfbombergeräusch" entsteht. Erfahrungsgemäß ist das akustische Erkennen einer Entladung leichter und auch zuverlässiger als das optische auf dem Bildschirm oder auf der Registrierung. Myotone Salven werden beobachtet *nach Beendigung der Willküraktivität, nach mechanischer Reizung des Muskels,* z. B. nach Beklopfen, oder nach Bewegen der Nadelelektrode, und manchmal auch *spontan* ohne erkennbare äußere Ursache. Ihre Dauer beträgt in der Regel wenige Sekunden, in seltenen Fällen können sie

aber bis zu Minuten anhalten. Während der Entladungen werden Frequenzen bis zu 150/s erreicht (*Buchthal* und *Clemmesen,* 1941b). Nach Willküraktivität tritt bei diesen Patienten nicht sofort elektrische Stille ein. Zuerst werden noch sehr viele kurze Potentiale registriert. Die Zahl und die Amplitude nimmt dann progredient ab, wobei dazwischen aber immer wieder kurze Amplituden- oder Frequenzzunahmen auftreten können. Nach wiederholter Willkürinnervation des untersuchten Muskels werden die myotonen Phänomene immer schwächer. Auch bei der sog. *paradoxen Myotonie* (siehe S. 120), die klinisch durch Muskeltätigkeit verstärkt wird, kommt es nicht zu einer Zunahme der myotonen Entladungen.

Bei der Myotonia congenita und bei der Dystrophia myotonica nehmen die myotonen Entladungen mit sinkender *Temperatur* zu. In leichten Fällen können sie nur nach Kälteexposition (15° C während 30–40 Minuten) nachgewiesen werden (*Buchthal* und *Rosenfalck,* 1963). Auch die Fibrillationspotentiale, die bei Myotonien immer wieder auftreten, nehmen im Gegensatz zu denjenigen bei neurogenen Prozessen bei Abkühlung zu. Bei der Paramyotonie verschwinden die myotonen Entladungen im Elektromyogramm bei tiefen Temperaturen (siehe S. 120).

Ricker und *Meinck* (1972a) haben die Entladungen bei der Myotonia congenita und bei der Dystrophia myotonica verglichen. Die Serien sind bei der Myotonia congenita in der Regel kürzer (meist 1–2 s) und sie weisen meist eine zunehmende Frequenz und eine abfallende Amplitude auf. Die länger dauernden Salven bei der Dystrophia myotonica zeigen dagegen unveränderte oder abfallende Frequenz und Amplitude. Diese statistischen Aussagen ermöglichen im Einzelfall aber keine sichere Unterscheidung der beiden Krankheitsbilder.

Man weiß seit längerer Zeit, daß die myotonen Phänomene ihren *Ursprung in der Muskelmembran* selber haben müssen. Blockierung des motorischen Axons mit einem Lokalanästhetikum oder der neuromuskulären Überleitung mittels Kurare kann die Entladung nicht beeinflussen (*Buchthal* und *Clemmesen,* 1941b; *Denny-Brown* und *Nevin,* 1941; *Floyd* und Mitarb., 1955; *Hofmann* und Mitarb., 1966). Als Grund der Instabilität der Membran, die zu den repetitiven Entladungen Anlaß gibt, wird eine verminderte Chloridpermeabilität der Muskelmembran angenommen (*Bryant,* 1973). Wahrscheinlich hat die Cl-Leitfähigkeit normalerweise eine stabilisierende Wirkung auf die Membran. Die Computersimulation einer verminderten Cl-Permeabilität hat bei Anwendung der Hodgkin-Huxley-Gleichungen auch eine derartige repetitive Aktivität ergeben (*Barchi*, 1975; *Bretag*, 1973). Die Ursache der gestörten Cl-Permeabilität ist noch unklar. Die Myotonia congenita wird heute als Cl-Kanal-Krankheit angesehen. Störungen am Na-Transportsystem konnten dagegen bei der Paramyotonie, der Myotonia fluctuans und der hyperkaliaemischen periodischen Lähmung nachgewiesen werden.

2.3.1.2. Potentiale motorischer Einheiten

Als myopathische Veränderungen der Einheitspotentiale gelten eine *Verkürzung der mittleren Potentialdauer*, eine *Verminderung der Potentialamplituden* und eine *vermehrte Polyphasie* (Abb. 57) (*Kugelberg* 1947, 1949). Die verkürzte Potentialdauer ist dabei das zuverlässigste Merkmal einer Myopathie. Leider wird es aber nicht immer gefunden und gelegentlich kann die Potentialdauer sogar verlängert sein (*Pinelli* und *Buchthal*, 1953). Auch die Verminderung der Potentialamplitude ist keineswegs obligat. Normale oder erhöhte Werte sind immer wieder anzutreffen. Durch die schon normalerweise starke Streuung der Amplituden (siehe S. 57) wird ihr diagnostischer Wert weiter eingeschränkt. Die *vermehrte Polyphasie ist häufig die erste elektromyographische Veränderung* bei Myopathien. Die polyphasischen Potentiale sind aber keineswegs spezifisch für die Myopathien, wenn sie hier auch regelmäßiger gefunden werden als bei Neuropathien (siehe S. 74). Bei den Myopathien haben diese Potentiale vor allem kurze Spitzen (*Pinelli* und *Buchthal*, 1953) (Abb. 57). Geknotete Potentiale, die nicht die Bedingung der Polyphasie erfüllen (siehe S. 23), dürften auch gehäuft vorkommen. Da eine sicher reproduzierbare Auswertung nicht möglich ist, werden sie bei der Beurteilung nicht berücksichtigt.

Entsprechend den Befunden der konventionellen Nadelmyographie findet man bei der *Willison-Analyse* eine vermehrte Zahl von Potentialumkehrungen mit entsprechend kleinen Zeitintervallen dazwischen und eine verminderte mittlere Amplitude (*Fuglsang-Frederiksen* und Mitarb., 1976; *Rose* und *Willison*, 1967).

Die *Einzelfaserelektromyographie* ergibt meist normale Jitterwerte, sie können gelegentlich aber auch verlängert sein und Blockierungen können auftreten (*Stålberg* und *Ekstedt*, 1973). Einzelne Jitterwerte können auch extrem kurz sein (unter 2 μs). Diese stammen von zwei verschiedenen Ästen einzelner Muskelfasern (*Stålberg*, 1974). Die Faserdichte ist bei vielen Myopathien ebenfalls vergrößert, und gelegentlich können extrem späte Potentialkomponenten registriert werden (*Borenstein* und *Desmedt*, 1975a; *Hilton-Brown* und *Stålberg*, 1983a; *Stålberg*, 1974). Da entsprechende Befunde auch bei Neuropathien erhoben wurden (siehe S. 72), sind sie aber nicht spezifisch für die primären Muskelerkrankungen.

Für die *Verkürzung der Potentialdauer* wird in erster Linie ein Ausfall von Muskelfasern innerhalb der motorischen Einheit verantwortlich gemacht. Bei den Einheitspotentialen aus myopathischen Muskeln fällt immer wieder ein weitgehendes Fehlen der initialen und terminalen langsamen, niedrigen Potentialschwankungen auf. Durch den Verlust von Muskelfasern werden diese volumgeleiteten Potentiale so niedrig, daß sie nicht mehr erkennbar sind. Bei den generalisierten Formen der progressiven Muskeldystrophie findet man bei der Untersuchung mit Multielektroden auch ein signifikant verkleinertes Territorium der motorischen Einheiten (*Buchthal* und Mitarb., 1960). Mit Hilfe des Scanning-EMGs und des Makro-EMGs haben allerdings *Hilton-Brown* und *Stålberg* (1983a u. b) keine Verkleinerung des Territoriums der motorischen Einheiten bei verschiedenen Myopathieformen messen können. Es ist möglich, daß die verminderten Potentialamplituden nicht nur auf die kleinere Faserdichte zurückgeführt werden müssen. Die Spitzenpotentiale der einzelnen Muskelfasern haben bei Muskeldystrophien wahrscheinlich eine verminderte Amplitude (*Ludin*, 1973). Dies ist ein zusätzlicher Faktor, der zur Verminderung der Amplitude der Einheitspotentiale beiträgt. Im Rahmen dieses Konzeptes ist die erwähnte vergrößerte Faserdichte bei der Einzelfaserelektromyographie recht schwer zu erklären. Auch histologische Befunde sprechen dafür, daß es bei Muskeldystrophien nicht zu einem nennenswerten kollateralen Aussprossen kommt, das zur Vergrößerung der Faserdichte führen könnte (*Coërs* und *Telerman-Toppet*, 1977; *Coërs* und Mitarb., 1973). *Stålberg* und *Trontelj* (1979) erklären die vergrößerte Faserdichte mit einer veränderten

Anordnung der Muskelfasern innerhalb der motorischen Einheit. Grundsätzlich ist hier festzuhalten, daß der Begriff „Faserdichte" bei der Untersuchung mit Multielektroden und in der Einzelfaserelektromyographie für offensichtlich Verschiedenes verwendet wird. Mit der Einzelfaserelektromyographie können außerdem nur Abweichungen der Faserdichte nach oben erfaßt werden.

Zur Erklärung der *vermehrten Polyphasie* ist der Ausfall von Muskelfasern innerhalb der motorischen Einheiten am naheliegendsten. Dadurch werden die Spitzenpotentiale einzelner überlebender Fasern erkennbar. *Coërs* und *Telerman-Toppet* (1977) möchten die langen Potentiale mit sehr späten Komponenten (bis zu 60 ms nach Beginn des Einheitspotentials) (*Borenstein* und *Desmedt*, 1975a; *Desmedt* und *Bo-*

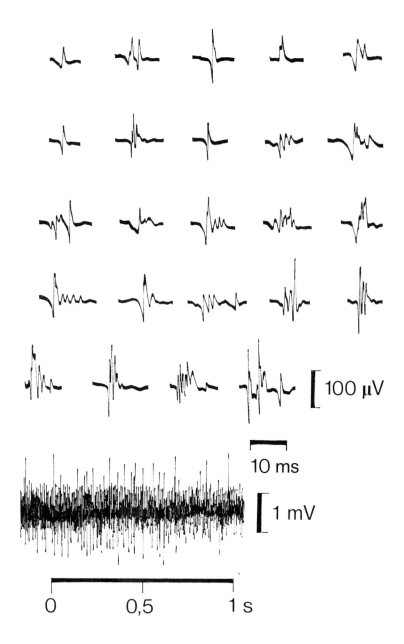

Abb. 57 Potentiale motorischer Einheiten (M. biceps brachii) bei progressiver Muskeldystrophie Typ Duchenne. Unten: Aktivitätsmuster bei maximaler Willkürinnervation.

renstein, 1976; *Stålberg,* 1974), nicht mit einem kollateralen Aussprossen erklären. Vielmehr machen sie eine vergrößerte räumliche Ausdehnung der Endplattenregion dafür verantwortlich.

2.3.1.3. Aktivitätsmuster bei maximaler Willkürinnervation

Da die Anzahl der motorischen Einheiten bei den Myopathien normal ist, kann auch ein *volles Interferenzbild* abgeleitet werden (Abb. 43 b und c). Entsprechend der reduzierten Amplitude der Einheitspotentiale hat das Aktivitätsmuster oft eine *niedrige Amplitude.* Die Zahl der Muskelfasern, die zu den einzelnen Einheiten gehören, ist vermindert und überdies ist die Kraftentwicklung der einzelnen Muskelfasern wahrscheinlich kleiner als normal (*Lenman,* 1959 b). Der Patient muß deshalb zur Entwicklung einer bestimmten Kraft mehr motorische Einheiten einsetzen als der Gesunde. Außerdem ist die Entladungsfrequenz der Einheiten höher als normal (*Buchthal* und Mitarb., 1960; *Dietz,* und Mitarb., 1975). Es wird deshalb schon bei einer relativ geringen Kraftentwicklung ein Interferenzbild abgeleitet. Es ist wichtig, daß bei der Untersuchung des Aktivitätsmusters die Kraftentwicklung des Muskels während der Ableitung mitbeurteilt wird.

Ein Interferenzbild ist aber nicht eine unbedingte Voraussetzung für die Annahme einer Muskelerkrankung. Bei weit fortgeschrittenen Fällen kann gelegentlich kein normales Aktivitätsmuster mehr erreicht werden. Beim Vorliegen schwerer myopathischer Paresen fanden *Buchthal* und *Rosenfalck* (1963) in 10% der Fälle ein gemischtes Muster und bei 9% konnten sogar nur noch Einzeloszillationen registriert werden.

2.3.1.4. Spezifität der elektromyographischen Veränderungen bei Myopathien

Die Spezifität der elektrophysiologischen Veränderungen, die bei Neuropathien gefunden werden, ist auf S. 77 diskutiert worden. Da die meisten Probleme, die dort erörtert wurden, sich auf die differentialdiagnostische Abgrenzung gegenüber den Myopathien bezogen, sei auf eine Wiederholung dieser Überlegungen,

die sich auf einzelne EMG-Befunde beziehen, verzichtet. Hier möchten wir nur noch kurz auf die *Verkürzung der mittleren Potentialdauer* eingehen. Es wurde auf S. 107 gesagt, daß bei der Reinnervation nach einer peripheren Nervenläsion die Einheitspotentiale vorübergehend sehr kurz sein können. Auch bei den „in portio-Neuropathien" (*Engel* und *Warmolts,* 1973) (siehe S. 116) sind theoretisch kurze Potentiale motorischer Einheiten zu erwarten. Demnach können auch diese Befunde nicht als pathognomonisch für eine Myopathie betrachtet werden. Immerhin wird im ersten Beispiel wohl kaum ein deutlich gelichtetes Aktivitätsmuster vermißt werden, und beim zweiten sind die Autoren den Beweis, daß ihre Überlegungen auch für die Praxis zutreffend sind, schuldig geblieben.

Engel (1975) hat den *Wert der Elektromyographie bei der Diagnostik der Myopathien* überhaupt in Frage gestellt. Wir glauben aber, daß er mit seiner Attacke weit über das Ziel hinausgeschossen ist. Wegen der theoretischen Möglichkeit, daß auch neurogene Veränderungen elektrophysiologische Bilder mit kurzen, niedrigen und polyphasischen Einheitspotentialen erzeugen könnten, wird der Elektromyographie das Recht, eine Myopathie feststellen zu können, abgesprochen. Als einziges konkretes Beispiel, wo bisher derartige Potentiale beschrieben worden sind, führt er die Reinnervation an. Bei den anderen erwähnten Krankheitsbildern fehlen entweder die entsprechenden elektromyographischen Befunde oder der Beweis, daß es sich wirklich um eine Neuropathie handelt. Außer der Myasthenia gravis und der Dystrophia myotonica, deren korrekte Diagnose auch aufgrund anderer elektromyographischer Kriterien möglich ist, werden dabei einige sehr seltene Krankheitsbilder angeführt.

In einer großen Studie von 264 Patienten mit neuromuskulären Erkrankungen haben *Buchthal* und *Kamieniecka* (1982) gezeigt, daß elektromyographische und morphologische Untersuchungstechniken weitgehend ebenbürtig sind und daß sie sich sinnvoll ergänzen. Die Histologie und/oder die Histochemie korrelierte mit den elektrophysiologischen Befunden in 71% der Patienten mit Myopathien und in 91% mit Neuropathien. Das Elektromyogramm war mit der klinischen Beurteilung in 87% der Myopathien und 91% der Neuropathien konkordant. Für die morphologischen Befunde lauten die entsprechenden Zahlen 79% bzw. 92%.

Es wurde schon früher erwähnt, daß die Elektromyographie meist mit statistischen Methoden arbeitet. Eine absolute Sicherheit ist damit aber kaum je zu erreichen. Es kann lediglich ein relativ hoher Grad von Wahrscheinlichkeit erreicht werden. Einen solchen Grad erreicht die Elektromyographie aber trotz der erwähnten Einwände in der klinischen Diagnostik der Myopathien, beziehen sich die erwähnten Überlegungen doch fast ausschließlich auf sehr seltene Affektionen. Man darf daher wohl weiterhin aufgrund elektromyographischer Kriterien eine Myopathie diagnostizieren, wobei man sich bewußt bleiben muß, daß dieser Diagnose kein absoluter Wert zukommt. Um die Sache ins rechte Licht zu rücken, darf doch auch gesagt werden, daß die elektrophysiologische Untersuchung zu den zuverlässigsten der klinisch gebräuchlichen Methoden in der Diagnostik der neuromuskulären Krankheiten gehört. Eine Methode, die auf diesem Gebiet mit absoluter Sicherheit arbeitet, ist bisher nicht bekannt. Wie auch andernorts, ist es auch bei der elektromyographischen Diagnostik der Myopathien wesentlich, daß sich die Beurteilung auf eine Synthese aller elektrophysiologischen und eventuell auch der klinischen Daten bezieht. Besonders auf den letzten Punkt hat auch *Daube* (1978) hingewiesen, der im übrigen auch vom Wert einer systematischen quantitativen Auswertung der Potentiale motorischer Einheiten überzeugt ist.

Mit den vorausgehenden Ausführungen sollen die Überlegungen von *Engel* und *Warmolts* (1973) keineswegs widerlegt werden. Diese Autoren ziehen die bisherige Einteilung der neuromuskulären Erkrankungen in Zweifel. Sie weisen darauf hin, daß neurogene Bilder nur erwartet werden dürfen, wenn die ganze motorische Einheit untergeht (*„in toto-Neuropathie"*). Wenn dagegen nur einzelne Endäste des Axons befallen sind (*„in portio-Neuropathie"*), müßten elektromyographische Bilder wie bei Myopathien erwartet werden. Bei verschiedenen Erkrankungen werden Befunde vorgebracht, die gegen die bisher übliche Zuordnung zu den Myopathien sprechen. Als Beispiele seien die Dystrophia myotonica, die deshalb Atrophia myotonica genannt wird, die Myasthenia gravis, das myasthenische Syndrom Eaton-Lambert, die Myopathie bei Hyperthyreose und verschiedene selten, meist kongenitale „Myopathien" angeführt.

Noch viel weiter gegangen in der Kritik am bisherigen Konzept der Myopathien sind McComas und seine Schule. Es sind von fast allen Myopathieformen, insbesondere bei den Muskeldystrophien, der Dystrophia myotonica und der Myasthenia gravis, Befunde vorgelegt worden, die für eine neurogene Ursache dieser Erkrankungen sprechen (*McComas* und Mitarb., 1971a und b, 1973, 1974; *Sica* und *McComas*, 1971). Das Prinzip der Methode (*McComas* und Mitarb., 1971c) besteht darin, daß versucht wird, die Zahl der motorischen Einheiten in verschiedenen Muskeln zu bestimmen. Dabei wird ein peripherer Nerv mit langsam steigenden Reizstärken gereizt und von einem dazugehörigen Muskel wird mit Oberflächenelektroden abgeleitet. Es wird angenommen, daß die Sprünge, die die Amplitude des Summenpotentials bei wachsender Reizstärke macht, den Potentialen einzelner motorischer Einheiten entsprechen, die neu dazukommen. Aus der durchschnittlichen Höhe dieser Potentialsprünge und der Amplitude bei supramaximaler Reizung wird die Zahl der Einheiten, die am Summenpotential beteiligt sind, berechnet. Bei allen untersuchten Myopathieformen haben die erwähnten Autoren eine Verminderung der Zahl motorischer Einheiten im Vergleich zum Gesunden gefunden.

Wir haben schon früher Zweifel an der Wertigkeit der Methode besonders zum Erkennen kleiner motorischer Einheiten geäußert (siehe *Ludin*, 1977). *Ballantyne* und *Hansen* (1974a und b) haben dann überzeugend gezeigt, daß mit der beschriebenen Technik die Zahl der motorischen Einheiten stark unterschätzt wird, wenn diese klein sind oder wenn innerhalb des Muskels die Latenzzeiten stark streuen.

Brown und *Milner-Brown* (1976) sowie *Milner-Brown* und *Brown* (1976) haben im weiteren darauf hingewiesen, daß im normalen Muskel die Zahl der motorischen Einheiten überschätzt wird, weil einerseits Fluktuationen und Überlappungen der Reizschwellen verschiedener Einheiten nicht berücksichtigt werden und weil anderseits die ersten Einheiten, die aktiviert werden, für die Gesamtpopulation nicht repräsentativ sind. Größere Einheiten werden in der Regel später aktiviert als kleinere. Mit verbesserten Untersuchungstechniken wurden bei Muskeldystrophien und bei der Myasthenie immer eine normale Anzahl motorischer Einheiten gefunden, während sie bei der Dystrophia myotonica, möglicherweise als Ausdruck eines axonalen Untergangs, vermindert ist (*Ballantyne* und *Hansen*, 1974a und b; *Panayiotopoulos* und

Scarpalezos, 1976). Diese letzten Autoren konnten auch eine Verlangsamung der Nervenleitung bei Muskeldystrophien, wie sie von *Ballantyne* und *Hansen* (1975) beschrieben worden ist, nicht bestätigen.

2.3.1.5. Die Diagnose der sogenannten „Neuromyopathie"

Die Erkennung von kombinierten neurogenmyogenen Läsionen bei einem Patienten oder eventuell sogar im gleichen Muskel bietet erhebliche Probleme. Es muß festgehalten werden, daß es sich bei der *„Neuromyopathie"* oder der *„Neuromyositis"* um klinische Begriffe handelt. *Hopf* und *Ludin* (1971) haben dargelegt, daß die elektrophysiologische und auch die histologische Bestätigung einer solchen Diagnose sehr schwierig, wenn nicht unmöglich ist. Bei der Nadelmyographie müssen für die Zuordnung eines Krankheitsbildes immer sämtliche Befunde, die in einem Muskel erhoben werden, berücksichtigt werden. Es ist deshalb nicht statthaft, bei einem myopathischen Bild wegen des Auftretens von Fibrillationspotentialen von einer neurogenen Komponente zu sprechen oder bei einer Neuropathie aufgrund der vermehrten Polyphasie eine zusätzliche Myopathie zu postulieren. Bei einer Kombination von neurogenen und myopathischen Elementen wird bei der Nadelmyographie die vorherrschende Komponente den Ausschlag geben. Es gibt aber kein einzelnes Element, das das Vorliegen einer zusätzlichen anderen Läsion beweisen würde. Sehr selten einmal trifft man elektromyographische Bilder, deren Zuordnung zu den Myo- oder Neuropathien nicht mit Sicherheit möglich ist. Auch hier darf unseres Erachtens nicht einfach eine kombinierte Läsion angenommen werden, da auch echte Neuropathien oder Myopathien einmal zu schwer interpretierbaren Befunden Anlaß geben können. Auch zusätzliche elektrophysiologische Untersuchungen (z.B. mit Makro-EMG, Einzelfaserelektromyographie, automatischer Analyse) vermögen keine Besserung dieser etwas unbefriedigenden Situation zu erbringen. Auch die Elektroneurographie kann nicht sicher weiterhelfen. Wenn in einem Muskel eindeutig myopathische Veränderungen und im dazugehörigen Nerven eine verzögerte Leitgeschwindigkeit nachgewiesen werden, so erlaubt das noch nicht die Annahme einer Neuromyopathie. Bei den „in portio-Neuropathien"

muß man ja theoretisch solche Bilder erwarten.

Nur am Rande sei erwähnt, daß auch die histologische Diagnose einer Neuromyopathie nicht sicher möglich ist. Wegen der „Begleitmyopathie" bei neurogenen Leiden (*Mittelbach*, 1966) kann der Beweis einer Kombination neurogener und myopathischer Läsionen wenigstens mit konventionellen Methoden nicht erbracht werden. In 14 Muskelbiopsien von Patienten, die früher eine Poliomyelitis durchgemacht hatten, fanden *Drachman* und Mitarb. (1967) 5mal rein neurogene, 7mal gemischt neurogen-myopathische und 2mal rein myopathische Veränderungen.

Wir stehen deshalb vor der Tatsache, daß *die klinische Diagnose einer gemischt neurogenmyopathischen Schädigung eines Muskels mit den heute gebräuchlichen Hilfsmethoden nicht erhärtet* werden kann. Dies nicht, weil es diese Läsionstypen nicht gibt, sondern wegen der methodischen Schwierigkeiten. Gelegentlich kann bei einem Patienten bei der elektromyographischen Untersuchung mehrerer Muskeln in einzelnen ein neurogenes, in anderen ein myopathisches Bild nachgewiesen werden. Wir glauben, daß uns dies bei einigen Patienten mit Hyperthyreose gelungen ist, die in proximalen Muskeln myopathische, in distalen neurogene Veränderungen aufwiesen (*Ludin* und Mitarb., 1969).

2.3.2. Spezieller Teil

2.3.2.1. Muskeldystrophien

Bei diesen erblichen Erkrankungen können die meisten elektromyographischen Veränderungen mit Ausnahme der myotonen Entladung, *die im allgemeinen Teil geschildert* worden sind (siehe S. 110), gefunden werden. Eine sichere *elektrophysiologische Unterscheidung der verschiedenen Typen ist im Einzelfall nicht möglich*, obwohl bei der Betrachtung größerer Gruppen gewisse Unterschiede bestehen.

Spontanaktivität in Form von Fibrillationspotentialen oder pseudomyotonen Ausbrüchen wird bei etwa der Hälfte der Patienten mit den drei Haupttypen (*fazio-skapulo-humeraler Typ*, *Gliedergürteltyp* und *Duchenne-Form*) gefunden (*Buchthal* und *Rosenfalck*, 1963; *Ludin*, 1977). In der Regel ist die Spontanaktivität bei diesen Patienten viel weniger ausgeprägt als bei solchen mit entzündlichen Muskelerkrankungen (siehe S. 122). *Buchthal* und *Rosenfalck* (1963) fanden bei 17 von 19 Patienten mit der Duchenne-Form und bei 7 Patienten mit der fazioskapulo-humeralen Form eine verkürzte mittlere *Potentialdauer*. Bei 9 Patienten mit dem Gliedergürteltyp dagegen war sie nur fünfmal verkürzt, dreimal war sie normal und einmal verlängert. Die Amplitude des *Aktivitätsmusters* war beim Duchenne-Typ immer um mehr als die Hälfte reduziert, bei den beiden anderen Formen dagegen meist normal. Nach *Stålberg* (1974) findet man bei der Einzelfaserelektromyographie besonders beim Duchenne-Typ, weniger bei der Gliedergürtelform eine vermehrte Faserdichte.

Bei der *distalen Spätmyopathie Welander* wird über etwas widersprüchliche elektromyographische Befunde berichtet. *Kugelberg* (1947, 1949) beschreibt an sich typisch myopathische Veränderungen der Einheitspotentiale. Bei 7 von 15 Patienten fand er in einem kleinen Handmuskel aber nur Einzeloszillationen. Ähnliche Befunde hat auch *Huhn* (1966) bei 2 Fällen erhoben, während *Kaeser* und *Wurmser* (1967) bei 4 Fällen, die z. T. schon lange dauerten, ein Interferenzbild bei maximaler Willkürinnervation ableiten konnten. Worauf diese Diskrepanzen zurückzuführen sind, ist ungeklärt. Man muß sich natürlich auch die Frage stellen, ob es sich eventuell gar nicht um ein einheitliches Krankheitsbild handelt.

Diese Annahme trifft wahrscheinlich für die sog. *kongenitalen Muskeldystrophien*, einem Sammeltopf verschiedener Affektionen, zu (*Dubowitz* und *Brooke*, 1973). *Vassella* und Mitarb. (1967) berichten bei solchen Patienten über z. T. recht unzuverlässige elektromyographische Befunde, die teilweise normal oder unklar waren. Aufgrund der neueren Erkenntnisse ist es aber durchaus möglich, daß die elektrophysiologischen Befunde in Wirklichkeit zuverlässiger waren als die histologischen, die durch die Begleitmyopathie (siehe oben) irreführend werden können. Jedenfalls sollte die Diagnose heute ohne positiven EMG-Befund nur mit größter Zurückhaltung und nur beim Vorliegen von anderen, z. B. histochemischen Kriterien gestellt werden.

Bei den *okulären Dystrophieformen* kann bei Ableitung von den äußeren Augenmuskeln ein im Verhältnis zum geringen oder fehlenden Bewegungseffekt reiches Aktivitätsmuster registriert werden. Die genaue Auswertung der Einzelpotentiale kann durch ein einfaches Aus-

messen der Amplitude des Interferenzmusters ersetzt werden (*Esslen*, 1974). Eine Unterscheidung von anderen Myopathieformen ist nicht möglich. Da diese Muskeldystrophien manchmal nur klinisch streng umschrieben sind, kann häufig auch in anderen Muskeln, besonders aus der Nackengegend, bei sorgfältiger Untersuchung ein myopathisches Bild registriert werden (*Huber* und *Wiesendanger*, 1962). Auch *Danta* und Mitarb. (1975) fanden bei der sog. *chronisch progressiven externen Ophthalmoplegie* oft lediglich elektromyographisch Hinweise auf eine Myopathie in den Extremitätenmuskeln.

Frühere Versuche, *Konduktorinnen der Duchenne-Form* mit elektrophysiologischen Mitteln zu erkennen, waren nie sehr erfolgreich (*Caruso* und *Buchthal*, 1965; *Garner-Medwin*, 1968; *Scarlato* u. Mitarb., 1977; *Willison*, 1968). Seit die Erkennung mit molekulargenetischen Methoden möglich geworden ist, sind diese Versuche obsolet.

2.3.2.2. Myotonien

Im Gegensatz zu den Muskeldystrophien ist eine elektromyographische Differenzierung der verschiedenen Myotonieformen gut möglich. Sie sollen deshalb getrennt behandelt werden.

2.3.2.2.1. Myotonia congenita

Die wichtigste elektromyographische Abnormität, die man sowohl bei der dominanten Form (Myotonia congenita Thomsen) und der rezessiven Form (Myotonia congenita Becker) bei der Nadelmyographie findet, ist die auf S. 112 beschriebene *typische Spontanaktivität*. Sie ist meist in praktisch allen Muskeln nachweisbar. Die Parameter der Einheitspotentiale sind alle normal, und bei maximaler Willkürinnervation tritt meist ein Interferenzbild bei normaler Kraftentwicklung auf.

Die Muskelsteife, die bei der Paramyotonie nach Abkühlung des Muskels eintritt, wird bei der Myotonia congenita und bei der Dystrophia myotonica nicht beobachtet (*Ricker* und Mitarb., 1977a).

Eine interessante Beobachtung haben *Ricker* und Mitarb. (1973) bei repetitiver Reizung peripherer Nerven mit Ableitung der Summenpotentiale von einem Muskel gemacht. Bei ausgeruhtem Muskel trat, am deutlichsten bei Reizung mit 15/s, nach ca. 2 Sekunden ein massiver

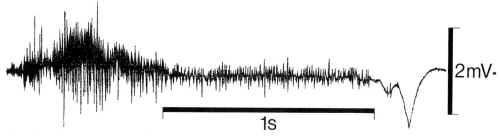

Abb. 58 Myotonia congenita Thomsen. Bei maximaler Willkürinnervation im M. biceps brachii kommt es sehr rasch zu einer starken Amplitudenabnahme und zu einer Rarefizierung des Aktivitätsmusters.

Amplitudenabfall, der sich in der Folge meist mehr oder weniger zurückbildete, auf. Bei der Myotonia congenita, besonders bei der autosomal rezessiven Form Becker, sind diese Veränderungen viel stärker ausgeprägt als bei der Dystrophia myotonica. Beim Übergang von raschen zu langsamen Reizfrequenzen (beispielsweise 25 und 2,5/s) kommt es nur zu einer langsamen Erholung der Potentialamplituden, während bei der Myasthenia gravis sofort eine Fazilitation beobachtet wird. Bei der Nadelmyographie kann bei diesen Patienten bei maximaler Willkürinnervation häufig eine rasche Lichtung und eine Amplitudenabnahme des Aktivitätsmusters beobachtet werden (Abb. 58). Die Bewegungsbehinderung, die klinisch zu Beginn der Willküraktivität beobachtet wird, scheint demnach nicht nur durch die myotone Steife, sondern auch durch eine echte passagere Lähmung bedingt zu sein. *Brown* (1974) nimmt an, daß sie auf einen Defekt an der Muskelfaser selbst zurückgeführt werden muß. Er hält es aber für eher unwahrscheinlich, daß die gleiche Störung für die passagere Lähmung und die Myotonie verantwortlich ist. *Aminoff* und Mitarb. (1977) haben diese Befunde bei 15 Patienten mit verschiedenen Myotonietypen weitgehend bestätigt, sie weisen aber darauf hin, daß ein Amplitudenabfall nicht bei allen Myotoniefällen eintrit. Sie haben zudem noch beschrieben, daß dieser Abfall, der bei ihnen bei Reizung mit 10/s am ausgeprägtesten war, nach Erholung im Anschluß an eine erste Reizserie nicht mehr oder jedenfalls viel weniger stark auftritt.

2.3.2.2.2. Dystrophia myotonica Steinert

Auch bei diesem Krankheitsbild sind die *myotonen Entladungen* eines der hervorstechenden Kennzeichen. Über die Unterschiede der einzelnen Salven im Vergleich zur Myotonia congenita

siehe S. 112. Die Spontanaktivität ist häufig distal stärker ausgeprägt. Wir konnten sie schon mehrfach in proximalen Muskeln nicht sicher finden, während sie in den kleinen Handmuskeln reichlich vorhanden war. Bei Säuglingen und Kleinkindern mit einer kongenitalen Dystrophia myotonica sind die myotonen Entladungen seltener und viel kürzer als bei Erwachsenen, so daß sie nicht selten übersehen werden. Wenn Zweifel an der Diagnose bestehen, bewährt es sich, die Mutter zu untersuchen, bei der die Myotonie meist leicht nachgewiesen werden kann.

Buchthal und *Rosenfalck* (1963) beschreiben im übrigen ein *typisches Myopathiebild* mit Interferenzmuster von häufig reduzierter Amplitude bei maximaler Willkürinnervation, vermehrter Polyphasie und einer meist verkürzten mittleren Potentialdauer. Die Untersuchung mit Multielektroden zeigt eine Verkleinerung des Territoriums der motorischen Einheiten bei meist normaler Amplitude. Bei der Einzelfaserelektromyographie findet *Stålberg* (1974) einen vermehrten Jitter, häufiges Blockieren und eine vermehrte Faserdichte.

Aus der eigenen Erfahrung kann gesagt werden, daß gelegentlich schon bei nicht sehr ausgeprägten Paresen eine leichte Lichtung des Aktivitätsmusters beobachtet werden kann. Auch fanden wir in einzelnen Fällen die Zahl der polyphasischen Potentiale nicht vermehrt und die mittlere Potentialdauer ist in unserem Krankengut praktisch immer im Normbereich. Diese Befunde könnten als Hinweis darauf gewertet werden, daß die Einteilung dieses Krankheitsbildes zu den „in portio-Neuropathien" durch *Engel* und *Warmolts* (1973) auch elektrophysiologisch nicht ohne weiteres von der Hand zu weisen ist. Dies um so mehr, als bei solchen Patienten durch mehrere Untersucher eine verminderte Zahl und eine Verlängerung motorischer Einheiten sowie Verlangsamungen der motorischen und sensiblen Leitgeschwindigkeiten nachgewiesen werden konnten (*Ballantyne* und *Hansen*, 1974b, 1975; *Jamal* und Mitarb., 1986; *Olson* und Mitarb., 1978; *Panayiotopoulos* und *Scarpalezos*, 1975). Immerhin muß festgehalten werden, daß *Pollak* und *Dyck* (1976) morphologisch keine Veränderungen am peripheren Nerv fanden und daß insbesondere die Dichte der myelinisierten Fasern nicht vermindert war. Auch *Drachman* und *Fambrough* (1976) haben an den Muskelfasern nie Azetylcholinrezeptor-Stellen außerhalb der Endplattenregion, wie sie für denervierte Fasern typisch sind, beobachten können.

Über die Befunde bei repetitiver Reizung der Nerven siehe oben.

2.3.2.2.3. Proximale myotonische Myopathie (PROMM)

Ricker und Mitarb. (1995) haben dieses Krankheitsbild beschrieben, das aufgrund der proximalen Muskelschwäche und der fehlenden Atrophien von der Mytonia dystrophica abgegrenzt werden kann. Auch die für dieses Krankheitsbild typische DNS-Analyse fällt hier negativ aus.

Auch bei diesen Patienten finden sich elektromyographisch typische myotonische Entladungen. In einzelnen Fällen werden Abläufe mit komplexen repetitiven Entladungen und in anderen sehr hochfrequente Entladungen (180 – 240 Hz) einzelner Spitzenpotentiale beobachtet. In den Oberschenkelmuskeln finden sich milde myopathische Veränderungen, wobei allerdings keine quantitative Auswertung vorgenommen worden ist. Bei 2 Patienten haben *Sander* und Mitarb. (1996) bei repetitiver Reizung mit 3 – 20 Hz in proximalen Muskeln ein Amplitudendekrement beschrieben. Im weiteren haben sie eine Zunahme der myotonen Entladungen nach Erwärmen des M. deltoides beobachtet.

2.3.2.2.4. Paramyotonie

Bei den Paramyotonien fallen klinisch einerseits die *durch Kälte provozierte Muskelsteife, deren Auftreten durch Muskeltätigkeit beschleunigt wird ("paradoxe Myotonie"),* und andererseits *Episoden mit schlaffen Lähmungen* auf. Die folgenden elektrophysiologischen Beobachtungen stützen sich auf die Publikationen von *Burke* und Mitarb. (1974b und c), *Caraceni* und *Negri*

(1970), *Nielsen* und Mitarb., 1982; *Ricker* und *Meinck* (1972c) sowie auf fünf eigene Fälle (*Wegmüller* und Mitarb., 1979).

Bei *Zimmertemperatur* können elektromyographisch *myotone Salven* abgeleitet werden, die vielfach aus positiven Potentialen bestehen. Die Häufigkeit dieser Entladungen ist von Patient zu Patient etwas verschieden, im allgemeinen aber doch kleiner als bei der Mytonia congenita. Die *übrigen Befunde* bei der Nadelmyographie sind in diesem Zustand *unauffällig*. Dauer, Amplitude und Form der Potentiale motorischer Einheiten sind im Normbereich und bei maximaler Willkürinnervation kann ein volles Interferenzbild abgeleitet werden. Bei länger dauernder Willkürtätigkeit und auch bei repetitiver Reizung wird eine Abnahme der elektrischen Aktivität und der Muskelkraft beobachtet. Vor dem Auftreten von schlaffen Lähmungen kann manchmal eine vorübergehende Muskelsteife beobachtet werden, die nur zum Teil von myotonen Entladungen oder anderen elektrischen Phänomenen begleitet wird. Es handelt sich hier also wenigstens teilweise um eine Kontraktur im physiologischen Sinne, bei der es zu einer Dauerverkürzung der Muskelfasern ohne Aktionspotentiale kommt. Im Zustand der vollständigen Lähmung kann aus dem Muskel keine Spontan- oder Willküraktivität mehr abgeleitet werden und bei Reizung der Nerven treten keine oder nur noch sehr niedrige Summenpotentiale auf.

Bei der *Abkühlung* des Muskels kommt es *nur vorübergehend zu einer Zunahme der myotonen Entladungen*, die dann im Gegensatz zu den anderen Myotonieformen (siehe S. 112) *trotz zunehmender Muskelsteife bald vollständig verschwinden*. Gleichzeitig kommt es zu einer progredienten *Abnahme der willkürlich elektrischen Aktivität*, die manchmal ebenfalls ganz verschwinden kann. Auch die indirekte Erregbarkeit des Muskels ist in diesem Zustand erloschen. Klinisch besteht dabei manchmal weiterhin eine Muskelsteife, die auf die verzögerte Erschlaffung zurückzuführen ist (*Ricker* und Mitarb., 1986), in anderen Fällen eine schlaffe Lähmung. Die Bewegungsbehinderung mit einem Aktivierungsdefizit motorischer Einheiten überdauert die Abkühlung meistens ziemlich lange.

Im Gegensatz zur Myotonia cogenita (siehe S. 118) handelt es sich bei der Paramyotonie um eine Na-Kanal-Myotonie.

2.3.2.2.5. Myotonia fluctuans

Ricker u. Mitarb. (1990, 1994) haben eine Familie mit nichtdystrophischer autosomal-dominant vererbter Myotonie beschrieben, die jeweils mit einer gewissen Latenz nach Willküraktivität auftritt. Diese Myotonie, die nicht kälteabhängig ist, tritt aber nicht regelmäßig auf. Zeitweise können die Patienten ihre Muskeln problemlos belasten. Die myotonen Entladungen im EMG gehen parallel zu den klinischen Symptomen. Auch diesem Krankheitsbild liegt eine Störung der Na-Kanäle zugrunde.

2.3.2.2.6. Neuromyotonie

Es wurde schon früher erwähnt, daß die seltene Neuromyotonie eigentlich *nicht zu den Myopathien zählt*, da der *Defekt wahrscheinlich in den distalen Nervenendigungen oder im Endplattenbereich* liegen dürfte. Die klinische Ähnlichkeit mit den Myotonien rechtfertigt aber die Behandlung an dieser Stelle. Neben der Bezeichnung *Neuromyotonie* wird für das gleiche Syndrom, das sich klinisch besonders durch eine *Muskelsteife, Muskelkrämpfe und eine gestörte Erschlaffung nach Willküraktivität* auszeichnet, auch der Begriff „Syndrom dauernder Muskelfaseraktivität" („syndrome of continuous muscle fibre activity") gebraucht. Die Schilderung der elektromyographischen Befunde stützt sich auf die Arbeiten von *Black* und Mitarb. (1972), *Blank* und Mitarb. (1974), *Broser* und Mitarb. (1975), *Buscaino* und Mitarb. (1970), *Isaacs* (1961, 1967), *Lütschg* und Mitarb. (1978), *Mertens* und *Ricker* (1968) und *Mertens* und *Zschokke* (1965).

Bei der elektromyographischen Ableitung wird eine *dauernde Spontanaktivität* beobachtet, die aus Potentialen besteht, die größtenteils wie Einheitspotentiale aussehen, z. T. aber auch etwas kleiner sind. Daneben treten auch repetitive Entladungen kürzerer Potentiale auf (Doublets, Triplets usw.) (Abb. 59). Diese Spontanaktivität verschwindet im Schlaf, unter Barbituratnarkose, nach Diazepam und bei Aktivierung des Antagonisten nicht. Auch durch Blockade des peripheren Nerven mit einem Lokalanästhetikum wird sie nur unvollständig unterdrückt, während sie nach Kurarisierung verschwindet. Auch Diphenylhydantoin und Carbamazepin können einen günstigen Einfluß haben.

Die Einheitspotentiale sind entweder normal oder leicht verlängert, evtl. auch mit einer leicht

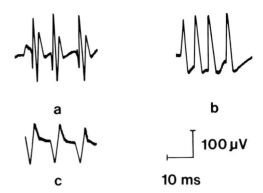

Abb. 59 Repetitive Entladungen kurzer Potentiale bei einem Fall von Neuromyotonie.

vermehrten Polyphasie. Bei maximaler Willkürinnervation wird manchmal ein Interferenzbild, in anderen Fällen ein mehr oder weniger stark gelichtetes Aktivitätsmuster registriert. Die Leitgeschwindigkeiten sind meist im Normbereich, in einzelnen Fällen aber auch etwas verzögert (*Lublin* und Mitarb., 1979; *Wallis* und Mitarb., 1970). Nach einem T- oder H-Reflex tritt meist keine Silent period auf.

Die elektromyographische Abgrenzung gegen die eigentlichen Myotonien ist nicht schwierig. Weniger einfach dagegen ist sie gegen den *Tetanus* (siehe S. 140), bei dem auch die Silent period fehlt und eine dauernde Aktivität motorischer Einheiten registriert wird, die aber nach Blockade des peripheren Nervs verschwindet. Auch das „stiff man"-Syndrom weist Ähnlichkeiten mit den Neuromyotonien auf. Es findet sich eine Daueraktivität motorischer Einheiten, die von Ausbrüchen von Potentialgruppen überlagert wird. Diese Ausbrüche, welche sich häufig über zahlreiche Muskelgruppen ausdehnen, können durch verschiedene Reize ausgelöst werden. *Meinck* und Mitarb. (1995) haben gezeigt, daß die Auslösung durch elektrische Reizung eines peripheren Nerven diagnostisch wegweisende Befunde ergeben. Sie haben nach Reizung eines peripheren Nerven regelmäßig Antworten abgeleitet, die sie als „spasmodischen Reflexmyoklonus" bezeichnen: 60 – 70 ms nach dem Reizeinbruch können in zahlreichen Muskeln 1 – 3 myokolonische Ausbrüche (im Abstand von ungefähr 50 ms) und anschließend über mehrere Sekunden eine tonische Decrescendoaktivität registriert werden. Die Daueraktivität verschwindet im Schlaf, in Narkose, unter Diazepam, nach Nervenblockade und unter Kurarisierung. Die übrigen nadelmyographischen

Befunde sind normal. Die Silent period ist nicht verkürzt und der H-Reflex läßt sich gut auslösen. Er wird aber durch Vibration nicht unterdrückt. Polysynaptische Reflexe zeigen keine Habituation und sie breiten sich auch auf antagonistisch wirkende Muskeln aus (*Blank* und Mitarb., 1974; *Isaacs*, 1979; *Mamoli* und Mitarb., 1977; *Mertens* und *Ricker*, 1968). *Blank* und Mitarb. (1974) beschreiben auch *alkoholinduzierte Muskelkrämpfe*, die dem „stiff man"-Syndrom elektrophysiologisch ähnlich sind, im Schlaf aber auch Spontanaktivität aufweisen und nicht auf Diazepam ansprechen.

Das *Schwartz-Jampel-Syndrom* wiederum ist von der Neuromyotonie elektrophysiologisch nur schwer abzugrenzen. Auch hier findet sich eine dauernde Aktivität recht kleiner Potentiale, die nur unter Kurare, aber nicht nach Blockade des Nervs, in Narkose oder im Schlaf verschwindet. Nach *Fowler* und Mitarb. (1974) tritt hier aber eine vorübergehende Zunahme der kontinuierlichen Aktivität nach willkürlicher Anspannung des Muskels oder nach dessen Beklopfen und auch nach Bewegen der Nadelelektrode ein.

2.3.2.3. Die Myositiden

Die Hauptvertreter dieser Gruppe sind die *Poly-* und die *Dermatomyositis.* Daneben müssen die anderen *Myopathien bei Kollagenosen* in Betracht gezogen werden, wobei man sich im klaren sein muß, daß zahlreiche Poly- und Dermatomyositisfälle den Kollagenosen zuzuordnen sind, andere jedoch auch den *paraneoplastischen Myopathien* (siehe S. 125). Auch die *Polymyalgia rheumatica*, die *Myopathie bei Sarkoidose* und die *Myositis ossificans* werden in diese Gruppe eingeschlossen. Nicht berücksichtigt werden sollen dagegen die eigentlichen infektiösen und parasitären Muskelaffektionen (siehe S. 124).

Bei der Beurteilung der elektrophysiologischen Befunde bei Patienten dieser Gruppe muß immer berücksichtigt werden, daß diese *häufig mit Steroiden behandelt werden, die zu einer Steroidmyopathie* (siehe S. 129) *Anlaß geben können.* Eine Unterscheidung von krankheits- und medikamentösbedingten Myopathien ist elektrophysiologisch nicht möglich.

2.3.2.3.1. Poly- und Dermatomyositis

Lambert und Mitarb. (1950, 1954) haben auf das gehäufte Vorkommen von *Spontanaktivität*, insbesondere Fibrillationen, bei der *Poly- und Der-*

matomyositis aufmerksam gemacht. *Buchthal* und *Rosenfalck* (1963) haben bei derartigen Patienten dagegen viel weniger Spontanaktivität beobachtet. Auch von *Vilppula* (1972) wird nicht ein so hoher Prozentsatz wie ursprünglich beschrieben (80%) gefunden. Fibrillationen und positive scharfe Wellen fanden sie in der Hälfte der Muskeln von Polymyositispatienten und in einem Drittel von Dermatomyositisfällen. Pseudomyotone Ausbrüche hatten 15–20% der Patienten. Wir haben bei 10 histologisch verifizierten Polymyositisfällen neunmal Fibrillationen ableiten können. *Streib* und Mitarb. (1979) berichten, daß sie bei 40 Fällen immer Spontanaktivität nachweisen konnten, wenn mindestens 8 Muskeln untersucht wurden. Dabei ergaben die paraspinalen Muskeln die größte diagnostische Ausbeute. Die Spontanaktivität ist oft so stark ausgeprägt, daß die Diagnose einer entzündlichen Muskelaffektion recht wahrscheinlich gemacht wird, wenn die übrigen elektromyographischen Befunde auch dazu passen. – Die Frage einer zusätzlichen Neuropathie soll hier nicht noch einmal erörtert werden (siehe S. 110).

Bezüglich der übrigen *elektromyographischen Kriterien* herrscht größere Einigkeit unter den erwähnten Autoren. Die Dauer der Einheitspotentiale ist häufig verkürzt, ihre Amplitude reduziert und es findet sich eine vermehrte Polyphasie. Bei länger dauernden Erkrankungen können manchmal aber auch lange, meist aufgesplitterte Potentiale abgeleitet werden (*Borenstein* und *Desmedt*, 1975a). Bei der Untersuchung mit Multielektroden erhält man unterschiedliche Resultate: von 10 Patienten hatten 6 ein verkleinertes Territorium motorischer Einheiten, viermal war es normal; die mittlere maximale Amplitude war siebenmal reduziert, zweimal normal und einmal erhöht (*Buchthal* und *Rosenfalck*, 1963). Das Aktivitätsmuster zeigt trotz verminderter Muskelkraft ein Interferenzbild mit etwa je zur Hälfte normaler und reduzierter Amplitude.

Systematische elektromyographische Untersuchungen bei abgeheilten Fällen sind uns nicht bekannt. In einzelnen Fällen haben wir eine weitgehende Normalisierung der Befunde mit nur noch leicht vermehrter Polyphasie und z. T. sogar leicht verlängerter mittlerer Potentialdauer beobachtet.

Bei den reinen Myositisfällen sind die *Leitgeschwindigkeiten* normal. Bei *repetitiver Reizung* können dagegen manchmal ähnliche Befunde wie bei Myasthenia gravis oder dem myasthenischen Syndrom Eaton-Lambert (siehe S. 133) erhoben werden (*Simpson*, 1966; *Simpson* und *Lenman*, 1959). Nach *Simpson* (1966) tritt der Abfall der Amplitude meist erst bei höheren Reizfrequenzen als bei der echten Myasthenie ein, die Wirkung von Edrophoniumchlorid ist geringer, beim Übergang zu kleineren Reizfrequenzen ist die Erholung langsamer und die posttetanische Fazilitierung fehlt meist. Im Einzelfall kann aber die Abgrenzung einer Polymyositis mit myasthenischer Komponente von einer Myasthenie mit entzündlicher Muskelbeteiligung schwierig, wenn nicht gar unmöglich sein.

2.3.2.3.2. Okuläre Myositis

Die Abgrenzung der *okulären Myositis* von den okulären Dystrophieformen ist aufgrund der elektrophysiologischen Befunde allein nicht möglich (*Esslen*, 1974). Im Gegensatz zu den Dystrophien (siehe S. 118) ist die Amplitude des Aktivitätsmusters hier zwar meist normal (*Esslen* und *Papst*, 1961).

2.3.2.3.3. Lupus erythematodes

Bei Patienten mit *Lupus erythematodes disseminatus* fanden *Erbslöh* und *Baedeker* (1962) in 15 Fällen nie, *Vilppula* (1972) bei 25 Patienten nur fünfmal Spontanaktivität. Auch wenn keine Muskelschwäche bestand, fanden diese Autoren sonst bei den meisten Fällen typisch myopathische Befunde.

2.3.2.3.4. Periarteriitis nodosa

Vilppula (1972) berichtet nur bei einem von 10 Patienten mit *Periarteriitis nodosa* über Spontanaktivität. 7 Patienten hatten eine verkürzte Potentialdauer und mindestens ein anderes pathologisches Kriterium als Hinweis auf eine Myopathie. Ein Patient zeigte nur eine vermehrte Polyphasie und Spontanaktivität und zwei hatten normale Befunde. *Lovelace* (1964) fand bei der gleichen Erkrankung neurogene Bilder bei der Nadelmyographie und verlangsamte Leitgeschwindigkeiten als Ausdruck einer *Mononeuropathia multiplex*. Bei dieser Krankheit, wo neurogene und myopathische Läsionen vorkommen, wird man bei der Zuordnung der elektromyographischen Befunde besonders vorsichtig sein müssen.

2.3.2.3.5. Sklerodermie und Skleromyositis

Auch bei Patienten mit *generalisierter Sklerodermie* findet man recht oft myopathische Veränderungen, wobei Spontanaktivität eher selten ist. Bei der *umschriebenen* Form können myopathische Befunde in den Muskeln, die unter den Hautveränderungen liegen, gefunden werden (*Hausmanowa-Petrusewicz* und *Kozminska*, 1961; *Vilppula*, 1972).

Bei den meisten Patienten mit *Skleromyositis*, einem Krankheitsbild, das durch eine Kombination von Raynaud-Phänomen, Myalgien, Arthralgien sowie Sklerodermie- und Dermatomyositis-ähnlichen Symptomen charakterisiert wird, finden sich mäßig ausgeprägte myopathische EMG-Befunde und abnorme sympathische Hautantworten (*Hausmanowa-Petrusewicz* und Mitarb., 1994).

2.3.2.3.6. Sjögren-Syndrom

Bei 4 Patienten mit einem *Sjögren-Syndrom* berichten *Silberberg* und *Drachman* (1962) über myopathische Veränderungen im Elektromyogramm. Sie fanden immer eine vermehrte Einstichaktivität, einmal pseudomyotone Ausbrüche, sonst aber keine Spontanaktivität. Polyneuropathien sind allerdings viel häufiger als Myopathien (*Mellgren* u. Mitarb. 1989).

2.3.2.3.7. Primär chronische Polyarthritis

Moritz (1963) hat 76 Patienten mit *primär chronischer Polyarthritis* eingehend elektromyographisch untersucht. Fibrillationspotentiale an mehr als einer untersuchten Stelle wurden besonders in kleinen Handmuskeln mehrfach gefunden. Da er zwischen Fibrillationen und Endplattenpotentialen nicht klar unterscheidet, können aber keine verläßlichen Zahlenangaben gemacht werden. In 42 Fällen fand er in mindestens einem Muskel eine verkürzte mittlere Potentialdauer und eine vermehrte Polyphasie, bei 18 weiteren Patienten war nur die Zahl der polyphasischen Potentiale vermehrt. Das Aktivitätsmuster war meist voll oder höchstens leicht gelichtet. In Muskeln mit verkürzter Potentialdauer konnte mit der Multielektrode auch ein verkleinertes Territorium der motorischen Einheiten gemessen werden. Motorische Leitgeschwindigkeiten waren immer normal. Die Veränderungen waren in distalen Muskeln häufiger als in proximalen, ein Einfluß der Steroidtherapie auf die elektromyographischen Befunde konnte nicht ermittelt werden. *Steinberg* und *Wynn Parry* (1961) fanden auch in 85% von 93 Patienten elektromyographische Hinweise für eine Polymyositis, die aber nicht näher umschrieben werden. *Yates* (1963b) dagegen fand bei der Untersuchung von 34 Patienten nur in den Fällen mit Steroidtherapie und zwei weiteren, die zusätzlich eine Hyperthyreose hatten, eine verkürzte Potentialdauer im M. deltoideus. Über die anderen elektromyographischen Befunde berichtet er nicht.

2.3.2.3.8. Sarkoidose

Die Literatur von insgesamt 16 Fällen mit der myopathischen Form der *Sarkoidose* wurde von *Hinterbuchner* und *Hinterbuchner* (1964) zusammengefaßt. Bei den meisten Fällen wurden typisch myopathische Veränderungen gefunden, Spontanaktivität scheint eher spärlich zu sein. Einzelne Berichte über neurogene Bilder sind nicht ganz überzeugend.

2.3.2.3.9. Polymyalgia rheumatica

Widersprüchlich sind die Angaben in der Literatur über die elektromyographischen Befunde bei der *Polymyalgia rheumatica. Hunder* und Mitarb. (1969) berichten in einer Literaturübersicht über durchwegs normale Befunde. *Vischer* und Mitarb. (1969) dagegen leiteten bei allen sechs untersuchten Patienten myopathische Veränderungen ab, *Vilppula* (1972) bei 6 von 8 Patienten. Spontanaktivität wurde in keinem dieser Fälle gesehen, und auch die übrigen Veränderungen scheinen zwar eindeutig, aber vielleicht weniger eindrücklich als bei anderen Myopathien zu sein. *Vilppula* (1972) führt deshalb die Diskrepanzen darauf zurück, daß die Autoren, die normale Befunde erhoben haben, die Ergebnisse nicht quantitativ, sondern nur am Bildschirm ausgewertet haben.

2.3.2.3.10. Myositis ossificans

Bei der *Myositis ossificans progressiva* berichten *Serratrice* und *Roux* (1968) über myogene Veränderungen, die nicht näher umschrieben werden. Bei sechs eigenen Patienten im Alter zwischen 4 und 20 Jahren konnten wir nur geringfügige elektromyographische Veränderungen fin-

den. Spontanaktivität wurde nie beobachtet und bis auf einen Fall mit einer leicht vermehrten Polyphasie waren die Einheitspotentiale immer unauffällig. Einzig das Aktivitätsmuster bei maximaler Willkürinnervation war immer gelichtet, aber von normaler Amplitude.

2.3.2.4. Infektiöse Myopathien

Über infektiöse Muskelerkrankungen sind nur spärliche elektromyographische Untersuchungen bekannt. Den *Tetanus*, der nach der *Research Group on Neuromuscular Diseases* (1968) hier eingeteilt wird, werden wir aus pathophysiologischen Überlegungen bei den zentralnervösen Affektionen behandeln (siehe S. 140).

2.3.2.4.1. Toxoplasmose

Buchthal und *Rosenfalck* (1963) haben 11 Patienten mit erworbener *Toxoplasmose* elektromyographisch untersucht. Die Kraft der untersuchten Muskeln war normal bis höchstens leicht vermindert (Grad 4 nach der Skala des British Medical Research Council). In sechs Fällen fanden sich myopathische Veränderungen, zweimal mit Fibrillationen. Die mittlere Potentialdauer war immer verkürzt, viermal waren die polyphasischen Potentiale vermehrt und die Amplitude des Interferenzmusters war in zwei Fällen reduziert. Ein weiterer Patient wies lediglich eine Vermehrung der polyphasischen Potentiale auf.

2.3.2.4.2. Trichinose

Bei der *Trichinose* kann es zu einer schweren Myopathie kommen, die sich auch elektromyographisch unter dem Bild einer *Polymyositis* äußert. *Waylonis* und *Johnson* (1964) fanden schon am vierten Krankheitstag ausgeprägte Fibrillationen und positive scharfe Wellen. Nach einer Woche konnte überall Spontanaktivität abgeleitet werden, Dauer und Amplitude der Einheitspotentiale waren nun teilweise reduziert. Das Aktivitätsmuster war voll bis höchstens leicht gelichtet. Zwei bis drei Monate nach der akuten Erkrankung wurden wieder normale Befunde erhoben. *Fröscher* u. Mitarb. (1988) fanden bei 4 von 13 Patienten mit chronischer Trichinose eine verkürzte mittlere Potentialdauer. Zwei davon wiesen auch eine vermehrte

Polyphasie auf und bei einem wurden Fibrillationspotentiale abgeleitet.

2.3.2.5. Paraneoplastische Myopathien

Malignome gehen gelegentlich mit neuromuskulären Erkrankungen einher. Am häufigsten findet man *Polyneuropathien*, meist vom demyelinisierenden Typ (siehe S. 87), seltener auch *Myopathien* (*Moody*, 1965; *Paul* und Mitarb., 1978; *Trojaborg* und Mitarb., 1969). Das noch seltenere *myasthenische Syndrom Eaton-Lambert* wird auf S. 138 besprochen.

Die myopathischen Veränderungen können sehr unterschiedlich ausgeprägt sein. Gelegentlich ist ein schweres polymyositisches oder dermatomyositisches Krankheitsbild (siehe S. 122) das erste Symptom einer malignen Erkrankung. Auf der anderen Seite des Spektrums kann man besonders in proximalen Muskeln myopathische Veränderungen ohne nennenswerte klinische Symptome finden.

2.3.2.6. Metabolische Myopathien

2.3.2.6.1. *Episodische Lähmungen*

2.3.2.6.1.1. *Familiäre hypokaliämische periodische Lähmung*

Auf der Höhe einer *Lähmungsattacke* kann *keine elektrische Aktivität* aus den Muskeln abgeleitet werden. Diese können auch weder direkt noch indirekt über ihren Nerv elektrisch erregt werden (*Buchthal* und *Rosenfalck*, 1963). Während einer leichten Attacke konnten *Shy* und Mitarb. (1961) nur noch Einzeloszillationen bei maximaler Willkürinnervation registrieren. Dabei wurden auch viele stumme Muskelbezirke gefunden. Die mittlere Potentialdauer war signifikant verkürzt. Spontanaktivität wurde in Form von Fibrillationen nur in einem Muskel beobachtet.

Im *Intervall* konnte *Gamstorp* (1962) bei einem Patienten normale Befunde erheben, während *Dyken* und Mitarb. (1969) sowie *Rieke* und Mitarb. (1978) bei je einem Fall myopathische Veränderungen beschrieben. Bei vielen Patienten mit periodischer Lähmung (hypo-, hyperoder normokaliämisch) ist das maximale motorische Summenpotential nach 3½minütiger maximaler Willkürinnervation vorerst während 2 bis

5 Minuten deutlich höher als vorher und dann während längerer Zeit eindeutig erniedrigt (*McManis* und Mitarb., 1986).

Die Muskelfasern dieser Patienten haben auch im Intervall ein signifikant erniedrigtes Ruhepotential. Der intrazelluläre K-Gehalt ist erniedrigt, während die Na-Konzentration erhöht ist. *Hofmann* und *Smith* (1970) postulieren als Ursache eine intermittierende Störung des Pumpmechanismus der Membran, eventuell als Folge einer Störung im Kohlehydratstoffwechsel, der zu einer Überflutung der Fasern mit Na führt. Neuere Untersuchungen sprechen dafür, daß der primäre Defekt in den Ca-Kanälen liegt (*Fontaine* und *Fardeau*, 1996).

2.3.2.6.1.2. *Adynamia episodica hereditaria*

Die elektromyographischen Befunde, die von verschiedenen Autoren mitgeteilt werden, sind bei dieser Krankheit etwas widersprüchlich. Im *Intervall* erhoben *Bradley* (1969), *Buchthal* und Mitarb. (1958) und *Heuser* und Mitarb. (1974) bei insgesamt 12 Patienten *weitgehend normale Befunde*. *Gamstorp* (1962) dagegen registrierte bei zwei Patienten *reichlich Spontanaktivität* in Form von Fibrillationen, die sich bis zu myotonen Entladungen steigern konnten.

Während der *Lähmungsattacke* sahen *Buchthal* und Mitarb. (1958), *Gamstorp* (1962) und *Heuser* und Mitarb. (1974) eine starke Zunahme der Fibrillationen. Es fiel auch eine ausgeprägte mechanische Erregbarkeit der Muskelfasern beim Bewegen der Elektroden oder beim Beklopfen des Muskels auf. Nach *Drager* und Mitarb. (1958) werden auch myotone Salven beobachtet. *Heuser* und Mitarb. (1974) konnten lediglich pseudomyotone Entladungen registrieren. *Bradley* (1969) und *Creutzfeldt* (1961) hingegen konnten nur spärlich oder gar keine Spontanaktivität ableiten. Die Zahl der willkürlich aktivierbaren motorischen Einheiten kann stark abnehmen, so daß das Aktivitätsmuster als Einzeloszillationen imponiert. Die Dauer der Einheitspotentiale ist dabei in der Regel verkürzt. Auf dem Höhepunkt eines Anfalls kann eventuell jegliche (spontane oder willkürliche) elektrische Aktivität fehlen. Die Muskeln sind dann weder direkt noch indirekt elektrisch erregbar (*Heuser* und Mitarb., 1974).

Das Ruhepotential der Muskeln ist auch hier im Intervall erniedrigt und sinkt während der Lähmungsattacken noch weiter ab (*Creutzfeldt* und Mitarb., 1963; *McComas* und Mitarb., 1968). Möglicherweise ist eine Erhöhung der Na-Permeabilität dafür verantwortlich. Bei in-vitro-Untersuchungen konnten *Lehmann-Horn* und Mitarb. (1983) in den Muskelfasern eines Patienten bei erhöhter extrazellulärer K-Konzentration tatsächlich eine Verminderung des Ruhepotentials messen, die auf eine vergrößerte Na-Permeabilität zurückzuführen war. Im Muskelpräparat eines zweiten Patienten führte die Erhöhung des extrazellulären Kaliums aber zu keiner Depolarisation, obwohl es auch hier zur Lähmung kam. Es scheint, daß unterschiedliche Mechanismen für die Auslösung der Lähmungsattacken verantwortlich sind.

2.3.2.6.2. Störungen des Glykogenstoffwechsels

2.3.2.6.2.1. Muskelphosphorylasemangel (McArdle-Syndrom)

Hier treten nach Anstrengungen *Muskelkontrakturen, Schwäche* und *Muskelschmerzen* auf, die von einem *stummen Elektromyogramm* begleitet sind (*McArdle,* 1951). Im *Intervall* fanden *Dyken* und Mitarb. (1967) und *Mellick* und Mitarb. (1962) normale elektromyographische Befunde. *Rowland* und Mitarb. (1963) dagegen berichten über abnorm komplexe Einheitspotentiale mit verlängerter Dauer und hoher Amplitude. *Brandt* und Mitarb. (1977) fanden myopathische Befunde mit verkürzter mittlerer Potentialdauer und mit vermehrter Polyphasie. Als Screeningtest schlagen *Dyken* und Mitarb. (1967) die supramaximale Reizung des N. ulnaris mit einer Frequenz von 18/s vor. Falls ein McArdle-Syndrom vorliegt, sollen dabei die Amplituden der Summenpotentiale im Hypothenar innerhalb von 100 s um 75% absinken. Im untersuchten Muskel treten dabei schließlich krampfartige Schmerzen und Kontrakturen auf. In einem eigenen gesicherten Fall war der Abfall der Amplituden eindeutig geringer. Ausschlaggebend für die Diagnose dürfte aber das Auftreten von krampfartigen Schmerzen und einer Kontraktur unter der repetitiven Reizung sein. Schon während dieser Reizung kommt es zu einer abnormen Abnahme der Kontraktionshöhe. Die anschließende Kontraktur beträgt etwa 20% der initialen Tetanushöhe. Die Kontraktur bildet sich innerhalb von 10–30 min zurück (*Brandt* und Mitarb., 1977; *Ricker* und *Hertel,* 1977b). Nach *Ricker* und *Hertel* (1977b)

kann diese Kontraktur unter ischämischen Bedingungen durch 50/s Reizung während je 1,5 s in Abständen von 2 s rascher ausgelöst werden. Erstaunlicherweise gelingt dies aber im abgekühlten Muskel (23° C) nicht.

Ursache der Störung ist ein Muskelphosphorylasemangel. Glykogen kann dadurch nicht zu Milchsäure umgewandelt werden, was zu einer Verarmung an Energie im arbeitenden Muskel führt.

Ludin (1977) hat über einen Fall berichtet mit einer *Abbaustörung* zwischen Glucose-6-Phosphat und 3-Hydroxyacetonphosphat, der *klinisch ähnlich wie ein McArdle-Syndrom* imponierte. Interessant war hier, daß während des elektromyographisch stummen Muskelkrampfes willkürlich noch zahlreiche motorische Einheiten aktiviert werden konnten (Abb. 60), ohne daß es zu einem Bewegungseffekt gekommen wäre.

2.3.2.6.2.2. Glykogenspeicherkrankheiten

Bei Patienten mit der *Pompeschen Erkrankung (Saure-Maltase-Mangel-Syndrom)* werden meist myopathische Bilder gefunden. Auffallend ist eine recht häufige Spontanaktivität in Form von Fibrillationen und pseudomyotonen Ausbrüchen. *Kölmel* und Mitarb. (1974) berichten auch über längerdauernde rhythmische Abläufe mit z. T. gruppierten Potentialen. Besonders bei adulten Fällen werden auffällig häufig pseudomyotone und vereinzelt auch echte myotone

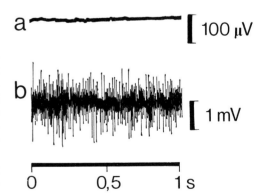

Abb. 60 Während der Kontraktur kann keine Spontanaktivität abgeleitet werden (a). Beim Versuch, zusätzlich zu innervieren, treten zahlreiche motorische Einheiten ohne Bewegungseffekt auf (b). Nähere Erläuterungen im Text.

Entladungen abgeleitet (*Engel*, 1970; *Gehlen* und *Stefan*, 1978; *Kölmel* und Mitarb., 1974; *Manz*, 1978). Die Veränderungen der Einheitspotentiale bestehen in reduzierter Dauer und Amplitude sowie in vermehrter Polyphasie. Die Leitgeschwindigkeiten sind immer normal (*Bordiuk* und Mitarb., 1970; *Engel*, 1970; *Kölmel* und Mitarb., 1974; *Swaiman* und Mitarb., 1968). Bei 4 eigenen Fällen leiteten wir 2mal ein myopathisches Elektromyogramm ab. Bei einem zweimonatigen Säugling fanden wir als einzigen pathologischen Befund Fibrillationspotentiale und positive scharfe Wellen an zahlreichen untersuchten Stellen. Im 4. Fall, einem fünfmonatigen Kind, war außerdem noch die mittlere Potentialdauer verlängert.

2.3.2.6.3. Lipidspeicherkrankheiten

Bei der *Myopathie bei Karnitinmangel* werden gelegentlich vereinzelte Fibrillationspotentiale registriert, die Potentiale motorischer Einheiten sind normal oder von eher niedriger Amplitude, und bei maximaler Willkürinnervation wird kein Interferenzbild abgeleitet (*Isaacs* und Mitarb., 1976; *Vandyke* und Mitarb., 1975). *Engel* und Mitarb. (1977a) fanden eine verkürzte Potentialdauer, aber keine vermehrte Polyphasie.

Bei einem Fall mit normalen Karnitinwerten haben *Jerusalem* und Mitarb. (1975) in verschiedenen Muskeln ein volles Interferenzbild bei maximaler Willkürinnervation und fehlende Spontanaktivität gefunden. Die Potentiale motorischer Einheiten werden auch hier als erniedrigt und verkürzt beschrieben.

2.3.2.6.4. Alkoholische Myopathie

Neben der häufigen *äthylischen Neuropathie* (siehe S. 85) existiert bei chronischen Trinkern auch eine *Myopathie*. *Ekbom* und Mitarb. (1964) haben 16 chronische Alkoholiker untersucht, von denen fünf Muskelschwäche und Atrophien hatten. In 14 Fällen wurden myopathische Veränderungen mit verkürzter Potentialdauer und vermehrter Polyphasie gefunden. Pathologische Spontanaktivität (vermehrte Einstichaktivität, Fibrillationspotentiale und positive scharfe Wellen) wurde nur einmal beobachtet.

2.3.2.6.5. Paroxysmale Myoglobinurie

Obach und *Aragonés* (1963) fanden bei einer Patientin sechs Tage nach einem Anfall in einem Muskel nur Fibrillationen, in einem anderen trotz geringer Kraft ein ziemlich reiches, gemischtes Muster niedriger Amplitude, bestehend aus kurzen Potentialen. Zwei Wochen später war die Spontanaktivität verschwunden und das Aktivitätsmuster in beiden Muskeln reicher und von höherer Amplitude. Bei einem anderen Patienten konnten *Buchthal* und *Rosenfalck* (1963) sechs Wochen nach der letzten Attacke nur Einstichaktivität und einige kurze spontane Entladungen ohne Willküraktivität registrieren. Drei Wochen später war die Muskelkraft besser, das Muster war gemischt, mit einer vermehrten Polyphasie und verkürzter Potentialdauer. Jetzt fanden sich eine vermehrte Einstichaktivität und Fibrillationen. *Bermils* und Mitarb. (1983) haben einen Patienten beschrieben, der nach rezidivierenden Attacken eine persistierende Muskelschwäche aufwies. Selbst 2 Jahre nach der letzten Attacke konnten noch Fibrillationspotentiale und ein myopathisches Bild abgeleitet werden.

2.3.2.6.6. Ischämische Muskelnekrose

Die ischämische Nekrose (z. B. *Tibialis-anterior-Syndrom, Volkmannsche Kontraktur*) ist gekennzeichnet durch ein völliges Fehlen der elektrischen Aktivität, insbesondere auch der Einstichaktivität („stummes EMG"). Beim Einstich der Elektrode fällt zudem die erhöhte Konsistenz auf. Bei unvollständigen Läsionen trifft man häufig Fibrillationen und positive scharfe Wellen sowie vereinzelte Einheitspotentiale, die meist klein und häufig polyphasisch sind. Gerade beim Tibialis-anterior-Syndrom sind manchmal die proximalen Anteile des M. tibialis anterior nur unvollständig nekrotisch, während in den distalen Abschnitten ein typisches stummes Elektromyogramm gefunden wird. Charakteristisch ist auch die neurogene Schädigung des M. extensor digitorum brevis, die durch eine Läsion des N. peronaeus profundus in der Tibialisloge zustande kommt.

2.3.2.7. Endokrine Myopathien

2.3.2.7.1. Hyperthyreose

Patienten mit Hyperthyreose zeigen oft elektromyographische Zeichen einer *Myopathie in proximalen Muskeln,* auch wenn klinisch keine sichere Muskelschwäche nachweisbar ist. Die Angaben über die Häufigkeit derartiger Veränderungen schwanken zwischen 60 und 100 %, wobei die meisten Autoren zwischen 80 und 90 % angeben (*Buchthal* 1970; *Havard* und Mitarb., 1963; *Hed* und Mitarb., 1958; *Ludin* und Mitarb., 1969; *Pipberger* und Mitarb., und 1955a; *Ramsay* 1965, 1974; *Satoyoshi* und Mitarb., 1963; *Yates,* 1963a). Spontanaktivität wird in diesen Muskeln nur selten angetroffen. Am häufigsten findet sich eine verkürzte mittlere Potentialdauer und eine vermehrte Polyphasie. Auch bei reduzierter Kraft tritt ein volles Interferenzmuster auf. Elektromyographische Veränderungen werden in diesen Muskeln häufig auch bei völlig normalem histologischem Befund gefunden. Zusammen mit der raschen Normalisierung nach Behandlung der Hyperthyreose spricht dies für eine vorwiegend funktionelle Störung der Muskelfasermembran.

Bei der *endokrinen Ophthalmopathie* fanden *Esslen* und *Papst* (1961) ein Interferenzbild trotz schwerer Parese als Hinweis auf eine Myopathie. *Faurschou Jensen* (1970) dagegen konnte bei 11 Patienten mit exophthalmischer Ophthalmoplegie, die alle Zeichen einer Hyperthyreose aufwiesen, nur dreimal Hinweise auf myopathische Veränderungen bei der Auswertung der Einheitspotentiale finden. Immerhin fand auch er bei allen Patienten, inbegriffen die 8 mit schweren Paresen, ein Interferenzmuster.

Bei der Hyperthyreose findet man auch gehäuft Fälle von *Myasthenia gravis* (siehe S. 133) und *periodischer hypokaliämischer Lähmung* (siehe S. 125), die elektrophysiologisch an sich keine Besonderheiten aufweisen (*Ramsay,* 1974). *Ludin* und Mitarb. (1969) haben auch auf das Vorkommen von *neurogenen Veränderungen* in distalen Muskeln hingewiesen.

2.3.2.7.2. Hypothyreose

Die elektromyographischen Befunde bei Patienten mit Hypothyreose, die eine Muskelschwäche aufweisen, sind widersprüchlich. Während einzelne Autoren über typisch myopathische Befunde berichten (*Astrom* und Mitarb., 1961;

Pipberger und Mitarb., 1955b), konnten andere trotz Muskelschwäche normale Befunde erheben (*Ludin* und *Gubser,* 1975; *Scarpalezos* und Mitarb., 1973; *Thomasen,* 1948; *Wilson* und *Walton,* 1959). Aufgrund unserer Untersuchungen von 21 Patienten und von experimentellen Befunden haben wir den Verdacht, daß bei der Hypothyreose eine *isolierte Störung der kontraktilen Mechanismen oder der elektromechanischen Kopplung* vorliegt (*Ludin* und *Gubser,* 1975). Damit wäre auch die Verlangsamung der Eigenreflexe gut vereinbar (*Lambert* und Mitarb., 1951). In einer neueren Untersuchung haben *Maurer* und Mitarb. (1985) bestätigt, daß die kontraktilen Eigenschaften des Muskels bei der hypothyreoten Myopathie (und auch bei anderen Endokrinopathien) gestört sind.

Auf myotone Symptome bei der Hypothyreose und auf das *Myoedem,* das elektrisch stumm ist, wurde schon auf S. 112 hingewiesen. *Nickel* und Mitarb. (1961) beschrieben neben den myopathischen Veränderungen noch *neurogene,* und *Murray* und *Simpson* (1958) haben auf das *gehäufte Vorkommen von Karpaltunnelsyndromen* bei Myxödem hingewiesen. Die von *Dyck* und *Lambert* (1970) sowie *Scarpalezos* und Mitarb. (1973) nachgewiesenen Verlangsamungen der Leitgeschwindigkeit machen es wahrscheinlich, daß Neuropathien bei Hypothyreose häufiger sind, als man bisher angenommen hat.

2.3.2.7.3. Diabetes mellitus

Beim Diabetes mellitus findet sich in vielen Fällen eine *Neuropathie* (siehe S. 87), während *myopathische Veränderungen als Seltenheit* zu betrachten sind. *Lamontagne* und *Buchthal* (1970) leiteten bei einem Patienten mit proximaler diabetischer Amyotrophie ein auf eine Myopathie verdächtiges Elektromyogramm ab. *Thage* (1974) hat bei vier derartigen Patienten in der Oberschenkelmuskulatur immer neurogene Befunde erhoben.

2.3.2.7.4. Hyperparathyreoidismus

Die Befunde beim *primären Hyperparathyreoidismus* sind etwas widersprüchlich. *Bischoff* und *Esslen* (1965) registrierten in einem Fall myopathische Veränderungen, während *Castaigne* und Mitarb. (1962) trotz ausgeprägter Paresen normale Befunde erhoben. *Patten* und Mitarb. (1974) haben 12 Patienten untersucht.

Zweimal war das Elektromyogramm normal. In 3 Fällen war die Zahl der willkürlich aktivierbaren Einheiten vermindert und 3 weitere Patienten hatten verlängerte, vermehrt polyphasische Einheitspotentiale. In insgesamt 6 Fällen waren die Potentiale kurz, von niedriger Amplitude und vermehrt polyphasisch. Die motorischen Leitgeschwindigkeiten und sensiblen distalen Latenzzeiten waren immer normal. In Übereinstimmung mit histologischen Befunden wurden die Ergebnisse als wahrscheinlicher Ausdruck einer Neuropathie interpretiert.

Harada u. Mitarb. (1987) haben über zwei Patienten berichtet, bei denen neben dem primären Hyperparathyreoidismus eine Dystrophia myotonica bestand. Es muß vorerst offen gelassen werden, ob zwischen den beiden Syndromen ein ursächlicher Zusammenhang, z. B. über eine gestörte Ca-Permeabilität, besteht oder ob es sich um ein zufälliges Zusammentreffen handelt.

Beim *sekundären Hyperparathyreoidismus* bei Osteomalazie werden von *Irani* (1976), *Skaria* und Mitarb. (1975) sowie *Smith* und *Stern* (1967) typisch myopathische Bilder ohne Spontanaktivität mitgeteilt. Im Kollektiv von *Skaria* und Mitarb. (1975) war allerdings die motorische Leitgeschwindigkeit durchschnittlich signifikant verlangsamt, was als Ausdruck einer zusätzlichen Neuropathie gewertet wird.

2.3.2.7.5. Hypoparathyreoidismus

Es können Befunde erhoben werden wie bei den anderen Tetanien (siehe S. 132). *Snowdon* und Mitarb. (1976) haben bei einem Fall zudem Potentiale motorischer Einheiten mit niedriger Amplitude und vermehrter Polyphasie beschrieben. Die Histologie war typisch myopathisch.

2.3.2.7.6. Morbus Cushing

Müller und *Kugelberg* (1959) und *Yates* (1963a) haben hier typisch myopathische Befunde ohne Spontanaktivität beobachtet. Zwei Patienten von *Yates* (1963a) zeigten nach erfolgreicher Behandlung eine Normalisierung der mittleren Potentialdauer.

2.3.2.7.7. Steroidmyopathie

Besonders bei langdauernder Behandlung mit fluorierten Kortikosteroiden kann eine Muskelschwäche mit myopathischem Elektromyo-gramm (z. T. mit Fibrillationen) auftreten (*Buchthal* 1970; *Lefebvre* und Mitarb., 1967; *Moser* und Mitarb., 1974; *Yates*, 1963a). Auch bei Patienten, die klinisch keine Paresen aufweisen, können elektromyographische Veränderungen nachgewiesen werden, die 5 Monate nach Absetzen der Behandlung größtenteils verschwunden sind (*Moser* und Mitarb., 1974).

2.3.2.7.8. Morbus Addison

Buchthal und *Rosenfalck* (1963) haben zwei Patienten untersucht, die ein Interferenzbild trotz reduzierter Kraft und eine verkürzte mittlere Potentialdauer aufwiesen. Eine vermehrte Polyphasie oder Spontanaktivität fanden sie nicht. Bei einer Patientin mit einer Myopathie als präsentierendes Symptom registrierten *Mor* u. Mitarb. (1987) eine verkürzte mittlere Potentialdauer und eine Vermehrung der polyphasischen Potentiale.

2.3.2.7.9. Akromegalie

Pickett und Mitarb. (1975) haben bei 6 von 13 elektromyographisch untersuchten Patienten in proximalen Muskeln myopathische Veränderungen mit verkürzten, niedrigen und vermehrt polyphasischen Potentialen gefunden. In 8 von 17 Patienten waren die Leitgeschwindigkeiten in einem oder beiden Medianusnerven distal verzögert als Hinweis auf ein Karpaltunnelsyndrom. Sonst fanden diese Autoren nur wenige Hinweise auf eine Neuropathie. Dies steht im Widerspruch zu *Low* und Mitarb. (1975), die auch bei 9 von 11 Patienten klinische und elektrophysiologische Zeichen eines Karpaltunnelsyndroms beobachteten, bei 8 dieser Patienten aber auch sonst signifikant verlangsamte Leitgeschwindigkeiten maßen.

2.3.2.8. Andere „Myopathien" und Muskelsymptome

In diesem Abschnitt sollen einige Krankheitsbilder, Syndrome oder auch nur Muskelsymptome behandelt werden, die nur bedingt oder überhaupt nicht als eigentliche Myopathien einzuordnen sind. Es soll nicht verschwiegen werden, daß der Beitrag, den die Elektromyographie zur Diagnostik dieser Krankheitsbilder liefern kann, häufig recht bescheiden ist. Anderseits wird aber auch angezweifelt, ob die histologischen Abnormitäten, welche für die diagnostische Zuordnung entscheidend sind, wirklich spezifisch sind oder nicht (*Brooke* und Mitarb., 1979).

2.3.2.8.1. Kongenitale Myopathien

Eine vollständige Liste der kongenitalen Myopathien, von denen z. T. nur Einzelbeobachtungen vorliegen und die auch nicht alle elektromyographiert worden sind, kann hier nicht gegeben werden.

2.3.2.8.1.1. „Central core disease"

Spontanaktivität wird in Form von spärlichen positiven scharfen Wellen beschrieben. Die Einheitspotentiale haben eine verkürzte Dauer, die Amplitude ist normal oder leicht erhöht. Bei maximaler Willkürinnervation tritt trotz verminderter Kraft ein Interferenzbild normaler Amplitude auf (*Engel* und *Warmolts*, 1973; *Buchthal* und *Rosenfalck*, 1963). Diese Autoren machen keine Angaben über eine vermehrte Polyphasie. *Lopez-Terradas* und *Conde Lopez* (1979) berichten aber über zahlreiche Potentiale motorischer Einheiten mit späten Komponenten (10 bis 50 ms nach der Hauptkomponente). Bei der Einzelfasermyographie fanden *Cruz-Martinez* und Mitarb. (1979) einen normalen Jitter und keine Blockierungen. Die Faserdichte dagegen war vergrößert. *Engel* und *Warmolts* (1973) reihen das Krankheitsbild aufgrund histologischer Kriterien, besonders wegen der Ähnlichkeit mit den „target"-Fasern, als „in portio-Neuropathie" mit vorwiegendem Befall der Typ-II-Motoneurone ein.

2.3.2.8.1.2. „Nemaline myopathy" („rod myopathy", „rod disease")

Auch bei dieser Krankheit wird die Zugehörigkeit zu den Myopathien angezweifelt und ein möglicher neurogener Defekt postuliert (*Engel* und *Warmolts*, 1973), wofür allerdings *Robertson* und Mitarb. (1978) bei einer morphometrischen Untersuchung der Motoneurone keine Hinweise fanden. *Engel* (1966) hat bei zwei Fällen den elektromyographischen Befund als myopathisch mit Spontanaktivität (Fibrillationen) und typischen Veränderungen der Einheitspotentiale interpretiert. Immerhin beschreibt er bei einem Fall eine stellenweise

verminderte Zahl motorischer Einheiten. Auch *Heffernan* und Mitarb. (1968) kamen aufgrund eines praktisch gleichen Bildes zur Annahme einer Myopathie, wobei hier das Aktivitätsmuster aber deutlich gelichtet war. *Engel* und *Warmolts* (1973) berichten zusätzlich über Faszikulationen und über eine verlangsamte Leitgeschwindigkeit im N. peronaeus. Neben kurzen, niedrigen Einheitspotentialen sollen sich auch sehr große finden. *Sauer* (1975) erhob sogar noch eindeutiger neuropathische Befunde: Fibrillationen und Faszikulationen, verlängerte Dauer und überhöhte Amplitude der Einheitspotentiale mit vermehrter Polyphasie, Lichtung des Interferenzbildes.

2.3.2.8.1.3. Kongenitale Fasertyp-Dysproportion (Faser-Typ-I-Atrophie)

Es werden myopathische Bilder ohne Spontanaktivität beschrieben (*Engel* und *Warmolts*, 1973; *Inokuchi* und Mitarb., 1975; *Sauer*, 1975). Trotzdem handelt es sich möglicherweise nicht um eine primäre Muskelerkrankung (*Engel* und *Warmolts*, 1973; *Inokuchi* und Mitarb., 1975).

2.3.2.8.1.4. Myotubuläre Krankheit (Zentronukleäre Myopathie)

Die Muskeln weisen in Ruhe Spontanaktivität in Form von Fibrillationspotentialen und positiven scharfen Wellen auf. *Munsat* und Mitarb. (1969) erwähnen myotone Entladungen, ohne diese aber genauer zu umschreiben. *Hawkes* und *Absolon* (1975) dagegen beschreiben pseudomyotone und fragliche myotone Ausbrüche. Die Potentiale motorischer Einheiten sind entweder normal (*Engel* und Mitarb., 1968; *Spiro* und Mitarb., 1966) oder polyphasisch, von niedriger Amplitude und verkürzter Dauer (*Bill* und Mitarb., 1979; *Hawkes* und *Absolon*, 1975; *Munsat* und Mitarb., 1969). Trotz verminderter Kraft wird bei maximaler Willkürinnervation ein Interferenzbild registriert. Die Zuordnung des Krankheitsbildes zu den Neuro- oder Myopathien ist auch hier offen (*Dubowitz* und *Brooke*, 1973; *Engel* und Mitarb., 1968).

2.3.2.8.1.5. Kongenitale Muskeldystrophie

Siehe S. 118.

2.3.2.8.1.6. Arthrogryposis multiplex congenita

Dies ist kein einheitliches Krankheitsbild, sondern ein Syndrom, das verschiedene myopathische, neurogene oder zentralnervöse Ursachen haben kann. *Buchthal* und *Rosenfalck* (1963) fanden bei 10 Patienten meist neurogene Bilder und nur einmal einen myopathischen Befund. Auch *Bharucha* und Mitarb. (1972) leiteten bei ihren 12 Patienten siebenmal ein neurogenes, zweimal ein myopathisches und dreimal ein normales Elektromyogramm ab.

2.3.2.8.1.7. Myatonia congenita Oppenheim

Auch dies ist ein Sammeltopf verschiedener Affektionen, die eine Muskelhypotonie bewirken. Der Ausdruck sollte nicht mehr gebraucht werden.

2.3.2.8.2. Mitochondriale Myopathie

Bei der mitochondrialen Myopathie *(Ophthalmoplegia plus)* (*Danta* und Mitarb., 1975) finden sich neben einer chronisch progressiven externen Ophthalmoplegie meistens Zeichen einer Muskelschwäche an den Extremitäten. Bei vielen Patienten bestehen daneben auch klinische Hinweise auf einen Mitbefall des zentralen und/oder des peripheren Nervensystems. Häufig sind auch eine Retinitis pigmentosa und Herzrhythmusstörungen. Typisch sind die mitochondrialen Anomalien in den Skelettmuskeln, die als „ragged red fibers" bezeichnet werden. Die klinisch-neurophysiologischen Untersuchungen können diagnostisch nur einen beschränkten Beitrag liefern. Neben meist myopathischen werden nicht selten auch normale oder neurogene elektromyographische Befunde erhoben und sowohl die motorische wie auch die sensible Neurographie kann gelegentlich pathologisch ausfallen (*Petty* und Mitarb., 1986).

2.3.2.8.3. Skapulo-peronaeales Syndrom

Das skapulo-peronaeale Syndrom, das durch Muskelatrophien und -schwäche im Bereiche des Schultergürtels und der Unterschenkelextensoren gekennzeichnet ist, stellt keine nosologische Einheit dar. In den meisten Fällen handelt es sich um eine Myopathie, meist eine Muskeldystrophie, gelegentlich auch eine myotonische Dystrophie mit den entsprechenden elektromyographischen Befunden (*Ricker* und *Mertens*, 1968; *Thomas* und Mitarb., 1975). Bei anderen Patienten wird vor allem aufgrund histologischer Befunde ein Untergang von Vorderhornzellen angenommen (*Kaeser*, 1965). Die elektromyographischen Befunde sind dafür allerdings nicht sehr typisch. Die Zahl der motorischen Einheiten bei maximaler Willkürinnervation ist allerdings vermindert und häufig finden sich Fibrillationspotentiale, seltener Faszikulationen. Die Potentiale motorischer Einheiten haben aber eine normale verkürzte Dauer und die Polyphasie ist vermehrt, so daß eine „in portio-Neuropathie" (siehe S. 116) oder eine Myopathie elektrophysiologisch diskutiert werden könnte. Bei einer weiteren Form finden sich klinisch auch distale Sensibilitätsstörungen. Die elektrophysiologischen Befunde sind dabei einfach zu interpretieren: die Nadelmyographie ergibt typisch neurogene Befunde und motorische sowie sensible Leitgeschwindigkeiten sind mäßig verlangsamt (*Schwartz* und *Swash*, 1975).

2.3.2.8.4. Myosklerose

Die *Myosklerose* ist ebenfalls ein Syndrom und nicht ein eigentliches Krankheitsbild, das bei verschiedenen neuromuskulären Erkrankungen, die mit *ungewöhnlich starker bindegewebiger Proliferation* einhergehen, auftreten kann. Dementsprechend finden sich denn auch myopathische oder neurogene EMG-Befunde. *Bradley* und Mitarb. (1973) haben drei Fälle beschrieben, von denen zwei eine spinale Muskelatrophie und einer eine Polymyositis aufwiesen, die entsprechende elektromyographische Befunde zeigten.

Beim *rigid-spine-Syndrom* sind myopathische EMG-Veränderungen beschrieben (*Dubowitz* und *Brooke*, 1973; *Seay* und Mitarb., 1977; *van Munster* und Mitarb., 1986).

2.3.2.8.5. Muskelkrämpfe

Der Muskelkrampf ist ein vielfältiges Symptom, das bei verschiedenen Krankheitsbildern auftreten kann. Einige davon wurden schon an anderer Stelle besprochen: Die Muskelkontraktur beim *McArdle-Syndrom* (siehe S. 126), die *Myotonien* (siehe S. 113), die *Neuromyotonien* (siehe S. 121), der *Tetanus* (siehe S. 140) und das „*stiffman*"-Syndrom (siehe S. 121).

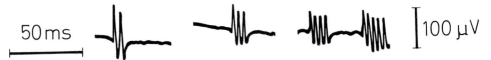

Abb. 61   Doublets, Triplets und Multiplets bei Tetanie nach dreiminütiger Ischämie. Ableitung mit konzentrischen Nadelelektroden aus dem M. abductor digiti minimi.

Bei den sog. *gewöhnlichen Muskelkrämpfen,* die nachts besonders in der Wadenmuskulatur auftreten, findet man im Intervall normale elektromyographische Befunde. Während des Krampfes kann ein mehr oder weniger volles Interferenzbild registriert werden, das sich nicht von Willkürinnervation unterscheiden läßt. Gelegentlich treten solche Krämpfe auch bei neuromuskulären Erkrankungen, besonders bei myatrophischer Lateralsklerose auf. Dann können entsprechende elektromyographische Veränderungen nachgewiesen werden. *Ricker* u. *Moxley* (1990) haben eine Familie mit autosomal vererbten Muskelkrämpfen in 4 Generationen beschrieben. Die Ausmessung der Potentiale motorischer Einheiten und die Willison-Analyse zeigten neurogene Veränderungen. Die Autoren vermuten eine Dysfunktion der Motoneurone als Ursache der Krämpfe.

Bei Patienten mit einem Malabsorptionssyndrom hat *Satoyoshi* (1978) Muskelkrämpfe, die er als *Myospasmus gravis* bezeichnet, beobachtet. Diese Krämpfe befallen nicht nur die Waden-, sondern auch die übrige Extremitäten-, Rumpf- und Kaumuskulatur. Auch hier wird elektromyographisch während des Krampfes ein Interferenzbild abgeleitet und im Intervall sind die Befunde normal.

Bei den *Tetanien* dürfte der Grund der Muskelkrämpfe in einer abnormen Erregbarkeit der peripheren Nerven zu suchen sein. Jedenfalls werden die Krämpfe durch Kurare blockiert, während sie durch eine Blockade des peripheren Nervs nicht beeinflußt werden (*Layzer* und *Rowland,* 1971). Während des Krampfes ist auch hier das elektromyographische Muster nicht von Willkürinnervation zu unterscheiden. Im Intervall können gelegentlich spontane Entladungen von gruppierten Potentialen, deren einzelne Komponenten kürzer als Einheitspotentiale, aber länger als Fibrillationen sind, sog. *Doublets, Triplets* und *Multiplets* (Abb. 61) abgeleitet werden. Bei der latenten Tetanie können diese durch Hyperventilation während 3 Minuten oder häufiger durch einen Ischämieversuch provoziert werden. Dabei wird die Blut-

zirkulation in einem Arm während 4 Minuten unterbunden, gleichzeitig wird mit Nadelelektroden aus zwei bis drei kleinen Handmuskeln abgeleitet. Die Spontanaktivität erscheint typischerweise *1–3 Minuten nach Beendigung der Ischämie.* Um diagnostisch relevant zu sein, sollte die Spontanaktivität während mindestens einer Minute andauern. Der von *Isch* (1963) vorgeschlagene Unterbruch der Blutzirkulation von 10 Minuten scheint uns zu lang, da so erfahrungsgemäß gelegentlich auch bei Gesunden derartige Spontanaktivität auftritt. Unser Eindruck wird durch die Befunde von *Krause* und *Schmidt-Gayk* (1978) bestätigt. Bei 10minütiger Ischämie kombiniert mit einer Hyperventilation von 5 min Dauer fanden sie bei 28 von 52 Probanden, die nie eine manifeste Tetanie hatten, elektromyographische Zeichen einer latenten Tetanie. Die geschilderte Spontanaktivität ist recht charakteristisch für die Tetanie, aber nicht pathognomonisch. Praktisch gleiche Potentiale werden auch bei der Neuromyotonie (siehe S. 121) abgeleitet. Die übrigen elektromyographischen Befunde sind normal.

2.3.3.8.6. Post-viral fatigue Syndrom

Konventionelle elektromyographische Untersuchungen dieser Patienten ergaben in der Regel normale Befunde. *Jamal* und *Hansen* (1989) fanden im Einzelfaser-EMG immer erhöhte Jitterwerte. Da sie keine vermehrten Blockierungen und erhöhte Faserdichte beobachteten, interpretieren sie den verlängerten Jitter als myogen bedingt. Sie postulieren einen Membrandefekt, der durch einen persistierenden viralen Infekt verursacht wird.

2.3.2.8.7. Inaktivitätsatrophie

Bei 7 Patienten konnten *Mamoli* und *Ludin* (unveröffentlicht) nur geringfügige elektromyographische Veränderungen nachweisen. Pathologische Spontanaktivität trat nie auf. Die Einheitspotentiale hatten in vier Fällen eine normale mittlere Dauer, dreimal lag der Wert geringfügig (bis maximal 5%) über der obersten Normgrenze. Die Potentialamplitude war immer im Normbereich und eine vermehrte Polyphasie konnte nie nachgewiesen werden. Immerhin war der Anteil der polyphasischen Potentiale in der ganzen Gruppe mehr als doppelt so hoch wie auf der gesunden Gegenseite, die vergleichsweise untersucht wurde. Damit konnte der Befund von *Baumann* (1968), der eine vermehrte Polyphasie auch im Einzelfall fand, nicht bestätigt werden. Das Aktivitätsmuster war fünfmal normal und zweimal etwas gelichtet, wahrscheinlich wegen einer Schmerzhemmung. Die Befunde von *Thage* (1974) an 4 Patienten kommen dem sehr nahe. Die Polyphasie war auch hier im Einzelfall immer im Normbereich, gesamthaft gesehen aber doch höher als normal. Bei 4 Patienten war das Territorium der motorischen Einheiten leicht verkleinert (je −28%).

Fuglsang-Frederiksen und *Scheel* (1978) fanden im M. quadriceps femoris, der für 27 bis 43 Tage immobilisiert gewesen war, unmittelbar nach dem Entfernen des Gipses eine Kraftverminderung von 40–80% verglichen mit der gesunden Gegenseite. Innerhalb von einer Woche normalisierte sich die Kraft weitgehend. Mit Hilfe der Willison-Analyse konnte wahrscheinlich gemacht werden, daß diese Kraftabnahme größtenteils auf eine verminderte Zahl verfügbarer motorischer Einheiten zurückzuführen ist und daß der verkleinerte Faserquerschnitt nur eine untergeordnete Rolle spielt.

2.4. Störungen der neuromuskulären Überleitung

2.4.1. Myasthenia gravis

Die Befunde der Nadelmyographie spielen bei der Myasthenie, außer bei den okulären Formen, nur eine untergeordnete diagnostische Rolle. Sie werden hier deshalb entsprechend kurz behandelt. Spontanaktivität gehört nicht zum üblichen Bild der Myasthenie. Bei einer Überdosierung der cholinesterasehemmenden Medikation sollten aber die klinisch sichtbaren Faszikulationen auch elektromyographisch faßbar sein. Fibrillationspotentiale sind von *Barbieri* und Mitarb. (1982) bei 17% von 130 Patienten registriert worden. Sie fanden sie vorwiegend

bei älteren Patienten und am meisten in der bulbären und der paraspinalen Muskulatur.

Die Parameter der Potentiale motorischer Einheiten sind wegen ihrer Variabilität bei längerer Rekrutierung nicht ganz leicht zu erfassen. *Pinelli* und *Buchthal* (1953) fanden in 6 Fällen mit ausgeprägten klinischen Zeichen, die keine cholinesterasehemmende Medikation erhielten, nur zweimal eine leicht verkürzte Potentialdauer mit normaler Amplitude. Das Vorkommen von polyphasischen Potentialen wird nicht erwähnt. Bedeutend häufiger fanden *Oosterhuis* und Mitarb. (1972) eine verkürzte Potentialdauer bei 40 Fällen, wobei die Dauer mit zunehmender Schwere des Befalls abnahm. In zwei von acht Fällen kam es nach der Injektion von Prostigmin zu einer signifikanten Zunahme der Potentialdauer. *Pinelli* und Mitarb. (1975) äußern – wahrscheinlich berechtigte – Zweifel an der angewandten Methodik. Bei 12 Patienten fanden diese Autoren vor der Thymektomie nur eine geringfügige Verkürzung der Dauer und eine leichte Zunahme der Polyphasie aller Potentiale. Über Einzelbefunde werden keine Angaben gemacht. Spontanaktivität konnte nie registriert werden. Nach der Thymektomie kam es zu einer signifikanten Abnahme der Potentialdauer und einer deutlichen Zunahme der polyphasischen Potentiale, was als Ausdruck einer „myasthenischen Myopathie" (*Rowland* und Mitarb., 1973) gedeutet wird. Auch die Zahl der pathologischen Befunde von *Negri* und *Caraceni* (1973) (immer verkürzte Potentialdauer bei 40 Patienten, in 33 Fällen 30–70% polyphasische Potentiale) erscheint ungewöhnlich hoch. Sie kommen zwar den Resultaten von *Humphrey* und *Shy* (1962) recht nahe, die bei 11 Patienten immer eine vermehrte Polyphasie und 7mal eine verkürzte Potentialdauer fanden.

Obwohl die Ansichten über die nadelmyographischen Befunde in der Literatur auseinandergehen, kann gesagt werden, daß im Einzelfall eine verkürzte Potentialdauer und eine vermehrte Polyphasie mit der Diagnose einer Myasthenie durchaus kompatibel sind. Solche Veränderungen berechtigen auch nicht, ohne weiteres eine zusätzliche Myopathie zu postulieren, da sie meist mit dem funktionellen Ausfall von Muskelfasern wegen der gestörten neuromuskulären Überleitung erklärt werden können. *Rowland* und Mitarb. (1973) machen auf die Vieldeutigkeit der Kombination von Myopathie und Myasthenie, wie sie in der Literatur beschrieben wird, aufmerksam. Sie möchten den Begriff

„myasthenische Myopathie" auf ein bestimmtes Krankheitsbild beschränkt wissen, das klinisch der echten Myasthenie sehr ähnlich sieht (richtige myasthenische Episoden können vorkommen), das bei repetitiver Reizung keinen Abfall der Summenpotentiale zeigt, das nicht oder schlecht auf Cholinesterasehemmer anspricht, bei dem keine Überempfindlichkeit auf Kurare gefunden wird und das mit einem Thymom einhergeht. Elektromyographisch und histologisch sollen bei diesen Patienten typisch myopathische Befunde erhoben werden.

Auf die *Abnahme der Amplitude der Einheitspotentiale bei repetitivem Feuern* hat schon *Lindsley* (1935) hingewiesen. Diese Beobachtung ist aber nicht pathognomonisch für die Myasthenia gravis, sie kann in gleicher Weise z. B. auch bei Vorderhornzellaffektionen gemacht werden (siehe S. 82). Es kann so weit gehen, daß mehr und mehr motorische Einheiten ganz ausfallen. Dies äußert sich auch im Aktivitätsmuster, das initial meist voll ist, sich mit der Zeit aber immer mehr lichtet, wobei auch die Amplitude abnimmt. Durch die Injektion von Tensilon kann dann wieder eine Normalisierung des Musters erreicht werden.

Zu diagnostischen Zwecken werden die erwähnten Beobachtungen vorwiegend bei der *Untersuchung von Augenmuskeln* gemacht, wenn die Diagnose mittels repetitiver Nervenreizung am Skelettmuskel nicht sicher gestellt werden kann. Bei Myasthenikern ist in den äußeren Augenmuskeln viel rascher ein Zerfall des Aktivitätsmusters, meist schon nach wenigen Sekunden, zu beobachten als in den Skelettmuskeln. Es gibt auch Fälle, bei denen von Anfang an nur Einzeloszillationen registriert werden können. Etwa 12–15 Sekunden nach der intravenösen Injektion von 5–10 mg Tensilon kommt es immer zu einer starken Zunahme der motorischen Einheiten, so daß ein Interferenzbild entsteht. Dieser Tensiloneffekt, der nur während weniger Sekunden anhält, ist elektromyographisch auch faßbar, wenn es klinisch zu keiner sicheren Verbesserung der Augenmotilität kommt (*Esslen* und *Papst*, 1961).

Eine große Bedeutung in der Diagnostik der Myasthenie hat die *Einzelfaserelektromyographie*. Viele Potentialpaare zeigen einen vergrößerten Jitter und häufige Blockierungen (*Blom* und *Ringqvist*, 1971; *Ekstedt* und *Stålberg*, 1967; *Stålberg* und Mitarb., 1974, 1976a). Diese Veränderungen können auch in klinisch nicht befallenen Muskeln und unter cholinesterasehem-

mender Therapie meist nachgewiesen werden. So können beispielsweise bei okulären Myasthenien pathologische Veränderungen auch in Extremitätenmuskeln nachgewiesen werden. Ein vergrößerter Jitter findet sich auch schon beim Fehlen von Blockierungen. *Stålberg* und Mitarb. (1976a) fanden ihn auch bei Patienten mit normalem Befund bei repetitiver Reizung signifikant verlängert. Durch einen normalen Jitter in einem klinisch schwachen Muskel kann eine Myasthenie ausgeschlossen werden (*Sanders* und *Howard*, 1986; *Stålberg* und Mitarb., 1974). Eine gewisse Schwierigkeit besteht darin, daß der Jitter in normalen Potentialpaaren viel leichter bestimmt werden kann als in pathologischen.

Auch der Effekt von Tensilon kann mit dieser Methode nachgewiesen werden. Die Substanz führt zu einer Verkleinerung des Jitters und die Zahl der Blockierungen nimmt ab. Die Überdosierung von Cholinesterasehemmern äußert sich wieder in einer Zunahme des Jitters und vermehrten Blockierungen (*Stålberg* und Mitarb., 1974, 1976a). Interessant ist, daß *Stålberg* und Mitarb. (1976a) bei einigen ihrer Patienten eine vergrößerte Faserdichte – möglicherweise als Hinweis auf eine neurogene Komponente – und bei Verwandten von juvenilen Myasthenikern teilweise einen verlängerten Jitter fanden.

Schwartz und *Stålberg* (1975a) haben auch eine Methode beschrieben, bei der ein Nerv repetitiv submaximal gereizt und aus einem dazugehörigen Muskel einzelfasermyographisch abgeleitet wird. Sie verwenden meist 4 Reize mit einer Frequenz von 2/s. Verglichen wird die Anzahl der Komponenten, die einzelnen Muskelfasern entsprechen, in der 1. und 4. Reizantwort. Mit dieser Untersuchung können auch schwer befallene Endplatten, die sich der Bestimmung des Jitters entziehen, erfaßt werden. Die Resultate zeigen eine gute Übereinstimmung mit denjenigen bei konventioneller repetitiver Reizung, die Einzelfaserelektromyographie bei Willkürinnervation soll dagegen etwas empfindlicher sein.

Die motorischen und sensiblen *Leitgeschwindigkeiten* sind bei der Myasthenie normal. Die derzeit gebräuchlichste diagnostische Methode ist die supramaximale *repetitive Reizung* eines peripheren Nervs mit Ableitung der entsprechenden Muskelsummenpotentiale. Die Technik mit den verschiedenen Fallstricken, die zu falsch negativen oder falsch positiven Resultaten Anlaß geben können, wurde auf S. 48 erläu-

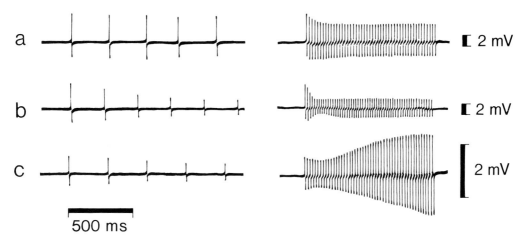

Abb. 62   Repetitive supramaximale Reizung des N. ulnaris mit niedriger (links) und hoher (rechts) Frequenz. a) normal, b) Myasthenia gravis, c) myasthenisches Syndrom Eaton-Lambert.

tert. Am häufigsten wird die Untersuchung bei Ableitung von den kleinen Handmuskeln durchgeführt. *Borenstein* und *Desmedt* (1973) sowie *Özdemir* und *Young* (1976) weisen aber darauf hin, daß die diagnostische Ergiebigkeit bei Ableitung von proximalen oder von Gesichtsmuskeln häufig viel besser ist. Die letzteren Autoren haben bei Ableitung vom M. abductor digiti minimi in 59% ihrer Patienten einen signifikanten Abfall der Potentialamplitude beobachtet, während sie vom M. deltoideus 82% positive Resultate erhielten. Dabei bestand keine kon-

stante Korrelation zwischen elektrophysiologischem Befund und klinischem Ausmaß des Befalls des untersuchten Muskels. Die gleichen Autoren weisen auch darauf hin, daß sie bei der Untersuchung von 4 Muskeln (es waren immer proximale dabei) bei 95 % ihrer myasthenischen Patienten einen positiven Befund erheben konnten. Bei Reizfrequenzen unter 30/s kommt es beim Gesunden bei den verwendeten kurzen Serien zu keiner nennenswerten Abnahme der Potentialamplituden (siehe S. 176) (*Slomić* und Mitarb., 1968). Bei Patienten mit Myasthenie

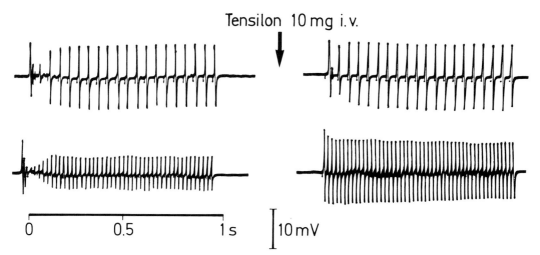

Abb. 63   Weitgehendes Verschwinden des Potentialabfalls bei repetitiver Reizung nach intravenöser Injektion von 10 mg Tensilon bei Myasthenia gravis.

wird ein Abfall der Potentialamplitude beobachtet (Abb. 62), der in der Regel bei Reizfrequenzen unter 10/s am ausgeprägtesten ist. Bei der Untersuchung von proximalen oder Gesichtsmuskeln, wo höherfrequente Reize für den Patienten sehr unangenehm sind, kann man sich deshalb durchaus auf die Reizung von 3/s beschränken. *Özdemir* und *Young* (1976) beobachteten, daß der Amplitudenabfall bei Myasthenia gravis immer mit dem zweiten Summenpotential beginnt. Häufig wird ein Amplitudenminimum nach dem 4. oder 5. Reiz erreicht, dann können die Amplituden wieder ansteigen, so daß sie am Schluß höher als zu Beginn sein können. In anderen Fällen bleibt die Amplitude auf dem Niveau der 4. oder 5. Reizantwort stehen, ohne weiter abzufallen oder wieder anzusteigen (Abb. 62b). In einzelnen Fällen ist nur die 2. Reizantwort deutlich niedriger als die erste, anschließend sind sie normal oder fast normal (Abb. 63). Ein progredienter Amplitudenabfall über längere Zeit ist nach *Özdemir* und *Young* (1976) nicht typisch für eine Myasthenie (siehe S. 132). Als Provokationstest ist auch ein *Ischämieversuch* vorgeschlagen worden (*Borenstein* und *Desmedt*, 1973; *Desmedt* und *Borenstein*, 1977). Nach *Özdemir* und *Young* (1976) kann durch die Ischämie die Zahl der positiven Befunde nicht erhöht werden, dies soll aber durch Willkürinnervation oder tetanische Reizung vor der Untersuchung mit niedrigen Reizfrequenzen in einigen Fällen zutreffen.

Mayer und *Williams* (1974) sowie *Özdemir* und *Young* (1976) haben darauf aufmerksam gemacht, daß gelegentlich auch ein Anwachsen der Potentialamplituden beobachtet werden kann. Am deutlichsten tritt dies bei diesen Patienten bei Reizung mit 10/s in Erscheinung. Der Anstieg der Amplituden soll geringer sein als beim myasthenischen Syndrom Eaton-Lambert und auch die posttetanische Fazilitierung ist weniger ausgeprägt. Diese Patienten, die teilweise bei anderen Untersuchungen abfallende Reizantworten hatten, waren entweder in einer Phase progredient zunehmender Muskelschwäche oder sie standen unter Steroidtherapie.

Ebenfalls eine Verbesserung der diagnostischen Ergiebigkeit ergibt die gleichzeitige *isometrische Untersuchung der Muskelkontraktion* zusammen mit den Aktionspotentialen. *Slomić* und Mitarb. (1968) fanden bei Reizung mit 1–3/s während 90 s bei Patienten mit Myasthenie in 21 von 23 Fällen ein *negatives Treppenphänomen* (Abnahme der Kontraktionshöhe) im

M. adductor pollicis. Dies wurde z. T. bei noch fehlendem Abfall der Potentialamplituden und bei sieben von acht Fällen, bei denen der untersuchte Muskel klinisch unauffällig war, beobachtet. Beim Gesunden wird dagegen ein positives Treppenphänomen mit einem Anstieg der Kontraktionshöhe der Einzelzuckungen gesehen. Obwohl sich diese Methode auch bei uns gut bewährt hat, haben wir – wie bei den anderen Techniken – auch falsch negative Resultate gesehen (*Ludin* und *Lütschg*, 1977). Noch besser wird die diagnostische Ergiebigkeit, wenn die Summenpotentiale und die isometrischen Kontraktionen vom Platysma abgeleitet werden (*Krarup*, 1977b). Die *posttetanischen Veränderungen*, die nach einem kurzen Tetanus (Reizung mit 50/s während 1–2 s) beobachtet werden, sind zwar etwas wechselnd, trotzdem können sie für die Diagnostik von Bedeutung sein. Wichtig sind sie auch für die Abgrenzung vom myasthenischen Syndrom (siehe S. 138). Häufig wird bei der Myasthenie nach einem Tetanus eine vorübergehende Erschöpfung der Potential- oder der Zuckungsamplitude gesehen, die sich in einer Amplitudenverminderung des fünften Aktionspotentials und der fünften Zuckung bei Reizung mit 3/s äußert. *Desmedt* (1966) fand eine posttetanische Erschöpfung in allen klinisch schwachen Muskeln, *Slomić* und Mitarb. (1968) nur in der Hälfte ihrer Fälle. Auch *Horowitz* und Mitarb. (1976a) sowie *Ludin* und *Lütschg* (1977) fanden nur in etwa der Hälfte ihrer Fälle einen posttetanischen Abfall der Potentialamplituden. Diese letzteren Autoren beobachteten aber in 15 von 17 Patienten einen pathologischen Abfall der Höhe der isometrischen Kontraktionen. Bei sehr hohen Reizfrequenzen (über 100/s) beobachtete *Desmedt* (1973) beim Myastheniker einen sehr raschen Abfall der Kontraktionshöhe.

Durch die Injektion von *Tensilon* (siehe S. 49) kann bei Patienten mit Myasthenie eine vorübergehende Verkleinerung oder sogar ein Verschwinden des Amplitudenabfalls bei repetitiver Reizung erreicht werden (Abb. 63). Das negative Treppenphänomen bleibt dadurch aber unbeeinflußt (*Slomić* und Mitarb., 1968). Der Amplitudenabfall beim Gesunden, der bei höheren Reizfrequenzen beobachtet wird, verschwindet ebenfalls nicht.

Zur Diagnose der Myasthenie kann man auch die abnorme *Kurareempfindlichkeit* dieser Patienten untersuchen. Sie zeigen schon bei weit geringeren Kuraredosen als der Gesunde einen neuromuskulären Block. Diese Untersuchung, die auch am besten kombiniert mit repetitiver Reizung durchgeführt wird, hat den Vorteil, daß sie auch an Muskeln, die klinisch und elektromyographisch sonst nicht betroffen sind, häufig positive Resultate ergibt. Zudem braucht die cholinesterasehemmende Therapie nicht abgesetzt zu werden. Bei Untersuchung eines kleinen Handmuskels beispielsweise kann die Diagnose in etwa der Hälfte der klinisch rein okulären Myasthenien gestellt werden (*Brown* und *Charlton,* 1975 a; *Horowitz* und Mitarb., 1975, 1976 a). *Samland* und *Ricker* (1975) schlagen die i. v. Injektion von je 0,05 mg d-Tubocurarin in Abständen von 2 Minuten während der ersten 10 Minuten, dann von je 0,1 mg jede Minute während 5 Minuten und dann von je 0,15–0,25 mg jede Minute bis zur maximalen Gesamtdosis von 1 mg vor, falls nicht vorher Zeichen eines neuromuskulären Blocks eintreten. *Brown* und Mitarb. (1975) haben eine Technik beschrieben, bei der 0,125 mg d-Tubocurarin nur lokal an einem Vorderarm nach Unterbruch der Blutzirkulation zur Wirkung kommt. Man muß sich bewußt sein, daß auch die lokale Gabe von Kurare nie ganz gefahrlos ist. Deshalb sollten diese Untersuchungen immer in Beatmungsbereitschaft und in Anwesenheit mindestens eines zweiten Arztes vorgenommen werden. *Ricker* und *Hertel* (1977 a) haben sich zudem recht kritisch über den Wert des regionalen Kuraretests geäußert. Schon bei kleinen Kuraredosen haben sie z. T. auch bei Gesunden einen eindeutigen Abfall der Potentialamplituden beobachtet, während anderseits einige Patienten mit eindeutiger Myasthenie normale Befunde aufwiesen. Wahrscheinlich sind die Kuraredosen, die die Muskeln nach Unterbruch der Blutzirkulation erreichen, sehr unterschiedlich, so daß die Standardisierung der Methode schwierig sein dürfte.

Horowitz und Mitarb. (1976 b) haben berichtet, daß sich die elektrophysiologische Untersuchung auch gut für *Verlaufskontrollen* eignet. Besonders nach Thymektomien kann die Besserung elektrophysiologisch schon viel früher objektiviert werden, als dies klinisch der Fall ist.

Ein Wort muß noch zur *Spezifität* der verschiedenen erwähnten Untersuchungsmethoden gesagt werden. Wohl keiner der geschilderten Teste ist für eine Myasthenie pathognomonisch. Die Veränderungen bei der Nadelmyographie müssen hier gar nicht näher besprochen werden. Aber auch die Befunde bei der Einzelfaserelektromyographie können bei anderen Neuropathien und Myopathien in gleicher oder ähnlicher Weise erhoben werden, so daß im Einzelfall eine Unterscheidung nur aufgrund dieser Kriterien schwierig sein kann. Das gleiche gilt auch für die repetitive Reizung, die bei anderen Neuro- und Myopathien Zeichen einer abnormen Ermüdbarkeit der neuromuskulären Übertragung ergeben kann. In diesen Fällen kann auch mit dem Tensilontest vielfach eine wenigstens teilweise Normalisierung erzielt werden. *Özdemir* und *Young* (1976) glauben allerdings, daß die auf S. 136 beschriebenen Muster des Potentialabfalls für die Myasthenie spezifisch sind. Bei anderen neuromuskulären Erkrankungen findet man dagegen einen progredienten Amplitudenabfall von der ersten bis zur letzten Reizantwort, der bei der Myasthenie sehr selten ist. Dieser Befund ist von *Meienberg* und *Ludin* (1977) bestätigt worden, die zudem den Amplitudenabfall bei nicht-myasthenischen Patienten nie bei einer Reizfrequenz von 3/s, sondern nur bei höheren beobachteten. *Meienberg* und *Ludin* (1977) haben auch die Spezifität des Treppenphänomens untersucht. Dabei fanden sie, daß es in 7 von 39 Patienten mit verschiedenen neuromuskulären Erkrankungen ebenfalls zu keinem Anstieg der Zuckungshöhe kam. Der Kuraretest kann bei Myositiden (*Samland* und *Ricker,* 1975) und bei Muskeldystrophien, nicht aber bei Neuropathien, insbesondere den spinalen Muskelatrophien (*Brown* und *Charlton,* 1975 b), eine Überempfindlichkeit der neuromuskulären Überleitung auf diese Substanz ergeben. Immerhin darf gesagt werden, daß die Erkrankungen, die differentialdiagnostisch gewisse Probleme bieten können, mit anderen elektromyographischen und auch klinischen Mitteln meist unschwer abgegrenzt werden können. Es muß aber davor gewarnt werden, bei entsprechenden elektrophysiologischen Befunden bei Neuro- oder Myopathien leichthin eine zusätzliche Myasthenie zu diagnostizieren.

Zur Erklärung der *Pathophysiologie* der Myasthenie hat man während längerer Zeit vorwiegend einen präsynaptischen Defekt an der motorischen Endplatte angenommen. Grundlage für diese Annahme waren vor allem eingehende elektrophysiologische Untersuchungen von *Dahlbäck* und Mitarb. (1961) und *Elmqvist* und Mitarb. (1964). Da die postsynaptische Empfindlichkeit auf ACh normal zu sein schien, wurde ein abnorm kleiner ACh-Gehalt der einzelnen Quanten angenommen. Wahrscheinlich war aber diese Bestimmung der postsynaptischen ACh-Empfindlichkeit zu wenig genau, denn neuere Befunde sprechen dafür, daß der Defekt postsynaptisch zu lokalisieren ist. *Engel* und *Santa* (1971) fanden an der postsynaptischen Membran morphologische Veränderungen. Mit Hilfe des Schlangengiftes Alpha-Bungarotoxin konnte dann bei Myastheniepatienten eine Verminderung der Zahl der ACh-Rezeptoren nachgewiesen werden (*Fambrough* und Mitarb., 1973; *Ito* und Mitarb., 1978). Bei experimenteller Blockierung der ACh-Rezeptoren konnten außerdem elektrophysiologische Veränderungen wie bei Myasthenia gravis erzeugt werden (*Seybold* und Mitarb., 1976; *Takamori* und *Iwanaga*, 1976). Bei Myasthenikern besteht zwischen der Abnahme der ACh-Rezeptoren-Oberfläche bzw. der Abnahme der Zahl der ACh-Rezeptoren und der Amplitude der Miniaturendplattenpotentiale (MEPP) eine gute Korrelation (*Engel* und Mitarb., 1977b; *Ito* und Mitarb., 1978). Im Serum von Patienten mit Myasthenie lassen sich zudem Antikörper gegen ACh-Rezeptoren nachweisen (*Lindstrom* und Mitarb., 1976; *Toyka* und Mitarb., 1977), die für diese Erkrankung spezifisch zu sein scheinen.

Das negative Treppenphänomen, welches nicht auf Tensilon anspricht, weist ebenfalls auf einen postsynaptischen Defekt hin, der aber vorwiegend die kontraktilen Mechanismen oder die elektromechanische Kopplung betrifft.

2.4.2. Myasthenisches Syndrom Eaton-Lambert

Die Befunde bei der *Nadelmyographie* sind von *Elmqvist* und *Lambert* (1968) und *Lambert* und Mitarb. (1961) beschrieben worden. Pathologische Spontanaktivität wird praktisch nie angetroffen. Bei einem Fall, der sonst keine Zeichen einer peripheren Neuropathie aufwies, wird eine vermehrte Einstichaktivität mitgeteilt. Die Potentiale motorischer Einheiten sind dagegen deutlich verändert. Auffällig ist ein starker Wechsel der Potentialamplitude, die bald größer, bald kleiner wird. Wenn der Muskel nach Ruhe innerviert wird, sind die Einheitspotentiale zuerst sehr klein und wachsen dann an. Im übrigen haben die Einheitspotentiale eine verkürzte mittlere Dauer und die Polyphasie ist etwas vermehrt. *Brown* und *Johns* (1974) führen deshalb bei Patienten mit unklarer Muskelschwäche immer noch eine repetitive Reizung durch. Sie haben in sechs solchen Fällen ein myasthenisches Syndrom, auch wenn die Diagnose klinisch nicht vermutet wurde, entdeckt. Das Muster bei maximaler Willkürinnervation ist normal. *Einzelfaserelektromyographisch* fanden *Schwartz* und *Stålberg* (1975b) einen vergrößerten Jitter.

Brown und *Johns* (1974) berichten über normale motorische und sensible *Leitgeschwindigkeiten*.

Die diagnostisch entscheidende Untersuchung ist die *repetitive Reizung* (*Elmqvist* und *Lambert*, 1968; *Lambert* und Mitarb., 1961) (Abb. 62). Die Amplitude des ersten Summenpotentials ist durchschnittlich fünfmal niedriger als normal und die dabei entwickelte Kraft ist rund achtmal kleiner. Bei niedrigen Reizfrequenzen (etwa bis 10/s) ist während der ersten fünf bis acht Reize ein weiteres Absinken der Potentialamplituden und der Zuckungshöhen zu beobachten. Anschließend kommt es zu einer langsamen Zunahme der Potentialamplitude und der Kraft. Bei höheren Frequenzen tritt dieser initiale Abfall nicht auf. Hier wird eine progrediente Zunahme der Amplitude und der Kraft gesehen, die meist ein Mehrfaches des Ausgangswertes erreichen. Auch unmittelbar nach einer tetanischen Reizung oder nach maximaler Willkürinnervation kann eine starke *Fazilitierung* beobachtet werden. Die Amplitude ist hier durchschnittlich 6,7mal höher als der Ausgangswert (Streuung von 2,2- bis 17mal). Innerhalb von 20 bis 30 Sekunden ist mit Einzelreizen ein Abfall dieser Fazilitierung festzustellen und 2 bis 4 Minuten nach Beendigung des Tetanus kommt es zu einer *Erschöpfungsphase* mit Amplituden, die unter dem Ausgangswert liegen. Auch wenn klinisch nur proximale Muskeln betroffen sind, fällt die Untersuchung auch in distalen Muskelgruppen positiv aus.

Durch *Tensilon* kommt es zu einer Erhöhung der Amplitude des ersten Aktionspotentials um durchschnittlich 150% (gelegentlich sogar 200–300%). Der Effekt ist aber immer viel geringer als der der maximalen Willkürinnervation oder einer tetanischen Reizung. Auch *Guanidin* (35 mg/kg/Tag Guanidinhydrochlorid) führt zu einer Verbesserung, die Amplitudenzunahme kann hier bis 800% betragen.

Die *pathophysiologischen Untersuchungen* von *Elmqvist* und *Lambert* (1968) und *Hofmann* und Mitarb. (1967) haben ergeben, daß bei diesem Syndrom ein präsynaptischer Defekt angenommen werden muß. Die Größe der ACh-Quanten ist normal (normale MEPPs). Die Frequenz der MEPPs in Ruhe ist normal bis erhöht.

Eine Depolarisation führt aber, im Gegensatz zur normalen Endplatte, nur zu einer geringen Steigerung der Entladungsfrequenz. Bei Reizung des Nervs können nur kleine, in ihrer Amplitude stark schwankende Endplattenpotentiale abgeleitet werden. Man nimmt deshalb an, daß eine Störung der ACh-Ausschüttung an der Nervenendigung vorliegt. Die ACh-Synthese dagegen ist wahrscheinlich nicht gestört. Pathophysiologisch ist der Defekt dem beim Botulismus (siehe unten), dem bei niedrigen Ca-Konzentrationen und dem bei Gabe von Antibiotika (siehe unten) ähnlich.

2.4.3. Botulismus

Bei der *Nadelmyographie* (*Caruso* und Mitarb., 1971; *Castaigne* und Mitarb., 1965; *Gutmann* und *Pratt*, 1976; *Mayer*, 1968; *Oh*, 1977; *Tyler*, 1963) werden in Ruhe immer wieder Fibrillationen abgeleitet. Die Einheitspotentiale haben häufig eine verkürzte Amplitude, und die Zahl der polyphasischen Potentiale ist vermehrt. Das Aktivitätsmuster ist bei schweren Paresen gelichtet und seine Amplitude reduziert. Bei der *Einzelfaserelektromyographie* ist der Jitter verlängert und die Blockierungen sind vermehrt (*Schiller* und *Stålberg*, 1978). Derartige Veränderungen können auch bei leichten und elektrophysiologisch sonst unauffälligen Fällen gefunden werden (*Cruz Martinez* und Mitarb., 1985).

Die motorische und sensible *Leitgeschwindigkeit* ist in fast allen untersuchten Fällen im Normbereich (*Caruso* und Mitarb., 1971; *Castaigne* und Mitarb., 1965, *Gutmann* und *Pratt*, 1976; *Mayer*, 1968; *Ricker* und *Döll*, 1970; *Tyler*, 1963). Lediglich *Oh* (1977) hat in einem Fall leicht verlangsamte Leitgeschwindigkeiten gemessen, zudem waren die sensiblen Nervenaktionspotentiale sehr niedrig oder konnten gar nicht abgeleitet werden.

Bei der *repetitiven Reizung* beobachtet man bei niedrigen Frequenzen eine Amplitudenabnahme, bei höheren vielfach eine Zunahme (*Cherington*, 1974; *Gutmann* und *Pratt*, 1976; *Oh*, 1977; *Ricker* und *Döll*, 1970). Dieses Anwachsen der Potentialamplitude ist aber nicht so ausgeprägt wie beim myasthenischen Syndrom. Es kann nicht wie bei diesem in allen Muskeln, sondern nur in klinisch befallenen, nachgewiesen werden. Auch hier wird es nicht regelmäßig angetroffen, manchmal kommt es sogar zu einer Amplitudenreduktion auch bei höheren Frequenzen (*Caruso* und Mitarb., 1971; *Castaigne*

und Mitarb., 1965; *Tyler*, 1963). *Gutmann* und *Pratt* (1976) haben bei 6 Patienten immer eine posttetanische Fazilitierung beobachtet, wobei die Amplituden den Ausgangswert um 56 bis 200% übertrafen. Auch die posttetanische Fazilitierung ist weniger stark als beim myasthenischen Syndrom, hält dafür aber etwas länger an.

Unter *Guanidin* kommt es zu einer weitgehenden Normalisierung der neuromuskulären Überleitung (*Cherington*, 1974; *Ricker* und *Döll*, 1970).

Es wurde schon erwähnt, daß die *pathophysiologischen* Grundlagen der gestörten Endplattenfunktion wahrscheinlich denjenigen beim myasthenischen Syndrom Eaton-Lambert sehr ähnlich sind. *De Jesus* und Mitarb. (1973) vermuten aufgrund eines pathologischen Treppenphänomens bei repetitiver, niederfrequenter Reizung, des Verhaltens des Summenpotentials und der Kontraktionen nach einem Tetanus zusätzlich einen Defekt im kontraktilen System.

2.4.4. Medikamentös bedingte myasthenische Syndrome

McQuillen und Mitarb. (1968) haben bei Muskelschwäche unter *Antibiotika* eine Störung der neuromuskulären Überleitung nachgewiesen, die sich bei repetitiver Reizung in einem Abfall der Potentialamplitude äußert. Dieser Abfall ist bei niedrigen Frequenzen viel ausgeprägter als bei höheren, zu einer Fazilitierung kommt es aber nicht. Die folgenden Antibiotika können für solche Störungen verantwortlich sein: Neomycin, Viomycin, Streptomycin, Dihydrostreptomycin, Polymyxin, Bacitracin und Colistin. Um klinische Symptome zu machen, braucht es meist noch zusätzliche Faktoren, wie Narkosen, Kurarisierung oder eine andere Relaxierung oder Elektrolytstörungen. Es muß bedacht werden, daß verschiedene Antibiotika, insbesondere auch das viel gebrauchte Ampicillin, zu einer Verschlimmerung einer vorbestehenden Myasthenie führen können (*Argov* und Mitarb. 1986).

Bei Patienten mit chronischer *Penicillamintherapie* können myasthenieähnliche Syndrome auftreten. Interessanterweise werden bei repetitiver Reizung nicht bei allen Fällen Amplitudendekremente beobachtet und gelegentlich treten diese nicht bei niedrigen, sondern erst bei höheren Reizfrequenzen auf (*Albers* und Mitarb., 1980; *Burres* und Mitarb., 1979). Wenn es nach Absetzen des Pencillamins zu einer Besserung kommt, normalisieren sich auch die elektrophysiologischen Befunde.

2.4.5. Endplattenstörung bei Vergiftungen

Vergiftungen mit *organischen Phosphorverbindungen* führen zu einer Hemmung der Azetylcholinesterase und damit zu einer Blockierung der motorischen Endplatte. Nach *Besser* u. Mitarb. (1989) sind elektrophysiologische Befunde die besten Parameter zur Bestimmung der Schwere der Vergiftung und zur Verfolgung des Heilungsverlaufs. Man findet einerseits repetitive Entladungen der Muskelsummenpotentiale nach Stimulation der peripheren Nerven. Anderseits können bei repetitiver Reizung zum Teil ein Dekrement, zum Teil aber eine Kombination von Dekrement und Inkrement beobachtet werden.

Magnesiumvergiftungen können zu ausgeprägter Muskelschwäche führen. *Swift* (1979) hat bei einem Fall ein Amplitudendekrement bei niederfrequenter repetitiver Reizung und eine Fazilitierung bei höheren Reizfrequenzen, ähnlich wie beim myasthenischen Syndrom Eaton-Lambert, gefunden.

2.5. Zentrale Bewegungsstörungen

Außer beim Tetanus, der auch in diesem Abschnitt behandelt wird, spielt die elektromyographische Untersuchung bei der Diagnostik der zentralnervösen Bewegungsstörungen nur eine untergeordnete Rolle. Sie wird hier vorwiegend zur genaueren Analyse und zur Dokumentation, aber auch zur Verlaufsbeobachtung und zur Beurteilung von Therapieergebnissen eingesetzt. Entsprechend der Ausrichtung dieses Buches vor allem auf diagnostisch wichtige Kriterien, werden die zentralnervösen Störungen deshalb auch nur summarisch behandelt, wobei experimentell neurophysiologische Untersuchungen höchstens gestreift werden können.

2.5.1. Tetanus

Der Tetanus wird unter den zentralnervösen Erkrankungen behandelt, weil der klinisch wichtigste Defekt im *Wegfall* der *Renshaw-Hemmung auf die Motoneurone* liegt (*Eccles,* 1957). Auf Störungen der neuromuskulären Überleitung, die klinisch seltener von Bedeutung sind, werden wir auch kurz eingehen.

Während beim Vollbild des Tetanus die Diagnose klinisch einfach ist, kann sie bei leichteren Verläufen und beim lokalen Tetanus sehr schwierig sein. Besonders in solchen Fällen kann die elektromyographische Untersuchung sehr wertvoll sein.

Bei der *Nadelmyographie* findet sich im befallenen Muskel eine dauernde Aktivität motorischer Einheiten, die vom Patienten nicht willkürlich beeinflußt werden kann (*Caccia* und *Rubino,* 1969; *Garcia-Mullin* und *Daroff,* 1973; *Messina* und *Tomasello,* 1971; *Ricker* und Mitarb., 1971; *Struppler* und Mitarb., 1963). Diese Spontanaktivität kann aspektmäßig nicht von Willküraktivität unterschieden werden. In seltenen Fällen hat sie den Charakter von gruppierten rhythmischen Entladungen (*Ricker* und Mitarb., 1971). Die Aktivität motorischer Einheiten wird durch Kurare und durch die Prokainblockade des Nervs unterdrückt, und im Schlaf nimmt sie ab oder sie verschwindet ganz (*Garcia-Mullin* und *Daroff,* 1973; *Layzer* und *Rowland,* 1971). In einzelnen Fällen sind neben der erwähnten Spontanaktivität noch Fibrillationspotentiale und positive scharfe Wellen beobachtet worden (*Messina* und *Tomasello,* 1971). Praktisch übereinstimmend werden die Einheitspotentiale als normal beurteilt. Das Aktivitätsmuster, das bei zusätzlicher Willkürinnervation auftritt, kann voll sein. In anderen Fällen kann der Patient aber nur wenige oder keine Einheiten zusätzlich rekrutieren.

Die motorischen und sensiblen *Leitgeschwindigkeiten* sind immer normal (*Caccia* und *Rubino,* 1969; *Messina* und *Tomasello,* 1971).

Der wichtigste elektromyographische Befund ist die Verkürzung oder das Fehlen der *Silent period* (Abb. 64) nach Auslösen eines Eigenreflexes oder nach supramaximaler Reizung des Nervs (*Caccia* und *Rubino,* 1969; *Messina* und *Tomasello,* 1971, *Ricker* und Mitarb., 1971; *Struppler* und Mitarb., 1963). *Ricker* und Mitarb. (1971) betonen, daß dieser Befund nur in Muskeln, die spontane Aktivität motorischer

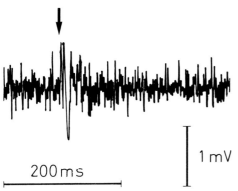

200 ms   1 mV

Abb. 64   Fehlende Silent period nach H-Reflex bei Tetanus.

Einheiten aufweisen, erhoben werden kann. Bisweilen kann er sogar hier fehlen (*Garcia-Mullin* und *Daroff*, 1973). Der Befund ist auch *nicht absolut pathognomonisch*, er kann manchmal bei Neuromyotonien (siehe S. 121) und nach *Garcia-Mullin* und *Daroff* (1973) auch bei Myokymien gesehen werden. Zusammen mit den übrigen klinischen und elektromyographischen Befunden kann eine verkürzte oder fehlende Silent period aber doch eine wertvolle diagnostische Hilfe sein.

Beim sog. *Kopftetanus* treten Hirnnervenlähmungen, meist ist der N. facialis betroffen, auf, deren Pathogenese umstritten ist. Verschiedene Befunde sprechen dafür, daß es sich um eine periphere Nervenläsion handelt, wobei manchmal lediglich ein Leitungsblock vorliegt, in anderen Fällen aber eine axonale Läsion mit Denervierungszeichen auftritt (*Dastur* und Mitarb., 1977; *Garcia-Mullin* und *Daroff*, 1973; *Mamoli* und *Ludin*, 1977). Die verminderte Amplitude des Summenpotentials bei Reizung des N. facialis am Mastoid sowie die Fazilitierung bei repetitiver Reizung in einem der Fälle wurde als Hinweis auf eine Störung der neuromuskulären Überleitung interpretiert (*Mamoli* und *Ludin*, 1977; *Ricker* und *Eyrich*, 1974). Auch für die *schlaffen Tetraplegien*, die gelegentlich in der posttetanischen Phase auftreten (*Kaeser* und Mitarb., 1968), konnte eine präsynaptische Beeinträchtigung der neuromuskulären Überleitung durch das Tetanustoxin nachgewiesen werden (*Duchen* und *Tonge*, 1973; *Kaeser* und *Saner*, 1970). In einem derartigen Fall fanden *Kaeser* und Mitarb. (1968) während mehrerer Tage ein stummes EMG, später als Zeichen eines neuromuskulären Blocks eine

Amplitudenabnahme bei repetitiver Reizung mit posttetanischer Erschöpfung, aber ohne posttetanische Fazilitierung.

2.5.2. Spastische Lähmungen

Eine Aufteilung der Spastik nach den verschiedenen möglichen Läsionsorten erscheint in diesem Rahmen nicht sinnvoll, da elektrophysiologisch keine hier interessierende Unterschiede bekannt sind.

Man hört und liest immer wieder, es sei typisch für die Spastik, daß elektromyographisch eine dauernde Aktivität motorischer Einheiten abgeleitet werden könne. Diese Behauptung entspricht nicht den Tatsachen. Auch *in den meisten spastischen Muskeln kann elektrische Stille erreicht* werden. Es dauert häufig länger als beim Gesunden und ist hier noch stärker von einer korrekten Lagerung abhängig. Demnach dürfte auch klar sein, daß die dauernde Aktivität motorischer Einheiten nicht als diagnostisches Kriterium und auch nicht zur Beurteilung von Behandlungsergebnissen herangezogen werden darf. Auch sonst findet sich in solchen Muskeln nur Spontanaktivität, wie man sie auch beim Gesunden trifft. Die Befunde von *Goldkamp* (1967), der bei 116 Hemiplegikern in 57% Fibrillationspotentiale und in 70% positive scharfe Wellen meist auf der gelähmten Seite fand, widersprechen der allgemeinen Erfahrung. Bei einem Patienten konnten *Segura* und *Saghal* (1981) in den ersten Monaten nach Auftreten der Hemiplegie reichlich Fibrillationspotentiale und positive scharfe Wellen registrieren, die im Verlaufe von 2 Jahren immer seltener wurden. In einer Muskelbiopsie fanden sie eine felderförmige Atrophie, was auch die Frage nach einem zusätzlichen peripher-neurogenen Prozeß aufkommen läßt. Auch *Brown* und *Snow* (1990) fanden in den meisten hemiplegischen Muskeln Fibrillationspotentiale, die zum Teil schon in der zweiten Woche nach dem Schlaganfall auftraten. Außerdem waren die Amplituden der M-Potentiale erniedrigt bei sonst normaler Leitung in den proximalen und distalen Nervenabschnitten. Als wahrscheinlichste Erklärung ihrer Befunde nahmen sie eine transsynaptische Degeneration an. Im Gegensatz dazu konnten *Chokroverky* und *Medina* (1978) nur bei wenigen Patienten, die zusätzlich eine periphere Nervenläsion aufwiesen, Fibrillationen ableiten. Die Potentiale motorischer Einheiten sind normal. Das Aktivitätsmuster ist je nach Schwere des Befalls mehr oder weniger stark gelichtet. Schlimmstenfalls kann der Patient keine motorischen Einheiten willkürlich rekrutieren. Bei der Auslösung eines Fluchtreflexes kann in solchen Muskeln häufig ein recht dichtes Muster provoziert werden. Auch bei Reizung des peripheren Nervs können Summenpotentiale normaler Amplitude evoziert werden. Die motorischen und sensiblen Leitgeschwindigkeiten sind ebenfalls normal. Es ist fraglich, wie weit die unten beschriebenen Reflexanomalien für die spastische Tonuserhöhung verantwortlich gemacht werden können. *Dietz* (1987) hat Befunde beschrieben, die für eine Veränderung der mechanischen Eigenschaften der Muskelfasern selbst sprechen, während er zum Beispiel beim Gehen eine Verminderung – und nicht eine Zunahme, wie man es eigentlich erwarten würde – der elektrischen Aktivität in der Wadenmuskulatur fand.

Charakteristischere Befunde kann die *Reflexuntersuchung* erbringen. Bei der Spastik sind die phasischen und tonischen Eigenreflexe gesteigert. Wegen der starken Variabilität der Eigenreflexe auch beim Normalen können aus der elektromyographischen Antwort bei Auslösung eines T- oder H-Reflexes keine verbindlichen Schlüsse gezogen werden. Die Steigerung des T-Reflexes ist bei der Spastik deutlicher als die des H-Reflexes. Im Gegensatz zum Gesunden hat der *Jendrassiksche Handgriff* hier nur einen geringen Einfluß auf die Amplitude des T-Reflexes (*Delwaide*, 1971). Eine etwas bessere Beurteilung läßt der Vergleich des maximalen H-Reflexes zur maximalen M-Antwort *(H/M-Ratio)* zu (*Angel* und *Hoffmann*, 1963; *Delwaide*, 1971). Dieses Verhältnis ist bei der Spastik durchschnittlich größer als beim Gesunden, d. h. der H-Reflex ist im Vergleich zur M-Antwort höher. Im Einzelfall lassen sich aber wegen der beträchtlichen Streuung auch hier keine diagnostischen Schlüsse ziehen. Immerhin kann die Untersuchung für Verlaufsbeobachtungen und Kontrollen des Therapieeffektes herangezogen werden (*Angel* und *Hoffmann*, 1963). Die *Erholungskurve* des H-Reflexes, bei der zwei H-Reflexe in verschiedenen zeitlichen Abständen ausgelöst werden, ist bei der Spastik ebenfalls in recht typischer Weise verändert (*Delwaide*, 1971). Die Resultate sind aber nicht spezifisch, sehr ähnliche Störungen werden auch beim Parkinsonsyndrom gefunden, und die Un-

tersuchung ist zeitlich recht anspruchsvoll, so daß ihrer praktischen Verwendbarkeit enge Grenzen gesetzt sind. Einfacher ist die Untersuchung der *Rekrutierungskurve* des H-Reflexes (siehe S. 52). Hier kann eine Schwellenerniedrigung für die Auslösung des Reflexpotentials und dessen relative Amplitudenerhöhung nachgewiesen werden (*Delwaide*, 1971). Aber auch diese Veränderungen sind relativ inkonstant und deshalb diagnostisch kaum verwertbar. Interessant ist die Methode aber besonders in Kombination mit der Auslösung des *tonischen Vibrationsreflexes* (siehe S. 51) (*Delwaide*, 1971). Dieser führt beim Gesunden zu einer starken Hemmung des T- oder H-Reflexes, welche beim Spastiker viel weniger ausgeprägt ist. Diese fehlende oder abgeschwächte Hemmung läßt sich durch die gleichzeitige Untersuchung der Rekrutierungskurve gut objektivieren. Dank ihrer Reproduzierbarkeit scheint die Methode auch für Verlaufsbeobachtungen und Therapiekontrollen besonders geeignet zu sein.

Die korrekte Untersuchung der *Dehnungsreflexe* (siehe S. 51) (*Herman* und Mitarb., 1973) ist aufwendig und daher für den praktischen Gebrauch im allgemeinen weniger geeignet. Viel einfacher ist die Auslösung und Registrierung des *Entlastungsreflexes* (siehe S. 51). Nach der Entlastung von einer isometrischen Belastung kommt es sowohl beim Normalen wie auch beim Spastiker zu einer Innervationsstille. Beim Gesunden ist diese von einem synchronisierten Feuern zahlreicher Einheiten gefolgt („aftervolley"), welches bei der Spastik fehlt (*Angel*, 1968).

Auch die elektromyographische Untersuchung der *polysynaptischen Fremdreflexe*, die bei der Spastik ebenfalls gesteigert sind (Beispiel: Babinskizeichen), haben wegen ihrer großen Variabilität nur wenig klinische Anwendung gefunden (*Wiesendanger*, 1972). Immerhin hat *van Gijn* (1976) gezeigt, daß bei einem klinisch unsicheren Fußsohlenreflex die elektromyographische Untersuchung entscheidend weiterhelfen kann. Bei gleichzeitiger Ableitung aus dem M. extensor hallucis longus, dem M. tibialis anterior und dem M. flexor hallucis brevis muß bei einem sicher positiven Babinskizeichen eine dichte Reflexantwort von kurzer Dauer in den beiden ersten erwähnten Muskeln und keine Aktivität im M. flexor hallucis brevis auftreten. Die von *Törring* und Mitarb. (1981) vorgeschlagene elektrische Auslösung des Fußsohlenreflexes hat wohl kaum eine nennenswerte klinische

Bedeutung, für wissenschaftliche Untersuchungen dagegen kann sie wertvoll sein.

Es muß auch erwähnt werden, daß der Blinkreflex bei Patienten mit Multipler Sklerose häufig pathologisch ausfällt, wobei die frühe Komponente besser verwertbare Resultate ergibt als die späte (*Kimura*, 1975; *Namerow*, 1973). Die Untersuchung kann helfen, eine klinisch stumme Lokalisation der Erkrankung zu objektivieren.

2.5.3. Parkinsonsyndrom

Der Tremor wird im Abschnitt 2.5.5. kurz besprochen.

Auch wenn kein Tremor vorhanden ist, kann in Muskeln von Parkinsonpatienten keine völlige elektrische Stille erreicht werden (*Visser* und *Buist*, 1973). Die Parameter der Einheitspotentiale sind normal. Bei einer maximalen Willkürinnervation wird meist ein normales Interferenzmuster erreicht. Willkürbewegungen verlaufen aber, verglichen mit dem Gesunden, verlangsamt. Die motorischen Einheiten setzen bei Bewegungsintentionen mit Verzögerungen von 20 s bis 3 min ein, häufig wird ihr Feuern während 10 s bis 3 min unterbrochen und ein Teil der Einheiten weist abnorm niedrige Entladungsfrequenzen auf (*Milner-Brown* und Mitarb., 1979). Daher setzt der Bewegungseffekt verspätet ein und die Bewegungen erreichen keine so große Beschleunigung und Geschwindigkeit (*Polák* und *Brichcín*, 1971; *Wiesendanger* und Mitarb., 1967). *Butz* und Mitarb. (1970) fanden dagegen, daß rasche Willkürbewegungen gleich rasch wie beim Gesunden ausgeführt werden, sie konnten aber weniger rasch abgebremst werden. Eine kinesiologische Untersuchung des Armschwingens beim Gehen ergab eine Störung des Innervationseinsatzes der einzelnen Muskeln im Bewegungsablauf (*Buchthal* und *Fernandez-Ballesteros*, 1965). In Form der sog. „*lengthening-reaction*" und der „*shortening-reaction*" zeigt der rigide Muskel ein charakteristisches Verhalten (einerseits Widerstand von Beginn der passiven Bewegungen an, anderseits paradoxe Aktivität) (*Lowitzsch* und *Hopf*, 1974).

Untersuchungen der *Eigenreflexe* helfen diagnostisch beim Parkinson nicht weiter. Die H/M-Ratio ist normal (*Delwaide*, 1971) und es wurde schon auf S. 142 erwähnt, daß die Erholungskurve des H-Reflexes derjenigen bei der Spastik sehr ähnlich sieht. Der *tonische Vibra-*

tionsreflex ist bei diesen Patienten ebenfalls normal (*Lance* und Mitarb., 1973). Über die *Silentperiod* liegen etwas widersprüchliche Berichte vor, z. T. wird sie als verlängert beschrieben (*Lowitzsch* und *Hopf*, 1974). Beim *Entlastungsreflex* kann auch während der Periode, in der normalerweise Innervationsstille herrscht, Tremoraktivität beobachtet werden (*Angel*, 1973). Die Innervationsstille ist außerdem verkürzt und die nachfolgende elektrische Aktivität vermehrt (*Angel* und *Lewitt*, 1978).

Die zweite Komponente des *Blinkreflexes* zeigt bei wiederholter Auslösung eine viel geringere Habituation als beim Gesunden (*Kimura*, 1973). *Fremdreflexe* an den unteren Extremitäten habituieren auch weniger, zudem sind sie leichter auslösbar, und die Agonisten sind an der Reflexantwort häufiger beteiligt als normal (*Delwaide* und Mitarb., 1974).

2.5.4. Multisystematrophie

Bei der Multisystematrophie, die klinisch durch ein progressives autonomes Versagen, durch Parkinsonsymptome und durch zerbelläre und pyramidale Störungen gekennzeichnet ist, gibt es wenige Daten zur Beteiligung des peripheren Nervensystems. *Pramstaller* und Mitarb. (1995) haben bei 74 untersuchten Patienten nur selten elektromyographische oder elektroneurographische Hinweise auf peripher neurogene Läsionen gefunden. Bei 90 % der Patienten fanden sie aber im M. sphincter ani externus und im M. spincter vesicae externus elektromyographische Zeichen einer Denervation und nachfolgender Reinnervation als Ausdruck eines Mitbefalls des Kerns von Onuf im Rückenmark.

2.5.5. Unwillkürliche Bewegungen zentralen Ursprungs

Die diagnostische Bedeutung der Elektromyographie bei diesen unwillkürlichen Bewegungen (Tremor, Myoklonien u. a.) ist relativ gering. Im Gegensatz zur klinischen Untersuchung erlaubt die elektrophysiologische Registrierung eine genauere Analyse, z. B. in bezug auf die beteiligten Muskeln und deren jeweiligem Einsatz oder auch der Periodizität der Abläufe. Die Kombination der Elektromyographie mit der Akzelerometrie kann auch bei der Differenzierung der verschiedenen Tremorformen nützlich sein (*Shahani* und *Young*, 1976).

3. Normalwerte

Es ist kaum möglich und auch nicht sinnvoll, alle Normwerte aus verschiedenen Laboratorien zusammenzustellen. Wegen der stark divergierenden Untersuchungstechniken ergeben sich teilweise recht große Unterschiede. Wir werden meist nur einen Normwert für eine bestimmte Technik, einen Muskel oder einen Nerv anführen. Durch das kurze Skizzieren der wichtigsten technischen Voraussetzungen soll der Leser in die Lage versetzt werden, die Untersuchungen in gleicher Weise durchzuführen. Gerade bei den Leitgeschwindigkeiten fällt auf, daß die Methoden, die für die einzelnen Nerven angegeben werden, ziemliche Unterschiede aufweisen. Es ist zu hoffen, daß mit einer zunehmenden Standardisierung der Untersuchungstechnik mit der Zeit hier geordnete Verhältnisse eintreten werden.

In den meisten Fällen haben wir, sofern von den betreffenden Autoren nichts anderes angegeben wird, den Normbereich als Mittelwert ± 2 Standardabweichungen angenommen. Bei einer Normalverteilung der Werte sollten damit etwa 95% der Normalen erfaßt werden. Ungefähr 5% der normalen Werte liegen deshalb außerhalb der angegebenen Grenzen. Einzelwerte, die nur knapp über oder unter den angegebenen Grenzwerten liegen, sind deshalb mit der entsprechenden Vorsicht zu interpretieren.

Wir haben ein interaktives Programm für Mikrocomputer entwickelt (*Hess* und Mitarb., 1986), das die wichtigsten Normwerte enthält. Damit können die gemessenen Daten mit den Normwerten verglichen und auch ein einfacher Bericht ausgedruckt werden.

3.1. Nadelmyographie

3.1.1. Mittlere Potentialdauer

Die mittlere Potentialdauer nach *Buchthal* (1958; z. T. unveröffentlicht) für zahlreiche Muskeln findet sich in den Tabellen III–VII. Für Untersuchung und Auswertung gelten die folgenden Bedingungen:

Ableitung bei schwacher Willkürinnervation ohne Verzögerungsleitung. Konzentrische Nadelelektroden mit einer Oberfläche der differenten Elektrode von $0,07\,mm^2$ (Ausnahme: Augenmuskeln, hier beträgt die Oberfläche der differenten Elektrode $0,015\,mm^2$).

Registrierung bei einer Ablenkgeschwindigkeit von 10 ms/cm und einer Verstärkung von $100\,\mu V/cm$.

Auswertung von jeweils mindestens 20 Potentialen aus einem Muskel. Abweichungen von ± 20% von den angegebenen Mittelwerten gelten als normal (entsprechend ca. ± 2 Standardabweichungen). Wir haben die Erfahrung gemacht, daß mit den neueren EMG-Geräten, die einen größeren Bildschirm haben als früher, die Potentialdauer eher länger gemessen wird. Wenn sonst keine pathologischen Befunde im untersuchten Muskel gefunden werden, bewerten wir auch eine Verlängerung bis zu 30% sehr vorsichtig.

3.1.2. Potentialform

Bei der Auswertung von 20–30 Potentialen findet man in den meisten normalen Muskeln nicht mehr als *12% polyphasische Potentiale* (= Potentiale mit 4 oder mehr Durchgängen durch die Grundlinie) (*Caruso* und *Buchthal*, 1965; *Thage*, 1974). Im M. vastus lateralis und im M. tibialis anterior können bis zu 20% polyphasische Potentiale registriert werden (*Thage*, 1974).

Tabelle III   Mittlere Potentialdauer in ms (Augen-, Gesichts-, Kehlkopf- und Kaumuskeln)

Alter	M. rectus lateralis u. medialis	M. frontalis	M. orbicularis oris und M. triangularis	M. vocalis	M. cricothyroideus	Mm. arytaenoidei, M. cricoarytaenoideus posterior	M. temporalis	M. masseter und M. lingualis	Alter
0	1,6	4,1	4,9	2,1	3,3	3,0	5,6	5,1	0
3	1,8	4,4	5,1	2,3	3,7	3,3	6,2	5,7	3
5	2,0	4,5	5,3	2,5	4,0	3,5	6,7	6,2	5
8	2,2	4,7	5,5	2,8	4,4	3,8	7,3	6,8	8
10	2,4	4,8	5,7	3,0	4,7	4,0	7,7	7,2	10
13	2,6	5,0	5,9	3,2	4,9	4,2	8,1	7,6	13
15	2,7	5,1	6,0	3,3	5,1	4,2	8,4	7,9	15
18	2,8	5,2	6,1	3,4	5,2	4,4	8,6	8,1	18
20	2,8	5,3	6,2	3,4	5,2	4,4	8,6	8,1	20
25	2,8	5,3	6,2	3,4	5,2	4,4	8,6	8,1	25
30	2,8	5,4	6,3	3,4	5,2	4,5	8,7	8,2	30
35	2,8	5,4	6,3	3,4	5,2	4,5	8,7	8,2	35
40	2,8	5,5	6,4	3,4	5,2	4,5	8,7	8,2	40
45	2,9	5,5	6,4	3,5	5,3	4,5	8,8	8,3	45
50	2,9	5,6	6,5	3,5	5,3	4,5	8,8	8,3	50
55	2,9	5,6	6,5	3,5	5,3	4,5	8,8	8,3	55
60	2,9	5,7	6,6	3,5	5,4	4,6	8,9	8,4	60
65	2,9	5,7	6,6	3,5	5,4	4,6	8,9	8,4	65
70	2,9	5,8	6,7	3,5	5,4	4,6	8,9	8,4	70
75	2,9	5,8	6,7	3,5	5,4	4,6	8,9	8,4	75
80	2,9	5,9	6,8	3,5	5,4	4,6	8,9	8,4	80

Tabelle IV   Mittlere Potentialdauer in ms (Hals-, Schulter- und Rückenmuskeln)

Alter	M. sternocleidomastoideus	M. deltoideus	M. pectoralis maior	M. infraspinam	M. rhomboideus	M. erector trunci	Alter
0	6,5	7,8	6,8	8,6	8,3	8,2	0
3	6,9	8,3	7,2	9,2	8,9	8,8	3
5	7,1	8,6	7,5	9,5	9,2	9,1	5
8	7,5	9,0	7,8	9,9	9,6	9,5	8
10	7,6	9,3	8,0	10,2	9,8	9,7	10
13	7,9	9,6	8,3	10,5	10,2	10,1	13
15	8,1	9,8	8,4	10,6	10,4	10,3	15
18	8,2	10,0	8,6	11,0	10,6	10,5	18
20	8,4	10,2	8,8	11,2	10,8	10,7	20
25	8,7	10,5	9,1	11,5	11,1	11,0	25
30	8,9	10,7	9,3	11,9	11,4	11,4	30
35	9,2	11,1	9,6	12,2	11,8	11,7	35
40	9,3	11,3	9,8	12,4	12,0	11,9	40
45	9,4	11,4	9,9	12,6	12,1	12,0	45
50	9,6	11,6	10,0	12,8	12,3	12,2	50
55	9,8	11,8	10,2	13,0	12,5	12,4	55
60	10,0	12,1	10,5	13,3	12,9	12,7	60
65	10,2	12,4	10,7	13,7	13,2	13,1	65
70	10,4	12,6	10,9	13,9	13,4	13,3	70
75	10,6	12,8	11,1	14,1	13,6	13,5	75
80	10,8	13,0	11,3	14,3	13,8	13,7	80

Tabelle V   Mittlere Potentialdauer in ms (Armmuskeln)

Alter	M. biceps brachii	M. triceps brachii	M. flexor digitorum profundus	M. extensor digitorum communis	M. brachio-radialis	M. flexor carpi ulnaris	Alter
0	7,7	9,0	7,4	7,1	7,3	8,6	0
3	8,2	9,6	7,9	7,6	7,8	9,2	3
5	8,5	9,9	8,2	7,8	8,1	9,5	5
8	8,9	10,3	8,5	8,2	8,5	10,0	8
10	9,1	10,6	8,7	8,4	8,6	10,2	10
13	9,4	11,0	9,0	8,7	8,9	10,5	13
15	9,6	11,2	9,1	8,8	9,1	10,8	15
18	9,8	11,4	9,4	9,0	9,3	11,0	18
20	10,0	11,6	9,6	9,2	9,5	11,2	20
25	10,3	11,9	9,9	9,5	9,8	11,5	25
30	10,6	12,0	10,2	9,8	10,1	11,9	30
35	10,9	12,1	10,5	10,0	10,4	12,2	35
40	11,1	12,2	10,7	10,2	10,5	12,4	40
45	11,2	12,3	10,8	10,3	10,6	12,5	45
50	11,4	12,4	11,0	10,5	10,8	12,8	50
55	11,6	12,5	11,1	10,7	11,0	13,0	55
60	11,9	12,6	11,4	11,0	11,3	13,3	60
65	12,2	12,7	11,7	11,2	11,6	13,7	65
70	12,4	12,8	11,9	11,4	11,8	13,9	70
75	12,6	12,8	12,1	11,6	12,0	14,1	75
80	12,8	12,8	12,3	11,8	12,2	14,3	80

Tabelle VI   Mittlere Potentialdauer in ms (Handmuskeln)

Alter	M. opponens pollicis	M. abductor pollicis brevis	M. interosseus dorsalis I	M. abductor digiti minimi	Alter
0	6,1	6,2	7,7	6,2	0
3	6,7	6,8	8,2	6,8	3
5	7,2	7,3	8,5	7,3	5
8	7,8	7,9	8,9	7,9	8
10	8,2	8,3	9,1	8,3	10
13	8,6	8,7	9,4	8,7	13
15	8,9	9,0	9,6	9,0	15
18	9,1	9,2	9,8	9,2	18
20	9,1	9,2	10,0	9,2	20
25	9,1	9,2	10,3	9,2	25
30	9,2	9,3	10,6	9,3	30
35	9,2	9,3	10,9	9,3	35
40	9,2	9,3	11,1	9,3	40
45	9,3	9,4	11,2	9,4	45
50	9,3	9,4	11,4	9,4	50
55	9,3	9,4	11,6	9,4	55
60	9,4	9,5	11,9	9,5	60
65	9,4	9,5	12,2	9,5	65
70	9,4	9,5	12,4	9,5	70
75	9,4	9,5	12,6	9,5	75
80	9,4	9,5	12,8	9,5	80

Tabelle VII   Mittlere Potentialdauer in ms (Bein- und Fußmuskeln)

Alter	M. glutaeus maximus	M. biceps femoris	M. rectus femoris	M. vastus medialis	M. vastus lateralis	M. tibialis anterior	M. peronaeus longus	M. gastrocnemius	M. soleus	M. extensor digitorum brevis	Alter
0	9,2	8,5	8,7	7,9	9,7	9,5	7,6	7,2	7,7	7,2	0
3	9,8	9,1	9,2	8,4	10,3	10,1	8,1	7,7	8,2	7,7	3
5	10,2	9,4	9,6	8,7	10,7	10,5	8,4	8,0	8,5	8,0	5
8	10,7	9,9	10,0	9,1	11,2	11,0	8,7	8,4	8,9	8,4	8
10	10,9	10,1	10,3	9,3	11,5	11,2	8,9	8,6	9,1	8,6	10
13	11,3	10,4	10,6	9,6	11,8	11,6	9,2	8,8	9,4	8,8	13
15	11,5	10,6	10,7	9,8	12,1	11,7	9,4	8,9	9,6	8,9	15
18	11,8	10,9	11,1	10,0	12,3	12,1	9,6	9,2	9,8	9,2	18
20	12,0	11,1	11,3	10,2	12,6	12,3	9,8	9,4	10,0	9,4	20
25	12,4	11,4	11,6	10,5	13,0	12,7	10,1	9,7	10,3	9,7	25
30	12,7	11,8	12,0	10,8	13,4	13,1	10,4	10,0	10,6	10,0	30
35	13,1	12,1	12,3	11,1	13,7	13,4	10,7	10,2	10,9	10,2	35
40	13,3	12,3	12,6	11,3	14,0	13,6	10,9	10,4	11,1	10,4	40
45	13,4	12,4	12,7	11,4	14,1	13,8	11,0	10,5	11,2	10,5	45
50	13,7	12,7	12,9	11,6	14,4	14,0	11,2	10,7	11,4	10,7	50
55	13,9	12,9	13,1	11,8	14,6	14,3	11,4	10,9	11,6	10,9	55
60	14,3	13,2	13,5	12,1	15,0	14,7	11,7	11,2	11,9	11,2	60
65	14,6	13,5	13,7	12,4	15,4	15,0	12,0	11,5	12,2	11,5	65
70	14,9	13,8	14,0	12,6	15,6	15,3	12,2	11,7	12,4	11,7	70
75	15,1	14,0	14,2	12,8	15,9	15,5	12,4	11,8	12,6	11,8	75
80	15,4	14,2	14,4	13,0	16,1	15,7	12,6	12,0	12,8	12,0	80

3.2. Willison-Analyse

Normalwerte nach *Hayward* und *Willison* (1973) in Tabelle VIII. Ableitung bei konstanter isometrischer Belastung mit konzentrischen Elektroden. In jedem Muskel werden mindestens 15 verschiedene Stellen während je 5 Sekunden untersucht. Nur im M. biceps brachii und im M. tibialis anterior wurde eine signifikante Zunahme der mittleren Amplitude mit fortschreitendem Alter gefunden. Im M. triceps brachii und im M. vastus medialis dagegen bleiben die Werte praktisch gleich. In keinem der 4 Muskeln ist die Zahl der Minima und Maxima altersabhängig (*Hayward*, 1977).

In Tabelle IX finden sich die Werte nach *Fuglsang-Frederiksen* und *Månsson* (1975), die nicht nur bei festen Belastungen, sondern bei bestimmten Prozentsätzen der maximal entwickelten Kraft untersucht haben. Auch hier wurde mit konzentrischen Nadelelektroden an 10 Stellen während je 5 Sekunden abgeleitet. Eine Alters- oder Geschlechtsabhängigkeit wurde bei Ableitung mit Belastungen von 10–30% der maximalen Kraft nicht beobachtet. (Diese Autoren geben auch Normalwerte für Amplitudenhistogramme und Zeitintervallhistogramme der Minima und Maxima an.)

Tabelle VIII   Normalwerte für die Willison-Analyse

	M. biceps brachii	M. triceps brachii	M. vastus medialis	M. tibialis anterior
Isometrische Belastung in kg	2	2	5	2
Mittlere Amplitude in mV	0,35	0,46	0,33	0,45
SD	0,07	0,10	0,05	0,09
Normbereich	0,21-0,49	0,26-0,66	0,23-0,43	0,27-0,63
Zahl der Minima und Maxima pro Sekunde	371	392	263	307
SD	89	89	73	43
Normbereich	193-549	214-570	117-409	221-393

Tabelle IX   Normalwerte für die Willison-Analyse

	M. biceps brachii		M. brachioradialis		M. triceps brachii		
Isometrische Belastung	2 kg	30%	2 kg	30%	2 kg	10%	20%
Mittlere Amplitude in mV	0,303	0,529	0,237	0,497	0,410	0,366	0,450
SD	0,061	0,075	0,062	0,082	0,068	0,076	0,103
Normbereich	0,181–0,425	0,379–0,679	0,313–0,361	0,333–0,661	0,274–0,546	0,214–0,518	0,244–0,656
Zahl der Minima und Maxima pro 5 s	1531	2680	950	2984	1852	1567	2113
SD	403	246	594	495	249	212	291
Normbereich	725–2337	2188–3172	0–2138	1994–3974	1354–2350	1143–1991	1531–2695

3.3. Einzelfaser-elektromyographie

3.3.1. Jitter

Normalwerte nach *Stålberg* und Mitarb. (1971) in Tabelle X. Die Werte sind als MCD („mittlere sukzessive Differenz") angegeben. Umrechnungsfaktor der Standardabweichung:

$$MCD = 1,13 \times SD$$

(*Ekstedt* und Mitarb., 1974). Jedes Potentialpaar sollte, wenn möglich, 200mal registriert werden. Ableitung bei 35,5–38° C intramuskulärer Temperatur. Einzelheiten zur Technik siehe S. 32.

Impulsblockierungen kommen im normalen Muskel nicht vor.

3.3.2. Faserdichte

Abb. 65 zeigt die Normalwerte der Faserdichte in Abhängigkeit vom Lebensalter im M. extensor digitorum communis. Für einige andere Muskeln sind die Normalwerte, unterteilt in 2 Altersgruppen nach *Stålberg* und *Trontelj* (1979), in Tabelle XI wiedergegeben.

Tabelle X   Normalwerte für den Jitter

	Jitter in μs (MCD)		
	Mittel-wert	SD	Norm-bereich
M. biceps brachii	15,7	5,5	2,6–37,1
M. extensor digitorum communis	23,4	8,5	4,2–52,2
M. frontalis	19,1	7,6	2,3–41,5
M. tibialis anterior	31,5	12,4	7,2–68,3

Tabelle XI   Normalwerte für die Faserdichte

	10–25 Jahre			26–50 Jahre		
	Mittel-wert	SD	Obere Norm-grenze	Mittel-wert	SD	Obere Norm-grenze
M. frontalis	1,61	0,21	2,02	1,72	0,21	2,14
M. deltoideus	1,36	0,16	1,68	1,40	0,11	1,61
M. biceps brachii	1,25	0,09	1,43	1,33	0,07	1,47
M. interosseus dors. I	1,33	0,13	1,59	1,45	0,12	1,69
M. rectus femoris	1,43	0,18	1,79	1,57	0,23	2,03
M. tibialis anterior	1,57	0,22	2,01	1,56	0,22	2,00
M. extensor dig. brevis	2,07	0,42	2,91	2,62	0,30	3,22

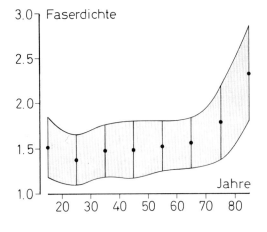

Abb. 65   Normbereich der Faserdichte im M. extensor digitorum communis in Abhängigkeit vom Alter nach *Stålberg* und *Thiele* (1975).

3.4. Elektroneurographische Untersuchungen

3.4.1. Leitgeschwindigkeiten und Latenzen

3.4.1.1. N. facialis

Latenzen (Abb. 66) und Amplituden der Summenpotentiale (Abb. 67) in Abhängigkeit vom Alter nach *Mamoli* (1976).

Reizung: am Foramen stylomastoideum mit Oberflächenelektroden.

Ableitung: vom M. orbicularis oris mit Oberflächenelektroden. Sie werden beidseits am Oberrand der Oberlippe vor der Nasolabialfalte fixiert.

Temperatur: nicht kontrolliert.

Normwerte für die Latenzen zum M. nasalis (Ableitung mit Oberflächenelektroden, indifferente Elektrode auf der Nasenspitze) nach *Rösler* u. Mitarb. (1989):

Elektrische Reizung am Foramen stylomastoideum: 3,7 ms (SD 0,46 ms)

Transkranielle Magnetstimulation (homolateral, parieto-okzipital): 4,9 ms (SD 0,50 ms)

Transossäre Leitungszeit: 1,2 ms (SD 0,18)

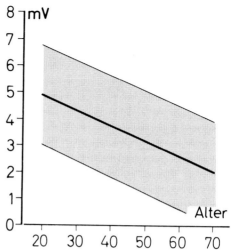

Abb. 67 N. facialis. Normbereich der Potentialamplituden (peak-to-peak) vom M. orbicularis oris in Abhängigkeit vom Alter.

3.4.1.2. N. accessorius

Latenzen in Abhängigkeit von der Distanz zwischen Reiz- und Ableiteelektrode nach *Fahrer* und Mitarb. (1974) in Abb. 68. Die Altersabhängigkeit wurde hier nicht untersucht.

Reizung: im hinteren Halsdreieck mit Oberflächenelektroden.

Ableitung: aus den 3 Portionen des M. trapezius mit konzentrischen Nadelelektroden.

Temperatur: nicht kontrolliert.

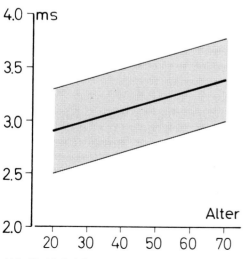

Abb. 66 N. facialis. Normbereich der Latenzen zum M. orbicularis oris in Abhängigkeit vom Alter.

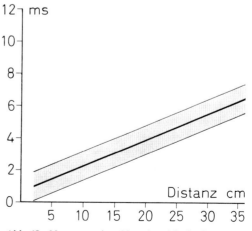

Abb. 68 N. accessorius. Normbereich der Latenzen zum M. trapezius bei Reizung im hinteren Halsdreieck in Abhängigkeit von der Distanz nach *Fahrer* u. Mitarb. (1974). $t = 0{,}689 + 0{,}158 \times$ Distanz, SD = 0,47.

3.4.1.3. Plexus brachialis

Latenzen nach *Gassel* (1964b) in Tabelle XII. Die Altersabhängigkeit wurde nicht berücksichtigt.

Reizung: mit Oberflächenelektroden am Erbschen Punkt.

Ableitung: mit konzentrischen Nadelelektroden aus den angegebenen Muskeln. Messung der Distanz mit dem Beckenzirkel.

Temperatur: nicht kontrolliert.

Tabelle XII Latenzen zu Schulter- und Armmuskeln

Muskel	Distanz	Mittel- wert	SD	Obere Norm- grenze
	(cm)	(ms)	(ms)	(ms)
M. biceps brachii	20	4,6	0,6	5,8
	24	4,7	0,6	5,9
	28	5,0	0,5	6,0
M. deltoideus	15,5	4,3	0,5	5,3
	18,5	4,4	0,35	5,3
M. triceps brachii	21,5	4,5	0,42	5,5
	26,5	4,9	0,45	5,9
	31,5	5,3	0,5	6,3
M. supraspinam	8,5	2,6	0,32	3,3
	10,5	2,7	0,27	3,4
M. infraspinam	14	3,4	0,4	4,4
	17	3,4	0,5	4,4

3.4.1.4. N. musculocutaneus

3.4.1.4.1. Motorische Leitgeschwindigkeit

Normwerte für die motorische Leitgeschwindigkeit in Abhängigkeit vom Alter nach *Trojaborg* (1976) in Abb. 69.

Reizung: mit unipolaren Nadelelektroden am Erbschen Punkt und in der Axilla.

Ableitung: mit konzentrischen Nadelelektroden aus dem M. biceps brachii.

Temperatur: Hauttemperatur 36–38° C.

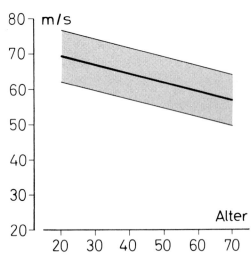

Abb. 69 N. musculocutaneus. Normbereich der motorischen Leitgeschwindigkeit zwischen Erbschem Punkt und Axilla in Abhängigkeit vom Alter.

3.4.1.4.2. Sensible (orthodrome) Leitgeschwindigkeit

Werte in Altersabhängigkeit nach *Trojaborg* (1976) in Abb. 70 für die Leitgeschwindigkeit und in Abb. 71 für die Potentialamplituden.

Reizung: N. cutaneus antebrachii lateralis mit unipolaren Nadelelektroden in der Ellenbeuge.

Ableitung: Axilla und Erbscher Punkt mit unipolaren Nadelelektroden.

Temperatur: Hauttemperatur 36–38° C.

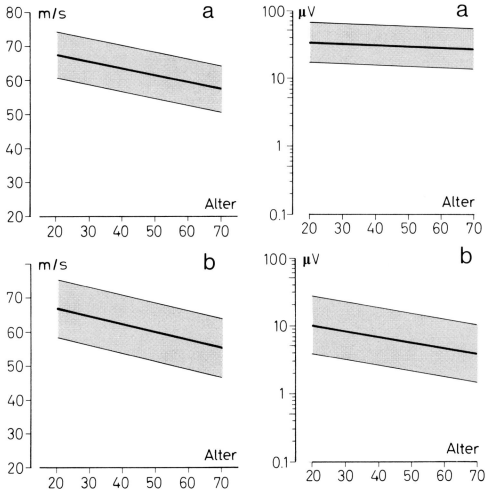

Abb. 70 N. musculocutaneus. Normbereich der sensiblen (orthodromen) Leitgeschwindigkeit in Altersabhängigkeit, a) Ellenbeuge – Axilla, b) Axilla – Erbscher Punkt.

Abb. 71 N. musculocutaneus. Normbereich der Amplituden der sensiblen (orthodromen) Nervenaktionspotentiale in Abhängigkeit vom Alter. a) Axilla, b) Erbscher Punkt.

3.4.1.5. N. ulnaris

3.4.1.5.1. Kinder

3.4.1.5.1.1. Motorische Leitgeschwindigkeit

Abb. 72 gibt den Normbereich nach *Gamstorp* (1963) und *Wagner* und *Buchthal* (1972) wieder.
Reizung: mit Oberflächenelektroden oberhalb des Ellenbogens und am Handgelenk.
Ableitung: mit Oberflächenelektroden vom Hypothenar.
Temperatur: nicht kontrolliert.

3.4.1.5.2. Erwachsene

3.4.1.5.2.1. Motorische Leitgeschwindigkeit

3.4.1.5.2.1.1. Proximales Segment

Die maximale motorische Leitgeschwindigkeit zwischen Erbschem Punkt und Oberarm nach *London* (1975) findet sich in Tabelle XIII. Das Alter der Versuchspersonen betrug 20–44 Jahre.
Reizung: mit Oberflächenelektroden am Erbschen Punkt und am proximalen Oberarm. Messung der Distanz zwischen den beiden Reizpunkten mit Beckenzirkel oder Meßband.

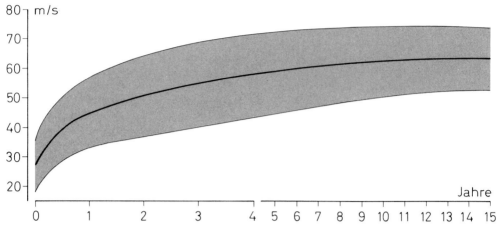

Abb. 72   N. ulnaris. Normbereich der motorischen Leitgeschwindigkeit von oberhalb Ellenbogen bis Handgelenk im Kindesalter nach *Gamstorp* (1963) und *Buchthal* und *Wagner* (1972). Es handelt sich um approximative Werte aufgrund der Abbildungen in den entsprechenden Publikationen.

Tabelle XIII   Motorische Leitgeschwindigkeit im proximalen Segment des N. ulnaris

	Distanzmessung	Mittelwert m/s	SD m/s	Normbereich m/s
Motorische Leitgeschwindigkeit	Beckenzirkel	58,9	4,2	50–68
(Erbscher Punkt – Oberarm)	Meßband	70,2	5,0	58–82
Seitendifferenz rechts – links	Beckenzirkel	3,5	2,6	0–10
	Meßband	3,7	2,7	0–12

Ableitung: mit Oberflächenelektroden vom Hypothenar.

Temperatur: nicht kontrolliert.

3.4.1.5.2.1.2. Distale Segmente

Die Werte in Abhängigkeit vom Alter für die Leitgeschwindigkeit finden sich in Abb. 73, diejenigen für die distale Latenz in Abb. 74. Die distalen Latenzzeiten wurden auf Distanzen von 7 cm korrigiert. (Bei gleichzeitiger Ableitung vom Hypothenar und vom M. interosseus dorsalis I sollte die Latenzzeit zu diesem Muskel nicht mehr als 1 ms länger sein als die zum Hypothenar [*Carpendale*, 1966]).

Reizung: mit Oberflächenelektroden am proximalen Oberarm, proximal und distal des Sulcus nervi ulnaris und am Handgelenk.

Ableitung: mit Oberflächenelektroden vom Hypothenar.

Temperatur: Hauttemperatur über dem Nerv mindestens 33° C.

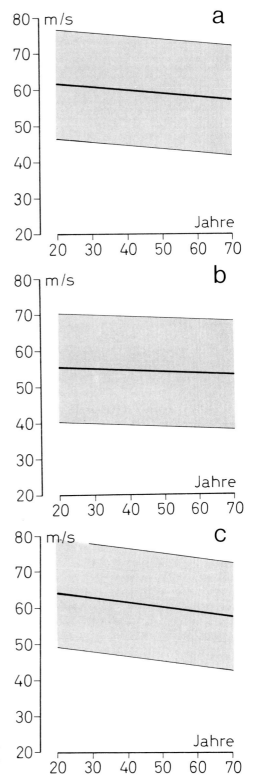

Abb. 73 N. ulnaris. Normbereich der motorischen Leitgeschwindigkeiten in Abhängigkeit vom Alter. a) distal Sulcus nervi ulnaris – Handgelenk, $v_a = 61,78 - 0,06 \times$ Alter, SD = 7,58; b) proximal Sulcus nervi ulnaris – distal Sulcus nervi ulnaris, $v_b = 55,63 - 0,03 \times$ Alter, SD = 7,54; c) Oberarm – proximal Sulcus nervi ulnaris $v_c = 64,39 - 0,1 \times$ Alter, SD = 7,66.

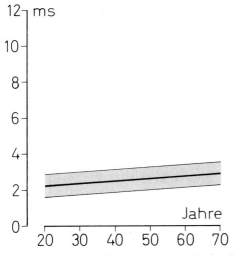

Abb. 74 N. ulnaris. Normbereich der distalen Latenzen in Abhängigkeit vom Alter. *Distanzen auf 7 cm korrigiert.* t = 2,12 + 0,01 × Alter, SD = 0,34.

3.4.1.5.2.1.3. F-Wellen-Geschwindigkeit

Normalwerte bei Personen im Alter zwischen 11 und 74 Jahren ohne Berücksichtigung der Altersabhängigkeit nach *Eisen* und Mitarb. (1977) in Tab. XIV und Abb. 75. Da die Latenzen kleinen Schwankungen unterworfen sind, soll die kürzeste von 5 verschiedenen Messungen verwertet werden.

Reizung: mit Oberflächenelektroden am Handgelenk und am Ellenbogen (Kathode proximal).

Ableitung: mit Oberflächenelektroden vom Hypothenar.

Temperatur: nicht korrigiert.

Tabelle XIV   F-Wellen-Latenzen und -Leitgeschwindigkeiten im N. ulnaris

Reizort	Latenz		Leitgeschwindigkeit Rückenmark – Reizpunkt	
	Mittel-wert (ms)	Norm-bereich (ms)	Mittel-wert (m/s)	Norm-bereich (m/s)
Handgelenk	27,0	23,0–31,0	61,7	53,7–68,7
Ellenbogen	23,0	19,8–26,2	62,3	52,3–72,3

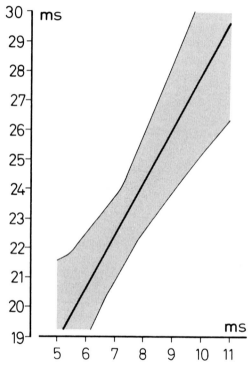

Abb. 75   N. ulnaris. F-Wellen-Latenz als Funktion der M-Latenz bei Stimulation am Ellenbogen und Ableitung vom Hypothenar. Werte, die oberhalb des Normbereichs (99% Vertrauensgrenzen) liegen, sprechen für eine proximale Läsion.

3.4.1.5.2.1.4. Sensible (orthodrome) Leitgeschwindigkeit

Abb. 76 gibt die *maximale Leitgeschwindigkeit* in Abhängigkeit vom Lebensalter wieder. Die Latenzen wurden zur ersten positiven Spitze gemessen.

Die *Amplitude* der sensiblen Nervenaktionspotentiale in Abhängigkeit vom Alter findet sich in Abb. 77. Gemessen wird von der höchsten positiven zur höchsten negativen Spitze („peak-to-peak").

Die *Dauer* der sensiblen Nervenaktionspotentiale gibt Abb. 78 wieder. Gemessen wird vom ersten positiven Abgang von der Grundlinie bis zum Ende der letzten Phase, die gezählt wird. Gezählt werden alle Phasen, deren Amplitude mindestens 10% des höchsten Potentialanteils beträgt (*Ludin* und Mitarb., 1977a).

Die höchste normale *Phasenzahl* beträgt bei Ableitung am Handgelenk 4, distal des Sulcus nervi ulnaris 5 und proximal davon 6.

Reizung: mit Ringelektroden am Kleinfinger.

Ableitung: mit unipolaren Nadelelektroden am Handgelenk, distal und proximal des Sulcus nervi ulnaris.

Temperatur: Hauttemperatur über dem Nerv mindestens 33° C.

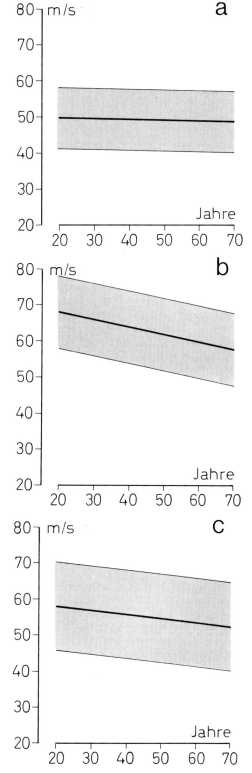

Abb. 76 N. ulnaris. Normbereich der sensiblen (orthodromen) Leitgeschwindigkeiten in Abhängigkeit vom Alter, a) Kleinfinger – Handgelenk, $v_a = 49{,}27 - 0{,}01 \times$ Alter, SD = 4,15; b) Handgelenk – distal Sulcus nervi ulnaris, $v_b = 68{,}69 - 0{,}13 \times$ Alter, SD = 5,02; c) distal Sulcus nervi ulnaris – proximal Sulcus nervi ulnaris, $v_c = 58{,}13 - 0{,}08 \times$ Alter, SD = 6,17.

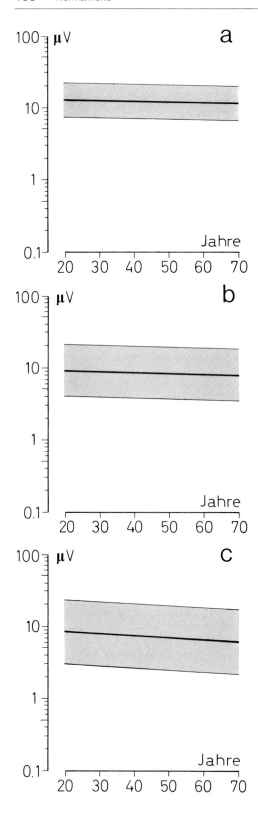

Abb. 77   N. ulnaris. Normbereich der Amplitude der sensiblen (orthodromen) Nervenaktionspotentiale in Abhängigkeit vom Alter bei Reizung am Kleinfinger. a) Handgelenk, log A_a = 1,1132 − 0,008 × Alter, SD_{log} = 0,11; b) distal Sulcus nervi ulnaris, log A_b = 0,9726 − 0,02 × Alter, SD_{log} = 0,17; c) proximal Sulcus nervi ulnaris, log A_c = 0,9278 − 0,3 × Alter, SD_{log} = 0,22.

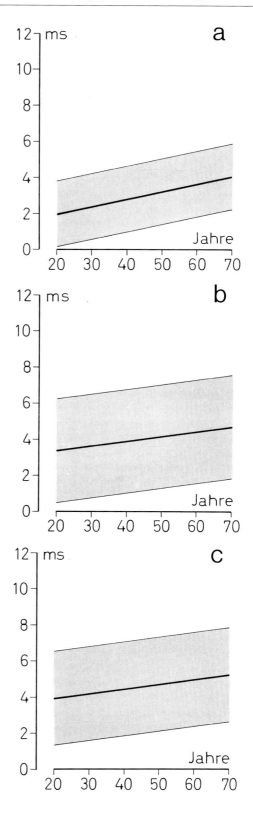

Abb. 78 N. ulnaris. Normbereich der Dauer der sensiblen (orthodromen) Nervenaktionspotentiale in Altersabhängigkeit bei Reizung am Kleinfinger. a) Handgelenk, $D_a = 1,78 + 0,03 \times$ Alter, SD $= 0,96$; b) distal Sulcus nervi ulnaris, $D_b = 3,22 + 0,02 \times$ Alter, SD $= 1,44$; c) proximal Sulcus nervi ulnaris, $D_c = 3,77 + 0,02 \times$ Alter, SD $= 1,29$.

3.4.1.6. N. medianus

3.4.1.6.1. Kinder

3.4.1.6.1.1. Motorische Leitgeschwindigkeit

Normbereich nach *Gamstorp* (1963) und *Wagner* und *Buchthal* (1972) in Abb. 79.

Reizung: mit Oberflächenelektroden am Handgelenk und in der Ellenbeuge.

Ableitung: mit Oberflächenelektroden vom Thenar.

Temperatur: nicht kontrolliert.

3.4.1.6.1.2. Sensible (orthodrome) Leitgeschwindigkeit

Werte nach *Ludin* und *Tackmann* (1979) in Abb. 80.

Reizung: mit Oberflächenelektroden am Mittelfinger.

Ableitung: mit unipolaren Nadelelektroden am Handgelenk und in der Ellenbeuge.

Temperatur: Hauttemperatur mindestens 36–37° C.

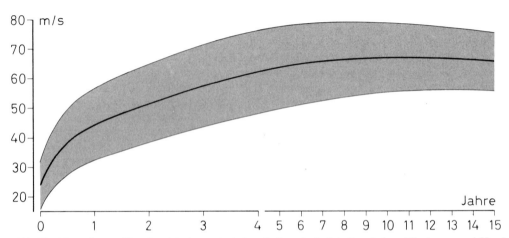

Abb. 79 N. medianus. Normbereich der motorischen Leitgeschwindigkeit zwischen Ellenbeuge und Handgelenk im Kindesalter nach *Gamstorp* (1963) und *Buchthal* und *Wagner* (1972). Es handelt sich um approximative Werte aufgrund der Abbildungen in den entsprechenden Publikationen.

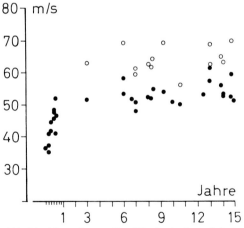

3.4.1.6.2. Erwachsene

3.4.1.6.2.1. Motorische Leitgeschwindigkeit

3.4.1.6.2.1.1. Proximales Segment

Die maximale motorische Leitgeschwindigkeit zwischen Erbschem Punkt und proximalem Oberarm nach *Ginzburg* und Mitarb. (1978) findet sich in Tabelle XV. Das Alter der Versuchspersonen betrug 26 bis 55 Jahre.

Reizung: mit Oberflächenelektroden am Erbschen Punkt und am proximalen Oberarm. Messung der Distanz zwischen den beiden Reizpunkten mit einem Beckenzirkel.

Ableitung: mit Oberflächenelektroden vom M. abductor pollicis brevis.

Temperatur: nicht kontrolliert.

Abb. 80 N. medianus. Sensible (orthodrome) Leitgeschwindigkeiten bei gesunden Kindern nach *Ludin* und *Tackmann* (1979), ● Finger III – Handgelenk, ○ Handgelenk – Ellenbeuge.

Tabelle XV Motorische Leitgeschwindigkeit im proximalen Segment des N. medianus

	Mittel-wert (m/s)	SD (m/s)	Norm-bereich (m/s)
Motorische Leit-geschwindigkeit (Erbscher Punkt – Oberarm)	65,1	6,1	53–77
Seitendifferenz rechts – links	7,5	4,9	0–17

3.4.1.6.2.1.2. Distale Segmente

Normwerte in Abhängigkeit vom Lebensalter in Abb. 81 und 82 für die Leitgeschwindigkeit bzw. für die distale Latenz. Die distalen Latenzen wurden auf eine Distanz von 6,5 cm korrigiert. Im Bereich des Vorderarms sind die Geschwindigkeiten zwischen Ellenbeuge und Mitte Vorderarm nur geringfügig höher als zwischen Mitte Vorderarm und Handgelenk (*Gretler*, 1981).

Reizung: mit Oberflächenelektroden am Oberarm, in der Ellenbeuge und am Handgelenk.

Ableitung: mit Oberflächenelektroden vom M. abductor pollicis brevis.

Temperatur: Hauttemperatur über dem Nerv mindestens 33° C.

Zur Bestimmung der *L-I Differenz* werden der N. medianus und der N. ulnaris am Handgelenk gereizt, abgeleitet wird vom M. lumbricalis II und vom M. interosseus II mit der differenten Elektrode volar zwischen 2. und 3. Metakarpale zirka 1,5 cm proximal vom 2. Interdigitalraum und der indifferenten Elektrode über der Grundphalanx des 2. Fingers. Es muß darauf geachtet werden, daß die Summenpotentiale einen negativen Abgang haben. Außerdem sollte für beide Muskeln die gleiche Verstärkung gewählt werden. Normalerweise beträgt die L-I Differenz nicht mehr als 1,0 ms.

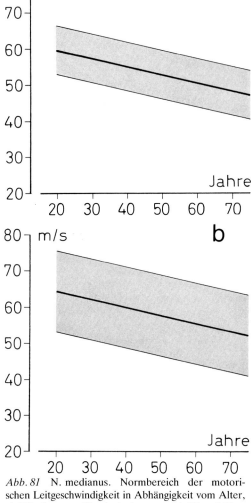

Abb. 81 N. medianus. Normbereich der motorischen Leitgeschwindigkeit in Abhängigkeit vom Alter, a) Ellenbeuge – Handgelenk, $v_a = 64{,}482 - 0{,}23 \times$ Alter, SD = 3,338; b) Oberarm – Ellenbeuge, $v_b = 69{,}274 - 0{,}229 \times$ Alter, SD = 5,729.

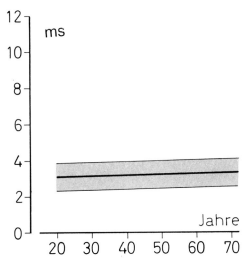

Abb. 82 N. medianus. Normbereich der distalen Latenz in Altersabhängigkeit. *Distanzen auf 6,5 cm korrigiert.* t = 2,994 + 0,004 × Alter, SD = 0,392.

3.4.1.6.2.1.3. F-Wellen-Geschwindigkeit

Normalwerte bei Personen im Alter zwischen 11 und 74 Jahren ohne Berücksichtigung der Altersabhängigkeit nach *Eisen* und Mitarb. (1977) in Tab. XVI und Abb. 83. Da die Latenzen kleinen Schwankungen unterworfen sind, soll die kürzeste von 5 gemessenen Latenzen verwertet werden.

Reizung: mit Oberflächenelektroden am Handgelenk und in der Ellenbeuge (Kathode proximal).

Ableitung: mit Oberflächenelektroden vom M. abductor pollicis brevis.

Temperatur: nicht korrigiert.

Tabelle XVI F-Wellen-Latenzen und -Leitgeschwindigkeiten im N. medianus

Reizort	Latenz		Leitgeschwindigkeit Rückenmark – Reizpunkt	
	Mittel-wert (ms)	Norm-bereich (ms)	Mittel-wert (m/s)	Norm-bereich (m/s)
Handgelenk	26,6	22,2–31,0	62,7	54,9–70,5
Ellenbogen	22,4	19,2–25,6	64,2	54,0–74,4

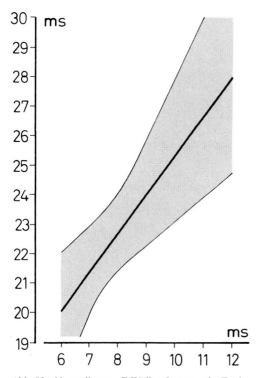

Abb. 83 N. medianus. F-Wellen-Latenz als Funktion der M-Latenz bei Stimulation in der Ellenbeuge und Ableitung vom M. abductor pollicis brevis. Werte oberhalb des Normbereichs (99 % Vertrauensgrenzen) sprechen für eine proximale Läsion.

3.4.1.6.2.2. Sensible (orthodrome) Leitgeschwindigkeit

Normwerte in Abhängigkeit vom Alter für die *maximale Leitgeschwindigkeit* in Abb. 84, für die *Amplitude* in Abb. 85 und für die *Dauer* in Abb. 86. Gleiche Auswertung wie für den N. ulnaris (siehe S. 157).

Maximale *Phasenzahl:*

Alter	Handgelenk	Ellenbeuge
unter 40	5	7
über 40	7	17

Reizung: mit Oberflächenelektroden am Zeigefinger.

Ableitung: mit unipolaren Nadelelektroden am Handgelenk und in der Ellenbeuge.

Temperatur: nicht kontrolliert.

Die Leitgeschwindigkeit der *langsamen Komponenten* im Segment Finger III – Handgelenk ist nicht vom Alter abhängig (*Tackmann* und *Minkenberg*, 1977). Bei Berücksichtigung von Potentialanteilen mit einer Amplitude von mindestens 0,1 µV beträgt der Mittelwert 20,6 m/s (SD = 3,1 m/s) mit einer Schwankungsbreite von 14,5–28 m/s. Zwischen Handgelenk und Mitte Vorderarm sowie zwischen Mitte Vorderarm und Ellenbeuge sind die maximalen sensiblen Leitgeschwindigkeiten praktisch identisch (*Gretler*, 1981).

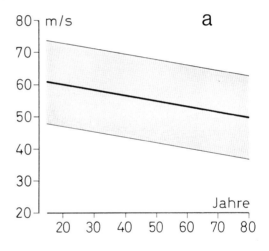

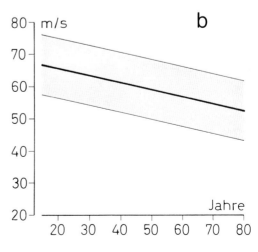

Abb. 84 N. medianus. Normbereich der sensiblen (orthodromen) Leitgeschwindigkeit in Altersabhängigkeit. a) Zeigefinger – Handgelenk, $v_a = 63,80 - 0,185 \times$ Alter, SD = 6,447; b) Handgelenk – Ellenbeuge, $v_b = 69,37 - 0,208 \times$ Alter, SD = 4,457.

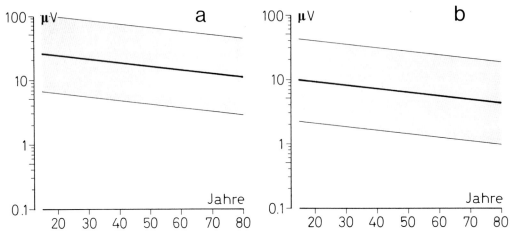

Abb. 85 N. medianus. Normbereich der Amplitude der sensiblen (orthodromen) Nervenaktionspotentiale in Abhängigkeit vom Alter bei Reizung am Zeigefinger. a) Handgelenk, $\log A_a = 1{,}5247 - 0{,}005 \times$ Alter, $SD_{\log} = 0{,}29$; b) Ellenbeuge, $\log A_b = 1{,}0823 - 0{,}005 \times$ Alter, $SD_{\log} = 0{,}32$.

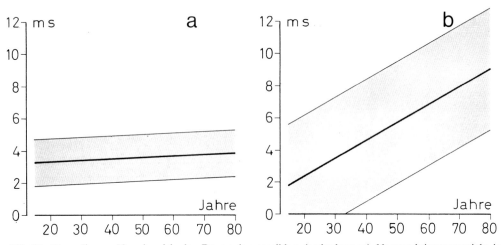

Abb. 86 N. medianus. Normbereich der Dauer der sensiblen (orthodromen) Nervenaktionspotentiale in Altersabhängigkeit bei Reizung am Zeigefinger. a) Handgelenk, $D_a = 3{,}0709 + 0{,}01 \times$ Alter, $SD = 0{,}939$; b) Ellenbeuge, $D_b = 0{,}2388 + 0{,}109 \times$ Alter, $SD = 1{,}9305$.

3.4.1.6.2.3. Sensible (antidrome) Leitgeschwindigkeit

Abb. 87 gibt die Normwerte in Abhängigkeit vom Lebensalter wieder. Die Latenzen werden zum negativen Abgang von der Grundlinie gemessen.

Reizung: mit Oberflächenelektroden am Handgelenk und in der Ellenbeuge (submaximal!).

Ableitung: mit Oberflächenelektroden vom Zeigefinger.

Temperatur: nicht kontrolliert.

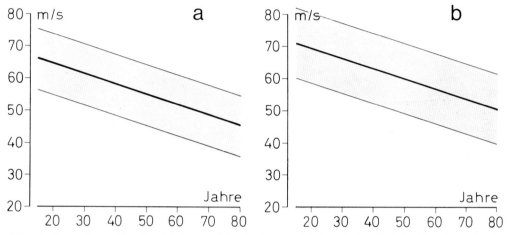

Abb. 87 N. medianus. Normbereich der sensiblen (antidromen) Leitgeschwindigkeit in Altersabhängigkeit. a) Handgelenk – Zeigefinger, $v_a = 71,99 - 0,3 \times$ Alter, SD = 4,86; b) Ellenbeuge – Handgelenk, $v_b = 76,48 - 0,32 \times$ Alter, SD = 5,48.

3.4.1.7. N. radialis

3.4.1.7.1. Motorische Leitgeschwindigkeit

Normwerte für die motorische Leitgeschwindigkeit und die distale Latenz nach *Trojaborg* und *Sindrup* (1969) in Tabelle XVII und XVIII. Die untersuchten Normalpersonen waren 16–28 Jahre alt.

Reizung: mit Oberflächenelektroden in der Axilla, am Ellenbogen und am Vorderarm mit Nadelelektroden. (Die Untersuchung gelingt aber meist auch mit Oberflächenelektroden.) Distanzmessung zwischen Reizpunkt in der Axilla und am Ellenbogen mit dem Beckenzirkel.

Ableitung: mit konzentrischen Nadelelektroden aus den angegebenen Muskeln.

Temperatur: mittlere Hauttemperatur am Handgelenk 34° C, am Ellenbogen 35° C und in der Axilla 36° C.

Tabelle XVII　Motorische Leitgeschwindigkeit im N. radialis

	Muskel	Mittelwert (m/s)	SD (m/s)	Normbereich (m/s)
Axilla – Ellenbogen	M. brachioradialis	70	4,9	60–80
	M. extensor digitorum communis	69	5,0	59–79
	M. extensor pollicis longus	67	8,7	50–84
	M. extensor indicis	69	5,6	58–80
Ellenbogen – Vorderarm	M. extensor indicis	62	5,1	52–72

Tabelle XVIII　Distale Latenzen (N. radialis)

Muskel	Latenz (ms)	SD (ms)	Normbereich (ms)	Distanz (cm)
M. triceps brachii	2,7	0,5	1,7–3,7	11
M. brachioradialis	2,5	0,3	1,9–3,1	9,5
M. extensor digitorum communis	2,9	0,3	2,3–3,5	10
M. extensor pollicis longus	4,4	0,6	3,2–5,6	19
M. extensor indicis	2,4	0,5	1,4–3,4	6

Tabelle XIX　Distale Latenzen und motorische Leitgeschwindigkeiten in den Interkostalnerven

Interkostalnerv	Distale Latenz (ms)	SD (ms)	Leitgeschwindigkeit (m/s)	SD (m/s)
7.	3,5	0,67	76	6,3
8.	3,7	0,48	75	6,0
9.	4,0	0,31	76	6,4
10.	4,5	0,65	75	6,1
11.	5,0	0,61	72	7,4

3.4.1.7.2. Sensible (orthodrome) Leitgeschwindigkeit

Werte nach *Buchthal* (1975) in Abb. 88.

Reizung: mit Nadelelektroden am Handgelenk.

Ableitung: mit unipolaren Nadelelektroden am Ellenbogen und in der Axilla.

Temperatur: Hauttemperatur 35–36° C.

Für das distale Segment (Daumen – Handgelenk) gibt der gleiche Autor einen altersunab-

hängigen Mittelwert von 55,7 m/s (Normbereich 46–64 m/s) an. Gereizt wird mit Oberflächenelektroden am Daumen, abgeleitet mit unipolaren Nadelelektroden am Handgelenk. Temperatur wie oben.

3.4.1.8. 7. bis 11. Interkostalnerv

Normwerte nach *Pradhan* und *Taly* (1989) für die Leitgeschwindigkeiten und die distalen Latenzen in Tabelle XIX. Die Altersabhängigkeit wurde nicht berücksichtigt.

Reizung: mit Oberflächenelektroden in den entsprechenden Interkostalräumen. Distanzmessung mit dem Beckenzirkel.

Ableitung: mit Oberflächenelektroden vom M. rectus abdominis.

Temperatur: nicht kontrolliert.

3.4.1.9. N. femoralis

Latenzzeiten in Abhängigkeit von der Distanz nach *Gassel* (1963) in Abb. 89. Alter der Versuchspersonen 8–79 Jahre.

Reizung: mit Oberflächenelektroden am Leistenband.

Ableitung: mit konzentrischen Nadelelektroden aus dem M. quadriceps femoris.

Temperatur: nicht kontrolliert.

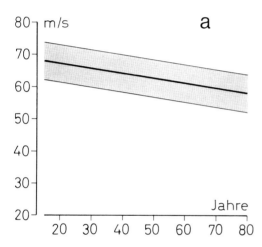

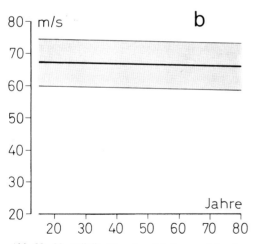

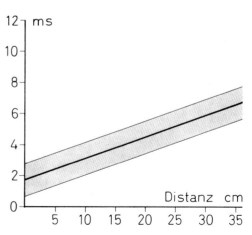

Abb. 88 N. radialis. Normbereich der sensiblen (orthodromen) Leitgeschwindigkeit in Altersabhängigkeit bei Reizung am Handgelenk nach *Buchthal* (1975). a) Handgelenk – Ellenbogen, $v_a = 68,8 - 0,12 \times$ Alter, SD = 3,0; b) Ellenbogen – Axilla, $v_b = 67,5 - 0,02 \times$ Alter, SD = 3,6.

Abb. 89 N. femoralis. Normbereich der Latenzen zum M. quadriceps femoris bei Reizung in der Leistenbeuge in Abhängigkeit von der Distanz nach *Gassel* (1963).

3.4.1.10. N. cutaneus femoris lateralis

Normwerte nach *Stevens* und *Rosselle* (1973) zwischen 35 und 75 m/s. Die Latenzen wurden zum ersten negativen Gipfel der Nervenaktionspotentiale gemessen. Die Altersabhängigkeit wurde nicht berücksichtigt.

Reizung: mit Oberflächenelektroden an der Oberschenkelaußenseite.

Ableitung: mit Oberflächenelektroden gerade unterhalb des Ligamentum inguinale.

Temperatur: nicht kontrolliert.

3.4.1.11. N. saphenus

Normwerte nach *Ertekin* (1969) für das Segment Knie – Leistenbeuge: 17–38jährige: 59,6 m/s (Normbereich 55,0–64,2 m/s); 41–63jährige: 57,1 m/s (Normbereich 52,5–61,7 m/s).

Reizung: mit Oberflächenelektroden am Knie.

Ableitung: mit unipolaren Nadelelektroden in der Leiste.

Temperatur: nicht kontrolliert.

3.4.1.12. N. ischiadicus

3.5.1.12.1. Motorische Leitgeschwindigkeit

Normalwerte der maximalen motorischen Leitgeschwindigkeit und der distalen Latenz in Tabelle XX und XXI nach *Gassel* und *Trojaborg* (1964). Alter der Versuchspersonen zwischen 19 und 67 Jahren.

Reizung: mit Nadelelektroden in der Glutäalfalte und mit Oberflächenelektroden in der Fossa poplitea.

Ableitung: mit konzentrischen Nadelelektroden aus den angegebenen Muskeln.

Temperatur: nicht kontrolliert.

Tabelle XX Motorische Leitgeschwindigkeit im N. ischiadicus

	Muskel	Mittelwert (m/s)	SD (m/s)	Normbereich (m/s)
Glutäalfalte – Fossa poplitea	M. abductor hallucis brevis	51	5,8	40–62
	M. extensor digitorum brevis	51	7,0	37–65
	M. tibialis anterior	55	4,5	46–64
	M. soleus	56	5,5	45–67
	M. gastrocnemius	56	5,6	45–67

Tabelle XXI Distale Latenzen (N. ischiadicus)

Muskel	Latenz (ms)	SD (ms)	Normbereich (ms)	Distanz (cm)
M. tibialis anterior	5,4	0,7	4,0–6,8	13–17
M. soleus	5,4	0,8	3,8–7,0	13–17
M. gastrocnemius	5,5	0,7	4,1–6,9	13–17

3.4.1.13. N. tibialis

3.4.1.13.1. Motorische Leitgeschwindigkeit

Maximale motorische Leitgeschwindigkeit und distale Latenz in Abhängigkeit vom Alter in Abb. 90 und 91. Die distalen Latenzen wurden auf eine Distanz von 10 cm korrigiert.

Reizung: hinter dem Malleolus internus und in der Fossa poplitea mit Oberflächenelektroden.

Ableitung: vom M. abductor hallucis mit Oberflächenelektroden.

Temperatur: Hauttemperatur über dem Nerv mindestens 33° C.

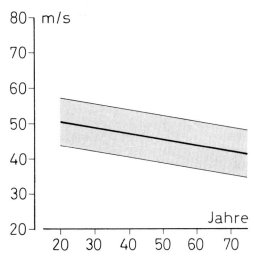

Abb. 90 N. tibialis. Normbereich der motorischen Leitgeschwindigkeit zwischen Fossa poplitea und Malleolus internus in Abhängigkeit vom Alter. v = 53,697 − 0,166 × Alter, SD = 3,372.

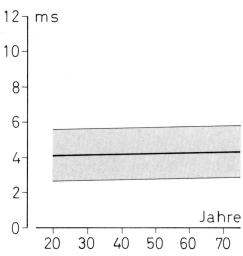

Abb. 91 N. tibialis. Normbereich der distalen Latenz zum M. abductor hallucis bei Reizung am Malleolus internus in Abhängigkeit vom Alter. *Distanzen auf 10 cm korrigiert.* t = 4,021 + 0,0004 × Alter, SD = 0,739.

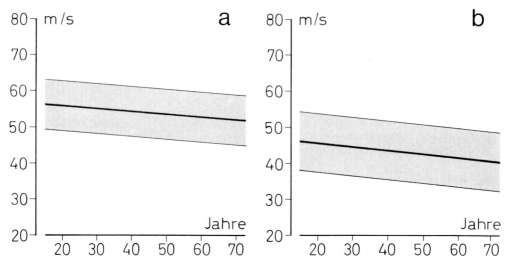

Abb. 92   N. tibialis. Normbereich der sensiblen (orthodromen) Leitgeschwindigkeit in Abhängigkeit vom Alter nach *Behse* und *Buchthal* (1971). a) Malleolus internus – Fossa poplitea, b) Großzehe – Malleolus internus.

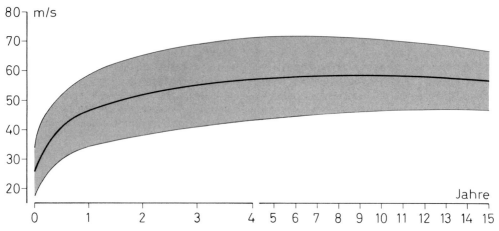

Abb. 93   N. peronaeus. Normbereich der motorischen Leitgeschwindigkeit zwischen Fossa poplitea und Fußgelenk im Kindesalter nach *Gamstorp* (1963) und *Buchthal* und *Wagner* (1972). Es handelt sich um approximative Werte aufgrund der Abbildungen in den entsprechenden Publikationen.

3.4.1.13.2. Sensible (orthodrome) Leitgeschwindigkeit

Altersabhängige Normwerte nach *Behse* und *Buchthal* (1971) in Abb. 92.
   Reizung: mit Ringelektroden an der Großzehe.
   Ableitung: mit unipolaren Nadelelektroden hinter dem Malleolus internus und in der Fossa poplitea.
   Temperatur: Hauttemperatur 35 bis 37° C.

3.4.1.14. N. peronaeus

3.4.1.14.1. Kinder

Normbereich in Altersabhängigkeit nach *Gamstorp* (1963) und *Wagner* und *Buchthal* (1972) in Abb. 93.
   Reizung: in der lateralen Fossa poplitea und am Fußgelenk mit Oberflächenelektroden.
   Ableitung: vom M. extensor digitorum brevis mit Oberflächenelektroden.
   Temperatur: nicht kontrolliert.

3.4.1.14.2. Erwachsene

3.4.1.14.2.1. Motorische Leitgeschwindigkeit

Ausnahmsweise werden hier Werte für 2 Methoden angegeben.

3.4.1.14.2.1.1. Erste Methode

Normwerte in Abhängigkeit vom Alter für die maximale motorische Leitgeschwindigkeit und die distale Latenz in Abb. 94 und 95. Die distalen Latenzzeiten wurden auf eine Distanz von 7,5 cm korrigiert.

Reizung: mit Oberflächenelektroden am Capitulum fibulae und am Fußgelenk.

Ableitung: mit Oberflächenelektroden vom M. extensor digitorum brevis.

Temperatur: Hauttemperatur über dem Nerv mindestens 33° C.

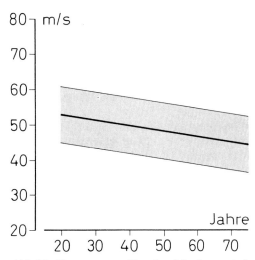

Abb. 94 N. peronaeus. Normbereich der motorischen Leitgeschwindigkeit zwischen Capitulum fibulae und Fußgelenk in Abhängigkeit vom Alter. v = 55,941 − 0,155 × Alter, SD = 4,055.

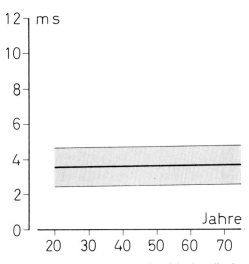

Abb. 95 N. peronaeus. Normbereich der distalen Latenz zum M. extensor digitorum brevis bei Reizung am Fußgelenk in Abhängigkeit vom Alter. *Distanzen auf 7,5 cm korrigiert.* t = 3,519 + 0,0013 × Alter, SD = 0,549.

3.4.1.14.2.1.2. Zweite Methode

Werte nach *Singh* und Mitarb. (1974) für die altersabhängige maximale motorische Leitgeschwindigkeit in Abb. 96c und d.

Reizung: mit Nadelelektroden in der Fossa poplitea, distal vom Capitulum fibulae und am Fußgelenk.

Ableitung: mit konzentrischen Nadelelektroden aus dem M. extensor digitorum brevis.

Temperatur: Hauttemperatur über dem Nerv 36–37° C.

3.4.1.14.2.2. Sensible (orthodrome) Leitgeschwindigkeit

Altersabhängige Normalwerte nach *Singh* und Mitarb. (1974) in Abb. 96a und b.

Reizung: mit Nadelelektroden beim Retinaculum musculorum extensorum superius (Näheres siehe S. 46).

Ableitung: mit unipolaren Nadelelektroden distal vom Capitulum fibulae und in der Fossa poplitea.

Temperatur: Hauttemperatur 36–37° C.

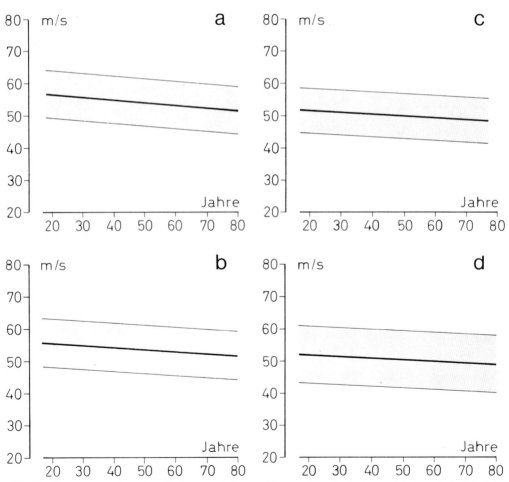

Abb. 96   N. peronaeus. Normbereich der motorischen und der sensiblen (orthodromen) Leitgeschwindigkeit in Abhängigkeit vom Alter nach *Singh* und Mitarb. (1974). a) und b) sensorische Leitgeschwindigkeit zwischen Fußgelenk und distal Capitulum fibulae (a) und zwischen distal Capitulum fibulae und Fossa poplitea (b). c) und d) motorische Leitgeschwindigkeit zwischen Capitulum fibulae und Fußgelenk (c) und zwischen Fossa poplitea und distal Capitulum fibulae (d).

3.4.1.15. N. suralis

3.4.1.15.1. Kinder

Altersabhängige Normalwerte der maximalen sensiblen (orthodromen) Leitgeschwindigkeit nach *Ludin* und *Tackmann* in Abb. 97.

Reizung: mit Nadelelektroden hinter dem Malleolus lateralis.

Ableitung: mit unipolaren Nadelelektroden in ca. Unterschenkelmitte (bei Säuglingen 6–8 cm, Altersgruppe 3–7 Jahre 11–12 cm, ältere Kinder 15–17 cm proximal des Malleolus lateralis).

Temperatur: Hauttemperatur 36–37° C.

3.4.1.15.2. Erwachsene

Normbereich der maximalen sensiblen (orthodromen) Leitgeschwindigkeit in Abhängigkeit vom Alter nach *Buchthal* (1975) in Abb. 98.

Reizung: distales Segment: am Fußrücken mit Oberflächenelektroden (Näheres siehe S. 46).

Proximales Segment: mit Nadelelektroden am Malleolus lateralis.

Ableitung: hinter dem Malleolus lateralis und 15 cm proximal davon lateral der Achillessehne mit unipolaren Nadelelektroden.

Temperatur: Hauttemperatur über dem Nerv 35–37° C.

Bei Reizung am Malleolus lateralis und Ableitung über der Wade beträgt die maximale, nicht altersabhängige Phasenzahl 5 (*Mamoli* und Mitarb., 1980).

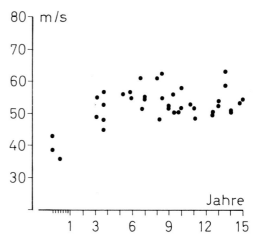

Abb. 97 N. suralis. Sensible (orthodrome) Leitgeschwindigkeiten zwischen Malleolus lateralis und Unterschenkelmitte bei gesunden Kindern nach *Ludin* und *Tackmann* (1979).

Die Normwerte der Leitgeschwindigkeit der *langsamen Komponenten* im Segment Malleolus lateralis-Wade sind nicht altersabhängig (*Tackmann* und *Minkenberg*, 1977). Wenn nur Potentialanteile mit einer Amplitude von mindestens 0,1 µV berücksichtigt werden, beträgt der Mittelwert 18,6 m/s (SD = 3,6 m/s) mit einer Schwankungsbreite von 13–25,7 m/s.

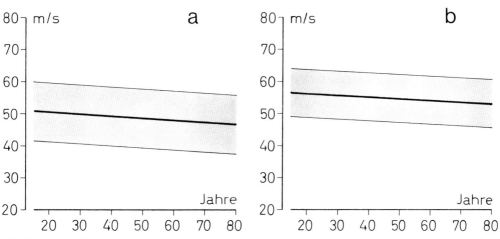

Abb. 98 N. suralis. Normbereich der sensiblen (orthodromen) Leitgeschwindigkeit in Abhängigkeit vom Alter nach *Buchthal* (1975). a) Fußrücken – Malleolus lateralis, $v_a = 51{,}8 - 0{,}06 \times$ Alter, SD = 4,6; b) Malleolus lateralis – Unterschenkelmitte, $v_b = 57{,}4 - 0{,}04 \times$ Alter, SD = 3,7.

3.4.2. Streubreite der motorischen Leitgeschwindigkeiten

Die Unterschiede der Leitgeschwindigkeiten zwischen rasch und langsam leitenden motorischen Fasern gemessen mit der Doppelreizmethode (siehe S. 41) betragen im N. ulnaris 4–7 m/s nach *Hopf* (1962) und 5–10 m/s nach *Hopf* (1974). *Betts* und Mitarb. (1976) geben für diese Nerven sogar 15–20 m/s an. Im N. tibialis beträgt die mittlere Streubreite 16,8 m/s (Normbereich 10–24 m/s) und im N. peronaeus 15,5 m/s (Normbereich 8–23 m/s (*Rieke* und *Hopf*, 1971).

3.4.3. Refraktärperiode der peripheren Nerven

3.4.3.1. Gemischter Nerv

Normwerte nach *Lowitzsch* und *Hopf* (1972) in Tabelle XXII für den N. ulnaris. Bestimmung der relativen Refraktärperiode nach der Amplitudenabnahme (rel. Rp. A.) und nach der Latenzverzögerung (rel. Rp. L.). (Absolute Refraktärperiode = Abs.Rp.)
Reizung: mit Nadelelektroden am Handgelenk.
Ableitung: mit Nadelelektroden im Sulcus nervi ulnaris.
Temperatur: Gewebstemperatur beim Nerv 35° C.

3.4.3.2. Sensibler Nerv

Normwerte nach *Tackmann* und *Lehmann* (1974a) für den N. medianus und den N. suralis in Tabelle XXIII. (Gleiche Abkürzungen wie in Tabelle XXII. Die rel. Rp.L. wurde an der ersten positiven Spitze des Nervenaktionspotentials gemessen.)
Reizung: N. medianus: mit Oberflächenelektroden am Zeigefinger. N. suralis: mit Nadelelektroden am Malleolus lateralis.
Ableitung: mit bipolaren Nadelelektroden am Handgelenk (N. medianus) bzw. in der Mitte des Unterschenkels (N. suralis).
Temperatur: Hauttemperatur 33–35° C.

Tabelle XXII Refraktärperiode des gemischten peripheren Nervs.

	Mittelwert (ms)	SD (ms)	Normbereich (ms)
Abs. Rp.	0,51	0,09	0,33–0,69
Rel. Rp. A	2,42	0,50	1,42–3,42
Rel. Rp. L	3,08	0,24	2,6 –3,56

Tabelle XXIII Refraktärperiode des sensiblen Nervs

	Nerv	Altersgruppe (Jahre)	Mittelwert (ms)	SD (ms)	Normbereich (ms)
Abs. Rp.	N. medianus	20–35	0,68	0,06	0,56–0,8
		40–60	0,72	0,05	0,62–0,82
Rel. Rp. A.		20–35	3,54	0,2	3,14–3,94
		40–60	3,93	0,15	3,63–4,23
Rel. Rp. L.		20–35	2,65	0,13	2,39–2,91
		40–60	2,81	0,16	2,49–3,13
Abs. Rp.	N. suralis	20–35	0,73	0,08	0,57–0,89
		40–60	0,76	0,07	0,62–0,9
Rel. Rp. A.		20–35	3,36	0,15	3,06–3,66
		40–60	3,56	0,28	3,0 –4,12
Rel. Rp. L.		20–35	2,68	0,14	2,4–2,96
		40–60	2,74	0,18	2,38–3,1

3.4.4. Frequenzverhalten des peripheren Nervs

3.4.4.1. Untere Grenzfrequenz des gemischten Nervs

Normalwerte nach *Lowitzsch* und *Hopf* (1972) in Tabelle XXIV. Anordnung der Elektroden gleich wie zur Bestimmung der Refraktärperiode (siehe S. 174). Die untere Grenzfrequenz wird aufgrund der Amplitudenabnahme (u. F. A.) und der Latenzverlängerung (u. F. L.) von 5 aufeinanderfolgenden Reizen bestimmt (siehe S. 44).

3.4.4.2. Frequenzverhalten des sensiblen Nervs

Normalwerte nach *Tackmann* und Mitarb. (1974a) in Tabelle XXV für den N. medianus, den N. ulnaris und den N. suralis. Elektrodenanordnung im N. medianus und im N. suralis gleich wie für die Bestimmung der Refraktärperiode. Im N. ulnaris Reizung mit Oberflächenelektroden am Kleinfinger, Ableitung mit Nadelelektroden am Handgelenk. Gemessen wird bei verschiedenen Reizfrequenzen die prozentuale Amplitudenabnahme („peak-to-peak") und die prozentuale Zunahme der Latenz zwischen Reiz und positiver Spitze des Nervenaktionspotentials an der 10. Reizantwort.

Tabelle XXIV Untere Grenzfrequenz des gemischten Nervs

	Mittelwert (Hz)	SD (Hz)	Normbereich (Hz)
u. F. A.	413	70	275–550
u. F. L.	352	56	240–465

Tabelle XXV Frequenzverhalten des peripheren Nervs

Reizfrequenz	N. medianus			N. ulnaris			N. suralis		
	Amplitudenreduktion %								
Hz	Mittel-wert	SD	Untere Normgrenze	Mittel-wert	SD	Untere Normgrenze	Mittel-wert	SD	Untere Normgrenze
100	95,3	4,9	85,5	94,5	7,8	78,9	99,6	4,3	91
200	91,3	7,8	75,7	89,4	7,5	74,4	96,6	7,1	82
300	80,7	7,7	65,7	77,7	13,8	50,1	90,3	8,6	73,1
400	74,5	12,7	49,1	75,0	13,9	47,2	82,9	11,1	60,7
500	70,1	13,6	42,9	71,1	17,1	36,9	76,3	11,5	53,3
	Zunahme der Latenz %								
	Mittel-wert	SD	Obere Normgrenze	Mittel-wert	SD	Obere Normgrenze	Mittel-wert	SD	Obere Normgrenze
100	101,0	2,5	106	100,8	2,6	106	101,9	3,6	109,1
200	101,0	3,3	108,4	102,0	2,0	106	104,1	4,9	113,9
300	106,5	5,5	117,5	104,1	2,3	108,7	105,1	4,0	113,1
400	109,7	6,0	121,7	108,9	4,4	117,7	109,5	5,2	119,9
500	109,2	6,7	122,6	110,9	5,7	122,3	110,3	5,3	120,9

3.5. Repetitive Reizung zur Prüfung der neuro-muskulären Überleitung

Bei einer Reizfrequenz von 3/s kann normalerweise auch bei optimalen Reiz- und Ableitebedingungen und bei einer Hauttemperatur von mindestens 34° C ein *Amplitudenabfall* der 5. verglichen mit der 1. Reizantwort von bis zu 10% beobachtet werden (*Borenstein* und *Desmedt*, 1973; *Slomić* und Mitarb., 1968). Gemessen wird dabei lediglich die negative Phase des Summenpotentials. Bei Reizung mit 10/s während 1,5 s kann ein etwa gleich großer Abfall gesehen werden.

Für Reizfrequenzen von 20–40/s finden sich in der Literatur keine genauen Angaben über das Ausmaß des erlaubten Amplitudenabfalls. Einen vorübergehenden Abfall um etwa 30% 0,1 bis 0,2 Sekunden nach Reizbeginn führen *Simpson* (1966) und *Slomić* und Mitarb. (1968) auf einen Bewegungsartefakt zurück. Auch der initiale Anstieg der Potentialamplituden, der 30% des Ausgangswertes nicht überschreitet, ist nach *Slomić* und Mitarb. (1968) durch einen Bewegungsartefakt bedingt, *Simpson* (1966) vermutet eine verbesserte Synchronisation der Muskelantwort als Ursache.

Bei Reizung mit 50/s während 1,5 s kann der Abfall der Potentialamplituden auch beim Gesunden bis zu 50% betragen (*Slomić* und Mitarb., 1968). Mit höheren Frequenzen wird dieser Abfall immer ausgeprägter.

Nach einem kurzen Tetanus (50/s während 1,5 Sekunden) kann normalerweise keine Veränderung der Potentialamplituden, die 10% überschreitet, gesehen werden (*Slomić* und Mitarb., 1968).

Bei Reizung mit 3/s während 4 Minuten kommt es normalerweise mit und ohne Ischämie zu keinem signifikanten Abfall der Potentialamplituden (*Borenstein* und *Desmedt*, 1973).

Für die *mechanische Antwort* im M. abductor pollicis geben *Slomić* und Mitarb. (1968) die folgenden Normalwerte an:

Bei Reizung mit 2/s während 90 Sekunden ist die Zuckungshöhe am Ende immer mindestens 12% höher als zu Beginn (positives Treppenphänomen). Da die Unterscheidung von einem pathologischen Treppenphänomen bei anderen neuromuskulären Erkrankungen so aber schlecht möglich ist, erachten wir lediglich einen fehlenden Anstieg der Zuckungshöhen als verdächtig auf eine Myasthenie (*Meienberg* und *Ludin*, 1977). Bei 3/s während 1,5 s kann die letzte Einzelzuckung um 15% niedriger sein als die erste. Bei 10/s kommt es zu einem unvollständigen Tetanus, nach 6 Reizen tritt ein leichter Abfall der Zuckungshöhe ein, die am Ende 20% unter dem höchsten erreichten Wert liegen kann. Ab 30/s wird ein glatter Tetanus erreicht. Nach *Desmedt* (1973) wird ein tetanisches Plateau bis zu 500/s während 1 Sekunde gehalten.

Nach einem kurzen Tetanus sind die Zuckungshöhen normalerweise höher als vorher. Während der ersten 30 Sekunden sind die Kontraktionen etwa 30% höher, die Potenzierung kann 3 und mehr Minuten anhalten. Eine posttetanische Erschöpfung ist beim Gesunden selten. Beim Reizen mit 3/s während 1,5 Sekunden sollte die Abnahme der letzten Zuckung nicht mehr als 15% betragen.

3.6. Reflexuntersuchungen

3.6.1. Silent period

Nach *Shahani* und *Young* (1973) kann in den Extremitätenmuskeln nach einem supramaximalen Reiz eine Silent period von 100–120 ms beobachtet werden. In den fazialisinnervierten Gesichtsmuskeln soll die Innervationsstille nicht vollständig sein und lediglich ca. 30 ms dauern.

3.6.2. Blinkreflex

3.6.2.1. Kinder

Tab. XXVI gibt die Normalwerte von *Clay* und *Ramseyer* (1976) für die frühe Komponente

Tabelle XXVI   Latenzen des Blinkreflexes im Kindesalter

Alter	Mittel-wert (ms)	SD (ms)	Norm-bereich (ms) (3 SD)	Seiten-differenz (ms)
1–24 Mon.	11,1	1,2	8,6–14,5	weniger als 1,7
2–7 Jahre	10,3	0,9	7,6–13,0	weniger als 1,25
über 7 Jahre	10,6	0,82	8,1–13,1	weniger als 1,2

(R 1) wieder. Eine späte Komponente (R 2) konnte in der Altersgruppe 1–20 Monate nicht abgeleitet werden. Im Alter zwischen 21 und 56 Monaten konnten entweder keine späten Komponenten oder solche mit teilweise sehr langen Latenzen und wieder andere mit Latenzzeiten wie bei Erwachsenen abgeleitet werden. Ab 5½ Jahren waren die Werte praktisch immer im Normbereich für Erwachsene.

Reizung: N. supraorbitalis mit Oberflächenelektroden.

Ableitung: Oberflächenelektroden über dem M. orbicularis oculi (differente) und über der Wange (indifferente Elektrode).

Temperatur: nicht kontrolliert.

3.6.2.2. Erwachsene

Die Normwerte für die Latenzen nach *Willi* (1980) finden sich in Tab. XXVII. Die frühe Reflexantwort R 1 tritt nur auf der Seite des Reizes auf, die späte Antwort R 2 dagegen auch kontralateral. Bei gesunden Erwachsenen können immer späte Antworten registriert werden. Um repräsentative Werte zu erhalten, empfiehlt es sich, die Mittelwerte aus 8 einzelnen Reflexantworten zu berechnen.

Reizung: N. supraorbitalis mit Oberflächenelektroden.

Ableitung: Konzentrische Nadelelektroden im M. orbicularis oculi beidseits am lateralen Augenwinkel.

Temperatur: nicht kontrolliert.

Tabelle XXVII Latenzen und Seitendifferenzen des Blinkreflexes beim Erwachsenen

	Mittelwert (ms)	SD (ms)	Obere Normgrenze (ms)
R 1	10,5	0,56	12,5
Seitendifferenz R 1	0,4	0,22	0,8
R 2 (ipsilateral)	33,4	2,66	41,0
R 2 (kontralateral)	33,0	3,20	44,0
Seitendifferenz R 2 (ipsi – kontralateral)	1,7	1,14	5,0
Seitendifferenz R 2 (Stimulation rechts und links)	2,0	1,46	6,0

3.6.3. Kornealreflex

Normwerte nach *Ongerboer de Visser* und Mitarb. (1977). Im Gegensatz zum Blinkreflex können nur bilaterale späte Komponenten abgeleitet werden. Da die normalen Latenzen zwischen 36 und 64 ms liegen, ist deren Messung klinisch wenig ergiebig. Brauchbar sind aber die Seitendifferenzen, die in Tab. XXVIII aufgeführt sind.

Reizung: mechanisch an der Kornea.

Ableitung: mit Oberflächenelektroden vom M. orbicularis oculi beidseits über dem Unterlid.

Temperatur: nicht kontrolliert.

Tabelle XXVIII Obere Normgrenzen für die Seitendifferenzen der Latenzen des Kornealreflexes

	Obere Normgrenze (ms)
Seitendifferenzen ipsilateral – kontralateral	8
Seitendifferenzen ipsilateral – ipsilateral	10
Seitendifferenzen kontralateral – kontralateral	10

3.6.4. Analreflex

Pedersen und Mitarb. (1978) geben bei supramaximaler Reizung eine mittlere Latenz von 50 ms (obere Normgrenze zirka 70 ms) an. Bei submaximaler Reizung steigen die Latenzen stark an.

Reizung: perianal mit Oberflächenelektroden. Es werden jeweils 5 Rechteckimpulse von 1 ms Dauer mit einem Abstand von je 1 ms verwendet.

Ableitung: M. sphincter ani externus mit bipolaren Nadelelektroden ipsi- oder kontralateral zur Reizelektrode.

Temperatur: nicht kontrolliert.

4. Literatur

Accornero, N., A. Berardelli, G. Bini, G. Cruccu, M. Manfredi: Corneal reflex elicited by electrical stimulation of the human cornea. Neurology 30 (1980) 782–785

Adams, R. D., D. Denny-Brown, C. M. Pearson: Diseases of muscle, 2. Aufl. Hoebner, New York 1962

Adrian, E. D., D. W. Bronk: The discharge of impulses in motor nerve fibres. Part II. The frequency of discharge in reflex and voluntary contractions. J. Physiol. 67 (1929) 119–151

Aebi-Ochsner, Ch., H. P. Ludin: Das Karpaltunnelsyndrom – klinische Symptomatologie und elektrophysiologische Befunde. Fortschr. Neurol. Psychiat. 47 (1979) 307

Albers, J. W., A. A. Allen, J. A. Bastron, J. R. Daube: Limb myokymia. Muscle & Nerve 4 (1981) 494–504

Albers, J. W., R. J. Hodach, D. W. Kimmel, W. L. Treacy: Penicillamine-associated mysthenia gravis. Neurology 30 (1980) 1246–1250

Allert, M. L., F. Jelasic: Diagnostik neurogener Blasenstörungen durch Elektromyographie. Thieme, Stuttgart 1974

American Association of Electromyography and Electrodiagnosis: Suggested infection control guidelines for performing electrodiagnostic studies in patients with acquired immundeficiency syndrome (AIDS). Muscle & Nerve 9 (1986) 762–763

Aminoff, M. J., R. B. Layzer, S. Satya-Murti, A. I. Faden: The declining electrical response of muscle to repetitive nerve stimulation in myotonia. Neurology 27 (1977) 812

Aminoff, M. J., R. K. Olney, G. J. Parry, N. H. Raskin: Relative utility of different electrophysiologic techniques in the evaluation of brachial plexopathies. Neurology 38 (1988) 546–550

Aminoff, M. J., D. S. Goodin, G. J. Parry, N. M. Barbaro, P. R. Weinstein, M. L. Rosenblum: Electrophysiologic evaluation of lumbosacral radiculopathies: electromyography, late responses, and somatosensory evoked potentials. Neurology 35 (1985) 1514–1518

Andersen, K.: Surface recording of orthodromic sensory nerve action potentials in median and ulnar nerves in normal subjects. Muscle & Nerve 8 (1985) 402–408

Andersen, V. O., F. Buchthal: Low noise alternating current amplifier and compensator to reduce stimulus artefact. Med. biol. Engng. 8 (1970) 501

Angel, R. W.: Unloading reflex in patients with hemiparesis. Neurology 18 (1968) 497

Angel, R. W.: Spasticity and tremor. In: New developments in electromyography and clinical neurophysiology, Bd. 3, hrsg. von *J. E. Desmedt,* Karger, Basel 1973, S. 618–624

Angel, R. W., W. W. Hoffmann: The H reflex in normal, spastic, and rigid subjects. Arch. Neurol. 8 (1963) 591

Angel, R. W., P. A. Lewitt: Unloading and shortening reactions in Parkinsons's disease. J. Neurol. Neurosurg. Psychiat. 41 (1978) 919

Angel, R. W. W. Eppler, A. Iannone: Silent period produced by unloading of muscle during voluntary contraction. J. Physiol. (Lond.) 80 (1965) 864

Argov, Z., T. Brenner, O. Abramsky: Ampicillin may aggravate clinical and experimental myasthenia gravis. Arch. Neurol. 43 (1986) 255–256

Astrom, K. E., E. Kugelberg, E. Muller: Hypothyroid myopathy. Arch. Neurol. 5 (1961) 472

Auger, R. G.: Hemifacial spasm: clinical and electrophysiologic observations. Neurology 29 (1979) 1261

Axelsson, J., S. Thesleff: A study of supersensitivity in denervated mammalian skeletal muscle. J. Physiol. (Lond.) 147 (1959) 178

Ballantyne, J. P., M. J. Campbell: Electrophysiological study after surgical repair of sectioned human peripheral nerves. J. Neurol. Neurosurg. Psychiat. 36 (1973) 797

Ballantyne, J. P., S. Hansen: A new method for the estimation of the number of motor units in a muscle. J. Neurol. Neurosurg. Psychiat. 37 (1974 a) 907

Ballantyne, J. P., S. Hansen: New method for the estimation of the number of motor units in a muscle. J. Neurol. Neurosurg. Psychiat. 37 (1974 b) 1195

Ballantyne, J. P., S. Hansen: Computer method for the analysis of evoked motor unit potentials. J. Neurol. Neurosurg. Psychiat. 38 (1975) 417

Barbieri, S., G. M. Weiss, J. R. Daube: Fibrillation potentials in myasthenia gravis. Muscle & Nerve 5 (1982) S50

Barchi, R. L.: Myotonia. An evaluation of the chloride hypothesis. Arch. Neurol. 32 (1975) 175

Barker, A. T., B. H. Brown, I. C. Freeston: Determination of the distribution of conduction velocities in human nerve trunks. IEEE Trans. Biomed. Eng. 26 (1979) 76–81

Barker, D., M. C. Ip: Sprouting and degeneration of mammalian motor axons in normal and deafferentated skeletal muscle, Proc. Roy. Soc. B 166 (1966) 538

Bartolo, D. C. C., J. A. Jaratt, N. W. Read: The use of conventional electromyography to assess external sphincter neuropathy in man. J. Neurol. Neurosurg. Psychiat. 46 (1983) 1115–1118

Basmajian, J. V.: Electrodes and electrode connectors. In: New developments in electromyography and clinical neurophysiology, Bd. 1, hrsg. von *J. E. Desmedt.* Karger, Basel 1973, S. 502–510

Bastron, J. A.: Myotonia and other abnormalities of muscular contraction arising from disorders of the motor unit. Res. Publ. Ass. nerv. ment. Dis. 38 (1960) 534

Baumann, F.: Beitrag zur electromyographischen Diagnostik der sogenannten Inaktivitätsatrophie des Skelettmuskels. Electromyography 8 (1968) 383

Bauwens, P.: Electrodiagnosis of motor unit dysfunction. Proc. roy. Soc. Med. 48 (1955) 194

Bauwens, P.: Variations of the motor unit. Proc. roy. Soc. Med. 49 (1956) 110

Behse, F., F. Buchthal: Normal sensory conduction in the nerves of the leg in man. J. Neurol. Neurosurg. Psychiat. 34 (1971) 404

Behse, F., F. Buchthal: Alcoholic neuropathy: clinical, electrophysiological, and biopsy findings. Ann. Neurol. 2 (1977) 95

Behse, F., F. Buchthal, F. Carlsen: Nerve biopsy and conduction studies in diabetic neuropathy. J. Neurol. Neurosurg. Psychiat. 40 (1977) 1072

Benini, A.: Die anatomischen Varianten des Ramus thenaris nervi mediani und ihre klinisch-chirurgische Bedeutung. Neurochirurgia (Stuttg.) 18 (1975) 51

Benecke, R., B. Conrad: The value of electrophysiological examination of the flexor carpi ulnaris muscle in the diagnosis of ulnar nerve lesions at the elbow. J. Neurol. 223 (1980) 20

Benstead, T. J., N. L. Kuntz, R. G. Miller, J. R. Daube: The electrophysiologic profile of Dejerine-Sottas disease (HMSN III). Muscle & Nerve 13 (1990) 586–592

Berciano, J., O. Combarros, J. Figols, J. Calleja, A. Cabello, I. Silos, F. Coria: Hereditary motor and sensory neuropathy type II. Brain 109 (1986) 897–914

Bergmans, J.: Computer-assisted measurement of the parameters of single motor unit potentials in human electromyography. In: New developments in electromyography and clinical neurophysiology, Bd. 2, hrsg. von *J. E. Desmedt,* Karger, Basel 1973, S. 482–488

Bermils, C., S. Tassin, J. M. Brucher, Th. de Barsy: Idiopathic recurrent myoglobinuria and persistent weakness. Neurology 33 (1983) 1613–1615

Besser, R., L. Gutmann, U. Dillmann, L. S. Weilenmann, H. C. Hopf: End-plate dysfunction in acute organophophate intoxication. Neurology 39 (1989) 561–567

Betts, R. P., D. M. Johnston, B. H. Brown: Nerve fibre velocity and refractory period distributions in nerve trunks. J. Neurol. Neurosurg. Psychiat. 39 (1976) 694

Bharucha, E. P., S. S. Pandya, D. K. Dastur: Arthrogryposis multiplex congenita. J. Neurol. Neurosurg. Psychiat. 35 (1972) 425

Bill, P. L. A., G. Cole, S. F. Proctor: Centronuclear myopathy. J. Neurol. Neurosurg. Psychiat. 42 (1979) 548

Bischoff, A., E. Esslen: Myopathy with primary hyperparathyroidism. Neurology 15 (1965) 64

Bischoff, C., J. Machetanz, B. Conrad: Is there an age-dependent continuous increase in the duration of the motor unit action potential? Electroenceph. clin. Neurophysiol. 81 (1991) 304–311

Black, J. T., R. Garcia-Mullin, E. Good, S. Brown: Muscle rigidity in a newborn due to continuous peripheral nerve hyperactivity. Arch. Neurol. 27 (1972) 413

Blackstock, E., G. Rushworth, D. Gath: Electrophysiological studies in alcoholism. J. Neurol. Neurosurg. Psychiat. 35 (1972) 326

Blank, N. K., J. R. Meerschaert, M. J. Rieder: Persistent motor neuron discharges of central origin present in the resting state. Neurology 24 (1974) 277

Blatt Lyon, B.: Peripheral nerve involvement in Batten-Spielmeyer-Vogt's disease. J. Neurol. Neurosurg. Psychiat. 38 (1975) 175

Blom, S., R. Lemperg: Electromyographic analysis of the lumbar musculature in patients operated on for lumbar rhizopathy. J. Neurosurg. 26 (1967) 25

Blom, S., I. Ringqvist: Neurophysiological findings in myasthenia gravis. Single muscle fibre activity in relation to muscular fatiguability and response to anticholinesterase. Electroenceph. clin. Neurophysiol. 30 (1971) 477

Blomberg, M. B., E. L. Feldman, J. W. Albers: Chronic inflammatory demyelinating polyradiculoneuropathy: Comparison of patients with and without monoclonal gammopathy. Neurology 42 (1992) 1157–1163

Bolton, C. F.: Electrophysiologie changes in uremic neuropathy after successful renal transplantation. Neurology 26 (1976) 152

Bordiuk, J. M., M. J. Legato, R. E. Lovelace, S. Blumenthal: Pompe's disease. Arch. Neurol. 23 (1970) 113

Borenstein, S., J. E. Desmedt: New diagnostic procedures in myasthenia gravis. In: New developments in electromyography and clinical neurophysiology, Bd. 1, hrsg. von *J. E. Desmedt.* Karger, Basel 1973, S. 350–374

Borenstein, S., J. E. Desmedt: Late component of the motor unit potential in muscle disease. In: Studies in neuromuscular diseases, hrsg. von *K. Kunze, J. E. Desmedt.* Karger, Basel 1975 a, S. 103–107

Borenstein, S., J. E. Desmedt: Local cooling in myasthenia. Arch. Neurol. 32 (1975 b) 152

Bors, E., A. E. Comarr: Neurological urology. Karger, Basel 1971

Bostock, H., T. A. Sears: Continuous conduction in demyelinated mammalian nerve fibres. Nature 263 (1976) 786

Boulesteix, J. M., F. Tabaraud, J. Y. Salle, J. M. Vallat, J. Dumas, J. Hugon: Diagnostic précoce du syndrome de Guillain-Barré par stimulations électriques radiculaires. Rev. Neurol. (Paris) 151 (1995) 569–575

Bradley, W. G.: Adynamia episodica hereditaria. Brain 92 (1969) 345

Bradley, W. G., P. Hudgson, D. Gardner-Medwin, J. N. Walton: The syndrome of myosclerosis. J. Neurol. Neurosurg. Psychiat. 36 (1973) 651

Bradley, W. G., R. Madrid, D. C. Thrush, M. J. Campbell: Recurrent brachial plexus neuropathy. Brain 98 (1975) 381

Brandstater, M. E., E. H. Lambert: Motor unit anatomy. In: New developments in electromyography and clinical neurophysiology, Bd. 1, hrsg. von *J. E. Desmedt.* Karger, Basel 1973, S. 14–22

Brandt, N. J., F. Buchthal, F. Ebbesen, Z. Kamie niecka, C. Krarup: Post-tetanic mechanical tension and evoked action potentials in McArdle's disease, J. Neurol. Neurosurg. Psychiat. 40 (1977) 920

Breinin, G. M.: The electrophysiology of extraocular muscle. Univ. of Toronto Press, Toronto 1962

Bretag, H. H.: Mathematical modelling of the myotonic action potential. In: New developments in electromyography and clinical neurophysiology, Bd. 1, hrsg. von *J. E. Desmedt.* Karger, Basel 1973, S. 464–482

Brinkmeier H., K. H. Wollinski, P.-J. Hülser, M. J. Seewald, H.-H. Mehrkens, H. H. Kornhuber, R. Rüdel: The acute paralysis in Guillain-Barré syndrome is related to a Na^+ channel blocking factor in the cerebrospinal fluid. Pflügers Arch. 421 (1992) 552–557

Brooke, M. H., J. E. Carroll, S. P. Ringel: Congenital hypotonia revisited. Muscle & Nerve 2 (1979) 84

Broser, F., G. Ditzen, K. Friedrich: Ergänzende elektrophysiologische Befunde bei einem Fall von Neuromyotonie. Nervenarzt 46 (1975) 100

Brown, W. F., T. E. Feasby: Conduction block and denervation in Guillain-Barré polyneuropathy. Brain 107 (1984) 219–239

Brown, W. F., R. Snow: Denervation in hemiplegic muscles. Stroke 21 (1990) 1700–1704

Brown, J. C.: Muscle weakness after rest in myotonic disorders: an electrophysiological study. J. Neurol. Neurosurg. Psychiat. 37 (1974) 1336

Brown, J. C., J. E. Charlton: A study of sensitivity to curare in myasthenic disorders using a regional technique. J. Neurol. Neurosurg. Psychiat. 38 (1975 a) 27

Brown, J. C., J. E. Charlton: Study of sensitivity to curare in certain neurological disorders using a regional technique. J. Neurol. Neurosurg. Psychiat. 38 (1975 b) 34

Brown, J. C., R. J. Johns: Nerve conduction in familial dysautonomia (Riley-Day-syndrome). J. A. M. A. 201 (1967) 200

Brown, J. C., R. J. Johns: Diagnostic difficulties encountered in the myasthenic syndrome sometimes associated with carcinoma. J. Neurol. Neurosurg. Psychiat. 37 (1974) 1214

Brown, J. C., J. E. Charlton, D. J. K. White: A regional technique for the study of sensitivity to curare in human muscle. J. Neurol. Neurosurg. Psychiat. 38 (1975) 18

Brown, W. F., N. Jaatoul: Amyotrophic lateral sclerosis. Arch. Neurol. 30 (1974) 242

Brown, W. F., H. S. Milner-Brown: Some electrical properties of motor units and their effects on the methods of estimating motor unit numbers. J. Neurol. Neurosurg. Psychiat. 39 (1976) 249

Bryant, S. H.: The electrophysiology of myotonia, with a review of congenital myotonia of goats. In: New developments in electromyography and clinical neurophysiology, Bd. 1, hrsg. von *J. E. Desmedt.* Karger, Basel 1973, S. 420–450

Buchthal, F.: Einführung in die Elektromyographie. Urban & Schwarzenberg, München 1958

Buchthal, F.: The electromyogram. Wld. Neurol. 3 (1962) 16

Buchthal, F.: Electrophysiological abnormalities in metabolic myopathies and neuropathies. Acta neurol. scand. 46, Suppl. 43 (1970) 129

Buchthal, F.: Sensory and motor conduction in polyneuropathies. In: New developments in electromyography and clinical neurophysiology, Bd. 2, hrsg. von *J. E. Desmedt.* Karger, Basel 1973, S. 259–271

Buchthal, F.: Electromyography (Part A). In: Handbook of electroencephalography and clinical neurophysiology, Bd. 16. hrsg. von *A. Rémond,* Elsevier, Amsterdam 1975

Buchthal, F., F. Behse: Peroneal muscular atrophy (PMA) and related disorders. I. Clinical manifestations as related to biopsy findings, nerve conduction and electromyography. Brain 100 (1977) 41

Buchthal, F., F. Behse: Polyneuropathy. In: Contemporary clinical neurophysiology, hrsg. von *W. A. Cobb* und *H. Vanduijn.* Elsevier, Amsterdam 1978, S. 373

Buchthal, F., S. Clemmesen: On the differentiation of muscle atrophy by electromyography. Acta psychiat. (Kbh.) 16 (1941 a) 143

Buchthal, F., S. Clemmesen: Electromyographical observations in congenital myotonia. Acta psychiat. (Kbh.) 16 (1941 b) 389

Buchthal, F., M. L. Fernandez-Ballesteros: Electromyographic study of the muscles of the upper arm and shoulder during walking in patients with Parkinsons's disease. Brain 88 (1965) 875

Buchthal, F., P. Hønke: Electromyographical examination of patients suffering from poliomyelitis ant. ac. up to 6 months after the acute stage of the disease. Acta med. scand. 116 (1944) 148

Buchthal, F., Z. Kamieniecka: The diagnostic yield of quantified electromyography and quantified muscle biopsy in neuromuscular disorders. Muscle & Nerve 5 (1982) 265–280

Buchthal, F., V. Kühl: Nerve conduction, tactile sensibility, and the electomyogram after suture or compression of peripheral nerve: a longitudinal study in man. J. Neurol. Neurosurg. Psychiat. 42 (1979) 436

Buchthal, F., P. Z. Olsen: Electromyography and muscle biopsy in infantile spinal muscular atrophy. Brain 93 (1970) 15

Buchthal, F., P. Pinelli: Action potentials in muscular atrophy of neurogenic origin. Neurology 3 (1953) 591

Buchthal, F., A. Rosenfalck: Evoked action potentials and conduction velocity in human sensory nerves. Brain Res. 3 (1966 a) 1

Buchthal, F., A. Rosenfalck: Sensory potentials in polyneuropathy. Brain 94 (1971 a) 241

Buchthal, F., A. Rosenfalck: Sensory conduction from digit to palm and from palm to wrist in the carpal tunnel syndrome. J. Neurol. Neurosurg. Psychiat. 34 (1971 b) 243

Buchthal, F., P. Rosenfalck: Electrophysiological aspects of myopathy with particular reference to progressive muscular dystrophy. In: Muscular dystrophy in man and animals, hrsg. von *G. H. Bourne, Ma. N. Golarz.* Karger, Basel 1963, S. 193

Buchthal, F., P. Rosenfalck: Spontaneous electrical activity of human muscle. Electroenceph. clin. Neurophysiol. 20 (1966 b) 321

Buchthal, F., H. Schmalbruch: Contraction times and fibre types in intact human muscle. Acta physiol. scand. 79 (1970) 435

Buchthal, F., L. Engbaeck, I. Gamstorp: Paresis and hyperexcitability in adynamia episodica hereditaria. Neurology 8 (1958) 347

Buchthal, F., F. Erminio, P. Rosenfalck: Motor unit territory in different human muscles. Acta physiol. scand. 45 (1959) 72

Buchthal, F., C. Guld, P. Rosenfalck: Action potential parameters in normal human muscle and their dependence on physical variables. Acta physiol. scand. 32 (1954) 200

Buchthal, F., C. Guld, P. Rosenfalck: Propagation velocity in electrically activated muscle fibres in man. Acta physiol. scand. 34 (1955 a) 75

Buchthal, F., C. Guld, P. Rosenfalck: Innervation zone and propagation velocity in human muscle. Acta physiol. scand. 35 (1955 b) 174

Buchthal, F., C. Guld, P. Rosenfalck: Volume conduction of the spike of the motor unit potential investigated with a new type of multielectrode. Acta physiol. scand. 38 (1957 a) 331

Buchthal, F., C. Guld, P. Rosenfalck: Multielectrode study of a motor unit. Acta physiol. scand. 39 (1957 b) 83

Buchthal, F., A. Rosenfalck, W. Trojaborg: Electrophysiological findings in entrapment of the median nerve at wrist and elbow. J. Neurol. Neurosurg. Psychiat. 37 (1974) 340

Buchthal, F., P. Rosenfalck, F. Erminio: Motor unit territory and fiber density in myopathies. Neurology 10 (1960) 398

Burke, D., N. F. Skuse, A. K. Lethlean: Sensory conduction of the sural nerve in polyneuropathy. J. Neurol. Neurosurg. Psychiat. 37 (1974 a) 647

Burke, D., N. F. Skuse, A. K. Lethlean: Contractile properties of the aductor digiti minimi muscle in paramyotonia congenita. J. Neurol. Neurosurg. Psychiat. 37 (1974 b) 894

Burke, D., N. F. Skuse, A. K. Lethlean: An analysis of myotonia in paramyotonia congenita. J. Neurol. Neurosurg. Psychiat. 37 (1974 c) 900

Burres, S. A., D. P. Richman, J. W. Crayton, B. G. W. Arnason: Penicillamine – induced myastenic responses in guinea pig. Muscle & Nerve 2 (1979) 186

Buscaino, G. A., G. Caruso, P. de Giacomo, O. Labianca, E. Ferrannini: Patologia neuromuscolare insolita. Nota 1: reperti elettromiografici ed istoenzimatici muscolari in un soggetto con „sindrome di attività muscolare continua" („neuromiotonia"). Acta neurol. (Napoli) 25 (1970) 206

Butz, P., W. Kaufmann, M. Wiesendanger: Analyse einer raschen Willkürbewegung bei Parkinsonpatienten vor und nach stereotaktischem Eingriff am Thalamus. Z. Neurol. 198 (1970) 105

Caccia, M. R., R. Rubino: Studio elettrofisiologico di un caso di tetano cronico localizzato. Riv. Pat. nerv. ment. 90 (1969) 221

Caddy, B. J., H. Kranz, R. A. Westerman: Electrophysiological determination of peripheral nerve conduction velocity distribution. In: New approaches to nerve and muscle disorders, hrsg. von *A. D. Kidman, J. I. Tomkins, R. A. Westerman.* Excerpta Med., Amsterdam 1981, S. 114–129

Cadilhac, J., G. Dapres, J. L. Fabre, C. Mion: Follow-up study of motor conduction velocity in uraemic patients treated by hemodialysis. In: New developments of electromyography and clinical neurophysiology, Bd. 2, hrsg. von *J. E. Desmedt.* Karger, Basel 1973, S. 372–380

Campbell, W. W., L. C. Ward, T. R. Swift: Nerve conduction velocity varies inversely with height. Muscle & Nerve 4 (1981) 520–523

Caraceni, T., S. Negri: Electromyographic study of congenital paramyotonia. In: Muscle diseases, hrsg. von *J. N. Walton, N. Canal, G. Scarlato.* Excerpta medica, Amsterdam 1970, S. 181

Carfi, J., M. Dong: Posterior interosseus syndrome revisited. Muscle & Nerve 8 (1985) 499–502

Carpendale, M. T.: The localization of ulnar nerve compression in the hand and arm: an improved method of electroneuromyography. Arch. phys. Med. 47 (1966) 325

Caruso, G., F. Buchthal: Refractory period of muscle and electromyographic findings in relatives of patients with muscular dystrophy. Brain 88 (1965) 29

Caruso, G., O. Labianca, E. Ferrannini: Effect of ischaemia on sensory potentials of normal subjects of different ages. J. Neurol. Neurosurg. Psychiat. 36 (1973) 455

Caruso, G., V. Spadetta, O. Labianca: Subclinical uraemic neuropathy. EMG and nerve conduction velocity in chronic renal patients treated conservatively and with periodic peritoneal dialysis. In: Musele diseases, hrsg. von *J. N. Walton, N. Canal, G. Scarlato.* Excerpta Medica. Amsterdam 1970, S. 173

Caruso, G., A. Brienza, O. Labianca, E. Ferrannini, T. Perniola: Reperti elettrofisiologici ed istochimici muscolari in un caso di intossicazione botulinica. Acta neurol. (Napoli) 26 (1971) 23

Caruso, G., L. Santoro, A. Perretti, L. Serienga, C. Crisci, M. Ragno, F. Barbieri, A. Filla: Friedreich's ataxia: electrophysiological and histological findings. Acta Neurol. Scand. 67 (1983) 26–40

Casey, E. B., P. M. le Quesne: Electrophysiological evidence for a distal lesion in alcoholic neuropathy. J. Neurol. Neurosurg. Psychiat. 35 (1972) 624

Castaigne, P., A. Buge, E. Escourolle, M. Martin: Adénome parathyroïdien évoluant dans la forme d'une paralysie diffuse et progressive. Rev. Neurol. 106 (1962) 5

Castaigne, P., H. P. Cathala, D. la Plane, J. Dry, J. N. Degos: Etude électrologique d'un cas de botulisme. Evolution du bloc neuromusculaire. Rev. neurol. 112 (1965) 27

Chantraine, A.: EMG examination of the anal and urethral sphincters. In: New developments in electromyography and clinical neurophysiology, Bd. 2, hrsg. von *J. E. Desmedt.* Karger, Basel 1973, S. 421–432

Chatrian, G. E., D. F. Farrell, R. C. Canfield, E. Lettich: Congenital insensitivity to noxious stimuli. Arch. Neurol. 32 (1975) 141

Chaudhry, V., H. W. Moser, D. R. Cornblath: Nerve conduction studies in adrenomyeloneuropathy. J. Neurol. Neurosurg. Psychiat. 61 (1996) 181–185

Cherington, M: Botulism. Arch. Neurol. (Chic.) 30 (1974) 432

Chokroverty, S., J. Medina: Electrophysiological study of hemiplegia. Arch. Neurol. 35 (1978) 360

Clay, S. A., J. C. Ramseyer: The orbicularis oculi reflex in infancy and childhood. Neurology 26 (1976) 521

Coërs, C., N. Telerman-Toppet: Morphological changes in motor units in Duchenne's muscular dystrophy. Arch. Neurol. 34 (1977) 396

Coërs, C., A. L. Woolf: The innervation of muscle. Blackwell, Oxford 1959

Coërs, C., N. Telerman-Toppet, J. M. Gerad: Terminal innervation ratio in neuromuscular disease. II Disorders of lower motor neurone, peripheral nerves and myopathies. Arch. Neurol. 29 (1973) 215

Conrad, B., F. Sindermann, V. J. Prochazka: Interval analysis of repetitive denervation potentials of human skeletal muscle. J. Neurol. Neurosurg. Psychiat. 35 (1972) 834

Conradi, S., L. Grimby, G. Lundemo: Pathophysiology of fasciculations in ALS as studied by electromyography of single motor units. Muscle & Nerve 5 (1982) 202–208

Cornblath, D. R., G. M. McKhann, T. Ho, J. W. Griffin, A. K. Asbury, C. Y. Li, B. A. Yi, Z. Jiang: Electrophysiology of acute paralytic disease of children and young adults in northern China. Ann. Neurol. 30 (1991) 260

Creutzfeldt, O. D.: Die episodische Adynamie (Adynamia episodica hereditaria Gamstorp), eine fami-

liäre hyperkaliämische Lähmung. Fortschr. Neurol. Psychiat. 29 (1961) 529

Creutzfeldt, O. D., B. C. Abbott, W. M. Fowler, C. M. Pearson: Muscle membrane potentials in episodic adynamia. Electroenceph. clin. Neurophysiol. 15 (1963) 508

Crutchfield, C. A., L. Gutmann: Hereditary aspects of median-ulnar nerve communications. J. Neurol. Neurosurg. Psychiat. 43 (1980) 53–55

Cruz Martínez, A., M. Barrio, A. M. Gutierrez, E. Lopez: Abnormalities in sensory and mixed evoked potentials in ataxia-teleangiectasia. J. Neurol Neurosurg. Psychiat. 40 (1977) 44

Cruz Martínez, A., M. Barrio, M. C. Pérez Conde, A. M. Gutierrez: Electrophysiological aspects of sensory conduction velocity in healthy adults. J. Neurol Neurosurg. Psychiat. 41 (1978) 1092

Cruz Martínez, A., M. T. Ferrer, E. Fueyo, L. Galdos: Peripheral neuropathy detected on electrophysiological study as first manifestation of metachromatic leucodystrophy in infancy. J. Neurol. Neurosurg. Psychiat. 38 (1975) 169

Cruz Martínez, A., M. T. Ferrer, J. M. López-Terradas, I. Pascual-Castroviejo, P. Mingo: Single fibre electromyography in central core disease. J. Neurol. Neurosurg. Psychiat. 42 (1979) 622

Cruz Martínez, A., B. Anciones, M. T. Ferrer, E. Diez Tejedor, M. C. Perez Conde, E. Bescansa: Electrophysiological study in benign human botulism type B. Muscle & Nerve 8 (1985) 580–585

Cummins, K. L., L. J. Dorfman, D. H. Perkel: Nerve fiber conduction velocity distributions: II. Estimation based upon two compound action potentials. Electroenceph. clin. Neurophysiol. 46 (1979) 647–658

Curtis, D. R., J. W. Phillis, J. C. Watkins: Cholinergic and non-cholinergic transmission in the mammalian spinal cord. J. Physiol. (Lond.) 158 (1961) 296

Dahlbäck, O., D. Elmqvist, T. R. Johns, S. Radner, S. Thesleff: An electrophysiological study of the neuromuscular junction in myasthenia gravis. J. Physiol. (Lond.) 156 (1961) 336

Danta, G., R. C. Hilton, P. G. Lynch: Chronic progressive external ophthalmoplegia, Brain 98 (1975) 473–492

Dastur, F. D., M. T. Shahani, D. H. Dastoor, F. N. Kohiyar, E. P. Bharucha, V. P. Mondkar, G. H. Kashyap, K. G. Nair: Cephalic tetanus: demonstration of a dual lesion. J. Neurol. Neurosurg. Psychiat. 40 (1977) 782

Daube, J. R.: The description of motor unit potentials in electromyography. Neurology 28 (1978) 623

Daube, J. R., J. J. Kelly jr., R. A. Martin: Facial myokymia with polyradiculoneuropathy. Neurology 29 (1979) 662

Dawson, G. D.: The relative excitability and conduction velocity of sensory and motor nerve fibres in man. J. Physiol. (Lond.) 131 (1956) 436–451

Debecker, J., P. Noël, J. E. Desmedt: The use of averaged cerebral evoked potentials in the evaluation of sensory loss in forensic medicine. Electromyography 11 (1971) 131

de Jesus, P. V., R. Slater, L. K. Spitz, A. S. Penn: Neuromuscular physiology of wound botulism. Arch. Neurol. 29 (1973) 425

de Koning, P., G. H. Wieneke, D. van der Most van Spijk, A. C. van Hufelen, W. H. Gispen, F. G. I. Jennekens: Estimation of the number of motor units based on macro-EMG. J. Neurol. Neurosurg. Psychiat. 51 (1988) 403–411

Delagi, E. F., A. Perotto, J. Iazetti, D. Morrison: Anatomic guide for the electromyographer. Thomas, Springfield 1975

Delbeke, J., A. J. McComas, S. J. Kopec: Analysis of evoked lumbosacral potentials in man. J. Neurol. Neurosurg. Psychiat. 41 (1978) 293

Delwaide, P. J.: Etude expérimentale de l'hyperréflexie tendineuse en clinique neurologique. Arscia, Brüssel 1971

Delwaide, P. J., R. S. Schwab, R. R. Young: Polysynaptic spinal reflexes in Parkinson's disease Neurology 24 (1974) 820

Denny-Brown, D.: On the nature of postural reflexes. Proc. Roy. Soc. B 104 (1929) 252–301

Denny-Brown, D.: Experimental studies pertaining to hypertrophy, regeneration and degeneration. Res. Publ. Ass. nerv. ment. Dis. 38 (1960) 147

Denny-Brown, D., J. M. Foley: Myokymia and the benign fasciculation of muscular cramps. Trans. Ass. Amer. Phycns. 61 (1948) 88

Denny-Brown, D., S. Nevin: The phenomenon of myotonia. Brain 64 (1941) 1

Denny-Brown, D., J. B. Pennybacker: Fibrillation and fasciculation in voluntary muscle. Brain 61 (1938) 311

Denys, E. H., F. H. Norris jr.: Amyotrophic lateral sclerosis. Impairment of neuromuscular transmission. Arch. Neurol. 36 (1979) 202

Deschuytere, J., N. Rosselle, C. de Keyser: Monosynaptic reflexes in the superficial forearm flexors in man and their clinical significance. J. Neurol. Neurosurg. Psychiat. 39 (1976) 555

Desmedt, J. E.: Presynaptic mechanisms in myasthenia gravis. Ann. N. Y. Acad. Sci. 135 (1966) 209

Desmedt, J. E.: The neuromuscular disorder in myasthenia gravis. I Electrical and mechanical response to nerve stimulation in hand muscles. In: New developments in electromyography and clinical neurophysiology, Bd. 1, hrsg. von *J. E. Desmedt.* Karger, Basel 1973, S. 241–304

Desmedt, J. E.: Clinical uses of cerebral, brainstem and spinal somatosensory evoked potentials. Karger, Basel 1980

Desmedt, J. E., S. Borenstein: Relationship of spontaneous fibrillation potentials to muscle fibre segmentation in human muscular dystrophy. Nature 258 (1975) 531

Desmedt, J. E., S. Borenstein: Regeneration in Duchenne muscular dystrophy. Arch. Neurol 33 (1976) 642

Desmedt, J. E., S. Borenstein: Double-step nerve stimulation test for myasthenic block: sensitization of postactivation exhaustion by ischemia. Ann. Neurol. 1 (1977) 55

Desmedt, J. E., P. Noël: Average cerebral evoked potentials in the evaluation of lesions of the sensory nerves and of the central somatosensory pathway. In: New developments in electromyography and clinical neurophysiology, Bd. 2, hrsg. von *J. E. Desmedt.* Karger, Basel 1973, S. 352–371

Despland, P. A., Cl. Schneider, E. Zander: Etude électromyographique de 250 syndromes radiculaires lombaires opérés. Schweiz. Arch. Neurol. Psychiat. 114 (1974) 229

Dietz, V.: Role of peripheral afferents and spinal reflexes in normal and impaired human locomotion. Rev. Neurol. 143 (1987) 241–254

Dietz, V., H. J. Freund: Entladungsverhalten einzelner motorischer Einheiten bei urämischen Patienten. J. Neurol. 207 (1974) 255

Dietz, V., H. J. Büdingen, W. Hillesheimer, H. J. Freund: Discharge characteristics of single motor fibres of hand muscles in lower motoneurone diseases and myopathies. In: Studies on neuromuscular diseases, hrsg. von *K. Kunze, J. E. Desmedt.* Karger, Basel 1975, S. 122–127

Donoso, R. S., J. P. Ballantyne, S. Hansen: Regeneration of sutured human peripheral nerves: an electrophysiological study. J. Neurol. Neurosurg. Psychiat. 42 (1979) 97

Dorfman, L. J., K. L. Cummins, G. S. Abraham: Conduction velocity distributions of the human median nerve: comparison of methods. Muscle & Nerve 5 (1982) S148–S153

Dorfman, L. J., K. C. McGill, K. L. Cummins: Electrical properties of commercial concentric EMG electrodes. Muscle & Nerve 8 (1985) 1–8

Downie, A. W., D. J. Nevell: Sensory nerve conduction in patients with diabetes mellitus and controls. Neurology 11 (1961) 876

Drachman, D. B., D. M. Fambrough: Are muscle fibers denervated in myotonic dystrophy? Arch. Neurol. 33 (1976) 485

Drachman, D. B., S. R. Murphy, M. P. Nigal. J. R. Hills: „Myopathic" changes in chronically denervated muscle. Arch. Neurol. 16 (1967) 14

Drager, G. A., J. G. Hammill, G. M. Shy: Paramyotonia congenita. Arch. Neurol. Psychiat. (Chic.) 80 (1958) 1

Drechsler, B.: The sensory nerve action potentials in man with partially deefferentated muscles (amyotrophic lateral sclerosis) and with progressive muscular dystrophy. In: The effect of use and disuse on neuromuscular functions, hrsg. von *E. Gutmann, P. Hník.* Elsevier, Amsterdam 1963, S. 449

Dressler, D., R. Benecke, B.-U. Meyer, B. Conrad: Die Rolle der Magnetstimulation in der Diagnostik des peripheren Nervensystems. Z. EEG-EMG 19 (1988) 260–263

Du Bois-Reymond, E.: Electricité animale. Nouveaux détails sur les expériences de M. E. Du Bois-Reymond concernant l'électricité développée par le fait de la contraction musculaire. C. R. Acad. Sci. (Paris) 28 (1849) 641–643

Dubowitz, V., M. H. Brooke: Muscle biopsy: a modern approach. Saunders, London 1973

Dubowitz, V., G. F. Whittaker, B. H. Brown, A. Robinson: Nerve conduction velocity. An index of neurological maturity of the newborn infant. Develop. Med. Child. Neurol. 10 (1968) 741

Duchen, L. W., D. A. Tonge: The effects of tetanus toxin on neuromuscular transmission and on the morphology of motor end-plates in slow and fast skeletal muscle of the mouse. J. Physiol. (Lond.) 228 (1973) 157

Duensing, F., K. Lowitzsch, V. Thorwirth, P. Vogel: Neurophysiologische Befunde beim Karpaltunnelsyndrom. Z. Neurol. 206 (1974) 267

Dunn, H. G., C. L. Dolman, D. F. Farrell, B. Tischler, C. Hasinoff, L. I. Woolf: Krabbe's leucodystrophy without globoid cells. Neurology 26 (1976) 1035

Dyck, P. J.: Inherited neuronal degeneration and atrophy affecting peripheral motor, sensory, and autonomic neurons. In: Peripheral neuropathy, hrsg. von *P. J. Dyck, P. K. Thomas, E. H. Lambert.* Saunders, Philadelphia 1975, S. 825–867

Dyck, P. J., E. H. Lambert: Lower motor and primary sensory neuron diseases with peroneal muscular atrophy. Arch. Neurol. 18 (1968) 603 und 619

Dyck, P. J., E. H. Lambert: Polyneuropathy associated with hypothyroidism. J. Neuropathol. exp. Neurol. 29 (1970) 631

Dyck, P. J., E. H. Lambert, D. W. Mulder: Charcot-Marie-Tooth disease, Nerve conduction and clinical studies of a large kinship. Neurology 13 (1963) 1

Dyck, P. J., J. L. Karnes, E. H. Lambert: Longitudinal study of neuropathic deficits and nerve conduction abnormalitis in hereditary motor and sensory neuropathy type 1. Neurology 39 (1989) 1302–1308

Dyck, P. J., E. H. Lambert, M. B. Wood, R. L. Linscheid: Assessment of nerve regeneration and adaptation after median nerve reconnection and digital neurovascular flap transfer. Neurology 38 (1988) 1586–1591

Dyck, P. J., W. J. Johnson, E. H. Lambert, P. C. O'Brien, J. R. Daube, K. F. Oviatt: Comparison of symptoms, chemistry, and nerve function to assess adequacy of hemodialysis. Neurology 29 (1979) 1361

Dyken, M. L., D. M. Smith, R. L. Peake: An electromyographic diagnostic screening test in McArdle's disease and a case report. Neurology 17 (1967) 45

Dyken, M. L., W. Zeman, T. Rusche: Hypokalemic periodic paralysis. Neurology 19 (1969) 691

Ebeling, P., R. W. Gilliatt, P. K. Thomas: A clinical and electrical study of ulnar nerve lesions in the hand. J. Neurol. Neurosurg. Psychiat. 23 (1960) 1

Eccles, J. C.: The pysiology of nerve cells. Oxford Univ. Press, London 1957

Edström, L., E. Kugelberg: Histochemical composition, distribution of fibres and fatiguability of single motor units. J. Neurol. Neurosurg. Psychiat. 31 (1968) 424

Edwards, W. G., C. R. Lincoln, F. H. Bassett, J. L. Goldner: The tarsal tunnel syndrome, J. A. M. A. 207 (1969) 716

Eichler, W., I. v. Hattingberg: Elektromyographische Untersuchungen über die „Thomsensche Myotonie" und die „Dystrophia myotonica". Dtsch. Z. Nervenheilk. 147 (1938) 36–77

Einthoven, W.: Ein neues Galvanometer. Drude's Annalen der Physik 1901

Eisen, A.: Early diagnosis of ulnar nerve palsy. Neurology 24 (1974) 256

Eisen, A., P. Humphreys: The Guillain-Barré syndrome. Arch. Neurol. 30 (1974) 438

Eisen, A., D. Schomer, C. Melmed: The application of F-wave measurements in the differentiation of proximal and distal upper limb entrapments. Neurology 27 (1977) 662–668

Ekbom, K., R. Hed, L. Kirstein, K. E. Astrom: Muscular affections in chronic alcoholism. Arch. Neurol. 10 (1964) 449

Ekstedt, J.: Human single fiber action potentials. Acta physiol. scand. 61, Suppl. 226 (1964) 1

Ekstedt, J., E. Stålberg: Myasthenia gravis. Diagnostic aspects by a new electrophysiological method. Opusc. med. (Stockh.) 12 (1967) 73

Ekstedt, J., E. Stålberg: Single fibre electromyography for the study of the microphysiology of the human muscle. In: New developments in electromyography and clinical neurophysiology, Bd. 1, hrsg. von *J. E. Desmedt.* Karger, Basel 1973, S. 89–112

Ekstedt, J., P. Häggqvist, E. Stålberg: The construction of needle multielectrodes for single fiber electromyography. Electroenceph. clin. Neurophysiol. 27 (1969) 540

Ekstedt, J., G. Nilsson, E. Stålberg: Calculation of the electromyographic jitter. J. Neurol. Neurosurg. Psychiat. 37 (1974) 526

Ekstedt, J., B. Lindholm, S. Ljunggren, E. Stålberg: The Jittermeter: a variability calculator for use in single fiber electromyography. Electroenceph. clin. Neurophysiol. 30 (1970) 154

Elmqvist, D., E. H. Lambert: Detailed analysis of neuromuscular transmission in a patient with the myasthenic syndrome sometimes associated with bronchogenic carcinoma. Mayo Clin. Proc. 43 (1968) 689

Elmqvist, D., W. W. Hofmann, J. Kugelberg, D. M. J. Quastel: An electrophysiological investigation of neuromuscular transmission in myasthenia gravis. J. Physiol. (Lond.) 174 (1964) 417

El-Negamy, E., E. M. Sedgwick: Properties of a spinal somatosensory potential recorded in man. J. Neurol. Neurosurg. Psychiat. 41 (1978) 762

Engel, A. G.: Late-onset rod myopathy (a new syndrome?): light and electron microscopic observations in two cases. Mayo Clin. Proc. 41 (1966) 713

Engel, A. G.: Acid maltase deficiency in adults: studies in four cases of a syndrome which may mimic muscular dystrophy or other myopathies. Brain 93 (1970) 599

Engel, A. G., T. Santa: Histometric analysis of the ultrastructure of the neuromuscular junction in myasthenia gravis and myasthenic syndrome. Ann. N. Y. Acad. Sci. 183 (1971) 46

Engel, A. G., B. Q. Banker, R. M. Eiben: Carnitine deficiency: clinical, morphological, and biochmical observations in a fatal case. J. Neurol. Neurosurg. Psychiat. 40 (1977 a) 313

Engel, A. G., J. M. Lindstrom, E. H. Lambert, V. A. Lennon: Ultrastructural localization of the acetylcholine receptor in myasthenia gravis and in its experimental autoimmune model. Neurology 27 (1977 b) 307

Engel, W. K.: Brief, small, abundant motor-unit actions potentials. Neurology 25 (1975) 173

Engel, W. K., J. R. Warmolts: The motor unit. In: New developments in electromyography and clinical neurophysiology, Bd. 1, hrsg. von *J. E. Desmedt.* Karger, Basel 1973, S. 141–177

Engel, W. K., G. N. Gold, G. Karpati: Type I fiber hypotrophy and central nuclei. Arch. Neurol. 18 (1968) 435

Erbslöh, F., W. D. Baedeker: Lupusmyopathie. Dtsch. med. Wschr. 87 (1962) 2464

Erminio, F., F. Buchthal, P. Rosenfalck: Motor unit territory and muscle fiber concentration in paresis due to peripheral nerve injury and anterior horn cell involvement. Neurology 9 (1959) 657

Ertekin, C.: Sensory and motor conduction in motor neurone disease. Acta neurol. scand. 43 (1967) 499

Ertekin, C.: Saphenous nerve conduction in man. J. Neurol. Neurosurg. Psychiat. 32 (1969) 530

Esslen, E.: Elektromyographie der Augenmuskeln. In: Elektromyographie. Lehrbuch und Atlas, hrsg. von *H. C. Hopf, A. Struppler.* Thieme, Stuttgart 1974, S. 72–84

Esslen, E.: The acute facial palsies. Springer, Berlin 1977

Esslen, E., W. Papst: Die Bedeutung der Elektromyographie für die Analyse von Motilitätsstörungen der Augen. Karger, Basel 1961

Ewert, T., H. Hielscher, K. H. Grotemeyer, M. Herrmanns: Die N. suralis-Neurographie mit Oberflächen- und Nadelelektroden bei Polyneuropathien. Eine vergleichende Studie. Z. EEG-EMG 16 (1985) 114–119

Faaborg-Andersen, K.: Electromyographic investigation of intrinsic laryngeal muscles in humans. Acta physiol. Scand. 41, Suppl. 140 (1957) 1–149

Fahrer, H., H. P. Ludin, M. Mumenthaler, M. Neiger: The innervation of the trapezius muscle. J. Neurol. 207 (1974) 183

Falck, B., M. Hurme, S. Hakkarainen, P. Aarnio: Sensory conduction velocity of plantar digital nerves in Morton's metatarsalgia. Neurology 34 (1984) 698–701

Fambrough, D. M., D. B. Drachman, S. Satya-Murti: Neuromuscular junction in myasthenia gravis: decreased acetylcholine receptor. Science 182 (1973) 293

Faurschou Jensen, S.: zitiert nach *F. Buchthal* (1970)

Faurschou Jensen, S.: The normal electromyogram from the external ocular muscles. Acta ophthal. (Kbh.) 49 (1971) 615

Faurschou Jensen, S.: Spontaneous electrical activity in denervated extra-ocular muscle. Acta ophthal. (Kbh.) 50 (1972) 827

Feasby, T. E., W. F. Brown, J. J. Gilbert, A. F. Hahn: The pathological basis of conduction block in human neuropathies. J. Neurol. Neurosurg. Psychiat. 48 (1985) 239–244

Feasby, T. E., J. J. Gilbert, W. F. Brown, C. F. Bolton, A. F. Hahn, W. F. Koopman, D. W. Zochodne: An acute axonal form of Guillain-Barré polyneuropathy. Brain 109 (1986) 1115–1126

Feinstein, B., R. E. Pattle, G. Weddell: Metabolic factors affecting fibrillation in denervated muscle. J. Neurol. Neurosurg. Psychiat. 8 (1945) 1

Feinstein, B., B. Lindegard, E. Nyman, G. Wohlfart: Morphologic studies of motor units in normal human muscle. Acta anat (Basel) 23 (1955) 127

Fiaschi, A.: Observations on the sensory nature of the intramuscular nerve action potential. J. Neurol. Neurosurg. Psychiat. 36 (1973) 509

Fincham, R. W., M. W. van Allen: Sensory nerve conduction in amyotrophic lateral sclerosis. Neurology 14 (1964) 31

Finsterer, J., B. Mamoli: Potentialumkehr/Amplituden-Analyse: Probleme der Normwerterstellung. Z. EEG-EMG 22 (1991) 137–146

Finsterer, J., B. Mamoli: Vergleich von Normgrenzen für Amplituden/Umkehrpunkte-Parameter. Z. EEG-EMG 26 (1995) 137–140

Fisher, M. A.: F response latency determination. Muscle & Nerve 5 (1982) 730–734

Fisher, M., R. R. Long, D. A. Drachman: Hand muscle atrophy in multiple sclerosis. Arch. Neurol. 40 (1983) 811–815

Floyd, W. F., P. Kent, F. Page: An electromyographic study of myotonia. Electroenceph. clin. Neurophysiol. 7 (1955) 621

Fontaine, B., M. Fardeau: Les paralysies périodiques et les myotonies sont des maladies des canaux ioniques. Rev. Neurol. 152 (1996) 579–586

Forster, F. M., W. J. Borkowski, B. J. Alpers: Effects of denervation on fasciculations in human muscle. Arch. Neurol. Psychiat. (Chic.) 56 (1946) 276

Fowler, C., R. S. Kirby, M. J. G. Harrison, E. J. G. Milroy, R. Turner-Warwick: Individual motor unit analysis in the diagnosis of disorders of urethral sphincter innervation. J. Neurol. Neurosurg. Psychiat. 47 (1984) 637–641

Fowler, T. J., G. Danta, R. W. Gilliatt: Recovery of nerve conduction after a pneumatic tourniquet: observations on the hind-limb of the baboon. J. Neurol. Neurosurg. Psychiat. 35 (1972) 638

Fowler, W. M. jr., R. B. Layzer, R. G. Taylor, E. D. Eberle, G. E. Sims, T. L. Munsat, M. Philippart, B. W. Wilson: The Schwartz-Jampel syndrome. J. neurol. Sci. 22 (1974) 127

Fox, J. E., I. H. Bangash: Conduction velocity in the forearm segment of the median nerve in patients with impaired conduction through the carpal tunnel. Electroenceph. clin. Neurophysiol. 101 (1996) 192–196

Freund, H. J., H. J. Büdingen, V. Dietz: Activity of single motor units from human forearm muscles during voluntary isometric contraction. J. Neurophysiol. 38 (1975) 933–946

Frimodt-Møller, C., T. Hald: Clinical urodynamics. Scand. J. Urol. Nephrol. 6, Suppl. 15 (1972) 143

Fröscher, W., F. Gullotta, M. Saathoff, W. Tackmann: Chronic trichinosis. Eur. Neurol. 28 (1988) 221–226

Fuglsang-Frederiksen, A., A. Månsson: Analysis of electrical activity of normal muscle in man at different degrees of voluntary effort. J. Neurol. Neurosurg. Psychiat. 38 (1975) 683

Fuglsang-Frederiksen, A., U. Scheel: Transient decrease in the number of motor units after immobilisation in man. J. Neurol. Neurosurg. Psychiat. 41 (1978) 924

Fuglsang-Frederiksen, A., M. Lo Monaco, K. Dahl: Turns analysis (peak ratio) in EMG using the mean amplitude as a substitute of force measurement. Electroenceph. clin. Neurophysiol. 60 (1985) 225–227

Fuglsang-Frederiksen, A., U. Scheel, F. Buchthal: Diagnostic yield of analysis of the pattern of electrical activity and of individual motor unit potentials in myopathy. J. Neurol. Neurosurg. Psychiat. 39 (1976) 742

Fuglsang-Frederiksen, A., U. Scheel, F. Buchthal: Diagnostic yield of the analysis of the pattern of electrical activity of muscle and of individual motor unit potentials in neurogenic involvement. J. Neurol. Neurosurg. Psychiat. 40 (1977) 544

Fullerton, P. M.: Peripheral nerve conduction in metachromatic leukodystrophy (sulphatide lipidosis). J. Neurol. Neurosurg. Psychiat. 27 (1964) 100

Fullerton, P. M., R. W. Gilliatt: Axon reflexes in human motor nerve fibres. J. Neurol. Neurosurg. Psychiat. 28 (1965) 1

Galvani, L.: De viribus electricitatis in motu musculari commentarius. Übersetzt von R. M. Green, Licht Cambridge, MA, 1953

Gamstorp, I.: A study of transient muscular weakness. Acta neurol. scand. 38 (1962) 3

Gamstorp, I.: Normal conduction velocity of ulnar, median and peroneal nerves in infancy, childhood and adolescence. Acta paediat. scand. Suppl. 146 (1963) 68

Gamstorp, I., S. A. Shelburne, jr.: Peripheral sensory conduction in ulnar and median nerves of normal infants, children, and adolescents. Acta paediat. scand. 54 (1965) 309

Garcia, H. A., M. A. Fisher, A. Gilai: H reflex analysis of segmental reflex excitability in flexor and extensor muscles. Neurology 29 (1979) 984

Garcia-Mullin, R., R. B. Daroff: Electrophysiological investigations of cephalic tetanus. J. Neurol. Neurosurg. Psychiat. 36 (1973) 296

Gardner-Medwin, D.: Some problems encountered in the use of electromyography in carrier detection. In: Research in muscular dystrophy. Proc. of the 4th symposium. Pitman Medical, London 1968, S. 420

Gardner-Medwin, D., J. N. Walton: Myokymia with impaired muscular relaxation. Lancet 1 (1969) 127

Gardner-Thorpe, Ch.: Anterior interosseus nerve palsy: spontaneous recovery in two patients. J. Neurol. Neurosurg. Psychiat. 37 (1974) 1146

Gassel, M. M.: A study of femoral nerve conduction time. Arch. Neurol. 9 (1963) 607

Gassel, M. M.: Sources of error in motor nerve conduction studies. Neurology 14 (1964 a) 825

Gassel, M. M.: A test of nerve conduction to muscles of the shoulder girdle as an aid in the diagnosis of proximal neurogenic and muscular disease. J. Neurol. Neurosurg. Psychiat. 27 (1964 b) 200

Gassel, M. M., W. Trojaborg: Clinical and electrophysiological study of the pattern of conduction times in the distribution of the sciatic nerve. J. Neurol. Neurosurg. Psychiat. 27 (1964) 351

Gassel, M. M., M. Wiesendanger: Recurrent and reflex discharges in plantar muscles of the cat. Acta physiol. scand. 65 (1965) 138

Gath, I., Stålberg, E.: The volume conduction in human skeletal muscle: in situ measurements. Electroenceph. clin. Neurophysiol. 43 (1977) 106

Geddes, L. A., L. E. Baker: The specific resistance of biological material – a compendium of data for the biomedical engineer and physiologist. Med. biol. Engng. 5 (1967) 271

Gehlen, W., H. Stefan: EMG-Befunde bei der Glykogenspeicherkrankheit Typ II (Morbus Pompe, Saure-Maltase-Mangel-Syndrom). Z. EEG – EMG 9 (1978) 24

Geiger, L. R., E. L. Mancall, A. S. Penn, S. H. Tucker: Familial neuralgic amyotrophy. Brain 97 (1974) 87

Giblin, D. R.: Somatosensory evoked potentials in healthy subjects and in patients with lesions of the nervous system. Ann. N. Y. Acad. Sci. 112 (1964) 92

Gilliatt, R. W.: Nerve conduction in human and experimental neuropathies. Proc. roy. Soc. Med. 59 (1966) 989

Gilliatt, R. W.: Recent advances in the pathophysiology of nerve conduction. In: New developments in electromyography and clinical neurophysiology,

Bd. 2, hrsg. von *J. E. Desmedt*. Karger, Basel 1973, S. 2–18

Gilliatt, R. W., R. J. Hjorth: Nerve conduction during Wallerian degeneration in the baboon. J. Neurol. Neurosurg. Psychiat. 35 (1972) 335

Gilliatt, R. W., T. A. Sears: Sensory nerve action potentials in patients with peripheral nerve lesions. J. Neurol. Neurosurg. Psychiat. 21 (1958) 109

Gilliatt, R. W., P. K. Thomas: Extreme slowing of nerve conduction in peroneal muscular atrophy. Ann. phys. Med. 4 (1957) 104

Gilliatt, R. W., P. K. Thomas: Changes in nerve conduction with ulnar lesions at the elbow. J. Neurol. Neurosurg. Psychiat. 23 (1960) 312

Gilliatt, R. W., P. M. le Quesne, V. Logue, A. J. Sumner: Wasting of the hand associated with a cervical rib or band. J. Neurol. Neurosurg. Psychiat. 33 (1970) 615

Ginzburg, M., M. Lee, J. Ginzburg, A. Alba: Median and ulnar nerve conduction determinations in the Erb's point-axilla segment in normal subjects. J. Neurol. Neurosurg. Psychiat. 41 (1978) 444

Goldkamp, O.: Electromyography and nerve conduction studies in 116 patients with hemiplegia. Arch. Phys. Med. 48 (1967) 59

Goodgold, J.: Anatomical correlates of clinical electromyography. Williams and Wilkins, Baltimore 1974

Goodgold, J., A. Eberstein: Electrodiagnosis of neuromuscular diseases. Williams and Wilkins, Baltimore 1972

Goodgold, J., H. P. Kopell, N. I. Spielholz: The tarsaltunnel syndrome. New Engl. J. Med. 273 (1965) 742

Goodman, H. V., R. W. Gilliatt: The effect of treatment on median nerve conduction in patients with carpal tunnel syndrome. Ann. Phys. Med. 6 (1961) 137

Goor, C., B. W. Ongerboer de Visser: Jaw and blink reflexes in trigeminal nerve lesions. Neurology 26 (1976) 95

Gretler, D.: Untersuchungen über die Reproduzierbarkeit der motorischen und der sensiblen orthodromen Nervenleitgeschwindigkeiten und deren Normalwerte für das proximale und distale Segment des Vorderarmes im N. medianus. Med. Diss. Bern. 1981

Guiheneuc, P., J. Calamel, C. Doncarli, B. Gitton, C. Michel: Automatic detection and pattern recognition of single motor unit potentials in needle EMG. In: Computer-aided electromyography, hrsg. von *J. E. Desmedt*, Karger, Basel 1983, S. 73–127

Guld, C., A. Rosenfalck, R. G. Willison: Report of the committee on EMG instrumentation. Electroenceph. clin. Neurophysiol. 28 (1970) 399

Guld, C., A. Rosenfalck, R. G. Willison: Report of the Committee on EMG Instrumentation. In: Recommendations for the Practice of Clinical Neurophysiology. Elsevier, Amsterdam 1983, S. 83–110

Gutjahr, L., G. Ferber: Neurographische Normalwerte. Methodik, Ergebnisse und Folgerungen. Springer, Berlin 1984

Gutmann, L.: The intramuscular nerve action potential J. Neurol. Neurosurg. Psychiat. 32 (1969) 193

Gutmann, L.: Atypical deep peroneal neuropathy in presence of accessory deep peroneal nerve. J. Neurol. Neurosurg. Psychiat. 33 (1970) 453

Gutmann, L.: Median-ulnar nerve communications and carpal tunnel syndrome. J. Neurol. Neurosurg. Psychiat. 40 (1977) 982

Gutmann, L., L. Pratt: Pathophysiological aspects of human botulism. Arch. Neurol. 33 (1976) 175

Gutmann, L., A. Gutierrez, J. E. Riggs: The contribution of median-ulnar communications in diagnosis of mild carpal tunnel syndrome. Muscle & Nerve 9 (1986) 319–321

Gutmann, L., H. C. Hopf, R. Roeder: Origin of intramuscular nerve action potential. J. Neurol. Neurosurg. Psychiat. 50 (1987) 1669–1670

Hagbarth, K. E.: The effect of muscle vibration in normal man and in patients with motor disorders. In: New developments in electromyography and clinical neurophysiology, Bd. 3, hrsg. von *J. E. Desmedt*. Karger, Basel 1973, S. 428–443

Hakstian, R. W.: Funicular orientation by direct stimulation. J. Bone Joint Surg. 50 A (1968) 1178

Haller, A. v.: Elementa physiologiae corporis humani. Grasset, Lausanne 1762

Hallett, M., D. Chadwick, C. D. Marsden: Cortical reflex myoclonus. Neurology. 29 (1979) 1107

Halliday, A. M.: The electrophysiological study of myoclonus in man. Brain 90 (1967) 241

Halliday, A. M.: Somatosensory evoked responses. In: Handbook of electroencephalography and clinical neurophysiology, Bd. 8, Teil A, hrsg. von *A. Rémond*. Elsevier, Amsterdam 1975, S. 60

Hansen, S., J. B. Ballantyne: A quantitative electrophysiological study of uraemic neuropathy. J. Neurol. Neurosurg. Psychiat. 41 (1978) 128

Harada, S., T. Matsumoto, K. Ikeda, S. Fukumoto, Y. Ihara, E. Ogata: Association of primary hyperparathyroidism with myotonic dystrophy in two patients. Arch. Intern. Med. 147 (1987) 777–778

Harding, A. E: Friedreich's ataxia: a clinical and genetic study of 90 families with an analysis of early diagnostic criteria and intrafamilial clustering of clinical features. Brain 104 (1981) 589–620

Harding, A. E., P. K. Thomas: The clinical features of hereditary motor and sensory neuropathy types I and II. Brain 103 (1980) 259–280

Harper, C. M., J. E. Thomas, T. L. Cascino, W. J. Litchy: Distinction between neoplastic and radiation-induced brachial plexopathy, with emphasis on the role of EMG. Neurology 39 (1989) 502–506

Harrison, M. J. G.: Pressure palsy of the ulnar nerve with prolonged conduction block. J. Neurol. Neurosurg. Psychiat. 39 (1976) 96

Harrison, M. J. G.: Lack of evidence of generalised sensory neuropathy in patients with carpal tunnel syndrome. J. Neurol. Neurosurg. Psychiat. 41 (1978) 957

Harvey, A. M., R. L. Masland: The electromyogram in myastenia gravis. Bull. Johns Hopkins Hosp. 69 (1941) 1–13

Hatt, M. U.: Höhenlokalisation der cervikalen Diskushernie in Klinik, Elektromyographie (EMG) und Myelographie. Dtsch. Z. Nervenheilk. 197 (1970) 56

Hausmanowa-Petrusewicz, I., J. Kopec: Motor nerve conduction in lesions of the anterior horns. In: Clinical studies in myology, 2. Teil, hrsg. von *B. A. Kakulas.* Excerpta medica, Amsterdam 1973, S. 358

Hausmanowa-Petrusewicz, I., A. Kozminska: Electromyographic findings in scleroderma. Arch. Neurol. 4 (1961) 281

Hausmanowa-Petrusewicz, I., B. Emery-Szajewska, K. Rowinsak-Marcinska, H. Jedrzejowska: Nerve conduction in Guillain-Barré syndrome. Electroenceph. clin. Neurophysiol. 43 (1977) 590

Havard, C. W. H., E. D. R. Campbell, H. B. Ross, A. W. Spence: Electromyographic and histological findings in the muscles of patients with thyrotoxicosis. Quart. J. Med. 32 (1963) 145

Hawkes, C. H., M. J. Absolon: Myotubular myopathy associated with cataract and myotonia. J. Neurol. Neurosurg. Psychiat. 38 (1975) 761

Hayward, M.: Automatic analysis of the electromyogram in healthy subjects of different ages. J. neurol. Sci. 33 (1977) 397

Hayward, M., D. Seaton: Late sequelae of paralytic poliomyelitis: a clinical and electromyographic study. J. Neurol. Neurosurg. Psychiat. 42 (1979) 117

Hayward, M., R. G. Willison: The recognition of myogenic and neurogenic lesions by quantitative EMG. In: New developments in electromyography and clinical neurophysiology, Bd. 2, hrsg. von *J. E. Desmedt.* Karger, Basel 1973, S. 448–453

Heckmann, R., H. P. Ludin: Differentiation of spontaneous activity from normal and denervated skeletal muscle. J. Neurol. Neurosurg. Psychiat. 45 (1982) 331–336

Hed, R., L. Kirstein, C. Lundmark: Thyrotoxic myopathy. J. Neurol. Neurosurg. Psychiat. 21 (1958) 270

Heffernan, L. P., N. B. Rewcastle, J. G. Humphrey: The spectrum of rod myopathies. Arch. Neurol. 18 (1968) 529

Helmholtz, H. v.: Mitteilung betreffend Versuche über die Fortpflanzungsgeschwindigkeit der Reizung in den motorischen des Nerven des Menschen, welche Herr N. Baxt aus Petersburg im Physiologischen Labor zu Heidelberg ausgeführt hat. Mber. Akad. Wissensch., Berlin (1867) 228–234

Helmholtz, H. v., N. Baxt: Neue Versuche über die Fortpflanzungsgeschwindigkeit der Reizung in den motorischen Nerven der Menschen. Mber. Kgl. Preuss. Akad. Wissensch., Berlin (1870) 184–191

Henlin, J. L., J. P. Rousselot, G. Monnier, P. Sevrin, B. Bady: Syndrome canalaire du nerf sus-scapulaire dans le défilé spino-glénoïdien. Rev. Neurol. 148 (1992) 362–367

Henneman, E., G. Somjen, D. P. Carpenter: Functional significance of cell size in spinal motor neurons. J. Neurophysiol. 28 (1965) 560–580

Henriksen, J. C.: Conduction of motor nerves in normal subjects and in patients with neuromuscular disorder. Thesis. Graduate School Univ. of Minnesota 1956

Herdmann, J., H. J. Büdingen, K. Reinert, W. Berger, H. J. Freund: Die Abhängigkeit der Aktionspotentialamplitude motorischer Einheiten von der Rekrutierungsschwelle: Implikationen für die Elektromyographie. Z. EEG-EMG 17 (1986) 140–145

Herman, R.: The myotatic reflex, Brain 93 (1970) 273

Herman, R., W. Freedman, A. W. Monster, Y. Tamai: A systematic analysis of myotatic reflex activity in human spastic muscle. In: New developments in electromyography and clinical neurophysiology, Bd. 3, hrsg. von *J. E. Desmedt.* Karger, Basel 1973, S. 556–578

Hern, J. E. C.: Tri-ortho cresyl phosphate neuropathy in the baboon. In: New developments in electromyography and alinical neurophysiology, Bd. 2, hrsg. von *J. E. Desmedt.* Karger, Basel 1973, S. 181–187

Hess, C. W., H. P. Ludin: Langsame, komplexe Spontanaktivität im EMG. Z. EEG-EMG 17 (1986) 101–102

Hess, C. W., C. Moll, H. P. Ludin: Interaktives Mikrocomputer-Kalkulations- und Normwerteprogramm für klinisch-neurophysiologische Routineuntersuchungen. Z. EEG-EMG 17 (1986) 123–126

Heuser, M.: Das transkutane Elektromyogramm eines Augenmuskels. – Augenmuskel-EMG. Z. EEG-EMG 2 (1971) 170

Heuser, M., J. Eberle: AIDS-Übertragung durch Nadelelektroden? Z. EEG-EMG 17 (1986) 97

Heuser, M., D. Pongratz, A. Struppler, F. Mittelbach: Familiäre hyperkaliämische periodische Lähmung. Eine pathophysiologische Deutung. Z. EEG-EMG 5 (1974) 150

Hildenhagen, O., U. Rehm, B. Holdorff: Elektroneurographie beim Karpaltunnel-Syndrom – Selektive antidromsensible und orthodrome Messung des Nervus medianus im Segment Handgelenk-Palma mit Oberflächenelektroden. Z. EEG-EMG 16 (1985) 108–113

Hilton-Brown, P., E. Stålberg: The motor unit in muscular dystrophy, a single fibre EMG and scanning EMG study. J. Neurol. Neurosurg. Psychiat. 46 (1983 a) 981–995

Hilton-Brown, P., E. Stålberg: The motor unit size in muscular dystrophy, a macro EMG and scanning EMG study. J. Neurol. Neurosurg. Psychiat. 46 (1983 b) 996–1005

Hinterbuchner, C. N., L. P. Hinterbuchner: Myopathic syndrome in muscular sarcoidosis. Brain 87 (1964) 355

Hjorth, R. J., R. G. Willison: The elctromyogram in facial myokymia and hemifacial spasm. J. neurol. Sci. 20 (1973) 117

Hjorth, R. J., J. C. Walsh, R. G. Willison: The distribution and frequency of spontaneous fasciculations in motor neurone disease. J. neurol. Sci. 18 (1973) 469

Hodes, R.: Electromyographic study of defects of neuromuscular transmission in human poliomyelitis. Arch. Neurol. Psychiat. (Chic.) 60 (1948) 457

Hodes, R., M. G. Larrabee, W. German: The human electromyogram in response to nerve stimulation and the conduction velocity of motor axons: studies on normal and injured peripheral nerves. Arch. Neurol. Psychiat. (Chic.) 60 (1948) 340–365

Hodgkin, A. L.: The conduction of the nervous impulse. Liverpool Univ. Press. Liverpool 1964

Hofmann, W. W., R. A. Smith: Hypokaliaemic periodic paralysis studied *in vitro.* Brain 93 (1970) 445

Hofmann, W. W., W. Alston, G. Rowe: A study of individual neuro-muscular junctions in myotonia. Electroenceph. clin. Neurophysiol. 21 (1966) 521

Hofmann, W. W., J. E. Kundin, D. F. Farrell: The pseudomyasthenic syndrome of Eaton and Lambert: an electrophysiological study. Electroenceph. clin. Neurophysiol. 23 (1967) 214

Hogan, G. R., L. Gutmann, S. M. Chou: The peripheral neuropathy of Krabbe's (globoid) leukodystrophy. Neurology 19 (1969) 1094

Honet, J. C., R. H. Jebsen, E. B. Perrin: Variability of nerve conduction velocity determinations in normal persons. Arch phys. Med. 49 (1968) 650

Hongell, A., H. S. Mattsson: Neurographic studies before, after, and during operation for median nerve compression in the carpal tunnel. Scand. J. Plast. Reconstr. Surg 5 (1971) 103

Hopf, H. C.: Untersuchungen über die Unterschiede in der Leitgeschwindigkeit motorischer Nervenfasern beim Menschen. Dtsch. Z. Nervenheilk. 183 (1962a) 579

Hopf, H. C.: Elektromyographische Untersuchungen bei Polyneuritis und Polyradikulitis. Dtsch. Z. Nervenheilk. 184 (1962b) 174

Hopf, H. C.: Über die Veränderungen der Leitfunktion peripherer motorischer Nervenfasern durch Diphenylhydantoin. Dtsch Z. Nervenheilk. 193 (1968) 41

Hopf, H. C.: Impulsleitung im peripheren Nerven. In: Elektromyographie. Lehrbuch und Atlas, hrsg. von *H. C. Hopf, A. Struppler.* Thieme, Stuttgart 1974, S. 110–160

Hopf, H. C., W. Hense: Anomalien der motorischen Innervation an der Hand. Z. EEG-EMG 5 (1974) 220

Hopf, H. C., K. Lowitzsch: Methoden zur Erkennung leichter Funktionsstörungen peripherer Nerven. Z. EEG-EMG 5 (1974) 142

Hopf, H. C., H. P. Ludin: Differentialdiagnose „primärer" und „sekundärer" Myopathien nach dem Elektromyogramm. Dtsch. med. Wschr. 96 (1971) 1643

Hopf, H. C., H. H. Althaus, P. Vogel: An evaluation of the course op peripheral neuropathies based on clinical and neurographical re-examination. Eur. Neurol. 9 (1973) 90

Hopf, H. C., P. M. le Quesne, R. G. Willison: Refractory periods and lower limiting frequencies of sensory fibres of the hand. In: Studies on neuromuscular disease, hrsg. von *K. Kunze, J. E. Desmedt.* Karger, Basel 1975, S. 258–263

Hopkins, A. P., R. W. Gilliatt: Motor and sensory nerve conduction velocity in the baboon: normal values and changes during acrylamide neuropathy. J. Neurol. Neurosurg. Psychiat. 34 (1971) 415

Horowitz, S. H., F. Ginsberg-Fellner: Peripheral nerve responses during ischemia in the evaluation of diabetic neuropathy. Muscle & Nerve 1 (1978) 388

Horowitz, S. H., F. Ginsberg-Fellner: Ischemia and sensory nerve conduction in diabetes mellitus. Neurology 29 (1979) 695

Horowitz, S. H., G. Genkins, P. Kornfeld, A. E. Papatestas: Regional curare test in evaluation of ocular myasthenia. Arch. Neurol. 32 (1975) 84

Horowitz, S. H., G. Genkins, P. Kornfeld, A. E. Papatestas: Electrophysiologic diagnosis of myasthenia gravis and the regional curare test. Neurology 26 (1976a) 410

Horowitz, S. H., G. Genkins, A. E. Papatestas, P. Kornfeld: Electrophysiologie evaluations of thymectomy in myasthenia gravis. Neurology 26 (1976b) 615

Huber, A., M. Wiesendanger: Über die chronisch progressive oculäre Myopathie. Ophthalmologica (Basel) 144 (1962) 29

Hugon, M., P. Delwaide, E. Pierrot-Deseillingny, J. E. Desmedt: A discussion of the methodology of the triceps surae T- and H-Reflexes. In: New developments in electromyography and clinical neurophysiology, Bd. 3, hrsg. von *J. E. Desmedt.* Karger, Basel 1973, S. 773–780

Huhn, A.: Über distale Myopathien, insbesondere die Myopathia distalis tarda (hereditaria). Fortschr. Neurol. Psychiat. 34 (1966) 589

Humphrey, J. G., G. M. Shy: Diagnostic electromyography. Arch. Neurol. 6 (1962) 339

Hunder, G. G., T. F. Disney, L. E. Ward: Polymyalgia rheumatica. Mayo Clin. Proc. 44 (1969) 849

Huxley, A. F.: Muscle structure and theories of contraction. Progr. Biophys. 7 (1957) 255

Huxley, A. F., R. E. Taylor: Local activation of striated muscle fibres. J. Physiol. (Lond.) 144 (1958) 426

Inokuchi, T., H. Umezaki, T. Santa: A case of type 1 muscle fibre hypotrophy and internal nuclei. J. Neurol. Neurosurg. Psychiat. 38 (1975) 475

Irani, P. F.: Electromyography in nutritional osteomalacic myopathy. J. Neurol. Neurosurg. Psychiat. 39 (1976) 686

Isaacs, H.: A syndrome of continuous muscle-fibre Vactivity. J. Neurol. Neurosurg. Psychiat. 24 (1961) 319

Isaacs, H.: Continuous muscle fibre activity in an Indian male with additional evidence of terminal motor fibre abnormity. J. Neurol. Neurosurg. Psychiat. 30 (1967) 126

Isaacs, H.: Stiff man syndrome in a black girl. J. Neurol. Neurosurg. Psychiat. 42 (1979) 988

Isaacs, H., J. J. A. Heffron, M. Badenhorst, A. Pickering: Weakness associated with the pathological presence of lipid in skeletal muscle: a detailed study of a patient with carnitine deficiency. J. Neurol. Neurosurg. Psychiat. 39 (1976) 1114

Isch, F.: Electromyographie. Doin, Paris 1963

Ito, Y., R. Miledi, A. Vincent, J. Newsom-Davis: Acetylcholine receptors and end-plate electrophysiology in maysthenia gravis. Brain 101 (1978) 345

Iyer, V., G. M. Fenichel: Normal median nerve proximal latency in carpal tunnel syndrome: a clu to coexisting Martin-Gruber anastomosis. J. Neurol. Neurosurg. Psychiat. 39 (1976) 449

Jamal, G. A., S. Hansen: Post-viral fatigue syndrome: evidence for underlying organic disturbances in the muscle fibre. Eur. Neurol. 29 (1989) 273–276

Jamal, G. A., A. I. Weir, S. Hansen, J. P. Ballantyne: Myotonic dystrophy. A. reassessment by conventional and more recently introduced neurophysiological techniques. Brain 109 (1986) 1279–1296

Janko, M., J. Trontelji, K. Gersak: Fasciculations in motor neuron disease: discharge rate reflects extent and recency of collateral sprouting. J. Neurol. Neurosurg. Psychiat. 52 (1989) 1375–1381

Jankovic, J., R. Pardo: Segmental myoclonus. Clinical and pharmacological study. Arch. Neurol. 43 (1986) 1025–1031

Jarcho, L. W., B. Berman, R. M. Dowben, J. L. Lilienthal: Site of origin and velocity of conduction of fibrillary potentials in denervated skeletal muscle. Amer. J. Physiol. 178 (1954) 129

Jasper, H., G. Ballem: Unipolar electromyograms of normal and denervated human muscle. J. Neurophysiol. 12 (1949) 231

Jerusalem, F., J. Spiess, G. Baumgartner: Lipid storage myopathy with normal carnitine levels. J. neurol. Sci. 24: (1975) 273

Jesel, M., C. Isch-Treussard, F. Isch: Electromyography of striated muscle of anal and urethral sphincters. In: New developments in electromyography and clinical neurophysiology. Bd. 2, hrsg. von *J. E. Desmedt.* Karger, Basel 1973, S. 406–420

Johnson, E. W., P. R. Ortiz: Electrodiagnosis of tarsal tunnel syndrome. Arch. phys. Med. 47 (1966) 776

Johnson, E. W., R. M. Wells, R. J. Duran: Diagnosis of carpal tunnel syndrome. Arch. phys. Med. 43 (1962) 414

Jones, R. V., E. H. Lambert, G. P. Sayre: Source of a type of „insertion activity" in electromyography with evaluation of a histologic method of localisation. Arch phys. Med. 36 (1955) 301

Jones, S. J.: Investigation of brachial plexus traction lesions by peripheral and spinal somatosensory evoked potentials. J. Neurol. Neurosurg. Psychiat. 42 (1979) 107

Jörg, J.: Die Neurographie der Cauda equina zur Differenzierung lumbosacraler Erkrankungen. Nervenarzt 47 (1976) 682

Kaeser, H. E.: Funktionsprüfungen peripherer Nerven bei experimentellen Polyneuritiden und bei der Wallerschen Degeneration. Dtsch. Z. Nervenheilk. 183 (1962) 268

Kaeser, H. E.: Elektromyographische Untersuchungen bei Diskushernien und bei Kompressionssyndromen peripherer Nerven. Schweiz. Arch. Neurol. Psychiat. 92 (1963 a) 64

Kaeser, H. E.: Erregungsleitungsstörungen bei Ulnarisparesen. Dtsch. Z. Nervenheilk. 185 (1963 b) 231

Kaeser, H. E.: Diagnostische Probleme beim Karpaltunnelsyndrom. Dtsch. Z. Nervenheilk. 185 (1963 c) 453

Kaeser, H. E.: Elektromyographische Untersuchungen bei lumalen Diskushernien. Dtsch. Z. Nervenheilk. 187 (1965 a) 285

Kaeser, H. E.: Veränderungen der Leitgeschwindigkeit bei Neuropathien und Neuritiden. Fortschr. Neurol. Psychiat. 33 (1965 b) 221

Kaeser, H. E.: Scapuloperoneal muscular atrophy. Brain 88 (1965 c) 407

Kaeser, H. E.: Nerve conduction velocity measurements. In: Handbook of clinical neurology, Bd. 7, hrsg. von *P. J. Vinken, G. W. Bruyn.* North-Holland Publ. Comp., Amsterdam 1970, S. 116–196

Kaeser, H. E.: Place de l'électromyographie dans le diagnostic différentiel des syndromes du défilé costo-claviculaire. Rev. méd. Suisse rom. 93 (1973) 355

Kaeser, H. E., A. Saner: The effect of tetanus toxin on neuromuscular transmission. Eur. Neurol. 3 (1970) 193

Kaeser, H. E., V. Skorpil: Myokymia involving the muscles innervated by the Vth, VIth, VIIth, IXth, Xth, XIth and XIIth cranial nerves with brain stem tumor. Eur. Neurol. 14 (1976) 408

Kaeser, H. E., P. Wurmser: Zum Krankheitsbild der distalen Spätmyopathie (Myopathia distalis tarda hereditaria Welander). Schweiz. med. Wschr. 97 (1967) 1208

Kaeser, H. E., H. R. Müller, B. Friedrich: The nature of tetraplegia in infectious tetanus. Eur. Neurol. 1 (1968) 17

Kaeser, H. E., H. R. Richter, R. Wüthrich: Les dyskinésies faciales. Rev. neurol. 108 (1963) 538

Kaplan, P. E.: Electrodiagnostic confirmation of long thoracic nerve palsy. J. Neurol. Neurosurg. Psychiat. 43 (1980) 50–52

Kathri, B. O., J. Baruah, M. P. McQuillen: Correlation of electromyography with computed tomography in evaluation of lower back pain. Arch. Neurol. 41 (1984) 594–597

Katifi, H. A., E. M. Sedgwick: Evaluation of the dermatomal somatosensory evoked potential in the diagnosis of lumbosacral root compression. J. Neurol. Neurosurg. Psychiat. 50 (1987) 1204–1210

Katirji, M. B., A. J. Wilbourn: Common peroneal mononeuropathy: a clinical and electrophysiological study of 116 lesions. Neurology 38 (1988) 1723–1728

Katz, B.: Nerve, muscle and synapse, McGraw-Hill, New York 1966

Katz, B.: The release of neural transmitter substances. Liverpool Univ. Press, Liverpool 1969

Kiff, E. S., M. S. Swash: Normal proximal and delayed distal conduction in the pudendal nerves of patients with idiopathic (neurogenic) faecal incontinence. J. Neurol. Neurosurg. Psychiat. 47 (1984) 820–823

Kimura, J.: The blink reflex as a test for brain-stem and higher central nervous system function. In: New developments in electromyography and clinical neurophysiology, Bd. 3, hrsg. von *J. E. Desmedt.* Karger, Basel 1973, S. 682–691

Kimura, J.: Electrically induced blink reflex in diagnosis of multiple sclerosis. Brain 98 (1975) 413

Kimura, J.: Collision technique. Neurology 26 (1976) 680

Kimura, J.: The carpal tunnel syndrome. Brain 102 (1979) 619

Kimura, J., J. F. Butzer: F-wave conduction velocity in Guillain-Barré syndrome. Arch. Neurol. 32 (1975) 524

Kimura, J., M. J. Murphy, D. J. Varda: Electrophysiological study of anomalous innervation of intrinsic hand muscles. Arch. Neurol. 33 (1976) 842

Kimura, J., R. L. Rodnitzky, S. H. Okawara: Electrophysiological analysis of aberrant regeneration after facial nerve paralysis. Neurology 25 (1975) 989

Kimura, J., M. Machida, T. Ishada, T. Yamada, R. L. Rodnitzky, Y. Kudo, S. Suzuki: Relation between size of compound sensory or muscle action potentials, and length of nerve segment. Neurology 36 (1986) 647–652

Kincaid, J. C., L. H. Phillips, J. R. Daube: The evaluation of suspected ulnar neuropathy at the elbow. Arch. Neurol. 43 (1986) 44–47

King, D., P. Ashby: Conduction velocity in the proximal segments of a motor nerve in the Guillain-Barré syndrome. J. Neurol. Neurosurg. Psychiat. 39 (1976) 538

Klaus, W., H. Lüllmann, E. Muscholl: Der Kalium-Flux des normalen und denervierten Rattenzwerchfells. Pflügers Arch. ges. Physiol. 271 (1960) 761

Kline, D. G., F. E. Nulsen: The neuroma in continuity. Surg. Clin. N. Am. 52 (1972) 1189

Knuttson, B.: Comparative value of electromyographic, myelographic and clinical-neurological examinations in diagnosis of lumbar root compression syndrome. Acta orthop. scand. Suppl. 49 (1961) 1

Kölmel, H. W., H. Assmus, D. Seiler: Myopathie bei Saure-Maltase-Mangel. Arch. Psychiat. Nervenkr. 218 (1974) 93

Krane, R. J., M. B. Siroky: Studies on sacral-evoked potentials. J. Urol. 124 (1980) 872–876

Krarup, C.: Electrical and mechanical responses in the platysma and in the adductor pollicis muscle: in normal subjects. J. Neurol. Neurosurg. Psychiat. 40 (1977a) 234

Krarup, D.: Electrical and mechanical responses in the platysma and in the adductor pollicis muscle: in patients with myasthenia gravis. J. Neurol. Neurosurg. Psychiat. 40 (1977b) 241

Krause, K. H., H. Schmidt-Gayk: Beziehungen zwischen elektromyographischen, klinisch-chemichen und klinischen Befunden bei der latenten Tetanie. Z. EEG-EMG 9 (1978) 30

Kriel, R. L., K. D. Cliffer, J. Berry, J. H. Sung, C. S. Bland: Investigation of a family with hypertrophic neuropathy resembling Roussy-Levy syndrome. Neurology (Minneap.) 24 (1974) 801

Krnjević, K., R. Miledi: Motor units in the rat diaphragm. J. Physiol. (Lond.) 140 (1958) 427

Krott, H. M.: Die Elektromyographie der Lumbalmuskulatur bei radikulären Syndromen. Dtsch. Z. Nervenheilk. 194 (1968) 280

Krott, H. M., M. J. Busse, M. B. Poremba, H. M. Jacobi: Vergleichende elektromyographische und myelographische Untersuchungen bei lumbalen Bandscheibenoperationen. Dtsch. Z. Nervenheilk. 196 (1969) 300

Krüger, P.: Tetanus und Tonus der quergestreiften Skelettmuskeln der Wirbeltiere und des Menschen. Akad. Verlagsges., Leipzig 1952

Kugelberg, E.: Electromyograms in muscular disorders. J. Neurol. Neurosurg. Psychiat. 10 (1947) 122

Kugelberg, E.: Electromyography in muscular dystrophy. J. Neurol. Neurosurg. Psychiat. 12 (1949) 129

Kugelberg, E.: Properties of the rat hind-limb motor units. In: New developments in electromyography and clinical neurophysiology, Bd. 1, hrsg. von *J. E. Desmedt,* Karger, Basel 1973, S. 2–13

Kugelberg, E., L. Edström: Differential histochemical effects of muscle contractions on phosphorylase and glycogen in various types of fibres: reaction to fatigue. J. Neurol. Neurosurg. Psychiat. 31 (1968) 415

Kugelberg, E., I. Petersén: „Insertion activity" in electromyography. J. Neurol. Neurosurg. Psychiat. 12 (1949) 268

Kuntzer, Th., M. R. Magistris: Blocs de conduction et neuropathies périphériques. Rev. Neurol. 151 (1995) 368–382

Lambert, E. H.: Diagnostic value of electrical stimulation of motor nerves. Electroenceph. clin. Neurophysiol. Suppl. 22 (1962) 9–16

Lambert, E. H.: Electromyography in amyotrophic lateral sclerosis. In: Motor neuron diseases, hrsg.

von *F. H. Norris, L. T. Kurland.* Grund & Stratton, New York 1969a, S. 135

Lambert, E. H.: The accessory deep peroneal nerve. A common variation in innervation of extensor digitorium brevis. Neurology 19 (1969b) 1169

Lambert, E. H., D. W. Mulder: Nerve conduction in the Guillain-Barré syndrome. Electroenceph. clin. Neurophysiol. 17 (1964) 86

Lambert, E. H., E. D. Rooke, L. M. Eaton: Myasthenic syndrome occasionally associated with bronchial neoplasm: neurophysiologic studies. In: Myasthenia gravis, hrsg. von *H. R. Viets.* Thomas, Springfield 1961, S. 362

Lambert, E. H., G. P. Sayre, L. M. Eaton: Electrical activity in muscle in polymyositis. Trans. Amer. neurol. Ass. 79 (1954) 64

Lambert, E. H., S. Beckett, C. J. Chen, L. M. Eaton: Unipolar electromyograms of patients with dermatomyositis. Fed. Proc. 9 (1950) 73

Lambert, E. H., L. O. Underdahl, S. Beckett, L. O. Mederos: A study of the ankle jerk in myxedema. J. clin. Endocr. 11 (1951) 1186

Lamontagne, A., F. Buchthal: Electrophysiological studies in diabetic neuropathy. J. Neurol. Neurosurg. Psychiat. 33 (1970) 442

Lance, J. W., D. Burke, C. J. Andrews: The reflex effects of muscle vibration. In: New developments in electromyography and clinical neurophysiology, Bd. 3, hrsg. von *J. E. Desmedt.* Karger, Basel 1973, S. 444–462

Lang, H. A., A. Puusa, P. Hynninen, V. Kuusela, V. Jänti, M. Sillanpää: Evolution of nerve conduction velocity in later childhood and adolescence. Muscle & Nerve 8 (1985) 38–43

Lange, D. J., T. Smith, R. E. Lovelace: Postpolio muscular atrophy. Arch. Neurol. 46 (1989) 502–506

Lange, D. J., W. Trojaborg, N. Latov, A. P. Hays, D. S. Younger, A. Uncini, D. M. Blake, M. Hirano, S. M. Burns, R. E. Lovelace, L. P. Rowland: Multifocal motor neuropathy with conduction block: is it a distinct clinical entity? Neurology 42 (1992) 497–505

Lascelles, R. G., P. K. Thomas: Changes due to age in internodal length in the sural nerve in man. J. Neurol. Neurosurg. Psychiat. 29 (1966) 40

Layzer, R. B., L. P. Rowland: Cramps. New Engl. J. Med. 285 (1971) 31

Lederman, R. J., A. J. Wilbourn: Brachial plexopathy: recurrent cancer or radiation? Neurology 34 (1984) 1331–1335

Lee, R. G., D. G. White: Computer anaylsis of motor unit action potentials in routine clinical electromyography. In: New developments in electromyography and clinical neurophysiology, Bd. 2, hrsg. von *J. E. Desmedt.* Karger, Basel 1973, S. 454–461

Lefebure, J., J. Lerique, P. Chaumont, P. Hamonet, B. Bigot: Neuromyopathies cortisoniques. Rev. Neurol. 117 (1967) 165

Lehmann, H. J.: Das quantitative Verhalten der Nervensegmente und die Theorie der saltatorischen Erregungsleitung. Z. Zellforsch. 36 (1951) 273

Lehmann, H. J.: Die Nervenfaser. In: Handbuch der mikroskopischen Anatomie des Menschen, Bd. 4, 4. Teil, Ergänzung zu Band IV/1, hrsg. von *W. v. Möllendorff, W. Bargmann.* Springer, Berlin 1959, S. 515

Lehmann, H. J., W. Tackmann: Neurographic analysis of trains of frequent electric stimuli in the diagnosis of peripheral nerve diseases. Eur. Neurol. 12 (1974) 293

Lehmann-Horn, F., R. Rüdel, K. Ricker, H. Lorkovic, R. Dengler, H. C. Hopf: Two cases of adynamia episodica hereditaria: in vitro investigation of muscle cell membrane and contraction parameters. Muscle & Nerve 6 (1983) 113–121

Leifer, L. J., M. Meyer, M. Morf, B. Petrig: Nerve bundle conduction velocity distribution measuremendt and transfer function analysis. IEEE Trans. Biomed. Eng. 29 (1977) 129–137

Lenman, J. A. R.: A clinical and experimental study of the effects of exercise on the motor weakness in neurological disease. J. Neurol. Neurosurg. Psychiat. 22 (1959a) 182

Lenman, J. A. R.: Quantitative electromyographic changes associated with muscular weakness. J. Neurol. Neurosurg. Psychiat. 22 (1959b) 306

Lewis, R. A., A. J. Sumner, M. J. Brown, A. K. Asbury: Multifocal demyelinating neuropathy with persistent conduction block. Neurology 32 (1982) 958–964

Li Ch. L., G. M. Shy, J. Wells: Some properties of mammalian skeletal muscle fibres with particular reference to fibrillation potentials. J. Physiol. (Lond.) 135 (1957) 522

Lindsley, D. B.: Myographic and electromyographic studies of myasthenia gravis. Brain 58 (1935) 470

Lindsley, D. B.: Electrical activity of human motor units during voluntary contraction. Amer. J. Physiol. 114 (1935) 90–99

Lindstrom, J. M., M. E. Seybold, V. A. Lennon, S. Wittingham, D. D. Duane: Antibody to acetylcholine receptor in myasthenia gravis. Neurology 26 (1976) 1054

Lippold, O. C. J.: The relation between integrated action potentials in a human muscle and its isometric tension. J. Physiol. (Lond.) 117 (1952) 492

Liveson, J. A., M. J. Bronson, M. A. Pollack: Suprascapular nerve lesions at the spinoglenoid notch: report of three cases and review of the literature. J. Neurol. Neurosurg. Psychiat. 54 (1991) 241–243

London, G. W.: Normal ulnar nerve conduction velocity across the thoracic outlet: comparison of two measuring techniques. J. Neurol. Neurosurg. Psychiat. 38 (1975) 756

Loong, S. G., C. S. Seah: Comparison of median and ulnar sensory nerve action potentials in the diagnosis of carpal tunnel syndrome. J. Neurol. Neurosurg. Psychiat. 34 (1971) 750

Lopez-Terradas, J. M., M. Conde Lopez: Late components of motor unit potentials in central core disease. J. Neurol. Neurosurg. Psychiat. 42 (1979) 461

Lovelace, R. E.: Mononeuritis multiplex in polyarteritis nodosa. Neurology 14 (1964) 434

Low, P. A., J. G. McLeod, J. R. Turtle, P. Donnelly, R. G. Wright: Peripheral neuropathy in acromegaly. Brain 97 (1974) 139

Lowitzsch, K., H. C. Hopf: Klinische und elektrophysiologische Charakteristika des Rigors, akt. neurol. 1 (1974) 137

Lowitzsch, K., H. C. Hopf: Refraktärperiode und Übermittlung frequenter Reizserien im gemischten peripheren Nerven des Menschen. J. neurol. Sci. 17 (1972) 255

Lowitzsch, K., H. C. Hopf: Refraktärperioden und frequente Impulsfortleitung im gemischten N. ulnaris des Menschen bei Polyneuropathien. Z. Neurol. 205 (1973) 123

Lowitzsch, K., H. C. Hopf, J. Galland: Changes of sensory conduction velocity and refractory periods with decreasing tissue temperature in man J. Neurol. 216 (1977) 181

Lublin, F. D., P. Tsairis, L. J. Streletz, R. A. Chambers, W. F. Riker, A. van Poznak, S. W. Druckett: Myokymia and impaired muscular relaxation with continuous motor unit activity. J. Neurol. Neurosurg. Psychiat. 42 (1979) 557

Luco, J. V., C. Eyzaguirre: Fibrillations and hypersensitivity to ACh in denervated muscle: effect of length of degenerating nerve fibers. J. Neurophysiol. 18 (1955) 65

Ludin, H. P.: Microelectrode study of normal and dystrophic human muscle. Electroenceph. clin. Neurophysiol. 25 (1968) 411

Ludin, H. P.: Microelectrode study of dystrophic human skeletal muscle. Eur. Neurol. 3 (1970) 116

Ludin, H. P.: Action potentials of normal and dystrophic human muscle fibres. In: New developments in electromyography and clinical neurophysiology, Bd. 1, hrsg. von *J. E. Desmedt.* Karger, Basel 1973, S. 400–406

Ludin, H. P.: Pathophysiologische Grundlagen elektromyographischer Befunde bei Neuropathien und Myopathien. 2. Aufl. Thieme, Stuttgart 1977

Ludin, H. P., F. Beyeler: Temperature dependence of normal sensory nerve action potentials. J. Neurol. 216 (1977) 173

Ludin, H. P., K. Dubach: Action of diazepam on muscular contraction in man. Z. Neurol. 199 (1971) 30

Ludin, H. P., M. Gubser: Die Muskelschwäche bei der Hypothyreose. Klinische, elektrophysiologische und morphologische Untersuchungen. In: Fortschritte der Myologie. Dtsch. Ges. Bekämpfung der Muskelkrankheiten. Freiburg i. Br. 1975, S. 253–261

Ludin, H. P., J. Lütschg: Untersuchungen elektrischer und mechanischer Phänomene. In: Myasthe-

nia gravis und andere Störungen der neuromuskulären Synapse, hrsg. von *G. Hertel, H. G. Mertens, K. Ricker, K. Schimrigk.* Thieme, Stuttgart 1977 S. 64–68

Ludin, H. P., W. Tackmann: Sensible Neurographie. Thieme, Stuttgart 1979

Ludin, H. P., J. Lütschg, F. Valsangiacomo: Vergleichende Untersuchung orthodromer und antidromer sensibler Nervenleitgeschwindigkeiten. 1. Befunde bei Normalen und beim Karpaltunnelsyndrom. Z. EEG-EMG 8 (1977a) 173

Ludin, H. P., J. Lütschg, F. Valsangiacomo: Vergleichende Untersuchung orthodromer und antidromer sensibler Nervenleitgeschwindigkeiten. 2. Befunde bei Polyneuropathien und bei Status nach Polyradikulitis. Z. EEG-EMG 8 (1977b) 180

Ludin, H. P., H. Spiess, M. P. Koenig: Neuromuscular dysfunction associated with thyreotoxicosis. Eur. Neurol. 2 (1969) 269

Ludin, H. P., M. Haertel, R. P. Meyer, B. Noesberger: Die Kombination der traumatischen Ruptur der Rotatorenmanschette mit Nervenläsionen. Dtsch. med. Wschr. 100 (1975) 142

Ludolph, A. C., M. Spille, H. Masur, C. E. Elger: Befunde im peripher-motorischen System nach Stimulation der motorischen Wurzeln: Polyradikulitis, amyotrophe Lateralsklerose und Polyneuropathie. Z. EEG-EMG 19 (1988) 255–259

Lüllmann, H., W. Pracht: Über den Einfluß von Acetylcholin auf das Membranpotential denervierter Rattenzwerchfelle. Experientia (Basel) 13 (1957) 288

Lütschg, J., H. P. Ludin: Electromyographic findings in patients after recovery from peripheral nerve lesions and poliomyelitis. J. Neurol. 225 (1981) 225–232

Lütschg, J., H. P. Ludin: Longitudinal differences of susceptibility to ischaemia in human sensory nerves. J. Neurol. 228 (1982) 123–132

Lütschg, J., F. Jerusalem, H. P. Ludin, F. Vassella, M. Mumenthaler: The syndrome of „continuous muscle fiber activity". Arch. Neurol. 35 (1978) 198

Lüttgau, H. Ch.: Nervenphysiologie. Fortschr. Zool. 15 (1962) 92

Lüttgau, H. Ch.: Nerven- und Muskelelektrophysiologie. Fortschr. Zool. 17 (1965) 272

Lüttgau. H. C., G. D. Stephenson: Ion movement in skeletal muscle in relation to the activation of contraction. In: Physiology of membrane disorders, hrsg. von *T. E. Andreoli, J. F. Hoffman, D. D. Fanestil, S. G. Schultz.* Plenum, New York 1986, S. 449–468

Mack, E. W.: Electromyographic observations on the postoperative disc patient. J. Neurosurg. 8 (1951) 469

Magun, R., E. Esslen: Electromyographic study of reinnervated muscle and of hemifacial spasm. Amer. J. phys. Med. 38 (1959) 79

Mamoli, B.: Zur Prognoseerstellung peripherer Fazialisparesen unter besonderer Berücksichtigung der

Elektroneurographie. Wien. klin. Wschr. 88 (Suppl. 53) (1976) 1

Mamoli, B., H. P. Ludin: Electrophysiological investigations in a case of cephalic tetanus. J. Neurol. 214 (1977) 251

Mamoli, B., K. Pateisky: Untersuchungen der Nervenleitgeschwindigkeit bei hereditärer sensorischer Neuropathie. Z. EEG-EMG 3 (1972) 167

Mamoli, B., W. D. Heiss, E. Maida, I. Podreka: Electrophysiological studies on the „stiff-man" syndrome. J. Neurol 217 (1977) 111

Mamoli, B., H. Kopsa, F. Gerstenbrand, R. Kotzaurek, K. Pateisky: Zur Frae der urämischen Polyneuropathie nach Nierentransplantationen. J. Neurol. 208 (1974) 63

Mamoli, B., M. Mayr, H. Gruber, E. Maida: Elektroneurographische Untersuchungen am N. Suralis. Methodische Probleme und Normalwerte. Z. EEG-EMG 11 (1980) 119–127

Mannerfelt, L.: Studies on the hand in ulnar nerve paralysis. A clinical-experimental investigation in normal and anomalous innervation. Acta orthopaed. scand. Suppl. 87 (1966) 1

Manz, F.: „Pseudomyotomie" bei Morbus Pompe. In: Fortschritte der Myologie, Bd. 5. Dtsch. Ges. Bekämpfung der Muskelkrankheiten. Freiburg i. Br. 1978, S. 418

Marinacci, A. A., K. O. v. Hagen: Misleading „all median hand". Arch. Neurol. 12 (1965) 80

Markand, O. M., J. C. Kincaid, R. A. Pourmand, S. S. Moorthy, R. D. King, Y. Mahomed, J. W. Brown: Electrophysiological evaluation of diaphragm by transcutaneous phrenic nerve stimulation. Neurology 34 (1984) 604–614

Marsden, C. D., J. C. Meadows, P. A. Merton: Isolated single motor units in human muscle and their rate of discharge during maximal voluntary effort. J. Physiol. (Lond.) 217 (1971) 12–13

Martinez-Figueroa, A., S. Hansen, J. P. Ballantyne: A quantitative electrophysiological study of acute idiopathic polyneuritis. J. Neurol. Neurosurg. Psychiat. 40 (1977) 156

Massey, E. W., A. B. Pleet: Median neuropathy affecting the first dorsal interosseus muscle. Muscle & Nerve 1 (1978) 501

Mateer, J. E., L. Gutmann, C. F. McComas: Myokymia in Guillain-Barré syndrome. Neurology 33 (1983) 374–376

Matthews, B. H. C.: A special purpose amplifier. J. Physiol. 81 (1934) 28

Matthews, W. B.: Facial myokymia. J. Neurol. Neurosurg. Psychiat. 29 (1966) 35

Mattle, H. P., C. W. Hess, H. P. Ludin, M. Mumenthaler: Isolated muscle hypertrophy as a sign of radicular or peripheral nerve injury. J. Neurol. Neurosurg. Psychiat. 54 (1991) 325–329

Maurer, K., H. C. Hopf, K. Lowitzsch: Isometric muscle contraction in endocrine myopathies. Neurology 25 (1985) 333–337

Mavor, H., I. Libman: Motor nerve conduction velocity measurement as a diagnostic tool. Neurology 12 (1962) 733

Mawdsley, C., R. F. Mayer: Nerve conduction in alcoholic polyneuropathy. Brain 88 (1965) 335

Mayer, R. F.: The neuro-muscular defect in human botulism. Electroenceph. clin. Neurophysiol. 25 (1968) 397

Mayer, R. F., A. M. Doyle: Studies of the motor unit in the cat. Histochemistry and topology of anterior tibial and extensor digitorum longus muscles. In: Muscle diseases, hrsg. von *J. N. Walton, N. Canal, G. Scarlato.* Excerpta medica, Amsterdam 1970, S. 159

Mayer, R. F., I. R. Williams: Incrementing responses in myasthenia gravis. Arch. Neurol. 31 (1974) 24

Mayr, N., B. Mamoli: Zum Nachweis des Karpaltunnelsyndroms trotz schwerster Thenaratrophie. Neuropsychiatr. Clin. 1 (1982) 127–131

McArdle, B.: Myopathy due to a defect in muscle glykogen breakdown. Clin. Sci. 10 (1951) 13

McComas, A. J., M. J. Campbell, R. E. P. Sica: Electrophysiological study of dystrophia myotonica. J. Neurol. Neurosurg. Psychiat. 34 (1971a) 132

McComas, A. J., K. Mrozek, W. G. Bradley: The nature of the electrophysiological disorder in adynamia episodica. J. Neurol. Neurosurg. Psychiat. 31 (1968) 448

McComas, A. J., R. E. P. Sica, M. J. Campbell: Numbers and sizes of human motor units in health and disease. In: New developments in electromyography and clinical neurophysiology, Bd. 1, hrsg. von *J. E. Desmedt.* Karger, Basel 1973, S. 55–63

McComas, A. J., R. E. P. Sica, S. Currie: An electrophysiological study of Duchenne dystrophy. J. Neurol. Neurosurg. Psychiat. 34 (1971b) 461

McComas, A. J., R. E. P. Sica, A. R. M. Upton: Multiple muscle analysis of motor units in muscular dystrophy. Arch. Neurol. 30 (1974) 249

McComas, A. J., P. R. W. Fawcett, M. J. Campbell, R. E. P. Sica: Electrophysiological estimation of the number of motor units within a human muscle J. Neurol. Neurosurg. Psychiat. 34 (1971c) 121

McCombe, P. A., J. D. Pollard, J. G. McLeod: Chronic inflammatory demyelinating polyradiculoneuropathy. Brain 110 (1987) 1617–1630

McKhann, G. M., D. R. Cornblath, T. Ho, C. Y. Li, A. Y. Bay, H. S. Hu, Q. F. Yei, W. C. Zhang, A. Zhaori, Z. Jiang, J. W. Griffin, A. K. Asbury: Clinical and eletrophysiological aspects of acute paralytic disease of children and young adults in northern China. Lancet 338 (1991) 593–597

McLellan, D. L.: The electromyographic silent period produced by supramaximal stimulation in normal man. J. Neurol. Neurosurg. Psychiat. 36 (1973) 334

McLeod, J. G.: Nerve conduction measurements for clinical use. Lectures of the 9th Int. Congr. Electroencephalography and Clinical Neurophysiology, Amsterdam 1977, S. 83

McLeod, J. G., J. A. Morgan, C. Reye: Electrophysiological studies in familial spastic paraplegia. J. Neurol. Neurosurg. Psychiat. 40 (1977) 611

McLeod, J. G., J. C. Walsh, J. W. Prineas, J. D. Pollard: Acute idiopathic polyneuritis. J. neurol. Sci. 27 (1976) 145

McLeod, W. D.: EMG instrumentation in biomechanical studies: amplifiers, recorders and integrators. In: New developments in electromyography and clinical neurophysiology, Bd. 1, hrsg. von *J. E. Desmedt.* Karger, Basel 1973, S. 511–518

McManis, P. G., E. H. Lambert, J. R. Daube: The exercise test in periodic paralysis. Muscle & Nerve 9 (1986) 704–710

McQuillen, M. P., F. J. Gorin: Serial ulnar nerve conduction velocity measurements in normal subjects. J. Neurol. Neurosurg. Psychiat. 32 (1969) 144

McQuillen, M. P., H. E. Cantor, J. R. O'Rourke: Myasthenic syndrome associated with antibiotics. Arch. Neurol. 18 (1968) 402

Meienberg, O., H. P. Ludin: Das Treppenphänomen bei der Myasthenie und bei anderen neuromuskulären Erkrankungen. Z. EEG-EMG 8 (1977) 192

Meinck, H. M., K. Ricker, P. J. Hülser, M. Solimena: Stiff man syndrome: neurophysiological findings in eight patients. J. Neurol. 242 (1995) 134–142

Mellgren, S. I., D. L. Conn, J. C. Stevens, P. J. Dyck: Peripheral neuropathy in primary Sjögren's syndrome. Neurology 39 (1989) 390–394

Mellick, R. S., R. F. Mahler, B. P. Hughes: McArdle's syndrome. Phosphorylase-deficient myopathy. Lancet 1 (1962) 1045

Melvin, J. L., D. H. Harris, E. W. Johnson: Sensory and motor conduction velocities in the ulnar and median nerves. Arch. phys. Med. 47 (1966) 511

Mertens, H. G., K. Ricker: Übererregbarkeit der γ-Motoneurone beim „Stiff-man"-Syndrom. Klin. Wschr. 46 (1968) 33

Mertens, H. G., St. Zschocke: Neuromyotonie. Klin. Wschr. 43 (1965) 917

Merton, P. A.: Voluntary strength and fatigue. J. Physiol. (Lond.) 123 (1954) 553

Messina, C., F. Tomasello: Rilievi elettrofisiologici nel tetano umano. Riv. Neurol. 41 (1971) 363

Meulstee, J., F. G. A. van der Meché, R. P. Kleyweg, P. I. M. Schmitz and the Dutch Guillain-Barré Study Group: Prognostic value of electrodiagnosis in the Dutch Guillain-Barré study. Eur. J. Neurol. 2 (1995) 558–565

Miller, R. G., R. K. Olney: Persistent conduction block in compression neuropathy. Muscle & Nerve 5 (1982) S154–S156

Miller, R. G., M. Sherratt: Firing rates of human motor units in partially denervated muscle. Neurology 28 (1978) 1241

Mills, K. R.: Orthodromic sensory action potentials from palmar stimulation in the diagnosis of carpal tunnel syndrome. J. Neurol. Neurosurg. Psychiat. 48 (1985) 250–255

Mills, K. R., N. M. F. Murray: Proximal conduction block in early Guillain-Barré syndrome. Lancet 2 (1985) 659

Mills, K. R., N. M. F. Murray; Neurophysiological evaluation of associated demyelinating peripheral neuropathy and multiple sclerosis: a case report. J. Neurol. Neurosurg. Psychiat. 49 (1986) 320–323

Milner-Brown, H. S., W. F. Brown: New methods of estimating the number of motor units in a muscle. J. Neurol. Neurosurg. Psychiat. 39 (1976) 258

Milner-Brown, H. S., M. A. Fisher, W. J. Weiner: Electrical properties of motor units in parkinsonism and a possible relationship with bradykinesia. J. Neurol. Neurosurg. Psychiat. 42 (1979) 35

Milner-Brown, H. S., R. B. Stein, R. Yemm: The contractile properties of human motor units during voluntary isometric contractions. J. Physiol. (Lond.) 228 (1973) 285

Mittelbach, F.: Die Begleitmyopathie bei neurogenen Atrophien. Springer, Berlin 1966

Moody, J. F.: Electrophysiological investigation into the neurological complications of carcinoma. Brain 88 (1965) 1023

Mor, F., P. Green, A. J. Wysenbeek: Myopathy in Addison's disease. Ann. rheumat. Dis. 46 (1987) 81–83

Moritz, U.: Electromyographic studies in adult rheumatoid arthritis. Acta rheum. scand. Suppl. 6 (1963) 1

Morris. H. H., B. H. Peters: Pronator syndrome: clinical and electrophysiological features in seven cases. J. Neurol. Neurosurg. Psychiat. 39 (1976) 461

Moser, H., R. Fiechter, H. P. Ludin, F. Jerusalem: Die Steroidmyopathie im Kindesalter. Z. Kinderheilk. 118 (1974) 177

Mosimann, W.: Das Tarsaltunnelsyndrom. Ther. Umsch. 32 (1975) 428

Mulder, D. W., E. H. Lambert, L. M. Eaton: Myasthenic syndrome in patients with amyotrophic lateral sclerosis. Neurology 9 (1959) 627

Müller, J.: Handbuch der Physiologie des Menschen. Hölscher, Coblenz 1834

Müller, R., E. Kugelberg: Myopathy in Cushing's syndrome. J. Neurol. Neurosurg. Psychiat. 22 (1959) 314

Munsat, T. L., L. R. Thompson, R. F. Coleman: Centronuclear („myotubular") myopathy. Arch. Neurol. 20 (1969) 120

Muralt, A. v.: Neue Ergebnisse der Nervenphysiologie. Springer, Berlin 1958

Murray, I. P. C., J. A. Simpson: Acroparaesthesia in myxoedema. A clinical and electromyographic study. Lancet 1 (1958) 1360

Murray, N. M. F., A. Kriss, B. Evans: AIDS, hepatitis B, and Creutzfeldt-Jakob disease: guidelines for dealing with patients and electrodes in the clinical neurophysiology laboratory. J. electrophysiol. Technol. 12 (1986) 53–59

Muellbacher, W., J. Mathis, C. W. Hess: Electrophysiological assessment of central and peripheral motor routes to the lingual muscles. J. Neurol. Neurosurg. Psychiat. (Im Druck)

Nakanishi, T., M. Tamaki, K. Arasaki: Maximal and minimal motor nerve conduction velocities in amyotrophic lateral sclerosis. Neurology 39 (1989) 580–583

Nakano, K. K., C. Lundergan, M. M. Okihiro: Anterior interosseous nerve syndromes. Arch. Neurol. 34 (1977) 477

Namerow, N. S.: Observations of the blink reflex in multiple sclerosis. In: New developments in electromyography and clinical neurophysiology, Bd. 3, hrsg. von *J. E. Desmedt.* Karger, Basel 1973, S. 692–696

Neary, D., J. Ochoa, R. W. Gilliatt: Sub-clinical entrapment neuropathy in man. J. neurol. Sci. 24 (1975) 283

Negri, S., T. Caraceni: Myasthenia gravis: parameters of the motor unit potentials and modifications induced by edrophonium chloride. In: Clinical studies in myology, hrsg. von *B. A. Kakulas.* Excerpta medica, Amsterdam 1973, S. 381

Nickel, S. N., B. Frame, J. Bebin, W. W. Tourtellotte, J. A. Parker, B. R. Hughes: Myxedema neuropathy and myopathy. A clinical and pathological study. Neurology (Minneap.) 11 (1961) 125

Nielsen, V. K.: Sensory and motor nerve conduction in the median nerve in normal subjects. Acta med. scand. 194 (1973a) 435

Nielsen, V. K.: The peripheral nerve function in chronic renal failure. V. Sensory and motor conduction velocity. Acta med. scand. 194 (1973b) 445

Nielsen, V. K.: The peripheral nerve function in chronic renal failure. VI. The relationship between sensory and motor nerve conduction and kidney function, azotemia, age, sex, and clinical neuropathy. Acta med. scand. 194 (1973c) 455

Nielsen, V. K.: The peripheral nerve function in chronic renal failure. VII. Longitudinal course during terminal renal failure and regular hemodialysis. Acta med. scand. 195 (1974a) 155

Nielsen, V. K.: The peripheral nerve function in chronic renal failure. IX. Recovery after renal transplantation. Electrophysiological aspects (sensory and motor nerve conduction). Acta med. scand 195 (1974b) 171

Nielsen, V. K.: Pathophysiological aspects of uraemic neuropathy. In: Peripheral neuropathies, hrsg. von *N. Canal, F. Pozza.* Elsevier, Amsterdam 1978, S. 197–210

Nielsen, V. K., M. L. Friis, T. Johnsen: Electromyographic distinction between paramyotonia congenita and myotonia congenita: effect of cold. Neurology 32 (1982) 827–832

Nirkko, A. C., K. M. Rösler, C. W. Hess: Sensitivity and specificity of needle electromyography: a prospective study comparing automated interference pattern analysis with single motor unit potential analysis. Electroenceph. clin. Neurophysiol. 97 (1995) 1–10

Noël, P.: Sensory nerve conduction in the upper limbs at various stages of diabetic neuropathy. J. Neurol. Neurosurg. Psychiat. 36 (1973) 786

Norris, F. H. jr.: Synchronous fasciculation in motor neuron disease. Arch. Neurol. 13 (1965) 495

Obach, J., J. M. Aragonés: Myoglobinurie paroxystique idiopathique. Int. EMG Meeting Copenhagen (Abstracts) 1963, S. 146

O'Brien, M. D., A. R. M. Upton: Anterior interosseus nerve syndrome. J. Neurol. Neurosurg. Psychiat. 35 (1972) 531

Ochoa, J., T. J. Fowler, R. W. Gilliatt: Changes produced by a pneumatic tourniquet. In: New developments in electromyography and clinical neurophysiology, Bd. 2, hrsg. von *J. E. Desmedt.* Karger, Basel 1973, S. 174–180

Oh, S. J.: Botulism: electrophysiological studies. Ann. Neurol. 1 (1977) 481

Oh, S. J., J. H. Halsey: Abnormality in nerve potentials in Friedreich's ataxia. Neurology 23 (1973) 52

Oh, S. J., H. S. Kim, B. A. Ahmad: Electrophysiological diagnosis of interdigital neuropathy of the foot. Muscle & Nerve 7 (1984) 218–225

Oh, S. J., H. S. Kim, B. A. Ahmad: The near-nerve sensory conduction in tarsal tunnel syndrome. J. Neurol. Neurosurg. Psychiat. 48 (1985) 999–1003

Oh, S. J., R. S. Clements jr., Y. W. Lee, A. G. Diethelm: Rapid improvement in nerve conduction after renal transplantation. Electroenceph. clin. Neurophysiol. 43 (1977) 592

Ohta, M., R. D. Ellefson, E. H. Lambert, P. J. Dyck: Hereditary sensory neuropathy, type II. Arch. Neurol. 29 (1973) 23

Olney, R. K., M. J. Aminoff: Electrodiagnostic features of the Guillain-Barré syndrome: the relative sensitivity of different techniques. Neurology 40 (1990) 471–475

Olsen, P. Z.: Prediction of recovery in Bell's palsy. Acta Neurol. Scand. Suppl. 61 (1975) 1

Olson, N. D., M. F. Jou, J. E. Quast, F. Q. Nuttall: Peripheral neuropathy in myotonic dystrophy. Arch. Neurol. 35 (1978) 741

Ongerboer de Visser, B. W., C. Goor: Electromyographic and reflex study in idiopathic and symptomatic trigeminal neuralgias: latency of the jaw and blink reflexes. J. Neurol. Neurosurg. Psychiat. 37 (1974) 1225

Ongerboer de Visser, B. W., K. Melchelse, P. H. A. Megens: Corneal reflex latency in trigeminal nerve lesions. Neurology 27 (1977) 1164

Oosterhuis, H. J. G. H., W. J. M. Hootsmans, H. B. Veenhuyzen, I. van Zadelhoff: The mean duration of motor unit action potentials in patients with myasthenia gravis. Electroenceph. clin. Neurophysiol. 32 (1972) 697

Özdemir, C., R. R. Young: The results to be expected from electrical testing in the diagnosis of myasthenia gravis. Ann. N. Y. Acad. Sci. 274 (1976) 203

Paakkari, I., M. Mumenthaler: Needle myopathy – an experimental study. J. Neurol. 208 (1974) 133

Panayiotopoulos, C. P.: F chronodispersion; a new electrophysiologic method. Muscle & Nerve 2 (1979) 68–72

Panayiotopoulos, C. P., S. Scarpalezos: Muscular dystrophies and motoneuron diseases. Neurology 26 (1976) 721

Panayiotopoulos, C. P., S. Scarpalezos, P. E. Nastas: F-wave studies on the deep peroneal nerve J. neurol. Sci. 31 (1977) 319–329

Panayiotopoulos, C. P., S. Scarpalezos, P. E. Nastas: Sensory (1a) and F-wave conduction velocity in the proximal segment of the tibial nerve. Muscle & Nerve 1 (1978) 181–189

Partanen, J. V., R. Danner: Fibrillation potentials after muscle injury in humans. Muscle & Nerve 5 (1982) S70–S73

Partanen, J. V., U. Nousiainen: End-plate spikes in electromyography are fusimotor unit potentials. Neurology 33 (1983) 1039–1043

Patten, B. W., J. P. Bilezikian, L. E. Mallette, A. Price, W. K. Engel, G. D. Aurbach: Neuromuscular disease in primary hyperparathyroidism. Ann. Intern. Med. 80 (1974) 182

Paul, T., B. C. Katiyar, S. Misra, G. C. Pant: Carcinomatous neuromuscular syndromes. Brain 101 (1978) 53

Payan, J.: Electrophysiological localization of ulnar nerve lesions. J. Neurol. Neurosurg. Psychiat. 32 (1969) 208

Payan, J.: Anterior transposition of the ulnar nerve: an electrophysiological study. J. Neurol. Neurosurg. Psychiat. 33 (1970) 157

Peachey, L. D.: The sarcoplasmic reticulum and transverse tubules of the frog's sartorius. J. Cell. Biol. 25 (1965) 209

Pedersen, E., H. Harving, B. Klemar, J. Tørring: Human anal reflexes. J. Neurol. Neurosurg. Psychiat. 41 (1978) 813

Perlik, S., M. A. Fisher, D. V. Patel, C. Slack: On the usefulness of somatosensory evoked responses for the evaluation of lower back pain. Arch. Neurol. 43 (1986) 907–913

Person, R. S., L. P. Kudina: Discharge frequency and discharge pattern of human motor units during voluntary contraction of muscle. Electroenceph. clin. Neurophysiol. 32 (1972) 471–483

Pestronk, A., D. R. Cornblath, A. A. Ilyas, H. Baba, R. H. Quarles, J. W. Griffin., K. Alderson, R. N. Adams: A treatable multifocal motor neuropathy with antibodies to GM1 ganglioside. Ann. Neurol. 24 (1988) 73–78

Petajan, J. H.: Electromyographic findings in multiple sclerosis: remitting signs of denervation. Muscle & Nerve 5 (1982) S157–S160

Petersén, I., E. Kugelberg: Duration and form of action potential in the normal human muscle. J. Neurol. Neurosurg. Psychiat. 12 (1949) 124

Petty, R. K. H., A. E. Harding, J. A. Morgan-Hughes: The clinical features of mitochondrial myopathy. Brain 109 (1986) 915–938

Pfeiffer, G.: „Myopathische" und „neuropathische" Veränderungen der Potentiale motorischer Einheiten bei Myositis. Eine Diskriminanzanalyse. Z. EEG-EMG 27 (1996) 70-75

Pfeiffer, G., K. Kunze: Discriminant classification of motor unit potentials (MUPs) successfully seperates neurogenic and myogenic conditions. Electrenceph. clin. Neurophysiol. 97 (1995) 191–207

Pickett, J. B. E., R. B. Layzer, S. R. Levin, V. Schneider, M. J. Campbell, A. J. Sumner: Neuromuscular complications of acromegaly. Neurology 25 (1975) 638

Pinelli, P., F. Buchthal: Duration, amplitude and shape of muscle action potentials in poliomyelitis. Electroenceph. clin. Neurophysiol. 3 (1951) 497

Pinelli, P., F. Buchthal: Muscle action potentials in myopathies with special regard to progressive muscular dystrophy. Neurology 3 (1953) 347

Pinelli, P., A. Arrigo, A. Moglia: Myasthenic decrement and myasthenic myopathy. A study on the effects of thymectomy. J. Neurol. Neurosurg. Psychiat. 38 (1975) 525

Pipberger, H., R. Kälin, T. Wegmann: Muskuläre Störungen bei der Hyperthyreose. Schweiz. med. Wschr. 85 (1955 a) 390

Pipberger, H., R. Kälin. T. Wegmann: Muskuläre Störungen bei der Hypothyreose. Schweiz. med. Wschr. 85 (1955 b) 420

Piper, H.: Elektrophysiologie menschlicher Muskeln. Springer, Berlin 1912

Pleasure, D. E., R. E. Lovelace, R. C. Duvoisin: The prognosis of acute polyradiculitis. Neurology 18 (1968) 1143

Polák, O., M. Brichcín: Quantitative elektrographische Analyse der Parkinson-Hypokinese. Fortschr. Neurol. Psychiat. 39 (1971) 82

Pollock, M., P. J. Dyck: Peripheral nerve morphometry in myotonic dystrophy. Arch. Neurol. 33 (1976) 33

Ponsford, S. N.: Sensory conduction in medial and lateral plantar nerves. J. Neurol. Neurosurg. Psychiat. 51 (1988) 188–191

Pouget, J., J. P. Azulay, J. Boucraut: Les neuropathies motrices multifocales avec blocs de conduction persistants: une forme de neuropathie démyélinsante inflammatoire. Rev. Neurol. (Paris) 152 (1996) 370–374

Pradhan, S., A. Taly: Intercostal nerve conduction in man. J. Neurol. Neurosurg. Psychiat. 52 (1989) 763–766

Pramstaller, P. P., G. K. Wenning, S. J. M. Smith, R. O. Beck, N. P. Quinn, C. J. Fowler: Nerve conduction studies, skeletal muscle EMG, and sphincter EMG in multiple system atrophy. J. Neurol. Neurosurg. Psychiat. 58 (1995) 618– 621

Preston, D. C., E. L. Logigian: Lumbrical and inte-rossei recording in carpal tunnel syndrome. Muscle & Nerve 15 (1992) 1253–1257

Proebster, R.: Über Muskelaktionsströme am gesun-den und kranken Menschen. Z. orthopäd. Chir. 50B (1928) 1–154

Radü, E. W., V. Skorpil, H. E. Kaeser: Facial myoky-mia. Eur. Neurol. 13 (1975) 499

Raman, P. T., G. M. Taori: Prognostic significance of electrodiagnostic studies in the Guillain-Barré syn-drome. J. Neurol. Neurosurg. Psychiat. 39 (1976) 163

Ramsay, I. D.: Electromyography in thyrotoxicosis. Quart. J. Med. 34 (1965) 255

Ramsay, I. D.: Thyroid diesase and muscle dysfunc-tion. Heinemann, London 1974

Rasminsky, M.: The effects of temperature on conduc-tion in demyelinated nerve fibers. Arch. Neurol. 28 (1973) 287

Rasminsky, A., R. E. Kearney: Continuous conduc-tion in large diameter bare axons in spinal roots of dystrophic mice. Neurology 26 (1976) 376

Rasminsky, M., T. A. Sears: Internodal conduction in undissected demyelinated nerve fibres. J. Physiol. (Lond.) 277 (1972) 323

Rasminsky, M., T. A. Sears: Saltatory conduction in demyelinated nerve fibres. In: New developments in electromyography and clinical neurophysiology, Bd. 2, hrsg. von J. E. Desmedt. Karger, Basel 1973, S. 158–165

Rendell, M., J. J. Katims, R. Richter, F. Rowland: A comparison of nerve conduction velocities and cur-rent perception thresholds as correlates of clinical severity of diabetic sensory neuropathy. J. Neurol. Neurosurg. Psychiat. 52 (1989) 502–511

Research Group on Neuromuscular Diseases: Classifi-cation of the neuromuscular disorders. J. neurol. Sci. 6 (1968) 165

Richardson, A. T.: The analysis of muscle action potentials in the differential diagnosis of muscular disorders. Arch. phys. Med. 32 (1951) 199

Richardson, A. T.: Muscle fasciculation. Arch. phys. Med. 35 (1954) 281

Richardson, A. T.: Clinical and electromyographic aspects of polymyositis. Proc. roy. Soc. Med. 49 (1956) 111

Ricker, K., W. Döll: Guanidinbehandlung des Botu-lismus. Z. Neurol. 198 (1970) 332

Ricker, K., K. Eyrich: Elektrophysiologische Unter-suchung der Facialislähmung bei Tetanus. J. Neu-rol. 207 (1974) 155

Ricker, K., G. Hertel: Klinische Wertigkeit diagnosti-scher Methoden. In: Myasthenia gravis und andere Störungen der neuromuskulären Synapse, hrsg. von G. Hertel, H. G. Mertens, K. Ricker, K. Schimrigk. Thieme, Stuttgart 1977 a, S. 56–64

Ricker, K., G. Hertel: Influence of local cooling on the muscle contracture and paresis of McArdle's disea-se. J. Neurol. 215 (1977 b) 287

Ricker, K., H. M. Meinck: Vergleich myotoner Entla-dungen bei Myotonia congenita und Dystrophia myotonica. Z. Neurol. 201 (1972 a) 62

Ricker, K., H. M. Meinck: Verlaufsdynamik und Herkunft pseudomyotoner Entladungsserien bei Denervationssyndromen. Z. EEG-EMG 3 (1972 b) 170

Ricker, K., H. M. Meinck: Paramyotonia congenita (Eulenburg). Z. Neurol. 203 (1972 c) 13

Ricker, K., H. G. Mertens: The differential diagnosis of the myogenic (facio)-scapulo-peroneal syndro-me. Eur. Neurol. 1 (1968) 275

Ricker, K., R. T. Moxley: Autosomal dominant cram-ping disease. Arch. Neurol. 47 (1990) 810–812

Ricker, K., K. Eyrich, R. Zwirner: Seltene Formen von Tetanuserkrankung. Arch. Psychiat. Ner-venkr. 215 (1971) 75

Ricker, K., G. Hertel, G. Stodieck: Increased voltage of the muscle action potential of normal subjects after local cooling. J. Neurol. 216 (1977 a) 33

Ricker, K., G. Hertel, S. Stodieck: Influence of tempe-rature on neuromuscular transmission in myasthe-nia gravis. J. Neurol. 216 (1977 b) 273

Ricker, K., H. M. Meinck, H. Stumpf: Neurophysiolo-gische Untersuchungen über das Stadium passage-rer Lähmung bei Myotonia congenita und Dystro-phia myotonica. Z. Neurol. 204 (1973) 135

Ricker, K., R. T. Moxley, R. Rohkamm: Rippling muscle disease. Arch. Neurol. 46 (1989) 405–408

Ricker, K., F. Lehmann-Horn, R. T. Moxley: Myoto-nia fluctuans. Arch. Neurol. 47 (1990) 268–272

Ricker, K., G. Hertel, K. Langscheid, G. Stodieck: Myotonia not aggravated by cooling. J. Neurol. 216 (1977 c) 9

Ricker, K., R. T. Moxley, R. Heine, F. Lehmann-Horn: Myotonia fluctuans. A third type of muscle sodium channel disease. Arch. Neurol 51 (1994) 1095–1102

Ricker, K., R. Rüdel, F. Lehmann-Horn, G. Küther: Muscle stiffness and electrical activity in para-myotonia congenita. Muscle & Nerve 9 (1986) 299–305

Ricker, K., M. C. Koch, F. Lehmann-Horn, D. Pon-gratz, N. Speich, K. Reiners, Ch. Schneider, R. T. Moxley: Proximal myotonic myopathy. Arch. Neu-rol. 52 (1995) 25–31

Rieke, V., H. C. Hopf: Die Leitgeschwindigkeit rasch und langsam leitender Motoneurone der langen Beinnerven beim Menschen. Z. EEG-EMG 2 (1971) 125

Rieke, J., W. Tackmann, G. Spalke, R. Heene: Perio-dische hypokaliämische Lähmung. Elektromyogra-phische Befunde bei experimentell ausgelöster Lähmung. In: Fortschritte der Myologie, Bd. 5. Dtsch. Ges. Bekämpfung der Muskelkrankheiten. Freiburg i. Br. 1978, S. 236

Ro, I. Y., C. B. Alexander, S. J. Oh: Multiple sclerosis and hypertrophic demyelinating peripheral neuro-pathy. Muscle & Nerve 6 (1983) 312–316

Robertson, jr., W. C., Y. Kawamura, P. J. Dyck: Morphometric study of motoneurons in congenital nemaline myopathy and Werdnig – Hoffmann disease. Neurology 28 (1978) 1057–1061

Ropper, A. H., E. F. H. Wijdicks, B. T. Shahani: Electrodiagnostic abnormalities in 113 consecutive patients with Guillain-Barré syndrome. Arch. Neurol. 47 (1990) 881–887

Rose, A. L., R. G. Willison: Quantitative electromyography using automatic analysis: studies in healthy subjects and patients with primary muscle disease. J. Neurol. Neurosurg. Psychiat. 30 (1967) 403

Rosenfalck, A.: Evaluation of the electromyogram by mean voltage recording. In: Medical electronics. Proc. Sec. Int. Conf. Med. Electron., Paris 1959. Iliffe & Sons, London 1960, S. 9

Rosenfalck, A.: Choice of electrode, amplifier and auxiliary equipment for the recording of muscle and nerve action potentials in man. Electroenceph. clin. Neurophysiol. 25 (1968) 400

Rosenfalck, P.: Intra- and extracellular potential fields of active nerve and muscle fibres. Acta physiol. scand. 75, Suppl. 321 (1969) 1

Rösler, K. M., C. W. Hess, U. D. Schmid: Investigation of facial motor pathways by electrical and magnetic stimulation: sites and mechanisms of excitation. J. Neurol. Neurosurg. Psychiat. 52 (1989) 1149–1156

Roth, G.: Réflexe d'axone moteur. Schweiz. Arch. Neurol. Psychiat. 109 (1971) 73

Roth, G.: The origin of fasciculations. Ann. Neurol. 12 (1982) 542–547

Roth, G., M. R. Magistris, D. Le Fort, P. Desjacques, D. della Santa: Plexopathie brachiale postradique. Blocs de conduction persistants. Décharges myokymiques et crampes. Rev. Neurol. 144 (1988) 173–180

Rowland, L. W., S. Fahn, D. L. Schotland: McArdle's disease. Arch. Neurol. 9 (1963) 325

Rowland, L. P., R. P. Lisak, D. L. Schotland, P. V. de Jesus, P. Berg: Myasthenic myopathy and thymoma. Neurology 23 (1973) 282

Ruch, Th. C., H. D. Patton, J. W. Woodbury, A. L. Towe: Neurophysiology. Saunders. Philadelphia und London 1965

Rüdel, R., F. Lehmann-Horn: Membrane changes in cells from myotonia patiens. Physiol. Rev. 65 (1985) 310–356

Rushworth, F.: An electromyographic study of facial reflexes in man. Electroenceph. clin. Neurophysiol. Suppl. 22 (1962) 111

Sacco, G., F. Buchthal, P. Rosenfalck: Motor unit potentials at different ages. Arch. Neurol. 6 (1962) 366

Sachs G. M., E. M. Raynor, J. M. Shefner: The all ulnar motor hand without forearm anastomosis. Muscle & Nerve 18 (1995) 309–313

Salick, A. I., C. M. Pearson: Electrical silence of myoedema. Neurology 17 (1967) 899

Salisachs, P., M. Codina, J. Pradas: Motor conduction velocity in patients with Friedreich's ataxia. J. neurol. Sci. 24 (1975) 331

Samland, O., K. Ricker: Der Curare-Test – Seine klinische Bedeutung in der Diagnostik der Myasthenia gravis. In: Fortschritte der Myologie. Dtsch. Ges. Bekämpfung der Muskelkrankheiten, Freiburg i. Br. 1975, S. 262

Sander, H. W., G. P. Tavoulareas, S. Chokroverty: Heat-sensitive myotonia in proximal myotonic myopathy. Neurology 47 (1996) 956–962

Sanders, D. B., J. F. Howard: AAEE minimonograph # 25: Single-fiber electromyography in myasthenia gravis. Muscle & Nerve 9 (1986) 809–819

Santoro, L., R. Rosato, G. Caruso: Median-ulnar nerve communications: electrophysiological demonstration of motor and sensory cross-over. J. Neurol. 229 (1983) 227–235

Satoyoshi, E.: A syndrome of progressive muscle spasm, alopecia, and diarrhea. Neurology 28 (1978) 458

Satoyoshi, E., K. Murakami, J. Torii: Thyrotoxic myopathy. Lancet 2 (1963) 843

Sauer, M.: Elektromyographische Befunde bei Strukturanomalien und Faseratypien der Skelettmuskulatur. In: Fortschritte der Myologie. Dtsch. Ges. Bekämpfung der Muskelkrankheiten, Freiburg i. Br. 1975, S. 313–316

Scarlato, G., G. Valli, G. Meola, L. Carentini: Quantitative EMG and histological carrier detection of Duchenne muscular dystrophy. J. Neurol. 216 (1977) 235

Scarpalezos, S., C. Papageorgiou, S. Maliara, A. S. Koukoulommati, D. A. Koutras: Neural and muscular manifestations in hypothyroidism. Arch. Neurol. 29 (1973) 140

Schiller, H. H., E. Stålberg: Human botulism studied with single-fiber electromyography. Arch. Neurol. 35 (1978) 346

Schmid, U. D., C. W. Hess, H. P. Ludin: Somatisensory evoked potentials following nerve and segmental stimulation do not confirm cervical radiculopathy with sensory deficit. J. Neurol. Neurosurg. Psychiat. 51 (1988) 182–187

Schmid, U. D., C. W. Hess, H. P. Ludin: Methodik der elektrischen zervikalen motorischen Wurzelreizung: Einfluß der Reizparameter und Normwerte. Z. EEG-EMG 20 (1989) 39–49

Scholz, F., W. Millesi, F. Frühwald: Nadelelektromyographie unter sonographischer Lagekontrolle. Z. EEG-EMG 19 (1988) 35–37

Schriefer, T. N., K. R. Mills, N. M. F. Murray, C. W. Hess: Evaluation of proximal facial nerve conduction by transcranial magnetic stimulation. J. Neurol. Neurosurg. Psychiat. 51 (1988) 60–66

Schulte, F. J.: Nervenleitgeschwindigkeit (NLG) im Kindesalter. In: Elektromyographie. Lehrbuch und Atlas, hrsg. von *H. C. Hopf, A. Struppler.* Thieme, Stuttgart 1974, S. 161–165

Schulte, F. J., R. Michaelis, R. Nolte, G. Albert, U. Parl, U. Lasson: Brain and behavioural maturation in newborn infants of diabetic mothers. Part I: Nerve conduction and EEG patterns. Neuropädiatrie 1 (1969) 14

Schwartz, M. S., E. Stålberg: Single fibre electromyographic studies in myasthenia gravis with repetitive nerve stimulation. J. Neurol. Neurosurg. Psychiat. 38 (1975 a) 678

Schwartz, M. S., E. Stålberg: Myasthenic syndrome studied with single fibre electromyography. Arch. Neurol. 32 (1975 b) 815

Schwartz, M. S., M. Swash: Scapuloperoneal atrophy with sensory involvement: Davidenkow's syndrome. J. Neurol. Neurosurg. Psychiat. 38 (1975) 1063

Schwartz, M. S., E. Stålberg, H. H. Schiller, B. Thiele: The reinnervated motor unit in man. A single fibre EMG multielectrode investigation. J. neurol. Sci. 27 (1976) 303

Schwarzacher, H. G.: Zur Lage der motorischen Endplatten in den Skeletmuskeln. Acta anat. (Basel) 30 (1957) 758

Seay, A. R., F. A. Ziter, J. H. Petajan: Rigid spine syndrome. Arch. Neurol. 34 (1977) 119

Sedal, L., J. G. McLeod, J. C. Walsh: Ulnar nerve lesions associated with the carpal tunnel syndrome. J. Neurol. Neurosurg. Psychiat. 36 (1973) 118

Seddon, H. J.: Three types of nerve injury. Brain 66 (1943) 237

Seddon, H. J.: Surgical disorders of the peripheral nerves. Churchill Livingstone, Edinburgh und London 1972

Segura, R. P., V. Saghal: Hemiplegic atrophy: electrophysiological and morphological studies. Muscle & Nerve 4 (1981) 246–248

Seror, P.: The axonal carpal tunnel syndrome. Electroenceph. clin. Neurophysiol. 101 (1996) 197–200

Serratrice, G., H. Roux: Leçons de pathologie musculaire. Maloine, Paris 1968

Seybold, M. E., E. H. Lambert, V. A. Lennon, J. M. Lindstrom: Experimental autoimmune myasthenia: clinical, neurophysiologic, and pharmacologic aspects. Ann. N. Y. Acad. Sci. 274 (1976) 275

Seyffahrt, H.: The behaviour of motor units in healthy and paretic muscles in man. Acta psychiat. (Kbh.) 16 (1941) 79 und 261

Shahani, B. T., R. R. Young: Human orbicularis oculi reflexes. Neurology 22 (1972) 149

Shahani, B. T., R. R. Young: Studies of the normal human silent period. In: New developments in electromyography and clinical neurophysiology, Bd. 3, hrsg. von *J. E. Desmedt.* Karger, Basel 1973, S. 589–602

Shahani, B. T., R. R. Young: Physiological and pharmacological aids in the differential diagnosis for tremor. J. Neurol. Neurosurg. Psychiat. 39 (1976) 772

Sheean, G. L. M. K. Houser, N. M. F. Murray: Lumbrical-interosseus latency comparison in the diagnosis of carpal tunnel syndrome. Electroenceph. clin. Neurophysiol. 97 (1995) 285–289

Sherrington, C. S.: Remarks on some aspects of reflex inhibition. Proc. Roy. Soc. B 97 (1925) 519–541

Sherrington, C. S.: Some functional problems attaching to convergence. Proc. roy. Soc. B. 105 (1929) 332

Shy, G. M., T. Wanko, P. T. Rowley, A. G. Engel: Studies in familial periodic paralysis. Exp. Neurol. 3 (1961) 53

Sica, R. E. P., A. J. McComas: An electrophysiological investigation of limb-girdle and facioscapulohumeral dystrophy. J. Neurol. Neurosurg. Psychiat. 34 (1971) 469

Silberberg, D. H., D. A. Drachman: Late-life myopathy occurring with Sjögren's syndrome. Arch. Neurol. 6 (1962) 428

Simpson, J. A.: Electrical signs in the diagnosis of carpal tunnel and related syndromes. J. Neurol. Neurosurg. Psychiat. 19 (1956) 275

Simpson, J. A.: Fact and fallacy in measurement of conduction velocity in motor nerves. J. Neurol. Neurosurg. Psychiat. 27 (1964) 381

Simpson, J. A.: Disorders of neuromuscular transmission. Proc. roy. Soc. Med. 59 (1966) 993

Simpson, J. A., J. A. R. Lenman: The effect of frequency of stimulation in neuromuscular disease. Electroenceph. clin. Neurophysiol. 11 (1959) 604

Singh, N., F. Behse, F. Buchthal: Electrophysiological study of peroneal palsy. J. Neurol. Neurosurg. Psychiat. 37 (1974) 1202

Skaria, J., B. C. Katiyar, T. P. Srivastava, B. Dube: Myopathy and neuropathy associated with osteomalacia. Acta Neurol. Scand. 51 (1975) 37

Slomić, A., A. Rosenfalck, F. Buchthal: Electrical and mechanical responses of normal and myasthenic muscle. Brain Res. 10 (1968) 1

Smith, T., W. Trojaborg: Diagnosis of thoracic outlet syndrome. Arch. Neurol. 44 (1987) 1161–1163

Smorto, M. P., J. V. Basmajian: Clinical electroneurography. Williams and Wilkins. Baltimore 1972

Snooks, S. J., P. R. H. Barnes, M. Swash: Damage to the innervation of the voluntary anal and periurethral sphincter musculature in incontinence: an electrophysiological study. J. Neurol. Neurosurg. Psychiat. 47 (1984) 1269–1273

Snowdon, J. A., A. C. Macfie, J. B. Pearce: Hypocalcaemic myopathy with paranoid psychosis. J. Neurol. Neurosurg. Psychiat. 39 (1976) 48

Soudmand, R., L. C. Ward, T. R. Swift: Effect of height on nerve conduction velocity. Neurology 32 (1982) 407–410

Spaans, F.: Spontaneous rhythmic motor unit potentials in the carpal tunnel syndrome. J. Neurol. Neurosurg. Psychiat. 45 (1982) 19–28

Spiro, A. J., G. M. Shy, N. K. Gonatas: Myotubular myopathy. Arch. Neurol. 14 (1966) 1

Stålberg, E.: Propagation velocity in human muscle fibers in situ. Acta physiol. scand. 70, Suppl. 287 (1966) 1

Stålberg, E.: Single fiber electromyography. Disa Information Dept., Kopenhagen 1974

Stålberg, E.: Macro EMG, a new recording technique. J. Neurol. Neurosurg. Psychiat. 43 (1980) 475–482

Stålberg, E.: Macro EMG. Muscle & Nerve 6 (1983) 619–630

Stålberg, E., L. Antoni: Electrophysiological cross section of the motor unit. J. Neurol. Neurosurg. Psychiat. 43 (1980) 469–474

Stålberg, E., L. Antoni: Microprocessors in the analysis of the motor unit and the neuromuscular transmission. In: Recent advances in EEG and EMG data processing, hrsg. von *N. Yamaguchi, U. Fujisawa.* Elsevier, Amsterdam 1981, S. 295–313

Stålberg, E., L. Antoni: Computer-aided EMG analysis. In: Computer-aided electromyography, hrsg. von *J. E. Desmedt.* Karger, Basel 1983, S. 186–234

Stålberg, E., J. Ekstedt: Single fibre EMG and microphysiology of the motor unit in normal and diseased muscle. In: New developments in electromyography and clinical neurophysiology, Bd. 1, hrsg. von *J. E. Desmedt.* Karger, Basel 1973, S. 113–129

Stålberg, E., P. R. W. Fawcett: Macro EMG in healthy subjects of different ages. J. Neurol. Neurosurg. Psychiat. 45 (1982) 870–878

Stålberg, E., B. Thiele: Transmission block in terminal nerve twigs: a single fibre electromyographic finding in man. J. Neurol. Neurosurg. Psychiat. 35 (1972) 52

Stålberg, E., B. Thiele: Motor unit fibre density in the extensor digitorum communis muscle. J. Neurol. Neurosurg. Psychiat. 38 (1975) 874

Stålberg, E., J. V. Trontelj: Single fibre electromyography. Mirvalle Press. Old Woking 1979

Stålberg, E., J. Ekstedt, A. Broman: The electromyographic jitter in normal human muscles. Electroenceph. clin. Neurophysiol. 31 (1971) 429

Stålberg, E., J. Ekstedt, A. Broman: Neuromuscular transmission in myasthenia gravis studied with single fibre electromyography. J. Neurol. Neurosurg. Psychiat. 37 (1974) 540

Stålberg, E., M. S. Schwartz, J. V. Trontelj: Single fibre electromyography in various processes affecting the anterior horn cell. J. neurol. Sci. 24 (1975) 403

Stålberg, E., J. V. Trontelj, M. S. Schwartz: Single muscle fibre recording of the jitter phenomenon in patients with myasthenia gravis and in members of their families. Ann. N. Y. Acad. Sci. 274 (1976a) 189

Stålberg, E., M. S. Schwartz, B. Thiele, H. H. Schiller: The normal motor unit in man. A single fibre EMG multielectrode investigation. J. neurol. Sci. 27 (1976 b) 291

Stålberg, E., J. Chu, V. Bril, S. Nandedkar, S. Stålberg, M. Ericsson: Automatic analysis of the EMG interference pattern. Electroenceph. clin. Neurophysiol. 56 (1983) 672–681

Stämpfli, R.: Allgemeine Erregungsphysiologie der Nervenzellmembran. In: Physiologie des Menschen, Bd. 10 Allgemeine Neurophysiologie, hrsg. von *O. H. Gauer, R. Jung.* Urban & Schwarzenberg, München, Berlin, Wien 1971, S. 307

Steinberg, V. L., C. B. Winn Parry: Electromyographic changes in rheumatoid arthritis. Brit. med. J. 1 (1961) 630

Steinbrecher, W. W.: The prognostic value of electromyography in poliomyelitis. Electromyography 8 (1968) 297

Stephan, D. A., N. R. Buist, A. B. Chittenden, K. Ricker, J. Zhou, E. P. Hoffmann: A rippling muscle disease gene is localized to 1q41: evidence for multiple genes. Neurology 44 (1994) 1915–1920

Stetson D. S., J. W. Albers, B. A. Silverstein, R. A. Wolfe: Effects of age, sex and anthropometric factors on nerve conduction measures. Muscle & Nerve 15 (1992) 1095–1104

Steudemann, H. U.: Beitrag zur Elektromyographie der Rückenmuskulatur. Med. Diss. München 1968

Stevens, A., N. Rosselle: The sensory conduction velocity in the cutaneous femoris lateralis nerve. In: New Developments in Electromyography and Clinical Neurophysiology. Bd. 2, hrsg. von *J. E. Desmedt.* Karger, Basel, 1973, S. 64–66

Stief, C. G., D. Sauerwein, W. F. Thon, E. P. Allhoff, U. Jonas: Transcutaneous registration of cavernous smooth electrical activity: noninvasive diagnosis of neurogenic autonomic impotence. J. Urol. 147 (1992) 47–50

Stille, D.: Die distale Radialisparese (Supinatorsyndrom). akt. neurol. 1 (1974) 5

Stöhr, M.: Benign fibrillation potentials in normal muscle and their correlation with endplate and denervation potentials. J. Neurol. Neurosurg. Psychiat. 40 (1977) 765

Stöhr, M.: Special type of spontaneous electrical activity in radiogenic nerve injuries. Muscle & Nerve 5 (1982) 78–83

Stöhr, M., M. Bluthardt: Atlas der klinischen Elektromyographie und Neurographie. Kohlhammer, Stuttgart 1983

Stöhr, M., J. Dichgans, H. C. Diener, U. W. Buettner: Evozierte Potentiale. Springer, Berlin, Heidelberg 1989

Streib, E. W., A. J. Wilbourn, H. Mitsumoto: Spontaneous electrical muscle fiber activity in polymyositis and dermatomyositis. Muscle & Nerve 2 (1979) 14

Struppler, A.: Reflexuntersuchungen. In: Elektromyographie. Lehrbuch u. Atlas, hrsg. von *H. C. Hopf, A. Struppler.* Thieme, Stuttgart 1974, S. 166–200

Struppler, A., H. Huckauf: Propagation velocity in regenerated motor nerve fibres. Electroenceph. clin. Neurophysiol. Suppl. 22 (1962) 58–60

Struppler, A., E. Struppler, R. D. Adams: Local tetanus in man. Arch. Neurol. 8 (1963) 162

Swaiman, K. F., W. R. Kennedy. H. S. Sauls: Late infantile acid maltase deficiency. Arch. Neurol. 18 (1968) 642

Swallow, M.: Fibre size and content of the anterior tibial nerve of the foot. J. Neurol. Neurosurg. Psychiat. 29 (1966) 205

Swift, T. R.: Weakness from magnesium-containing cathartics: electrophysiologic studies. Muscle & Nerve 2 (1979) 295

Swift, T. R., R. T. Leshner, J. A. Gross: Arm-diaphragm synkinesis: electrodiagnostic studies of aberrant regeneration of phrenic motor neurons. Neurology 30 (1980) 339–344

Synek, V. M., J. C. Cowan: Saphenous nerve evoked potentials and the assessment of intraabdominal lesions of the femoral nerve. Muscle & Nerve 6 (1983) 453–456

Tackmann, W.: Die Wertigkeit verschiedener neurographischer Parameter in der Diagnostik von Polyneuropathien (in Vorbereitung) 1980

Tackmann, W., F. Hoffmeyer: Das motorische Antwortpotential nach distaler und proximaler Stimulation: Untersuchungen an gesunden Probanden und bei Polyneuropathien. Fortschr. Neurol. Psychiat. 46 (1978) 508

Tackmann, W., H. J. Lehmann: Refractory period in human sensory nerve fibres. Eur. Neurol. 12 (1974 a) 277

Tackmann, W., H. J. Lehmann: Relative refractory period of median nerve sensory fibres in the carpal tunnel syndrome. Eur. Neurol. 12 (1974 b) 309

Tackmann, W., R. Minkenberg: Nerve conduction velocity of small components in human sensory nerves. Eur. Neurol. 16 (1977) 270

Tackmann, W., H. Prost: Der Bulbokavernosusreflex bei Kontrollen und Patienten mit Potenzstörungen. Z. EEG-EMG 17 (1986) 147–152

Tackmann, W., P. Vogel: Zur Abhängigkeit der Muskelaktionspotentialdauer von der intramuskulären Temperatur. Z. EEG-EMG 18 (1987) 72–75

Tackmann, W., P. Vogel: Fibre density, amplitudes of macro-EMG motor unit potentials and conventional EMG recordings from the anterior tibial muscle in patients with amyotrophic lateral sclerosis. J. Neurol. 235 (1988) 149–154

Tackmann, W., H. E. Kaeser, H. G. Magun: Comparison of orthodromic and antidromic sensory nerve conduction velocity measurements in the carpal tunnel syndrome. J. Neurol. 224 (1981) 257–266

Tackmann, W., R. Minkenberg, H. Strenge: Correlation of electrophysiological and quantitative histological findings in the sural nerve of man. Studies on alcoholic neuropathy. J. Neurol. 216 (1977) 289

Tackmann, W., D. Ullerich, H. J. Lehmann: Transmission of frequent impulse series in human sensory nerve fibres. Eur. Neurol. 12 (1974 a) 261

Tackmann, W., D. Ullerich, H. J. Lehmann: Transmission of frequent impulse series in sensory nerves of patients with alcoholic polyneuropathy. Eur. Neurol. 12 (1974 b) 317

Tackmann, W., D. Ullerich, H. J. Lehmann: Impulse series neurography and paired stimuli in early stages of human polyneuropathy. In: Studies on neuromuscular disease, hrsg. von *K. Kunze, J. E. Desmedt.* Karger, Basel 1975, S. 251–257

Tackmann, W., D. Ullerich, W. Cremer, H. J. Lehmann: Nerve conduction studies during the relative refractory period in sural nerves of patients with uremia. Eur. Neurol. 12 (1974 c) 331

Takamori, M., S. Iwanaga: Experimental myasthenia due to alpha-bungarotoxin. Neurology 26 (1976) 844

Tallis, R., P. Staniforth, T. R. Fisher: Neurophysiological studies of autogenous sural nerve grafts. J. Neurol. Neurosurg. Psychiat. 41 (1978) 677

Tenser, R. B., J. J. Corbett: Myokymia and facial contraction in brain stem glioma. Arch. Neurol. 30 (1974) 425

Terzis, J. K., R. W. Dykes, R. W. Hakstian: Electrophysiological recordings in peripheral nerve surgery: a review. J. Hand Surg. 1 (1976) 52

Thage, O.: Quadriceps weakness and wasting. FADLs forlag, Kopenhagen 1974

Thage, O., W. Trojaborg, F. Buchthal: Electromyographic findings in polyneuropathy. Neurology 13 (1963) 273

Thiele, B., E. Stålberg: Single fibre EMG findings in polyneuropathies of different etiology. J. Neurol. Neurosurg. Psychiat. 38 (1975) 881

Thomas, C. K., R. B. Stein, T. Gordon, R. G. Lee, M. G. Elleker: Patterns of reinnervation and motor recruitment in human hand muscles after complete ulnar and median nerve section and resuture. J. Neurol. Neurosurg. Psychiat. 50 (1987 a) 259–268

Thomas, J. E., E. H. Lambert: Ulnar nerve conduction velocity and H-reflex in infants and children. J. appl. Physiol. 15 (1960) 1

Thomas, J. E., E. H. Lambert, K. A. Cseuz: Electrodiagnostic aspects of the carpal tunnel syndrome. Arch. Neurol. 16 (1967) 635

Thomas, P. K.: Motor nerve conduction in the carpal-tunnel-syndrome. Neurology 10 (1960) 1045

Thomas, P. K., D. B. Calne: Motor nerve conduction velocity in peroneal muscular atrophy: evidence for genetic heterogeneity. J. Neurol. Neurosurg. Psychiat. 37 (1974) 68

Thomas, P. K., G. D. Schott, J. A. Morgan-Hughes: Adult onset of scapuloperoneal myopathy. J. Neurol. Neurosurg. Psychiat. 38 (1975) 1008

Thomas, P. K., K. Hollinrake, R. G. Lascelles, D. J. O'Sullivan, R. A. Baillod, J. F. Moorhead, J. C. Mackenzie: The polyneuropathy of chronic renal failure. Brain 94 (1971) 761

Thomas, P. K., R. W. H. Walker, P. Rudge, J. A. Morgan-Hughes, R. H. M. King, J. M. Jacobs, K. R. Mills, I. E. C. Ormerod, N. M. F. Murray, W. I. McDonald: Chronic demyelinating peripheral neuropathy associated with multifocal central nervous system demyelination. Brain 110 (1987 b) 53–76

Thomasen, E.: Myotonia. Thomsen's disease. Paramyotonia, dystrophia myotonica. Universitetsforlaget, Aarhus 1948

Thodnem, K., G. Knudsen, T. Riise, H. Nyland, J. A., Aarli: The non linear relationship between nerve conduction velocity and skin temperature. J. Neurol. Neurosurg. Psychiat. 52 (1989) 497–501

Torre, M.: Nombre et dimensions des unités motrices dans les muscles extrinsèques de l'œil, et en général, dans les muscles squélettiques reliés à des organes de sens. Schweiz. Arch. Neurol. Psychiat. 72 (1953) 362

Törring, J., E. Pedersen, B. Klemar: Standardisation of the electrical elicitation of the human flexor reflex. J. Neurol. Neurosurg. Psychiat. 44 (1981) 129–132

Toyka, K. V., D. B. Drachman, A. Pestronk, D. E. Griffin, I. Kao, J. A. Winkelstein: Die pathogenetische Bedeutung von „myasthenogenen" Immunoglobulinen. In: Myasthenia gravis und andere Störungen der neuromuskulären Synapse, hrsg. von G. Hertel, H. G. Mertens, K. Ricker, K. Schimrigk. Thieme, Stuttgart 1977, S. 19–22

Triggs, W. J., D. Cros, S. C. Gominak, G. Zuniga, A. Beric, B. T. Shahani, A. H. Ropper, S. M. Roogta: Motor nerve inexcitability in Guillain-Barré syndrome. The spectrum of distal conduction block and axonal degeneration. Brain 115 (1992) 1291–1302

Trojaborg, W.: Motor nerve conduction velocities in normal subjects with particular reference to the conduction in proximal and distal segments of median and ulnar nerve. Electroenceph. clin. Neurophysiol. 17 (1964) 314

Trojaborg, W.: Rate of recovery in motor and sensory fibres of the radial nerve: clinical and electrophysiological aspects. J. Neurol. Neurosurg. Psychiat. 33 (1970) 625

Trojaborg, W.: Motor and sensory conduction in the musculocutaneus nerve. J. Neurol. Neurosurg. Psychiat. 39 (1976) 890

Trojaborg, W.: Does cross-innervation occur after facial palsy? J. Neurol. Neurosurg. Psychiat. 40 (1977) 712

Trojaborg, W., F. Buchthal: Malignant and benign fasciculations. Acta neurol. scand. 41, Suppl. 13 (1965) 251

Trojaborg, W., S. O. Siemssen: Reinnervation after resection of the facial nerve. Arch. Neurol. 26 (1972) 17

Trojaborg, W., E. H. Sindrup: Motor and sensory conduction in different segments of the radial nerve in normal subjects. J. Neurol. Neurosurg. Psychiat. 32 (1969) 354

Trojaborg, W., E. Frantzen, I. Andersen: Peripheral neuropathy and myopathy associated with carcinoma of the lung. Brain 92 (1969) 71

Trojaborg, W. T., A. Moon, B. B. Anderson, N. S. Trojaborg: Sural nerve conduction parameters in normal subjects related to age, gender, temperature, and height: a reappraisal. Muscle & Nerve 15 (1992) 666–671

Trontelij, J., E. Stålberg: Bizarre repetitive discharges recorded with single fibre EMG. J. Neurol. Neurosurg. Psychiat. 46 (1983) 310–316

Thrush, D. C.: Congenital insensitivity to pain. Brain 96 (1973) 369

Tsairis, P., P. J. Dyck, D. W. Mulder: Natural history of brachial plexus neuropathy. Arch. Neurol. 27 (1972) 109

Tyler, H. R.: Physiological observations in human botulism. Arch. Neurol. 9 (1963) 661

Uncini, A., D. J. Lange, R. E. Lovelace: Anomalous intrinsic hand muscle innervation in median and ulnar nerve lesions: an electrophysiological study. J. Ital. Neurol. Sci. 9 (1988) 497–503

Vallbo, A. B., K. E. Hagbarth: Impulses recorded with microelectrodes in human muscle nerves during stimulation of mechanoreceptors and voluntary contractions. Electroenceph. clin. Neurophysiol. 23 (1967) 392

Vallbo, A. B., K. E. Hagbarth: Activity from skin mechanoreceptors recorded percutaneously in awake human subjects. Exp. Neurol. 21 (1968) 270

van der Most van Spijk, D., R. A. Hoogland, S. Dijkstra: Conduction velocities compared and related to degrees of renal insufficiency. In: New developments in electromyography and clinical neurophysiology. Bd. 2, hrsg. von J. E. Desmedt. Karger, Basel 1973, S. 381–389

Vandyke, D. H., R. C. Griggs, W. Markesbery, S. Dimauro: Hereditary carnitine deficiency of muscle. Neurology 25 (1975) 154–159

van Gijn, J.: Equivocal plantar responses: a clinical and electromyographic study. J. Neurol. Neursurg. Psychiat. 39 (1976) 275

van Munster E. T. L., E. M. G. Joosten, M. A. M. van Munster-Uijdehaage, H. J. A. Kruls, H. J. ter Laak: The rigid spine syndrome. J. Neurol. Neurosurg. Psychiat. 49 (1986) 1292–1297

Vasella, F., M. Mumenthaler, E. Rossi, H. Moser, U. Wiesmann: Die kongenitale Muskeldystrophie. Dtsch. Z. Nervenheilk. 190 (1967) 349

Venables, G. S., D. Bates. D. A. Shaw: Hypothyroidism with true myotonia. J. Neurol. Neurosurg. Psychiat. 41 (1978) 1013

Venetz, U., G. Casanova, C. W. Hess, H. P. Ludin: Kombinierte urodynamisch-elektromyographische Untersuchungen bei Patienten mit multipler Sklerose und Blasenstörungen. Nervenarzt 60 (1989) 163–167

Vilppula, A.: Muscular disorders in some collagen diseases. Acta med. scand. Suppl. 540 (1972) 1

Vischer, E., H. E. Kaeser, R. Kocher, U. Steiger: Polymyalgia rheumatica. Praxis 58 (1969) 443

Vvisser, S. L., W. G. Buist: Diagnostic application of a battery of central motoneuron electromyographic tests. In: New developments in electromyography and clinical neurophysiology. Bd. 3, hrsg. von J. E. Desmedt. Karger, Basel 1973, S. 371–374

Vizoso, A. D.: The relationship between internodal length and growth in human nerves. J. Anat. (Lond.) 84 (1950) 342

Vogt, Th., S. Seddigh, H. Hundemer, C. Tomalske, J. Köhler, H. C. Hopf: Motorische Medianus-Ulnaris Latenzdifferenz in der Diagnostik des Karpaltunnelsyndroms. Z. EEG-EMG 26 (1995) 141–145

Wagner, A. L., F. Buchthal: Motor and sensory conduction in infancy and childhood: reappraisal. Develop. Med. Child. Neurol. 14 (1972) 189

Waldstein, S. S., D. Bronsky, H. B. Shrifter, Y. T. Oester: The electromyogram in myxedema. Arch. intern. Med. 101 (1958) 97

Walk, D., M. A. Fisher, S. H. Doundoulakis, M. Hemmati: Somatosensory evoked potentials in the evaluation of lumbosacral radiculopathy. Neurology 42 (1992) 1197–1202

Wallis, W. E., A. van Poznak, F. Plum: Generalized muscular stiffness, fasciculations, and myokymia of peripheral nerve origin. Arch. Neurol. 22 (1970) 430

Walsh, J. C., J. G. McLeod: Alcoholic neuropathy. An electrophysiological and histological study. J. neurol. Sci. 10 (1970) 457

Wasserstrom, W. R., A. Starr. Facial myokymia in the Guillain-Barré syndrome. Arch. Neurol. 34 (1977) 576

Waylonis, G. W., E. W. Johnson: The EMG in acute trichinosis: report of four cases. Arch. phys. Med. 45 (1964) 177

Waxman, S. G.: Determinants of conduction velocity in myelinated nerve fibers. Muscle & Nerve 3 (1980) 141–150

Weddell, G., B. Feinstein, R. E. Pattle: The electrical activity of voluntary muscle in man under normal and pathological conditions. Brain 67 (1944) 178

Wegmüller, E., H. P. Ludin, M. Mumenthaler: Paramyotonia congenita. J. Neurol. 220 (1979) 251

Weikers, N. J., R. H. Mattson: Acute paralytic brachial neuritis. Neurology 19 (1969) 1153

Whitaker, J. N., Z. M. Falchuck, W. K. Engel, R. M. Blaese, W. Strober: Hereditary sensory neuropathy. Arch. Neurol. 30 (1974) 359

Wiederholt, W. C.: „End-plate noise" in electromyography. Neurology 20 (1970) 214

Wiesendanger, M.: Pathophysiology of muscle tone. Springer, Berlin 1972

Wiesendanger, M., P. Schneider, J. P. Villoz: Elektromyographische Analyse der raschen Willkürbewegung. Schweiz. Arch. Neurol. Psychiat. 100 (1967) 88

Wilbourn, A. J.: An unreported, distinctive type of increased insertional activity. Muscle & Nerve 5 (1982) S101–S105

Wilbourn, A. J.: The thoracic outlet syndrome is overdiagnosed. Arch. Neurol. 47 (1990) 328–330

Wilbourn, A. J., E. Lambert: The forearm median-to-ulnar nerve communication, electrodiagnostic aspects. Neurology 26 (1976) 368

Willi, A.: Die Auslösung und Registrierung des Blinkreflexes. Eine Methodenbeschreibung. Med. Diss. Bern 1980

Williams, H. B., J. K. Terzis: Single fascicular recordings: an intraoperative diagnostic tool for the management of peripheral nerve lesions. Plast. Reconstr. Surg. 57 (1976) 562

Willison, R. G.: Electrodiagnosis in motor neurone disease. Proc. roy. Soc. Med. 55 (1962) 1024

Willison, R. G.: Analysis of electrical activity in healthy and dystrophic muscle in man. J. Neurol. Neurosurg. Psychiat. 32 (1964) 386

Willison. R. G.: The problems of detecting carriers of Duchenne muscular dystrophy by quantitative electromyography. In: Research in muscular dystrophy. Proc. of the 4th symposium. Pitman Medical, London 1968, S. 433

Willison, R. G.: The quantitative assessment of spontaneous fasciculations. In: Studies on neuromuscular diseases, hrsg. von *K. Kunze, J. E. Desmedt.* Karger, Basel 1975, S. 108–111

Willison, R. G.: Preservation of bulk and strength in muscles affected by neurogenic lesions. Muscle & Nerve 1 (1978) 404

Wilson, J., J. N. Walton: Some muscular manifestations of hypothyroidism. J. Neurol. Neurosurg. Psychiat. 22 (1959) 320

Wohlfart, G.: Muscular atrophy in diseases of lower motor neurones. Arch. Neurol. Psychiat. (Chic.) 61 (1949) 599

Wohlfart, G.: Collateral regeneration from residual motor nerve fibers in amyotrophic lateral sclerosis. Neurology 7 (1957) 124

Woolf, A. L.: The theoretical basis of clinical electromyography. Ann. phys. Med. 6 (1962) 241

Yates, D. A. H.: The estimation of mean potential duration in endocrine myopathy. J. Neurol. Neurosurg. Psychiat. 26 (1963 a) 458

Yates, D. A. H.: Muscular changes in rheumatoid arthritis. Ann. rheum. Dis. 22 (1963 b) 342

Yiannikas, C., B. T. Shahani, R. R. Young: Short-latency somatosensory-evoked potentials from radial, median, ulnar, and peroneal nerve stimulation in the assessment of cervical spondylosis. Arch. Neurol. 43 (1986) 1264–1271

Yudell, A., P. J. Dyck, E. H. Lambert: A kinship with the Roussy-Levy syndrome. Arch. Neurol. 13 (1965) 432

Ziemann, U., C. D. Reimers: Analsphinkter-EMG, Bulbokavernosusreflex und Pudendus-SSEP in der Diagnostik neurogener lumbosakraler Läsionen mit Blasen- und Mastdarmentleerungsstörungen sowie erektiler Dysfunktion. Nervenarzt 67 (1996) 140–146

5. Sachregister